高等院校药学与制药工程专业规划教材

# Medicinal Chemistry

# 药物化学

主　编　叶发青

副主编　姜凤超　邹建卫

主　审　胡永洲

ZHEJIANG UNIVERSITY PRESS 浙江大学出版社

**图书在版编目（CIP）数据**

药物化学 / 叶发青主编. —杭州：浙江大学出版社，
2012.6（2017.1 重印）
ISBN 978-7-308-09469-6

Ⅰ.①药… Ⅱ.①叶… Ⅲ.①药物化学 Ⅳ.①R914

中国版本图书馆 CIP 数据核字（2011）第 267802 号

**药物化学**

叶发青　主编

| | | |
|---|---|---|
| 丛书策划 | 阮海潮　樊晓燕 | |
| 责任编辑 | 阮海潮　严少洁 | |
| 封面设计 | 俞亚彤 | |
| 出版发行 | 浙江大学出版社 | |
| | （杭州市天目山路 148 号　邮政编码 310007） | |
| | （网址：http://www.zjupress.com） | |
| 排　　版 | 杭州大漠照排印刷有限公司 | |
| 印　　刷 | 富阳市育才印刷有限公司 | |
| 开　　本 | 787mm×1092mm　1/16 | |
| 印　　张 | 23.25 | |
| 字　　数 | 600 千 | |
| 版印次 | 2012 年 6 月第 1 版　2017 年 1 月第 3 次印刷 | |
| 书　　号 | ISBN 978-7-308-09469-6 | |
| 定　　价 | 48.00 元 | |

# 高等院校药学与制药工程专业规划教材

# 审稿专家委员会名单

（以姓氏拼音为序）

蔡宝昌（南京中医药大学）　　程　怡（广州中医药大学）

樊　君（西北大学）　　　　　傅　强（西安交通大学）

胡永洲（浙江大学）　　　　　梁文权（浙江大学）

楼宜嘉（浙江大学）　　　　　裴月湖（沈阳药科大学）

沈永嘉（华东理工大学）　　　宋　航（四川大学）

孙铁民（沈阳药科大学）　　　温鸿亮（北京理工大学）

吴立军（沈阳药科大学）　　　徐文方（山东大学）

徐　溢（重庆大学）　　　　　杨　悦（沈阳药科大学）

姚日生（合肥工业大学）　　　姚善泾（浙江大学）

尤启冬（中国药科大学）　　　于奕峰（河北科技大学）

虞心红（华东理工大学）　　　张　珩（武汉工程大学）

章亚东（郑州大学）　　　　　赵桂森（山东大学）

郑旭煦（重庆工商大学）　　　周　慧（吉林大学）

朱世斌（中国医药教育协会）　宗敏华（华南理工大学）

# 高等院校药学与制药工程专业规划教材

# 《药物化学》编委会名单

主　　编　叶发青

副 主 编　姜凤超　邹建卫

主　　审　胡永洲

编　　委　叶发青　　（温州医学院）

姜凤超　　（华中科技大学同济医学院）

邹建卫　　（浙江大学宁波理工学院）

王亚军　　（湖州师范学院）

王航宇　　（石河子大学）

卢秀莲　　（中国计量学院）

刘剑敏　　（温州医学院）

陈　屏　　（吉林农业大学）

陈　莉　　（湖北科技学院）

郭　平　　（温州医学院）

# 序

我国制药产业的不断发展、新药的不断发现和临床治疗方法的巨大进步,促使医药工业发生了非常大的变化,对既具有制药知识,又具有其他相关知识的复合型人才的需求也日益旺盛,其中,较为突出的是对新型制药工程师的需求。

考虑到行业对新型制药工程师的强烈需求,教育部于 1998 年在本科专业目录上新增了"制药工程专业"。为规范国内制药工程专业教学,教育部委托教育部高等学校制药工程专业教学指导分委员会制订具有专业指导意义的制药工程专业规范,目前已经召开过多次研讨会,征求各方面的意见,以求客观把握地制药工程专业的知识要点。

制药工程专业是一个化学、药学(中药学)和工程学交叉的工科专业,涵盖了化学制药、生物制药和现代中药制药等多个应用领域,以培养从事药品制造,新工艺、新设备、新品种的开发、放大和设计的人才为目标。这类人才必须掌握最新技术和交叉学科知识、具备制药过程和产品双向定位的知识及能力,同时了解密集的工业信息并熟悉全球和本国政策法规。

高等院校药学与制药工程专业发展很快,目前已经超过 200 所高等学校设置了制药工程专业,包括综合性大学、医药类院校、理工类院校、师范院校、农科院校等。专业建设是一个长期而艰巨的任务,尤其在强调培养复合型人才的情况下,既要符合专业规范要求,还必须体现各自的特色,其中教材建设是一项主要任务。由于制药工程专业还比较年轻,教材建设显得尤为重要,虽然经过近 10 年的努力已经出版了一些比较好的教材,但是与一些办学历史比较长的专业相比,无论在数量、质量还是在系统性上都有比较大的差距。因此,编写一套既能紧扣专业知识要点、又能充分显示特色的教材,将会极大地丰富制药工程专业的教材库。

很欣慰,浙江大学出版社已经在做这方面的尝试。通过多次研讨,浙江大学出版社与国内多所理工类院校制药工程专业负责人及一线教师达成共识,编写了一套适合于理工类院校药学与制药工程专业学生的就业目标和培养模式的系列教材,以知识性、应用性、实践性为切入点,重在培养学生的创新能力和实践能力。目前,这套由全国二十几所高校的一线教师共同研究和编写的、名为"高等院校药学与制药工程专业规划教材"正式出版,非常令人鼓舞。这套教材体现了以下几个特点:

1. 依照高等学校制药工程专业教学指导分委员会制订的《高等学校制药工程专业指导性专业规范》(征求意见稿)的要求,系列教材品种主要以该规范下的专业培养体系的核心课程为基本构成。

2. 突出基础理论、基本知识、基本技能的介绍,融科学性、先进性、启发性和应用性于一体,深入浅出、循序渐进,与相关实例有机结合,便于学生理解、掌握和应用,有助于学生打下坚实的制药工程基础知识。

3. 注重学科新理论、新技术、新产品、新动态、新知识的介绍,注意反映学科发展和教学改革成果,有利于培养学生的创新思维和实践能力、有利于培养学生的工程开发能力和综合能力。

相信这套精心策划、认真组织编写和出版的系列教材会得到从事制药工程专业专业教学的广大教师的认可,对于推动制药工程专业的教学发展和教材建设起到积极的作用。同时这套教材也有助于学生对新药开发、药物制造、药品管理、药物营销等知识的了解,对培养具有不断创新、勇于探索的精神,具有适应市场激励竞争的能力,能够接轨国际市场、适应社会发展需要的复合型制药工程人才做出应有的贡献。

**姚善泾**

浙江大学教授

教育部高等学校制药工程专业教学指导分委员会副主任

# 前　言

本书是浙江省重点建设教材,供高校制药工程专业、药学专业使用。

药物化学是一门以有机化学、药理学、生物化学等为基础的综合性学科,是制药工程专业和药学专业的专业基础课。本书在《药物化学》学科特点以及制药工程专业特点的基础上,增加了教材的适用性,突出了学科特点。适当补充了制药工程专业书籍中所欠缺的生命学科基础知识,加大了对药物合成环节的介绍。

由于《药物化学》综合性强,涉及科目繁多,本教材旨在"教师好教、学生好学",增强了内容的条理性和层次感,将经典药物与新药(临床使用)相结合;药物的共性与个性相结合;药物化学原理、合成原理与具体实例相结合;表格、图形与文字相结合。从结构布局上来讲,本教材每章以"本章要点"开头,各论部分主要介绍药物的结构特点、药物的构效关系、作用机制等共性部分;典型代表药物部分主要介绍典型代表药物命名、结构、理化性质、合成、代谢、药理作用,每章后面附有"本章小结"和"思考题",脉络清晰,重难点分明,利于学生把握重点。

本书分十三章,前三章主要介绍药物体内作用的基础、药物的药效关系以及药物开发的一般途径和方法。后十章分别介绍中枢神经系统药物、外周神经系统药物、循环系统药物、消化系统药物、解热镇痛与非甾体抗炎药物、抗菌药物、抗病毒和抗寄生虫药物、抗肿瘤药物、激素和维生素。本书由叶发青担任主编,姜凤超、邹建卫担任副主编。叶发青编写绪论;姜凤超编写第一章、第二章;邹建卫编写第三章;陈屏编写第四章;郭平、王亚军编写第五章;叶发青、刘剑敏编写第六章;王亚军编写第七章;叶发青编写第八章;刘剑敏编写第九章;陈莉编写第十章;叶发青、卢秀莲编写第十一章;王航宇编写第十二章和第十三章。本书初稿完成后承浙江大学胡永洲教授评审,最后由主编根据评审意见统一整理定稿。在本教材的编写过程中得到参编学院各级领导的大力支持,在此表示衷心的感谢。

限于水平和时间的仓促,难免有缺点及疏漏之处,敬请读者在使用过程中提出宝贵意见。

叶发青

2011 年 10 月于温州

# 目 录

# 绪 论
# Introduction

➡ **本章要点**

熟悉药物化学的定义及其研究对象、研究任务。了解药物化学与其他学科之间的关系。了解药物化学的发展史和最新进展。

## 0.1 药物化学的研究对象和任务

药物化学(Medicinal Chemistry)是一门发现与发明新药、合成化学药物、阐明药物化学性质、研究药物分子与机体细胞(生物大分子)之间相互作用规律的综合性学科,是药学领域中重要的带头学科。药物化学是一门历史悠久的经典科学,具有坚实的发展基础,积累了丰富的内容,为人类的健康作出了重要的贡献。

药物化学主要研究对象是药物,包括药物(drug)及与其相关联的物质和一般生理活性物质。

药物化学研究任务是研究药物的化学结构和活性间的关系(构效关系);药物化学结构与物理化学性质的关系;阐明药物与受体的相互作用;鉴定药物在体内吸收、转运、分布的情况及代谢产物;通过药物分子设计或对先导化合物的化学修饰获得新化学实体创制新药。其研究内容主要包括两点:① 已知药理作用并在临床上应用的药物,包括它们的制备方法、分析确证、质量控制、结构变换以及化学结构和药理活性之间的关系。② 从生物学和化学角度设计和创新药物,主要研究药物与生物体相互作用的物理化学过程,从分子水平上揭示药物的作用机理和作用方式。

总之,药物化学的主要任务是探索、研究发现新的高效低毒药物,这也是药物化学发展的动力。

# 0.2　药物的命名

药物的命名按照中国新药审批办法的规定命名,包括通用名(汉语拼音)、化学名(中文及英文)、商品名。

## 0.2.1　化学名

化学名是根据药品的化学结构确定的化学学术名称。只有用化学命名法命名药物才是最准确的命名,不会产生任何的误解及与其他的名称混杂。英文化学名是国际通用的名称。

随着制药化学的迅速发展,不得不用独特的、国际上能普遍接受和使用的名称来识别日益增加的药物活性物质。由国际纯粹和应用化学联合会(International Union for Pure and Applied Chemistry, IUPAC)和国际生物化学联合会(International Union of Biochemistry, IUB)等国际机构整理出来的系统化学命名法对其确定的特定化学物质的命名具有独特的优点,但是名称冗长,难以记忆。如果不是化学家,对其意义很难理解,并且对其治疗功用(药理学性质)没有任何提示。

为了避免使用这种难以理解的化学名,提出了国际非专有名(International Nonproprietary Name, INN)。

## 0.2.2　通用名

通用名是国家医药管理局核定的药品法定名称,与国际通用的药品名称、我国药典及国家药品监督管理部门颁发的药品标准中的名称一致。

中华人民共和国卫生部药典委员会编写的《中国药品通用名称》是中国药品命名的依据。它是以世界卫生组织推荐使用的国际非专利药品名称(International Nonproprietary Names for Pharmaceutical Substance, INNPS)为依据,结合我国的具体情况而制定的。

为了在INN中显示出与具有相似药理作用的其他物质的关系,创立了共同词干(common stem)。例如,钙通道阻断剂的共同词干为"dipine",血管紧张素转化酶抑制剂的共同词干为"pril"等。

## 0.2.3　商品名

药品生产厂商自己确定,经药品监督管理部门核准的产品名称,在一个通用名下,由于生产厂家的不同,可有多个商品名称。

商品名通常是产品的所有者选定的,并在国家商标或专利局注册。商品名是私人财产,未经所有者许可任何人不得擅自使用。含有同一活性成分的药物只有一个通用名和化学名,但是由于辅料、剂量和剂型不同,可有多个不同的商品名。

按照国家有关规定,药品外包装和说明书上除标有各厂家的商品名外,还必须标出通用名和化学名。判别两个药是否为同一种药物主要看它的通用名和化学名。

## 0.3　药物化学与其他学科

药物化学作为一门应用性基础科学,同化学、医学和生物学的各个分支有密切的联系。近年来,计算机科学、量子化学、分子力学和数学也逐渐渗透到药物化学学科中来。

药物化学涉及的学科主要有:

(1) 化学类　有机化学、无机化学、分析化学、物理化学、量子化学和物理有机化学。

(2) 生物类　生理学、病理学、药理学、毒理学、生物化学、分子生物学、分子药理学、药物代谢动力学、基因学和生物工程学等。

(3) 其他学科　X射线结晶学、计算化学、计算机图形学、数学和物理学等。

## 0.4　药物化学发展简史

19世纪,在自然科学分化的基础上,各门经典学科也开始分化。药理学首先从药物学中独立出来,药物化学也开始萌芽。20世纪初,药物化学的基本理论、基本方法、研究对象、应用领域逐步建立和完善。时至今日,药物化学已发展成为药物学中一门庞大的分支,成为专门研究化学药物的结构、理化性质、结构测定、化学制备、结构与药效相互关系、药物作用的化学机理,以及寻求新药途径和方法的一门科学。本节在分析归纳史料的基础上,就药物化学的产生、发展及其特点作一些初步探讨。

### 0.4.1　药物化学的奠基时期

综观药物发展史,20世纪初,可以被认为是药物化学奠基的时代。一方面它表现在化学合成药"砷矾纳明"第一次成功地用于治疗人类传染病,开创了化学药物的应用领域;另一方面,科学家在早期药物的结构分析和化学合成中建立了药物化学基本理论和基本研究方法。

**1. 化学药物应用领域的开创**

19世纪末,已经发现了不少有机化学药物,但它们的合成和使用是零散的、偶然的。这些药大多治疗一些头痛脑热的小毛病,而对当时主要的致病性微生物引起的各种传染病,尚未有效的治疗药物。科学家和医生们尚未根据医疗的目的和需要主动地进行有机化学药物的合成和制备。

德国医生兼化学家保尔·埃尔利希(P. Ehrlich,1854—1922)所进行的科学研究工作,使他成为药物化学的奠基者。埃尔利希在学生时代就树立了一个理想:一定要发明一种神奇的"子弹",它只射杀人体内的病菌,而不致伤害人体。1899年,他被德国化学联合企业聘任,到化工厂发达地区——法兰克福市的实验室工作,专门从事体内杀菌化学合成药的研究。在研究过程中,他和助手根据研究的需要对有机合成物进行了广泛的筛选,并且有目的地改造了许多有机化学物质的结构。经过多次失败,终于发现编号为606号的一种有机砷化合物,只杀灭动物体内的病原体,而对生物体影响很小。1909年,"砷矾纳明"被用于治疗人类梅毒螺旋体感染,获得成功。这是第一个根据医疗的需要而设计并且人工合成的药物。它的成功为药物化学开拓了广泛的应用前景。

**2. 药物化学基本理论的奠基**

19 世纪末和 20 世纪初,化学家在合成药和天然药的研究过程中,逐渐形成了药物化学的基本理论。科学家发现从煤焦油中分离出来的苯酚具有杀菌作用,改变其某些结构,可合成出肠道消毒药水杨酸苯酯(沙罗 1886 年)。乙酰苯胺有退热作用,其衍生物乙氧基乙酰苯胺(非那西丁)与对羟基乙酰苯胺(扑热息痛)都具解热镇痛作用。在大量感性认识的基础上,人们必然会考虑为什么类似的化学药物会产生类似的药效,开始提出了化学有效基团与药理作用相互联系的初步思想,"沙罗原理"便是当时著名的一种。由于科学水平的限制,当时认为药物的药理作用是由分子中几种特殊基团决定的,如酚基、氨基等。

从 18 世纪开始,化学家就依靠经验,开始对天然物质进行分析,提取到一些纯净的天然有机化合物。如瑞典药剂师舍勒(C. W. Sheele, 1742—1786)于 1769 年提纯了酒石酸,1776—1786 年用酸或碱处理动植物组织提取出大量的有机酸,如尿酸、草酸、乳酸、柠檬酸、苹果酸、五倍子酸等。到了 19 世纪,更多的有机化合物被分离提取出来,不少物质被证明有较强的药效。德国药剂师塞尔杜纳(F. W. Serturer, 1783—1841)于 1805 年从鸦片中提取出纯的吗啡晶体,并在狗身上试验证明了麻醉作用。1818 年,德国药剂师米斯纳提出了"生物碱"的概念,建议将植物中弱碱性的成分命名为生物碱(alkaloid)。

19 世纪发现的具有药效的生物碱有 10 余种。

1817 年,从吐根中提得吐根碱;

1818 年,从番木鳖中得到番木鳖碱;

1820 年,从金鸡纳树皮中分离出奎宁、辛可宁;从秋水仙种子中分离出秋水仙碱;

1821 年,从咖啡豆中得到咖啡因;

1828 年,从烟草中提取出尼古丁;

1832 年,从鸦片中分离出那塞因与可待因;

1856 年,从古柯树叶中得到古柯碱;

1871 年,从山道年蒿中得到山道年碱;

1885 年,从麻黄中提取出麻黄素和伪麻黄素。

这些天然药物成分的分析提纯,大大地丰富了传统药物学的内容,随着研究的深入,科学自身的发展,在药物学学科内部,药物化学分化独立的内在条件亦已成熟。

随着科学的发展,人们的理论认识深化了,导致了药物构效关系理论的建立。古柯碱的作用和结构的研究即是一例。古柯碱早在 1856 年就从南美洲的古柯树叶中提取出来,1878 年左右发现其有局麻作用,1884 年被用作眼科手术。1865 年,化学家洛逊(Lossen)将古柯碱完全水解,得到三种成分:爱康宁(托品环)、苯甲酸和甲醇。后经分析,这三种成分均不具有麻醉作用,因此推论,麻醉作用与原结构中的酯键有密切关系。1890 年,化学家制得结构较为简单的对-氨基苯甲酸乙酯(苯佐卡因),发现也有局麻作用,此药被称作麻因(anesthesin)。1897 年,化学家哈里斯(Harris)合成了优卡因,这是一种带有托品环的芳香酸酯类衍生物,发现其麻醉作用优于古柯碱。这些药物的结构分析使化学家有了化学结构与药效相关的初步概念。德国化学家艾因霍恩(A. Einhorn)在总结局麻药的化学结构时说:"所有的芳香酸酯都可能产生局麻作用。"1904 年,他在芳香酸酯基团上引入二乙氨基,合成了一个非常优良的局麻药——普鲁卡因。以上这一系列化学实验给化学家一种启示:药物分子中有一些特殊的结构,包括特殊基团,是发挥药效所必需的。在这一理论思想指导下,局麻药的合成进展很快,在1910—1938 年之间,共有 28 个局麻药被合成出来。

### 3. 药物化学基本方法的奠基

20 世纪初,药物化学结构研究的基本方法形成,即利用药物基本结构预测其生物活性;利用化学降解法将药物分解成较小分子;利用各种分析手段测定小分子结构;最后,用化学合成的方法证明药物结构的准确性。

1902 年,德国化学家威尔斯塔特(R. Willstatter,1872—1942)用含七个碳原子的单环分子,经过十多步反应合成了托品(莨菪醇),这是科学家在分析结构的基础上,从简单物质装配药物分子的首次尝试,它成为早期药物合成的重要事件。英国化学家鲁滨逊(R. Robinson,1886—1975)进一步完善了这一工作。1917 年,他巧妙地利用丙酮二羧酸、丁二醛和甲胺仅一步就合成了托品酮(颠茄酮)。这一反应成为合成托品酮的标准方法,被命名为 Robinson 托品酮合成法。许多药物基本结构的合成方法,就是这样经化学家多次实践,逐步形成完善,得到公认后,作为经典方法指导相似结构药物的合成。"人名反应"就是例证。如 Friedlander 喹啉合成法(1882 年)形成后,在喜树碱的合成中得到应用。Pictet 异喹啉合成法(1909 年),在罂粟碱的合成中应用。

## 0.4.2　药物化学的发展时期

### 1. 构效关系理论的发展应用

构效关系是指药物的化学结构,与药理作用之间的特定关系。它是药物化学最基本的核心理论。20 世纪初,这一理论概念初步形成,以后,在现代化学理论、分子生物学等理论的指导下,构效关系理论在实践中不断发展完善起来。20 世纪 30 年代以后,随着磺胺药、维生素、生物碱、抗生素等强活性药物的出现,构效关系理论深入到立体结构的层次,认识到分子的空间排列及距离、分子的几何构型、光学构型、电子等排等性质均与药理作用有关。50 年代后,抗癌药、抗代谢药、受体拮抗剂等一系列药物的出现,又使构效关系的研究深入到药物如何到达作用部位并与受体相互作用的分子生物学水平。

吗啡类药物的研究十分典型地反映出构效关系理论发展的轨迹。吗啡于 1805 年被提纯,1927 年阐明结构,从 1929 年起,科学家就开始系统地研究吗啡类药物的构效关系。早期研究发现,不改变吗啡及其衍生物的基本骨架,对局部基团进行烃化、酰化、还原、取代等反应,就可获得强几倍到几十倍的镇痛物质,如苯乙基吗啡。进而发现药物分子结构相同,但几何构型不同,就会产生程度不同的药理作用,如 1947 年发现 β-安那度尔的镇痛效力大于 α-安那度尔约六倍。1956 年发现不同的光学异构体影响镇痛作用,右旋吗酰胺有镇痛作用,而左旋体则没有。近数十年来,化学家建立了镇痛药的分子模型,重点研究药物与体内吗啡受体之间的相互作用,提出了多种理论和假设。化学家推测体内吗啡受体呈不规则的陷凹形,镇痛药的结构必须与之相互契合才有作用。如美沙酮,结构上有一个脂肪链,连有两个苯环,末端含有二甲胺。它的分子模型说明,经分子内氢键可形成吗啡型排列和构型,二甲胺的凸面恰好嵌入受体之中,范德华力使此药与受体结合,发挥作用。许多构效关系的理论仍在研究发展之中。

构效关系理论对新药研究有很好的指导作用。在抗疟药、非甾体抗炎药、抗组胺药、精神药物等一大批新药的研究中,科学家就借鉴了已有的药物构效关系规律进行实验设计,有目的地进行合成筛选。

### 2. 药物结构测定技术的发展

随着现代化学的发展出现了新的分析仪器和技术。光度分析法、电化学分析法、色层分析法、分子结构测定技术、核磁共振技术、X射线结构分析等技术大大提高了药物结构测定的手段。20世纪二三十年代,化学家已成功地测定了奎宁(1925)、维生素C(1928)、维生素 $B_2$(1932),甾体骨架(1932)、维生素B(1934),维生素A(1937)等一大批药物的化学结构。20世纪四五十年代已能测定具有复杂立体构型的药物结构,如番木鳖碱(1948)、青霉素(1948)、利血平(1954)、维生素 $B_{12}$(1956)等。60年代以后,已基本阐明了胰岛素(1969)等蛋白质药物的化学结构。

20世纪,结构测定技术应用最有影响的范例当属用X射线衍射法分析青霉素、维生素 $B_{12}$ 的结构。X射线晶体学及衍射分析技术在20世纪二三十年代建立,它是用X射线断层照射分析晶体化合物结构中原子、离子空间的分布排列情况、准确测定物质内部结构的技术。1944年,英国女化学家霍奇金(D. C. Hodgkin,1918—)利用这一技术,经过五年艰苦工作,准确地测定了青霉素的化学结构,这一工作引起轰动。1948—1956年,她又准确地测定了维生素 $B_{12}$ 的立体结构。这一药物结构公认为异常复杂,它以钴原子为中心离子形成的螯形化合物,周围有四个吡咯环结合卟啉型结构,同时又与侧链形成三个立体环。这两项成果在X射线分析及药物化学的发展中均有较大影响,她因此获1964年诺贝尔化学奖。1969年,她又在胰岛素晶体的结构研究中取得重大进展。

### 3. 药物合成化学的发展

20世纪,药物合成的成果是惊人的。首先是磺胺药的合成。百浪多息于1935年公布使用后,从1938—1945年,短短的五年时间,磺胺药的种类超过1000种。此间,它的构效关系和作用原理均被阐明。药理学家伍德斯(Woods)与菲尔德斯(Fildes)论证了磺胺药的作用机理是由于对氨基苯磺酰胺母核的化学结构与细菌代谢物对氨基苯甲酸有类似结构,药物在细菌代谢中产生了竞争性抑制作用。这一作用机理假说得到证实,开辟了从代谢拮抗物中寻找新药的途径。

半合成的青霉素是20世纪药物化学突出的成就之一。1928年,英国细菌学家弗莱明(A. Fleming,1881—1955)发现了青霉素的抑菌作用。1938年,英国人弗洛理(H. W. Floreey,1898—1968)与钱恩(E. B. Chain,1906—1979)两人重新研究,1940年得到药物结晶,1941年成功地进行临床试验,1943年进行工业合成生产。青霉素的成功导致了一大批抗生素的发现和使用。1942年,美国科学家瓦格斯曼(S. A. Waksmann,1888—1973)从链霉菌中分离出链霉素,为治疗结核病创造了条件。1945年,他首先命名此类物质为"抗生素"。1943—1953年,有三千多种抗生素通过土壤普查被筛选出来,常用的有土霉素、氯霉素、金霉素等。这些抗生素主要用微生物发酵法生产,部分用半合成方法制备。

奥地利科学家威兹曼(F. Witzmann)说:"过去50年,对甾体的研究可以说是在制药工业史中空前未有的、最大最集中的研究活动。"20世纪30年代以前,甾体激素被发现,主要从动物脏器提取分离,含量很少。如在15000升尿中只能分离出15mg雄甾酮,从5万头猪的卵巢中才能提取出20mg的孕酮,因此化学合成是解决大量用药的唯一途径。早期研究证明自然界有大量甾体化合物存在,它们的基本骨架与甾体激素相似。以后发现羊毛脂中的胆甾醇、胆汁酸中的胆酸、大豆中的豆甾醇、百合科和薯蓣科植物中的皂苷元都是合成甾体激素的原料。第一个甾体激素睾酮,于1935年由瑞士化学家鲁齐卡(Ruzicka,1887—1976)用胆甾醇合成而成。几年后,他又合成了甲基睾丸素。1939 年,美国化学家马克尔从植物洋菝葜中提取出皂苷元,只用一个简单的工艺步骤就将其转化为孕酮,再将其转化为睾酮和雌酮也很简便。而后,马克尔又发现薯蓣皂苷元也是理想的合成原料。在激素合成中形成的这类方法又称半合成法,这是一种利用天然的、复杂的基本骨架(化合物或天然产物)再经简单的化学合成,制备所需药物的方法。

20 世纪 50 年代,甾体的全合成也取得进展。科学家相继发明了用萘酚、醌类等小分子化学原料合成出结构复杂的甾体骨架。全合成方法首先在理论上证实了甾体化合物的基本结构,同时也满足了用药的需要,尤其对植物资源缺乏的工业化国家来说,全合成法不乏为一条制药途径。70 年代,美国、法国用此法合成的甾体物质达 300 吨。

1944 年,肯德尔(E. C. Kendall)等人发现肾上腺皮质激素可的松的结构和生理作用。1949 年,亨奇(P. H. Hench)发现可的松治疗风湿性关节炎的奇妙效果。当时可的松是以胆酸为原料合成制得的,资源少、得率低、价格贵,每千克药物达 20 万美元,无法满足临床治疗的需要。皮质激素类药物与其他甾体激素在化学结构上略有不同,前者的甾体骨架 C-11 位上多一个氧原子。当时,化学家尝试了许多方法解决这一问题。但经典的化学合成转化方法并未奏效,而细菌学家彼德森(Peterson)等人却发现了一种霉菌——少根根霉菌(Rhizopus arrhizus),通过生物转化顺利地在 C-11 位上引入了一个氧原子,生物转化的专属性、反应速度大大超过化学合成方法。此后又发现多种微生物有此类生物转化作用。至此,甾体激素类药物大多用各种甾体皂苷元为原料,经化学合成并结合微生物转化的方法大量生产。1973 年,全世界甾体的产量达到 1500 吨。

以甾体激素的药物合成为基础,分别发展了一系列计划生育药、抗炎药。甚至中枢神经兴奋药、降压药的合成也得益于甾体激素合成的研究。青霉素、甾体激素药物的全合成、半合成及化学合成与生物合成技术发展的过程,说明有机化学与生物化学的方法已融合在一起,这个趋势还在继续发展。

### 4. 著名药物化学家

20 世纪,药物合成化学家是美国人罗伯特·伯恩斯·伍德沃德(R. B. Woodward,1917—1979)。1944 年,伍德沃德成功地合成了喹啉碱,证实了化学界 30 余年无法定论的奎宁的结构问题。1948 年,他测定了番木鳖碱的化学结构,纠正了前人的错误,并在 1954 年完成了它的全合成,这一工作曾引起轰动。以后,他又陆续完成了许多结构复杂的生物碱的合成,如利血平、河豚毒、秋水仙碱等,他的这些工作不仅为大量生产合成这些药物创造了条件,而且科学地证实了这些药物的准确结构,为深入了解药物构效关系,寻找新的同类药物提供了依据。在药物合成中,他还创造了不少新的有机化学合成的方法和理论。1957 年,伍德沃德合成了羊毛甾醇,他创造的合成方法被称作"伍德沃德反应",为大量合成甾体激素提供了基础。在抗生素的研究中,他测定并确定了金霉素、土霉素的化学结构,完成了四环素母体的合成。伍德沃德在工作中表现了很高的技巧和水平,他的合成设计策略巧妙,操作简便,目的明确,代表了当时世界药物有机合成的最高水平。

1952 年,他首次提出二茂铁的夹心结构,创造了金属络合物化学的新理论,他因此获 1965 年诺贝尔化学奖。获奖后,他一如既往,又领导着一百余名助手,花了 11 年时间,于 1976 年完成了维生素 $B_{12}$ 的全合成。1965 年,他还和量子化学家霍夫曼共同提出了有机化学反应理论——分子轨道对称守恒原理的正确思想。1979 年 7 月 8 日,他不幸因心脏病突然去世,年仅 62 岁。

20 世纪下半叶，新技术革命对药物化学的影响较大。新理论、新技术、新学科、新方法不断促进着药物化学的发展。经典药物化学的方法和技术已趋成熟，每年都有数以千计的新化合物被开发利用，但同时又向科学家提出新的严峻任务。据统计，每开发一个新的化学药物，需耗费约 8 亿～15 亿美元，10～15 年才有一个新药上市。目前仍有不少疑难病症尚未找到有效药物。所以继续开发合成药与天然药物资源，为各种疑难病症寻找有效药物仍为药物化学的首要任务，利用分子生物学理论和现代生物技术研究生产有效药物将成为今后药物化学发展的必然趋势。

# 0.5  我国药物化学的发展情况

世界新药研究开发经历了 100 多年的历程，创造了规模巨大的世界制药工业。世界制药工业发展的历史表明，新药研究开发的成就标示制药工业发展的里程碑，新药研究开发的成败决定制药企业的盛衰。

新中国成立以来，尤其是 1978 年实行改革开放以来，我国的医药工业有了长足的发展，现已成为国民经济的一个重要组成部分。我国现在能生产 24 大类原料药 1350 多种，各类药物制剂 3500 余种，中成药 4000 余种，我国已成为世界第二大药物生产国。

我国制药工业的发展，从无到有，从小到大，新产品的研究开发具有决定性作用。然而，我们的新药开发长期走的是一条以仿制为主的道路。我国 1990 年生产的 783 个品种，97.4% 是仿制的，1985—1996 年卫生部批准的 2096 个新药中，创新药只占 3.9%，其余大部分是仿制药。仿制以较少的投入、较快的速度，较小的风险地引入大批国外新上市的优秀专利产品，对于我国制药工业的发展发挥了重要的历史作用。

药品专利和行政保护的实施，使我国制药工业经受了前所未有的震撼和阵痛。我国制药工业的发展进入了一个新的历史时期，即实施非专利药的开发和自主研究开发并举，并逐渐步向创新过渡。

1984 年 4 月 1 日起《中华人民共和国专利法》实施。

1993 年签订的行政保护条约对 1986 年 1 月 1 日至 1992 年 12 月 31 日专利药物进行行政保护。

1993 年 1 月 1 日起我国承认化合物专利。

我国自主研制的一类新药举例如下：

盐酸埃克替尼片，肺癌分子靶向药；

双环醇片，抗肝炎；

爱普列特，$5\alpha$-还原酶选择性抑制剂；

吡格列酮，治疗 2 型糖尿病；

萘哌地尔片，抗高血压；

蒿甲醚，治疗疟疾；

维甲酸，治疗白血病；

甘氨双唑钠，低毒高效化疗增敏剂；

恩必普,缺血性脑卒中(俗称脑中风)的治疗;

艾瑞布昔,非甾体抗炎药;

二巯基丁二酸钠,酒石酸锑钾的解毒剂。

# 0.6　学习本课程后应达到的要求

(1) 掌握代表药物的药物名称,包括英文名、结构式、熟悉化学名称。每一种药物都有它的特定名称,相互间不能混淆。

(2) 掌握药物的分类、药物的理化性质及影响药效、毒性、药物质量、剂型和药物分析方法的主要性质。药物的分类主要按照药理作用和化学结构分类,各种分类方法都有其不同的作用。

(3) 熟悉药物化学制备及结构修饰的原理和方法,了解制备过程可能带来的特殊杂质,以保证药物质量。了解研究新药的思路、方法、转折点及新药的最新发展。

(4) 综合运用生物学、分子药理学、酶学和受体学说基础知识,熟悉各大类药物的作用机制——药效和副作用及临床上的适应证。

(5) 熟悉化学结构与生物活性的关系,了解定量构效关系及寻找新药的基本途径。

(6) 通过代表药物的体内代谢,了解原药及代谢物的药效、毒副作用及药物修饰的关系。

(7) 通过典型药物的合成,继续巩固和提高有机合成药物的基本理论和操作技能。

(叶发青)

# 第 1 章

## 药物的化学结构与转运代谢
## Drug's Chemical Structure, Transportation and Metabolism

> **本章要点**
>
> 本章主要介绍药物在人体内部的转运过程、机体对药物的作用,介绍药物在药动相的作用及影响因素,了解药物在体内的作用过程(药剂相、药动相、药效相),熟悉药物在体内的转运过程,药物吸收、分布、排泄的机制及其对于药效的影响,掌握药物化学结构对于药物在体内转运的影响。熟悉药物在体内的代谢过程、影响因素及对于药效的影响。

药物进入人体以后,将与机体发生许多复杂的相互作用。简单而言,这些作用可以包括药物对机体的作用(药效学问题,包括毒性和相关生物活性)和机体对药物的作用等两个方面。对机体本身而言,药物属于外源性物质,为保护自己,机体本身将对药物产生一系列的包括物理化学作用、诱使药物分子发生化学反应等作用,最终显示出药物分子及其代谢物的时间(体内药物留存时间)和空间(体内药物分布状况)特征,并决定药物对于机体的作用强度、选择性和持续时间等。药物对机体的作用(药效学问题)将在下一章进行介绍,本章将主要考虑机体对于药物的作用(药物动力学问题)。

## 1.1 药物在体内的作用过程
### (Drug's Interaction Process in Body)

多数药物是通过与受体的可逆性结合,抑制酶活性或影响离子通道等而发挥药理活性的。药物需要以一定的浓度与体内的作用靶点作用才能产生药理活性,药效的产生、作用时间和作用强度的维持依赖于受体周围的药物的浓度。若不能以有效浓度到达作用靶点并维持足够时间,或在转运过程中产生有毒的代谢物,仍然不能作为药物使用。

除了直接给药以外,一般药物给药后在体内经过一系列复杂的转运过程,最终才能到达相应的靶细胞。为方便起见,通常将药物在体内经历的过程,分为药剂相、药物动力学相和药效相等三个时相,这是三个相继发生并互相影响的过程(图 1-1)。

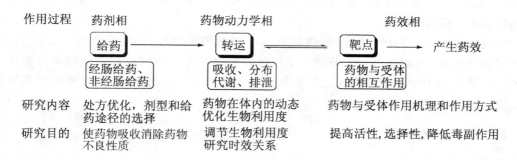

图 1-1 药物体内作用的过程及相关研究内容

有时也将药物动力学相和药效相统称为生物相(biophase),除了在作用部位直接给药外,一般药物必须从给药部位输送到生物相,药物被吸收后,借助于血液循环被分配到机体的不同部位,包括药物作用的靶器官,并产生药理作用。分配到其他器官的药物则以其原形或者经代谢后被排出体外。

**1. 药剂相**

药剂相(pharmaceutical phase)是药物在体内的初始阶段,药物进入体内后经历崩解、分散及有效成分的溶解,成为便于吸收的高度分散状态,并能够达到相应的作用部位。因此,该阶段主要考虑药物的释放,而合适的给药途径和剂型的选择是药剂相的主要任务。

**2. 药物动力学相**

药物动力学相(pharmacokinetics phase,)简称药动相主要研究药物进入血液循环系统,向各个组织和器官的转移、分布、与体内相关成分的结合、生物转化以及排泄等过程。

**3. 药效相**

药效相(pharmacodynamic phase)是考察药物对于机体的作用。在这一时相,药物在作用部位与生物靶点发生相互作用,通过放大系统、级联反应或直接引发生物化学或生物物理学变化,导致人们在宏观上可以观测的效应(包括人们所期望的治疗效果和不希望的不良反应)。

影响药物在体内作用的因素很多,主要从两方面加以考虑,即药物本身性质(药物分子本身的化学结构及由于结构所产生因素如溶解度、电离度、脂水分布系数、立体效应等)的影响以及体内各种物质(生物大分子物质、小分子有机化合物和相关无机化合物)性质的影响(生物学因素)。就生物学因素而言,主要的包括药物在体内的转运和药物的代谢等过程,下面分别加以介绍。

# 1.2 药物化学结构与药物在体内的转运
# (Drug's Chemical Structure and Transportation in Body)

药物在体内的转运(transportation)过程包括吸收(absorption)、分布(distribution)、生物

转化与排泄(excretion)等。每个过程都需要通过各种屏障,这种屏障主要是细胞外膜即生物膜,药物的转运过程是一个跨膜转运过程,药物的跨膜转运方式包括被动扩散、主动转运和促进扩散等。体内的生理因素和药物的化学结构特征决定的理化因素(如溶解度、$pK_a$、脂水分布系数、分子间作用力以及分子的立体效应等)均对转运过程产生影响。药物的吸收(absorption)、分布(distribution)、代谢(metabolism)和排泄(excretion)(即 ADME)过程的相互作用决定了药物的利用。

一般来说,药物的分子结构(具体体现为一定的理化性质)决定药理活性、毒副作用和药物动力学性质,因此通过对于药物分子的结构的改造可以达到改变其药物动力学性质的目的。故药物动力学相和药物代谢研究仍属于药物的 R&D 期,也是发现和设计先导物的关键之一。

### 1.2.1 药物吸收

#### 1. 药物吸收的方式

药物的吸收(drug absorption)指的是药物应用后被机体所摄取,由给药部位向循环系统转运的过程。除静脉注射给药的药物直接进入血液,不存在吸收问题外,其他给药途径,无论是口服、肌注、皮下、舌下还是通过呼吸道、皮肤、直肠给药,都存在吸收过程,所给药物不能被全部吸收,因此进入血液循环系统的药物,只占给药剂量的一部分,因此就定义生物利用度(bioavailability)为药物经服用后,到达血液循环的数量和速度。生物利用度有绝对生物利用度和相对生物利用度两种,其中绝对生物利用度为非血管内给药与血管内给药的比较;相对生物利用度为两种非血管给药途径的比较结果。药物的生物利用度受药物的性质、剂型、给药途径等因素及同时服用其他药物和食物的影响。

多数药物是按照简单扩散机制(又称被动转运,passive transport),沿着药物浓度梯度(膜两边的浓度差)的方向从高浓度的一侧,通过膜转运到低浓度的一侧。被动转运是通过被转运物质本身的扩散作用,由不需要外加能量的自发过程进入体内的,如从胃肠道吸收的药物是通过非离子化穿过生物膜进行的。扩散速度除取决于膜的性质、膜的面积及膜两侧的浓度梯度外,还与药物的性质有关。解离常数、脂溶性和吸收部位的 pH 等因素均对吸收产生影响(pH分配理论)。

部分与人体内部正常代谢物结构相似的药物(如 5-氟尿嘧啶、甲基多巴等)的吸收是依赖于细胞中载体的主动转运[active transport,在外加能量驱动下对抗物质的浓度(电化学)梯度方向进行的物质跨膜转运过程,因此转运过程既需转运载体,又需供能物质。]而吸收的,这一主动转运机制对药物在体内分布及经肾排泄关系比较密切。

另外,也有部分药物是利用易化扩散(依靠载体顺浓度梯度跨膜转运方式,如葡萄糖的吸收,吸收速度较快)的方法吸收药物的。

#### 2. 影响药物吸收的因素

影响药物吸收的因素很多,主要包括药物的物理化学性质、给药途径以及药物浓度、吸收面积以及局部血流速度等。由于药物的性质与药物的结构密切相关,因此可以通过对药物进行结构改造(修饰)的方法改变药物的理化性质以促进吸收和生物利用度的提高。

(1)药物的理化性质 药物的理化性质主要包括药物的溶解度、油水分配系数和药物的解离度等。

1) 药物的溶解性 固体药物难以被吸收,片剂、胶囊剂等需在胃肠道先崩解、溶解后才可能被吸收。难溶的物质而如硫酸钡,它既不溶于水又不溶于脂肪,虽大量口服也不会引起吸收中毒,故可用于胃肠道造影。

溶解性中最重要的是药物在水中的溶解程度(水溶性),水溶性的大小与分子中官能团形成氢键的能力以及能否产生离子-偶极相互作用(包括偶极-偶极相互作用等)有关。如果官能团具有形成氢键能力(无论是氢键给体还是氢键受体),可与水分子通过形成氢键而使药物易于溶解(图 1-2);含有羟基(—OH)、羰基(—CO)、氨基(—NH$_2$、—NH—)、羧基(—COOH)、磺酸基(—SO$_3$H)等基团的化合物水溶性相对增加。虽然说氢键的键能较小(小于 30 kJ·mol$^{-1}$),但氢键具有加和性,分子中存在可产生多个氢键的基团,对于水溶性的贡献也是不可忽略的。

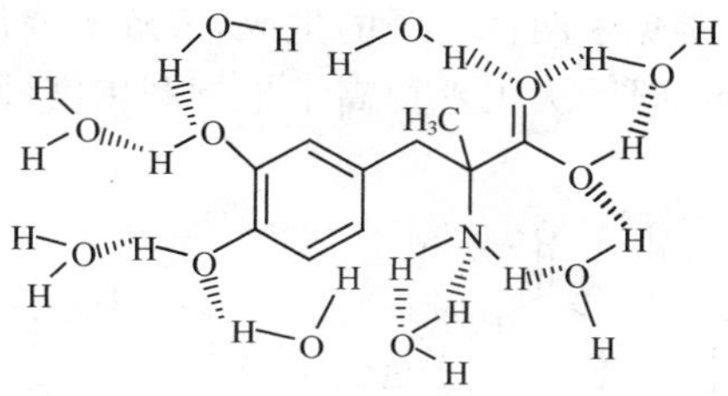

图 1-2 甲基多巴的部分基团与水可能形成的氢键示意图

离子型化合物(如有机盐类)可与水分子形成弱的离子-偶极作用而溶于水中;阳离子部分与水分子中的氧原子(偶极中的负极)作用,而阴离子部分则与水分子中的氢原子(偶极中的正极部分)作用而溶于水中。具有强极性键的化合物也可通过相应的偶极-偶极相互作用而增加在水中的溶解度(图 1-3)。

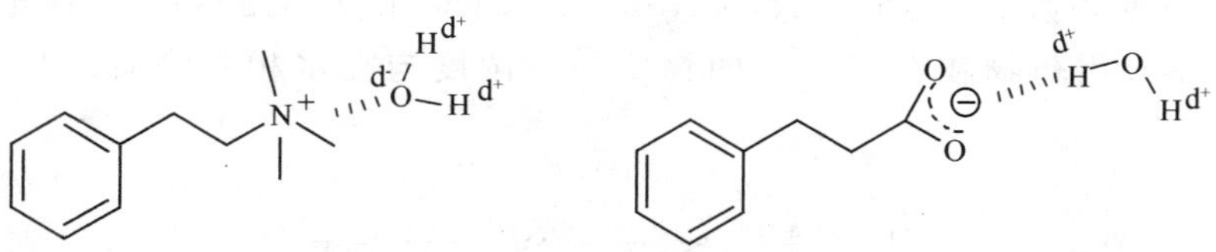

图 1-3 离子-偶极相互作用示意图

不是所有的盐类都有较好的水溶性,只有高度离解的盐类才能够产生强的离子-偶极相互作用而溶于水,一般强酸强碱盐、弱酸强碱盐(或者弱碱强酸盐)易溶于水。药物分子的具体解离程度取决于分子的化学结构、颗粒大小、结晶特点以及介质的 pH 值等。

虽然说药物分子的离子化有利于增加溶解度,但是当化合物中含有多个可离解的官能团,且能在相同的条件下解离产生相反电荷时。有可能形成所谓的分子内离子键(内鎓盐),不但不会使溶解度增加,相反溶解度会大大下降。例如含有 3 个官能团的酪氨酸分子(图 1-4)。氨基和羧基易离解,并形成分子内离子键,对于溶解度没有贡献。只是由于第三个官能团(羟基)的存在,可以以氢键的形式与水作用,因此,其溶解度比起苯丙氨酸大一些。

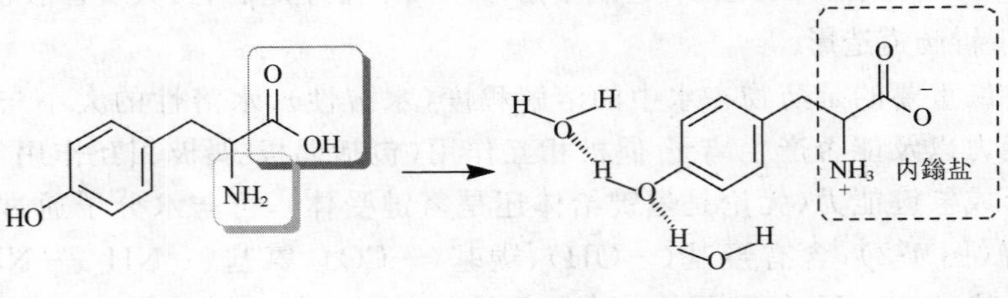

图 1-4　酪氨酸的分子内离子键的形成

　　喹诺酮类抗菌药物诺氟沙星（norfioxacin）抗菌谱广，作用强，但由于 3 位羧基和 7 位哌嗪基形成两性离子，导致溶解度较小，难以透过细胞膜，口服吸收不完全，生物利用度只有35％～40％。将其羧基还原为醛基，避免了两性离子的生成，溶解度增加，口服吸收显著提高，在体内醛基被酶促氧化为羧基而显示活性，大大地提高了生物利用度（图 1-5）。

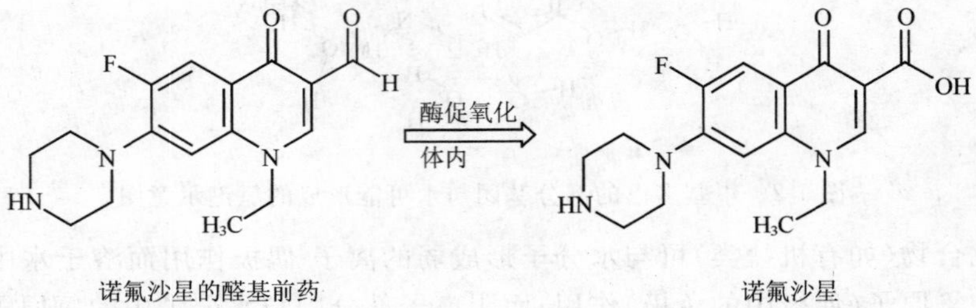

图 1-5 诺氟沙星醛基前药在体内酶促氧化为诺氟沙星

　　药物水溶性的大小可通过实验具体测量，也可通过经验法、分配系数分析法等进行初步的预测。

　　2）药物的分配系数 $P$　分配系数（partition coefficient，$P$）是药物对生物相和水相相对亲和性的度量。一般用药物在有机相中的物质的量浓度与在水相中物质的量的浓度之比来表示：

$$P = \frac{c_{生物相}}{c_{水相}} \approx \frac{c_{有机相}}{c_{水相}} \approx \frac{c_{octanol}}{c_{water}} = \frac{c_{o}}{c_{w}}$$

$P$ 值越大，表明药物的脂溶性越强。在实际工作中，常用其对数 $\lg P$ 表示。

　　实验表明，分配系数越大，药物的吸收百分数越大，如己巴比妥（$P=100$）的吸收百分数（44％）远远大于布他比妥（$P=10.5$，吸收百分数 23％）和巴比妥（$P=0.7$，吸收百分数 12％）。

　　$P$ 值的大小与药物的化学结构有关，从化学角度来看，药物的化学结构可以看作各个取代基按照一定的方式组合而成的。为进一步表明取代基对分配系数的影响，特别提出疏水常数（hydrophobic constant，$\pi_x$）的概念：

$$\pi_x = \lg P_x - \lg P_H$$

这里 $P_x$ 用取代基置换母体氢原子后的分配系数，$P_H$ 表示未被取代时的分配系数。当取代基为氢原子时，π＝0；当取代基为芳香取代基、长链脂肪烷基、卤素等非极性基团时，π 大于 0，表明取代基具有疏水性；当取代基位氨基、羧基、氰基和磺胺基等极性基团时，π 小于 0，表明取代基具有亲水性。不同取代基团的具体 π 值可通过查阅相关文献得到。

另外，由于 π 值具有加和性，在药物母体分子结构上引进取代基时，应该特别注意加和性的影响。药物分子的分配系数 lg$P$ 等于母体化合物的 lg$P_H$ 与各取代基的 π 值之和：

$$\lg P = \lg P_H + \sum_{i=0}^{n} \pi_{Xi}$$

药物除了在胃肠道可以被吸收外，在肺、眼、皮肤、肌肉和口腔都可以被吸收。一般，脂溶性的药物易被吸收，体内不同部位对药物吸收所需的分配系数不同，如胃肠道吸收的 lg$P$＝0.5～2.0，口腔吸收的 lg$P$＝4.0～5.5，皮肤吸收的 lg$P$＞2。

由上可知，利用改变取代基的方法对药物进行修饰，改变药物的分配系数，不仅可以提高其生物利用度，还可以改变其吸收的方式。

值得注意的是，虽然脂溶性高（$P$ 值大）药物吸收较好，但是某种程度下水溶性也是必需的，因为吸收部位的生物液体是水溶液，药物吸收的前提是药物分子以溶液状态存在。因此实际上药物必须存在亲脂性和亲水性的平衡（即 $P$ 值应该控制在一定的范围内）。

3）药物的解离度　如果药物本身是弱酸弱碱的话，在体液条件下（pH 约等于 7）存在有非离解（脂溶性）和离解（非脂溶性）两种形式。药物要进入体内发挥作用，必须透过肠道黏膜才能进入循环系统，只有脂溶性的非解离的物质才能通过。因此，酸和碱药物的吸收不仅取决于它们的浓度，而与它们的解离度（degree of ionization）有关。解离度就是用来表明药物离解程度的。解离度的大小与药物的电离常数和体液的 pH 有关。

对酸性药物来说，环境 pH 值越小，未离解药物越多

$$\lg \frac{c_{acid}}{c_{共轭碱}} = pK_a - pH$$

一般酸性药物的 p$K_a$ 越小，在生理 pH 条件下电离生成阴离子的离子化程度越高，如抗生素苄基青霉素（p$K_a$＝2.76）的离子化程度接近 100％，镇静催眠剂苯巴比妥（p$K_a$＝7.41）的离子化程度小于 50％

对碱性药物而言，环境的 pH 值越大，未离解药物浓度越大

$$\lg \frac{c_{base}}{c_{共轭酸}} = pH - pK_a$$

含氨基的碱性药物的 p$K_b$ 越大，在生理条件下越易离解为阳离子，如解痉药物阿托品（p$K_b$＝9.96）的离子化程度超过 99％，而镇痛药吗啡（p$K_b$＝7.87）的离子化程度仅为 74.6％，远远小于阿托品。而所有的盐类（如季铵盐）在生理条件下都是完全离解的。

按照 pH 分配理论，非解离型药物可被转运，故酸性有机药物如水杨酸类、巴比妥类，在酸性的胃液中不离解，呈脂溶性，故在胃中易于吸收。而碱性有机物如生物碱类，在胃液中大部分离解，呈水溶性，故难以吸收，碱性药物只有在具有碱性环境的肠内才能被吸收。对药物进行结构修饰，可改变弱酸弱碱类药物的 $K_a$ 或 $K_b$，进而增加药物在相应部位的吸收量。另一方面，改变吸收部位局部环境的 pH，使非离解部分浓度提高时，也能够增加吸收

量,例如用碳酸氢钠使胃液 pH 升高时,可使碱性药物在胃中的吸收量增加,而酸性药物吸收则相对减少。

改变母体化合物上的取代基,可以使化合物的解离度和溶解度发生改变,由磺胺嘧啶衍生物取代基的改变对于解离度和溶解度的影响结果可以看出,随着甲基的增加,衍生物的 $pK_a$ 在增加,溶解度也在增加,但离解度降低(表 1-1):

**表 1-1　磺胺嘧啶衍生物取代基对解离度和溶解度的影响**

| 溶解度($\mu$mol/L) | | 离解度(%) | | | |
|---|---|---|---|---|---|
| 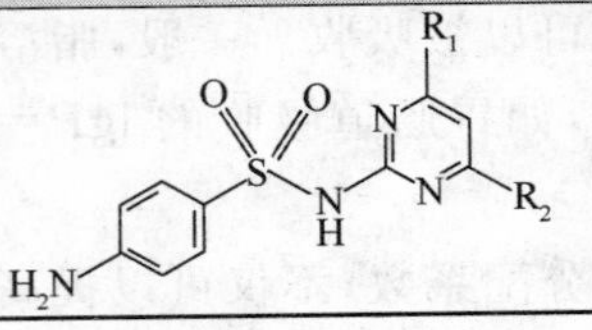 磺胺嘧啶 | H | H | 6.5 | 3.9 | 0.5 |
| 磺胺甲嘧啶 | CH$_3$ | H | 7.1 | 1.4 | 1.3 |
| 磺胺二甲嘧啶 | CH$_3$ | CH$_3$ | 7.4 | 0.7 | 2.4 |

一个药物分子中含有多个官能团时,由于官能团的性质的差别,可能导致药物分子同时具有酸、碱两种性质,并导致在不同的环境中显示出不同的性质。如喹诺酮类抗菌药环丙沙星(ciprofloxacin)分子中有仲胺基(碱性)和羧基(酸性)两种基团,在胃中(pH1~3)以羧基(非离解)和胺基阳离子(离解)形式存在,而在十二指肠(pH4 左右)以羧酸盐和胺基阳离子(全部为离解)形式存在(图 1-6)。

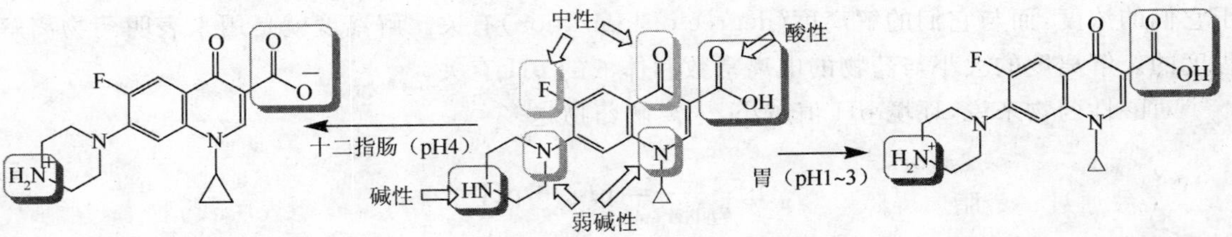

图 1-6　环丙沙星在不同部位的解离

(2) 其他因素　除了药物本身性质的影响外,给药的途径、药物浓度、吸收面积以及局部血流速度等均可影响药物的吸收:在机体组织不破损不发炎的情况下,除静脉给药[静脉注射(i. v.),静脉输液(i. v. infusion)]外,吸收的快慢顺序依次为:肺泡(气雾吸入)→肌肉(i. m.)或皮下(s. c.)注射→黏膜[包括口服(p. o.)、舌下(s. l.)给药]→皮肤给药。

另外,药物浓度大,吸收面积广,局部血流快,都可加快吸收;而当胃肠道淤血,血流速度减慢时,可阻碍药物的吸收。

### 1.2.2　药物分布

给药后药物随血液转运至机体各组织细胞的过程称为药物分布(drug distribution)。

#### 1. 药物分布的作用

吸收的药物通过循环系统迅速向全身组织输送,首先向血流量大的器官分布,然后向血流量小的组织转移,这种现象称为再分布。药物的分布直接影响药效,如果分布的部位远离作用部位,作用部位的血药浓度难以达到治疗浓度,就不能发挥药效。

　　药物的分布速度和在一定组织中分布的量取决于相应器官的血流量、组织的大小、药物与血浆蛋白和组织成分的结合以及膜的通透性等,后者与药物本身的理化性质有关,膜对于脂溶性强的药物无屏蔽作用,其分布主要取决于组织的血流灌注速度。脂溶性药物在血液和血流量高的器官组织如肺、肾、肝、心脏和脑中快速达到平衡,在骨骼肌等血容量少的位置达平衡较慢。

　　血液循环系统对药物起着运载、储存、代谢和缓冲作用,是药物分布的关键。药物在血液中与蛋白质结合或进入红细胞,当血药浓度下降时与蛋白结合的药物逐渐释放(相当于药物储存库);而血液中含大量的碳酸盐、磷酸盐和相应的蛋白质对酸性(或碱性)的药物具有中和(缓冲)作用。

### 2. 影响药物分布的因素

　　影响药物分布的因素很多,主要包括相应组织器官对于药物的特殊亲和力,机体自身保护机制,药物与血浆蛋白的结合等,但药物本身的理化性质起着非常重要的作用。

　　(1) 机体组织对药物的特殊亲和力　药物吸收进入血液后,随体内血液循环向全身分布,有的分布均匀,有的分布并不均匀。有些药物对某些组织有特殊的亲和力,例如碘浓集于甲状腺中,氯喹在肝中浓度比血浆中浓度约高数倍百倍;汞、锑、砷等以及重金属在肝、肾中沉积较多,故在中毒时这些器官常首先受害。

　　(2) 机体自身保护机制—屏障的影响　由于机体本身的自我保护机制,外源性的药物分布至作用部位,必须透过不同的屏障,如毛细血管壁、血脑屏障、胎盘等,药物透过这些屏障都与其脂溶性和离解常数有关。

　　对于毛细血管壁,脂溶性或水溶性小分子易于透过;非脂溶性药物透过的速度与其分子大小成反比(如大分子药物如右旋糖酐,通过毛细血管很慢,停留在血液中的时间较长,故可作为血浆代用品);解离型药物较难透过。

　　药物在中枢神经系统的分布取决于药物的脂溶性和离解常数,药物从血液进入脑及脑脊髓液中需要通过一个脂质屏障——血脑屏障(blood-brain barrier)。研究表明,药物透过血脑屏障的速度与 pH=7.4 时的脂水分配系数 $P$ 成正比,$P$ 越小,离解程度越大,透过血脑屏障的速度越小。一般水溶性化合物难以通过血脑屏障,脂溶性物质如乙醚、氯仿等则易于通过。青霉素不易通过血脑屏障,进入脑脊髓液的比率很小,故用它治疗流脑时,必须大剂量,才能保证脑脊液中有足够的浓度。

　　药物通过胎盘屏障(placental barrier)也同样取决于分子的脂溶性和解离度。非解离性的高脂溶性药物,例如某些全身麻醉药、巴比妥类,易于通过胎盘屏障。而高度离解或脂溶性低的药物,如季铵类、右旋糖酐,透过率则较低。孕妇用药时,必须考虑药物会不会通过胎盘进入胎儿体内而造成不良后果。

　　此外药物在血浆和脂肪之间的分布,也取决于脂水分配系数 $P$,这种分布影响作用强度和持续时间。麻醉药硫喷妥(thiopental)的分配系数为 2(pH=7.4),静脉注射后几分钟,体内许多组织器官达到较高浓度,迅速产生麻醉作用,但作用迅速下降,这是通过药物的再分布积累到脂肪和肌肉中的缘故。

　　(3) 药物与蛋白的结合　影响药物分布的另一个因素是药物与血浆蛋白质结合的能力。在血浆中,一部分药物可以与血浆蛋白结合,形成蛋白结合药物复合物。药物与蛋白的结合分为可逆的和不可逆的两种类型,其中少数是药物和蛋白质之间通过共价键形成的不可逆结合,大多数是两者利用氢键、范德华力、疏水键或者离子键等非键结合方式形成的可逆结合,结合和离解的速度都很快,结合的程度取决于亲和力、蛋白的结合能力、蛋白和药物的浓度等。许多酸性药物易与血浆白蛋白结合,而碱性药物可与 $\alpha_1$-酸性糖蛋白和脂蛋白结合。此外生理与病理条件也会影响药物与蛋白的结合,一些疾病状态(如肾衰竭、肝病、炎症)、怀孕或新生儿时期,可出现低白蛋白血症。$\alpha_1$-酸性糖蛋白在炎症、紧张和恶性肿瘤时增高,肝病时降低。

蛋白结合药物复合物一般体积较大,不易透过细胞膜,对于毛细血管转运、肾小球滤过和膜转运等均有影响,限制了药物的分布,同时蛋白结合药物复合物一般没有药理活性,难以发挥治疗作用。

保持自由状态的药物(未与蛋白结合的药物)可以通过生物膜,分布到相应组织器官,发挥相应的药效作用。如磺胺类对流行性脑膜炎有一定的作用,但多数由于蛋白结合率较高,难以透过血脑屏障而不能被使用,只有与血浆蛋白结合率较低的磺胺嘧啶,可分布到蛋白含量低的体液(如脑脊液)中的量较多,故在治疗流行性脑膜炎时常被作为首选药物。

但是有时药物结合蛋白也会产生一定的好处,如药物与蛋白结合具有相应的缓释作用,延长药物作用时间,减少药物本身带来的副作用。

### 1.2.3 药物排泄

药物排泄(drug excretion)是药物自体内清除、作用终止的过程。外源性的药物最终都需要从机体排除的。

在循环系统中药物是经相应清除器官逐步达到清除目的的,机体清除药物的能力可用清除率(clearance,Cl)表示。因为药物的清除通常涉及多个器官,因此,总的器官清除率是体系中所有器官清除率的总和,即 $Cl = Cl_{肝} + Cl_{肾} + Cl_{其他}$。

药物及其代谢物多数由肾和胆道随尿和胆汁排泄(表 1-2),其中肾脏是药物排泄的主要途径,高极性或高电离的药物通常以原形由尿排出。当肾功能不良、尿少或无尿时,肾脏排泄药物的能力大大减弱,因此必须酌减药物用量与给药次数。脂溶性药物经代谢为极性、易电离和水溶性代谢物后排出,未被代谢的药物有可能被肾小管膜再吸收。

表 1-2　药物排泄的几种主要途径

| 方 式 | 类 型 |
| --- | --- |
| 肾排泄 | 是水溶性的药物或经生物代谢转化为水溶性的药物的主要排除方式,排泄过程包括肾小球滤过、肾小管重吸收和分泌 3 个过程 |
| 胆汁排泄 | 消除在肠 pH 条件下解离不能被重吸收的有机阴离子或阳离子,排泄过程经历肝、胆、肠 |
| 生物转化 | 代谢是药物消除的重要组成部分,主要在肝脏,但也涉及其他部位 |
| 其他 | 肺和呼吸道排泄(包括气体或挥发性药物);粪便排泄(口服未被吸收的药物);汗腺和乳腺等 |

一般酸性药物在碱性尿中排泄较多,碱性药物则在酸性尿中易于排出。这一规律可利用于某些药物中毒的治疗。例如,苯巴比妥是一弱酸,与碳酸氢钠同服,其排泄亦可增加,血浓度则随之减低。故在治疗水杨酸类中毒时可给予碳酸氢钠,但在治疗风湿性关节炎需

要保持一定的血浓度时,则不宜与碳酸氢钠同服。氯化铵可使尿液酸性化,因而使碱性药物排泄增加。

不同药物排泄的速率很不一致,一般来说,水溶性药物比非水溶性药物排泄快,挥发性药物比不挥发的药物排泄快。血浆中的青霉素排泄其一半量的时间不超过半小时;水杨酸钠、碘化钾等排泄则较慢;溴化物以及某些重金属等排泄更慢,其血浆一半量的排泄约需 1 周以上时间。

药物排泄除经肾脏外,也通过其他途径。如挥发性药物(麻醉药)主要通过呼吸道排泄,其中有一些药物在排泄时对呼吸道有刺激作用,呼吸道有炎症等病变时应避免使用。口服后未被吸收的药物多随粪便排泄。被吸收的药物有的也可随粪便排泄;有的经肝脏排入胆囊,再随胆汁进入肠中。进入肠中的药物可部分地被重新吸收(如洋地黄毒苷),形成"肠肝循环"(enterohepatic cycling),使药物排泄缓慢,作用延长,因此在此类药物中毒时,可采用阻断肠肝循环等措施以减少吸收,达到解毒的目的。乳腺、汗腺的分泌物中也有部分药物排泄。有的药物,如吗啡,通过乳腺排出,可能引起乳儿中毒,授乳妇女用药时必须注意。

药物转运过程定量化表达的药物动力学与治疗学密切相关,通过结构修饰,改变有关的动力学参数,以调节药物的转运,增加活性部分的效用,是一种有效的先导物优化方法。

ADME 研究在药物治疗中非常有用,清除率决定给药速度,生物利用度决定剂量调整,半衰期($t_{1/2}$)决定给药间隔、表观分布容积决定负荷剂量。

药物转运过程定量化表达的药物动力学与药物设计研究密切相关,正是由于药物的化学结构影响药物的动力学过程,因此通过结构修饰,改变相关的动力学参数,以调节药物的转运,提高药物与靶点的作用强度。

利用药物转运规律调节药物作用部位的方法有很多,主要包括:① 改变药物的脂水分布系数;② 改变化合物的 p$K$ 值;③ 改变化合物分子量的大小;④ 引入或除去化合物中的阳离子或阴离子等等。

# 1.3　药物的化学结构与体内生物转化
# (Drug's Chemical Structure and Biotransformation in Body)

作为外源性物质,药物进入机体后,除对机体产生生理、药理作用外,机体本身也对药物作用。即对药物的吸收、分布、代谢和排泄,其中药物代谢是药物在人体内的化学变化,也是人体的自身保护技能,使机体免受外源性异物的侵害和损伤。

在体内转运过程中,药物在酶的作用下发生化学反应导致其极性和水溶性增加,生成极性分子,再通过人体的正常系统排出体外的过程称之为代谢(metabolism),有时也称其为生物转化(biotransformation)。实际上药物的生物转化可将药物转化为低效或者无效的代谢物,既有可能通过转化,得到活性较高的代谢产物;生成的代谢物也有可能与体内生物大分子如DNA、RNA 等结合,引起突变(mutagenesis)或致癌(carcinogenesis)作用。

在体内转运过程中,药物在酶的作用下发生化学反应,称为代谢。Williams 将代谢过程分为 phaseⅠ(生物转化,biotransformation)和 phaseⅡ(结合反应,conjugation)两步。

    phase Ⅰ 主要是官能团反应,包括对药物分子的氧化、还原、水解等,以官能团转化、引入和改变为主的反应,在药物分子中引进或使药物分子暴露出极性基团,如羟基、氨基和羧基等。

    phase Ⅱ 又称结合反应。由 phase Ⅰ 的代谢中产生的极性基团在相应基团转移酶的催化下与内源性物质如葡萄糖醛酸、甘氨酸、谷胱甘肽等结合,反应产物大多失去活性,也增加极性和水溶性,易于排泄。

    药物代谢是机体的自我保护作用,一方面可降低它们的毒副作用,另一方面可使其易于排出体外。综合药物的生物转化途径考虑,如何代谢、产生何种代谢产物、转化的速度等都与药物本身的化学结构密切有关。

### 1.3.1 药物的官能团化反应(第 Ⅰ 相生物转化)

    药物代谢的 Ⅰ 相生物转化与多种反应有关,主要是氧化反应、还原反应、水解反应等。并且这些反应均有许多种酶系参与(表 1-3)。

表 1-3　Ⅰ 相反应的类型与相关酶系

| 反　　应 | 类型或酶系 |
|---|---|
| 微粒体 p450 酶系催化的氧化反应 | 脂肪族羟基化、芳香族羟基化、脱氨基作用、*N*-脱烷基作用、*O*-脱烷基作用、*S*-脱烷基作用、脱卤素作用、脱硫作用、双氧化作用、*N*-羟基化反应、硫氧化作用 |
| 非微粒体催化的氧化反应 | 醇脱氧酶、单胺氧化酶、嘌呤氧化酶 |
| 还原 | 偶氮还原酶、硝基还原酶 |
| 水解 | 酯水解、酰胺水解 |

#### 1. 氧化反应

    氧化反应是代谢过程中最重要的一类反应,而氧化作用多数是发生在重要的代谢器官——肝脏中,由非特异性酶系(混合功能氧化酶,monooxygenase)所催化进行的。其中含有 20 余种亚族的超家族-细胞色素 p450(cytochrome p-450 enzyme system,CYP-450)中有三个亚族与药物的代谢有关。另外,在肝微粒中还含有其他参与氧化的酶如含黄素的单氧结合酶(flavincontaining monooxygenase,FMO,主要负责催化药物分子中具有亲核性的氮、硫和磷原子的氧化,不直接氧化碳原子)等。

    (1)烷基的羟基化　在体内,饱和的烷烃引入羟基的位置可以是 α 位(相应官能团的邻位)、ω 位(长链烷基的末端)和 ω-1 位,并具有一定的立体选择性。与 sp² 杂化碳原子相邻的烷基碳原子,如羰基 α 碳原子、芳香环的苄位碳原子以及烯丙基碳原子等,活性较强,易被氧化生成羟基化合物。如地西泮(diazepam)的 3 位羟基化,生成活性更强的 3S-羟基地西泮(3S-hydroxy-diazepam)。

地西泮的 α-位氧化

降糖药氯磺丙脲(chlorpropamide)在体内发生 ω-1 氧化,代谢物从尿中排出。然而与其类似的甲磺丁脲(tolbutamide)却是与苯环相连的甲基被氧化,而丁基不被氧化。

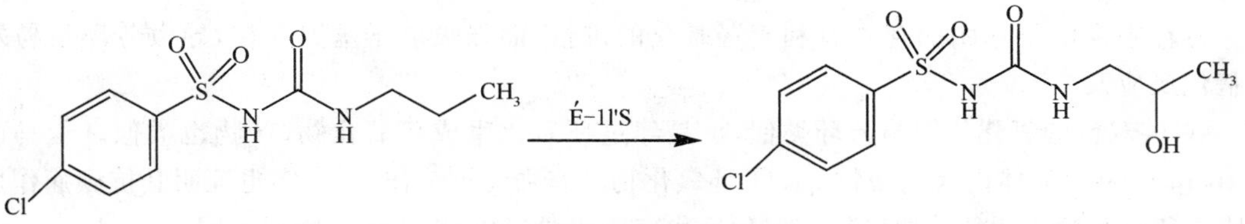

氯磺丙脲的 ω-1 氧化

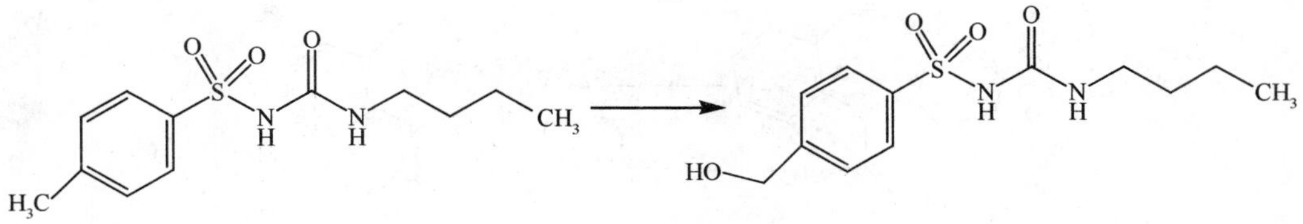

甲磺丁脲的 α 位氧化

饱和脂肪环被羟基化,引入羟基有顺反异构的区别,如降血脂药醋磺己脲(acetohexamide)的主要代谢产物为 4E-羟基化产物,其他的异构体较少。

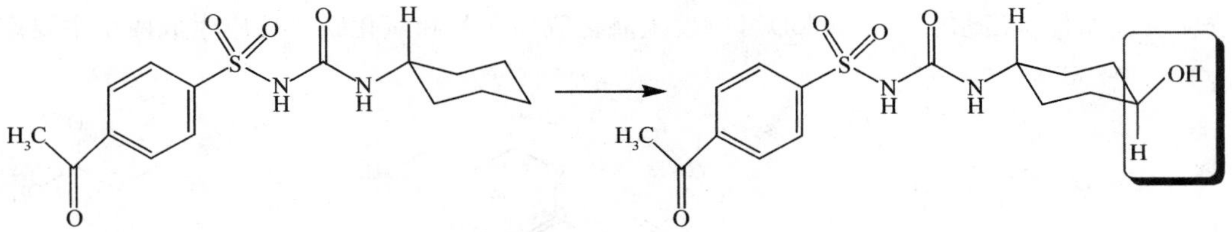

醋磺己脲的环氧化

(2) 芳香环及不饱和烃的氧化 被酶催化氧化生成酚羟基化合物是经过环氧化(epoxide)机理的,如果芳环仅停留在环氧化物阶段,有可能作为强亲电试剂与体内生物大分子发生亲核反应,导致毒性甚至于发生细胞突变或致癌作用。活泼的环氧化物在质子催化下可以重排生成酚,也可能被环氧化酶水解生成二羟基化合物,其中前者是主要的。

药物分子中若含有单取代苯环,羟基化的主要位置在空阻较小的对位,如非甾体抗炎药保泰松(phenylbutazone)在体内经氧化代谢主要生成苯环 4-位羟基化和 ω-1 羟基化等两种代谢

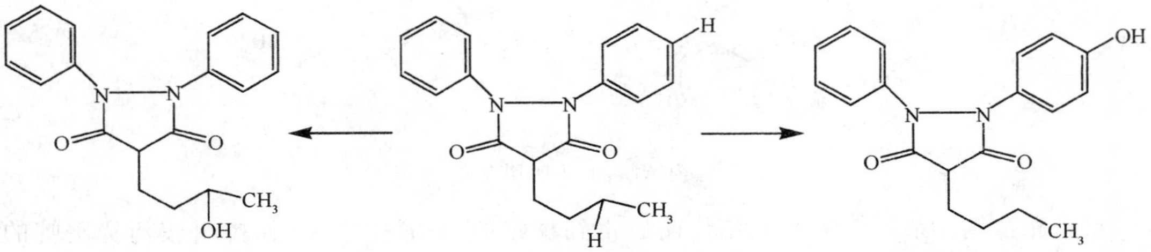

抗炎镇痛药保泰松的代谢

产物,4-位羟基化产物羟布宗(oxyphenylbutazone)抗炎活性强于保泰松,可不经肝代谢活化直接产生药效,副作用也大大降低。而丁基 ω-1 羟基化产物具有新的药理活性,可促进尿酸的排泄,具有治疗痛风的作用:

芳环中推电子基团的存在有利于羟基化的进行,而强吸电子基团存在,导致芳环不易发生羟基化反应。

碳-碳双键的氧化代谢与芳环类似,也是经过环氧化生成环氧化物,产物也类似。卡马西平(carbamazepine)的体内代谢产物 10,11 环氧化物具有强的抗惊作用,事实也证明其抗癫痫作用是经体内环氧化后致活的。炔烃的酶催化氧化速率比烯烃快,生成的产物也不同。

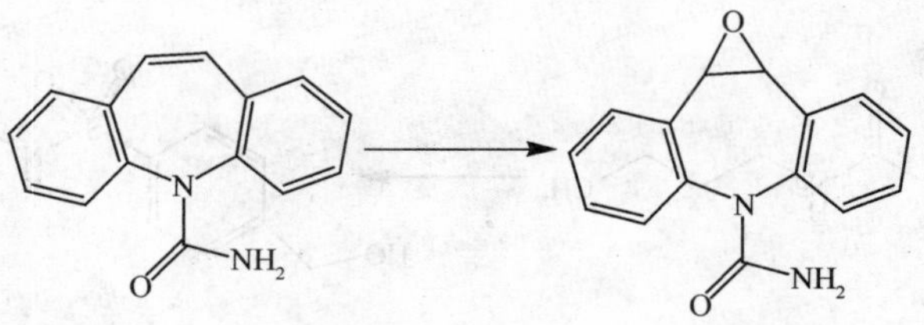

卡马西平的环氧化

(3) 胺基的氧化   胺基的氧化包括 N-脱烷基化、氧化脱胺和 N-氧化等,一般芳香伯胺、含氮杂环一般不易发生 C—N 键断裂,只发生 N-氧化作用,脂肪胺可能发生 N-脱烷基化和氧化脱胺反应。如普萘洛尔(propranolol)可以发生氧化脱异丙基和氧化脱氨反应生成两个主要产物。

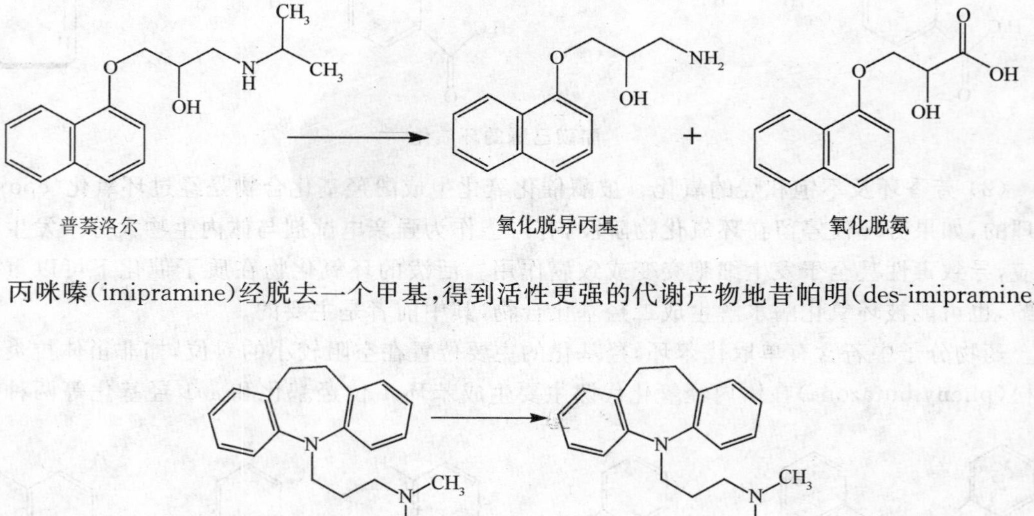

普萘洛尔                                    氧化脱异丙基                        氧化脱氨

丙咪嗪(imipramine)经脱去一个甲基,得到活性更强的代谢产物地昔帕明(des-imipramine)。

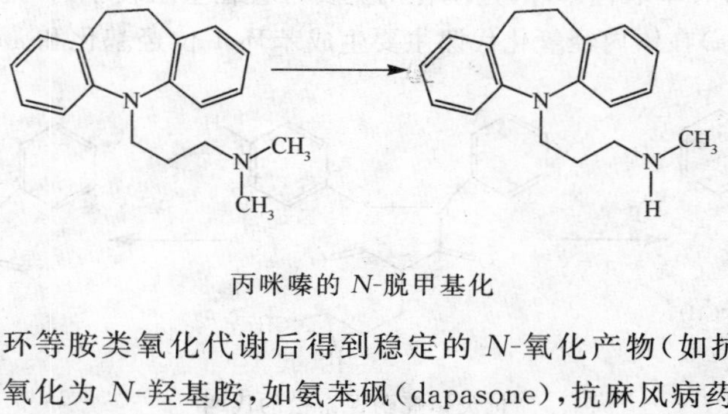

丙咪嗪的 N-脱甲基化

叔胺和含氮芳杂环等胺类氧化代谢后得到稳定的 N-氧化产物(如抗组胺药赛庚啶的氧化),芳香伯胺一般被氧化为 N-羟基胺,如氨苯砜(dapasone),抗麻风病药物代谢后得到 N-羟基化产物。

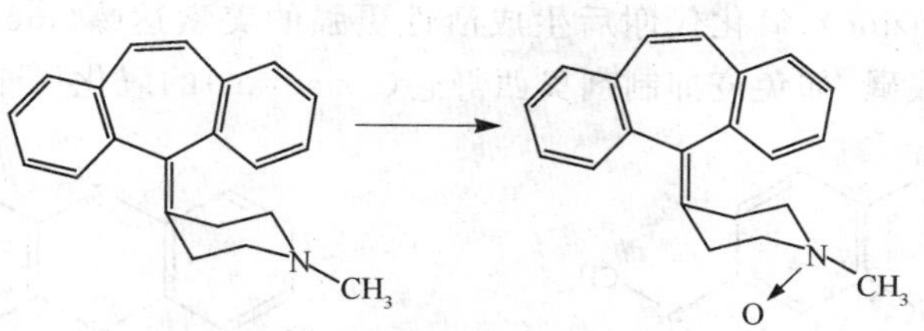

赛庚啶氧化代谢生成相应的 *N*-氧化物

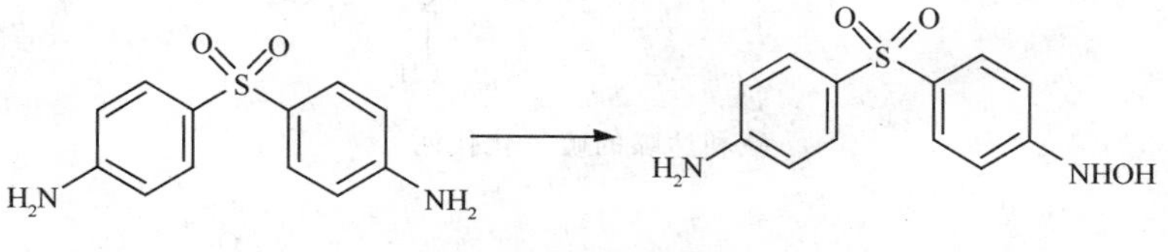

氨苯砜的 *N*-羟基化

（4）其他　醚类的 *O*-脱烷基化是由微粒体混合功能氧化酶催化，其作用机制与 *N*-脱烷基化类似，代谢物可以为醇、酚或者羰基化合物。C—O 键的断裂，常使药理活性增加，非那西汀（phenacetin）脱去乙基得到解热镇痛作用更强的乙酰氨基酚（paracetanol）。一般甲醚最易被脱去甲基，而长链烷基常发生 *ω* 或 *ω*-1 氧化。含有多个醚基时，一般只有一个醚基脱去烷基。

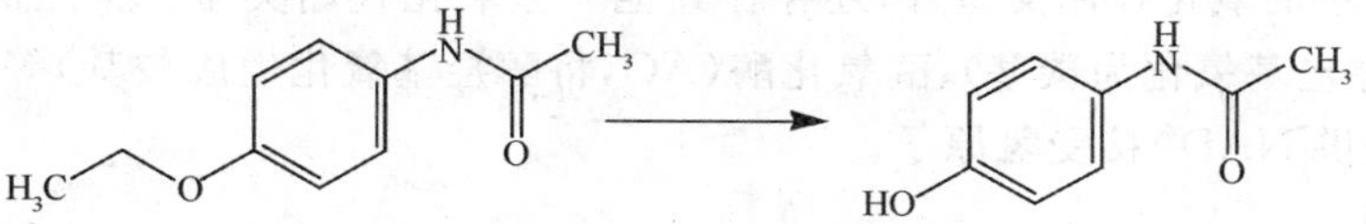

非那西汀的氧化脱乙基反应

含硫化合物的氧化代谢包括 *S*-脱烷基化、脱硫或者硫氧化等，前两者包括 C—S 键的断裂，methitural 的代谢主要是 *S*-脱甲基，含碳硫双键（—C＝S）者主要代谢为羰基（—C＝O），称其为脱硫，硫苯妥（thiopental）脱硫后得到戊巴比妥（pentobarbital）。

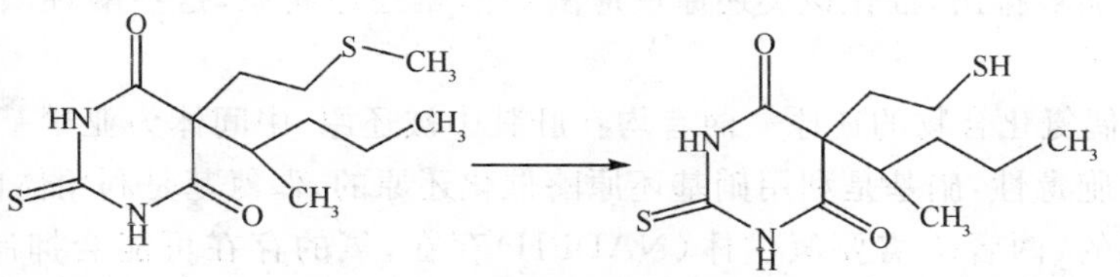

Methitural 的氧化脱烷基反应

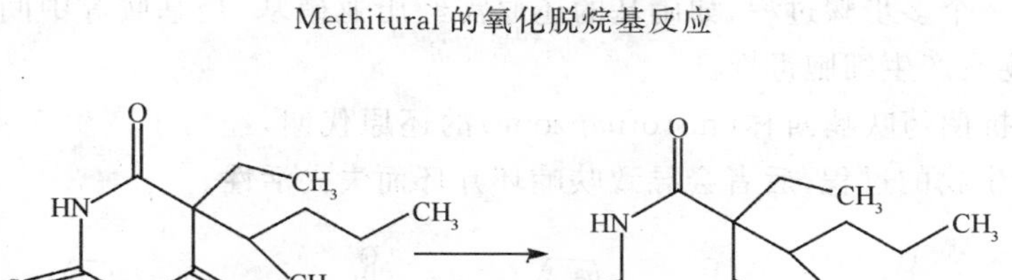

硫苯妥的氧化脱硫反应

硫醚被氧化为亚砜的实例很多，有时氧化成亚砜的氧化代谢可使得活性增加，如抗精神病药物硫利达嗪（thioridazine），氧化代谢后生成活性更强的美索达嗪（mesoridazine），同时亚砜也可被进一步氧化生成砜，如免疫抑制剂奥西舒仑（oxisuran）的氧化代谢。

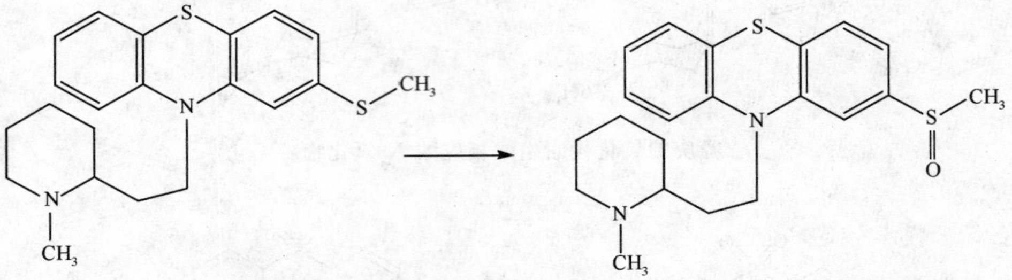

硫利达嗪的硫氧化代谢

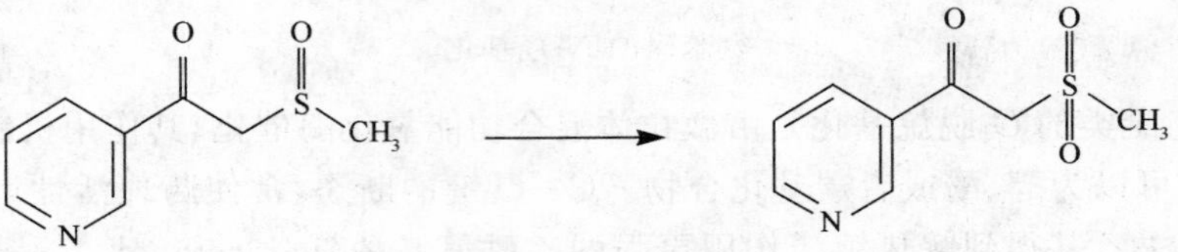

奥西舒伦氧化代谢为砜

除了上述所示的氧化代谢类型外，还存在其他一些氧化代谢类型。常用的酶系包括醇脱氢酶（ADH，将醇羟基氧化为羰基）、醛氧化酶（AO，将醇羟基氧化生成羧基）等，它们的共同特点是需要体系提供 $NAD^+$ 接受氢原子。

**2. 还原反应**

虽然哺乳类动物对外源性物质进行代谢的主要途径是氧化反应，但是对于某些含有羰基、硝基或偶氮基的化合物来说，还原为相应的羟基或氨基有利于增加极性，有助于Ⅱ相反应的进行。

（1）羰基的还原　药物经氧化代谢后可能得到含羰基的化合物，难以进一步氧化，只有将其还原为羟基才能被排出，催化该类还原反应酶为醛酮还原酶系，这些酶性质相近，一般需要NADPH 提供电子。

（2）硝基及偶氮化合物的还原　两者均在肝脏中被还原，中间体为亚硝基及羟胺（具有强的致癌作用和细胞毒性，硝基是利用硝基还原酶催化还原的，偶氮基是利用体内的细胞色素 C 还原酶催化还原的，两者均需要氢供体（NADPH）存在，氧的存在可能会抑制还原反应的进行。还原过程是一个多步骤过程，如硝基的还原需经历亚硝基、羟基胺等中间过程，而羟基胺毒性较大，可致癌或产生细胞毒性。

硝基呋喃类抗菌药呋喃西林（nitrofuanzone）的还原代谢，经历了产生 5-羟胺基衍生物和稳定的 5-氨基衍生物的过程，后者会导致呋喃环开环而失去活性。

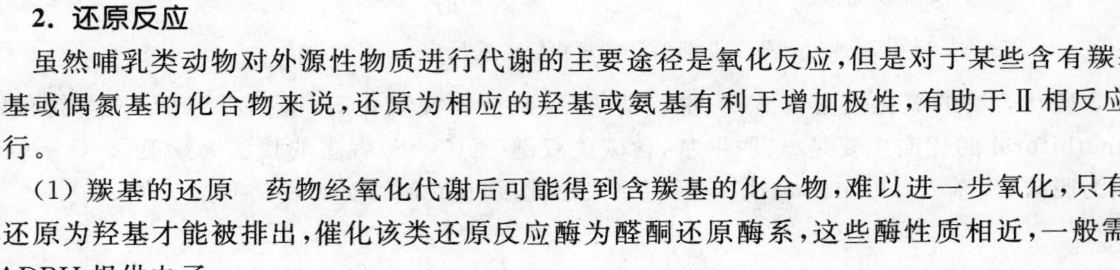

呋喃西林的还原代谢

而氯霉素（chloramphenicol）的硝基不是在肝脏中被还原，而是在经胆汁排泄入肠后，被肠中的菌丝所还原。

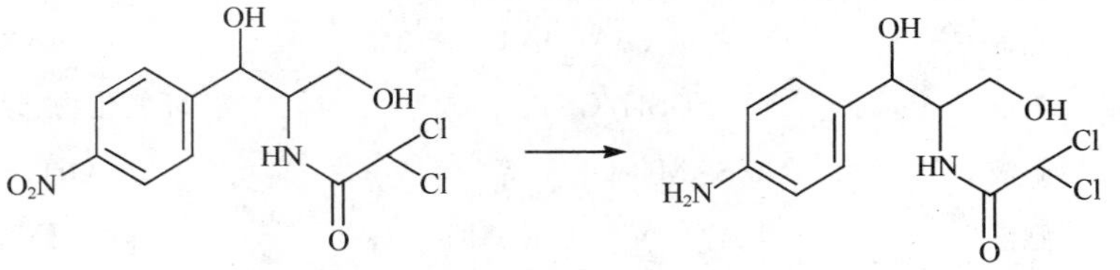

氯霉素的还原代谢

### 3. 水解反应

酯（羧酸酯、硝酸酯、磺酸酯）或者酰胺可被体内相应的酯酶或酰胺酶催化水解生成酸、醇或胺。酯酶或酰胺酶特异性不强，广泛分布于血浆、肝、肾和肠中。有许多相关的例证，如止泻药迪芬诺酯（diphenoxylate）的水解产物活性大增，止泻活性是原药的 5 倍。

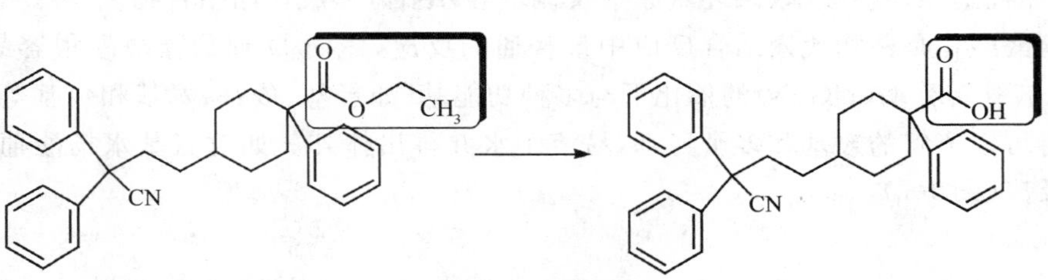

迪芬诺酯水解代谢使活性增加

酰胺的水解相对较难，在有酯键和酰胺键同时存在的条件下，在体内只有酯键水解。如内泮尼地（propanidid）。

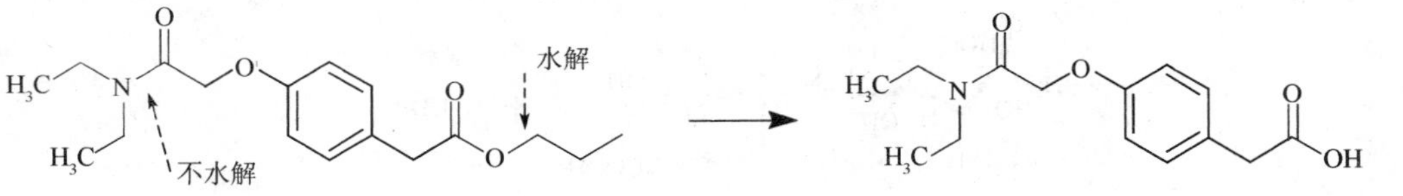

内泮尼地的水解代谢

## 1.3.2　药物的结合反应

结合反应是在酶的催化下将内源性物质如葡萄糖醛酸、甘氨酸、谷胱甘肽等结合到药物分子或含有羟基、羧基或氨基等极性基团的 phaseⅠ代谢产物上，使药物去活化，增加极性和水溶性，易于排泄。

常见的结合反应列于表 1-4，其中葡萄糖苷酰化和硫酸化是最常见的结合反应。

表 1-4　药物在Ⅱ相中的结合反应

| 结合反应 | 位置 | 内源性反应物及相应的酶[*] | 功能团 |
| --- | --- | --- | --- |
| 葡萄糖苷酰化 | 微粒体 | UDPGA/UGTs | —OH、—COOH、—NH₂、—SH |
| 硫酸化 | 胞液 | PAPS/STs | —OH、—NH₂ |

| 结合反应 | 位置 | 内源性反应物及相应的酶* | 功能团 |
|---|---|---|---|
| 乙酰化 | 胞液 | 乙酰 CoA/NAT | —COOH |
| 谷胱甘肽结合 | 胞液 | GSH/GST | 环氧化物、芳烃氧化物 |
| 甲基化 | 胞液 | SAM/COMT 等 | —OH、—NH₂ |
| 氨基酸结合 | 胞液 | 甘氨酸/N-酰基转移酶 | —COOH |

    \* UDPGA：尿苷二磷酸葡萄糖醛酸；UGTs：UDP-葡萄糖醛酸基转移酶；PAPS：3′-磷酸腺苷-5′-磷酰硫酸；STs：硫酸转移酶；NAT：N-乙酰转移酶；GSH：谷胱甘肽；GST：谷胱甘肽 S-转移酶；SAM：S-腺苷甲硫氨酸；COMT：儿茶酚 O-甲基转移酶。

    结合反应分为两步：① 内源性小分子物质［如尿苷二磷酸葡萄糖醛酸（UDPGA）、乙酰辅酶 A 等］被活化，变成高能态的活性形式。② 在适当转移酶的催化下，与药物或药物代谢物的活性基团（如羟基、氨基、羧基、杂环氮原子及巯基等）结合，形成代谢结合物。

    葡萄糖醛酸化是药物代谢结合反应中最普通的反应，体内 D-葡萄糖醛酸很容易生成，并可在 UDP-糖基转移酶（UGTs）的催化下与多种功能基（如羟基、羧基、氨基和巯基等）反应，结合产物含有可以离解的羧基和多个羟基，易溶于水并排出体外。如对氨基水杨酸葡萄糖醛酸化的结合反应（图 1-7）。

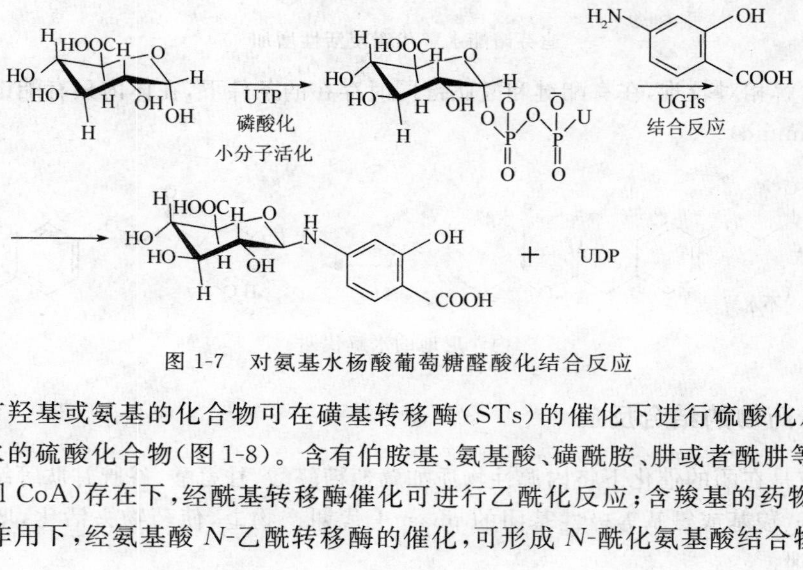

图 1-7　对氨基水杨酸葡萄糖醛酸化结合反应

    某些含有羟基或氨基的化合物可在磺基转移酶（STs）的催化下进行硫酸化反应，生成相应的易溶于水的硫酸化合物（图 1-8）。含有伯胺基、氨基酸、磺酰胺、肼或者酰肼等基团在乙酰辅酶 A（acetyl CoA）存在下，经酰基转移酶催化可进行乙酰化反应；含羧基的药物及其代谢物在辅酶 A 的作用下，经氨基酸 N-乙酰转移酶的催化，可形成 N-酰化氨基酸结合物。

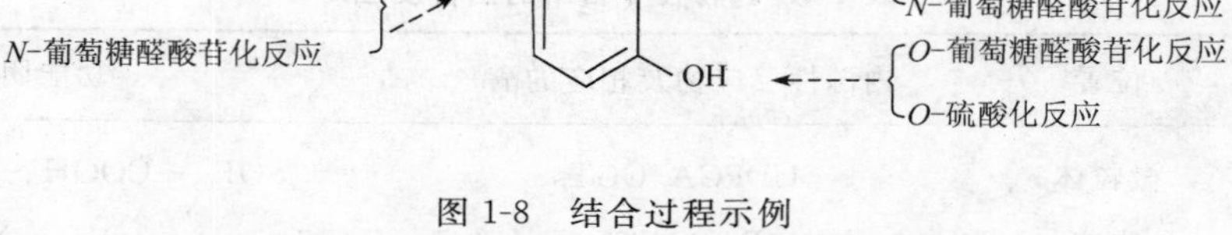

图 1-8　结合过程示例

如果结合物的分子量大于 300 时，难以从尿中直接排泄，只可以从胆汁中排泄，进入肠中被水解并再次被吸收（即肠循环 enteroheptic circulation），有可能导致毒性的产生。

通过对代谢产物及代谢作用机制的研究，揭示和认识了许多规律性的东西，可以定性、定量地了解药物在体内活化、去活化以及毒性产生的机制，可以更快地得到先导化合物的信息，协助先导化合物的结构修饰，寻找新的药物，对新药分子合理设计研究具有一定指导作用。

## 本章小结

### 1. 药物在体内的作用过程
药剂相，药物动力学相，药效相。

### 2. 药物的结构与药物的转运
（1）药物的转运包括吸收（A）、分布（D）、代谢（M）和排泄（E）。

（2）药物的吸收，影响药物吸收的因素，主动转运，被动转运与易化扩散。分配系数 $P$，疏水常数 $\pi$，解离度。

（3）药物的分布、影响因素。

（4）药物的排泄、影响因素。

（5）药物转运过程调节的作用。

### 3. 药物结构与药物的代谢
（1）药物的代谢过程分类，Ⅰ相过程，Ⅱ相过程。

（2）生物转化过程的主要反应，与生物转化过程相关的酶系，氧化反应，还原反应，水解反应，各种反应的特点。

（3）Ⅱ相结合反应，与结合反应相关的酶系，葡萄糖醛酸的结合，氨基酸的结合，硫酸的结合，乙酰化反应等。

（4）研究代谢反应的作用。

### 4. 名词解释
ADME；分配系数；疏水常数；生物利用度；吸收；分布；排泄；药物代谢；主动转运；被动转运；解离度。

---

**【思考与练习】**

1. 什么是 ADME？药物设计为什么要关注 ADME 问题。

2. 为什么药物的结构对药物的转运会产生影响？举例说明如何通过结构的改造改善药物的转运过程。

3. 为什么要关注药物的代谢？药物代谢的Ⅰ相过程包括哪些反应？主要与那些酶有关。

4. 影响药物吸收的因素有哪些？说明药物结构因素对于吸收的影响？

（姜凤超）

# 第 2 章

## 药物的化学结构与药理活性
## Drug's Chemical Structure and Pharmacologic Activity

➡️ **本章要点**

  本章介绍药物到达作用靶点后，如何与靶点作用，从而产生药效的，属于药效相问题。主要介绍了药物作用的靶点、药物与受体作用的本质与机制、药物结构与药效的关系等。通过本章学习应熟悉受体的定义、药物与受体之间的作用力、作用机制（作用模型）。掌握药物结构的分类、药物和受体互补性的含义，明确药效基团、药动基团、毒性基团和药效构象的定义和作用，熟悉药物空间结构的变化对药效的影响。

  第一章讨论的是药动相的问题，主要考虑药物在到达作用靶点过程中所遇到的问题；本章将说明药物到达作用靶点后，如何与靶点作用，从而产生药效的，属于药效相问题。

## 2.1 药物与受体的作用
### （Drug-Receptor Interaction）

### 2.1.1 药物作用的靶点

  根据药物在体内的作用方式不同，将药物分为结构非特异性药物和结构特异性药物两大类，其中结构非特异性药物（structurally nonspecific drugs）的作用与受体无关，其活性取决于药物的理化性质，如果结构改变，药物的理化性质变化不大时，活性无较大的改变。典型的例证如吸入麻醉剂。结构特异性药物（structurally specific drugs）的作用靶标是生物大分子，其活性和药物与靶标的相互作用有关，活性除了与药物分子的物理化学性质有关外，主要取决于药物分子与受体之间的作用和匹配,药物分子结构的微小改变,会影响药物分子与受体之间的相互作用,从而影响药物的药效。临床上多数药物属于结构特异性药物。

药物作用的靶点(target of drug action)很多,包括受体、酶、生物膜及细胞壁、离子通道、核酸和多糖类等生物大分子,有时也将其统称为受体(receptor)。以受体学说为核心、以探索药物-受体相互作用的基本原理为主要任务的分子药理学,已成为药物设计的重要的基础。

**1. 受体的定义与结构**

1878 年 Langley 观察阿托品和毛果芸香碱对猫唾液分泌的对抗作用后,首先提出了受体概念。一般认为,受体是存在于细胞膜表面或细胞内,能识别和专一性地与特异性配基(ligand,如激素、神经递质、细胞因子和信息分子等内源性分子及药物等外源性分子)相结合并产生特定生物学效应的大分子物质。受体能够在众多的分子中专一地识别它的配基并与之结合,因此受体与相应配基结合时具有特异性、高亲和性、饱和性和可逆性等特点。

已知的受体大部分在细胞膜上(小部分在细胞质内),多数是在细胞外区域具有结合位点并贯穿于细胞膜的具有弹性的三级或四级结构的内嵌蛋白质,在个体发育成长过程中逐步形成,并不断更新。这种蛋白质的氨基酸组分,如组氨酸、谷氨酸、酪氨酸、赖氨酸、精氨酸、丝氨酸、苏氨酸等的极性基团几乎都分布在蛋白质分子的表面,在生理条件下电离为带电荷的离子。通过离子键、氢键、疏水键和范德华力等作用将多肽链扭曲折叠成团,并含有许多空穴。正是这种表面的凹凸不平和空穴的存在构成了特定的空间构象,加上蛋白质表面上的极性基团,组成了药物作用的受点。

**2. 受体的分类与功能**

长期以来,受体是根据其相对应的内源性活性物质及化学特异性来分类和命名的,如胆碱能受体(cholinergic receptor)、乙酰胆碱受体(acetylcholine receptor)、肾上腺素受体(adrenaline receptor)、组胺受体(histamine receptor)、谷氨酸受体(glutamic receptor)等。有时不知道内源性生理活性物质时,则根据受体能产生应答的外源性物质来命名,如阿片受体(opioid receptor),然后再细分为相应的亚类。

根据国际药理学联合会(IUPHAC)和药物分类委员会(NC-IUPHAR)的建议,将受体分为 G-蛋白偶联受体、通道性受体、酶性单链跨膜受体(又称催化性受体)和配基依赖的转录因子受体四大类。其中前三类为细胞质膜受体,其配基一般为水溶性配基如多肽、生物胺等难以通过细胞膜者;最后一类受体(配基依赖的转录因子受体)属于胞内受体,其配基多为易于透过细胞膜进入细胞内部,多与胞内受体结合的酯溶性配基。

受体本身具有许多特殊的功能,主要包括:

(1) 识别和结合配基的功能　受体通过高度选择性的立体结构,能够准确地识别并特异性地结合与之互补的内源性或外源性配基,并将识别和接受的信息准确无误地放大并传递到细胞内部,启动一系列胞内生化反应,最后导致特定的细胞反应,使胞间信号转换为胞内信号。

(2) 信号转导功能　实际上受体本身可能并不产生直接的生理效应,仅仅起到信号接收和转导的作用,但可以诱导激发细胞内的效应系统。如果细分的话,虽然酶与受体都具有识别和结合底物的能力,但两者的区别在于,酶的主要功能是催化而不是信号转导。

(3) 间接产生相应的生理效应　受体介导的生理效应是在完整的细胞和组织内产生的,由于化学信使分子(chemical messengers,如内源性配基分子)的键合导致受体初始形状发生改变,最终将信息传达到细胞内,被细胞所接受。信使分子可能不经历任何反应并且毫无变化地离去,但受体的初始形状发生了变化,并产生系列后续效应,因此需要下游效应系统的存在。在药物的引发下,受体配合物构型发生改变是导致效应产生的连锁反应的第一步,受体的作用只涉及配基识别位点和诱发刺激产生活性。整个过程包括受体复合物的形成(第一阶段),诱发细胞内信使的形成或者离子通道的开放(第二阶段),激活链反应的其他成分(如蛋白激酶)(第三阶段),最终导致产生作为药物作用特征的生理变化(图 2-1)。

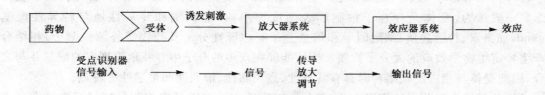

图 2-1　药物与受体作用产生药效示意图

当药物与受体作用后可能诱发两种截然不同的结果。

与受体结合后形成复合物,使受体激动产生信号传递至效应器以产生生物学效应的物质称为激动剂(agonist),如乙酰胆碱与受体结合后使平滑肌收缩。研究表明,只有在激动剂与受体结合后,才能使受体产生生理活性,并且激动剂的活性强度正比于受体被结合的量,与药物结合的受体不影响其他受体与药物的结合。

与受体结合后阻碍激动剂与该受体结合,阻断激动剂发挥生物学效应的物质称为受体拮抗剂(antagonist)。如阿托品可阻断乙酰胆碱对平滑肌的收缩作用,而导致平滑肌舒张。

机体内源性受体不可能为外源性的药物而存在,机体本身存在着可与该受体发生特异性结合的配基,药物则是这些配基的结构类似物,如果药物与受体的空间构象相契合,形成相应的"锁-钥"关系,另外在电性上也与受体表面电荷相匹配,即在三维空间结构或电荷分布上满足受体的要求,就能形成可逆的药物受体复合物,产生药理效应。

## 2.1.2　药物与受体作用的化学本质

结构特异性药物药效产生的共同点就是药物分子与相应的靶点识别并结合形成复合物(complex),从而改变机体相关成分的功能,诱发生物化学及生理学的变化,即产生药效。两者相互作用的过程可以简单地描述为:

$$D \quad + \quad R \Longleftrightarrow \quad DR \longrightarrow E$$
$$\text{药物} \qquad \text{受体} \qquad \text{药物受体复合物} \qquad \text{活性}$$

药物与受体经过相互识别(分子识别,molecular recognition)后才能形成复合物,这种识别实际上是一种非键相互作用,两者之间要满足类似于钥匙和锁的嵌合匹配关系,满足电荷上的互补和空间结构的互补才能够识别。通过识别,两者之间以共价键或者非键作用生成不稳定的中间复合物(DR),进一步产生生物活性。这种包括离子键、偶极键、氢键、疏水键和范德华力等在内的非键相互作用(药物与受体之间弱的相互作用,图 2-2)是可逆的,当药物在细胞外液中浓度减少时,药物-受体键便断裂,药物将停止作用。

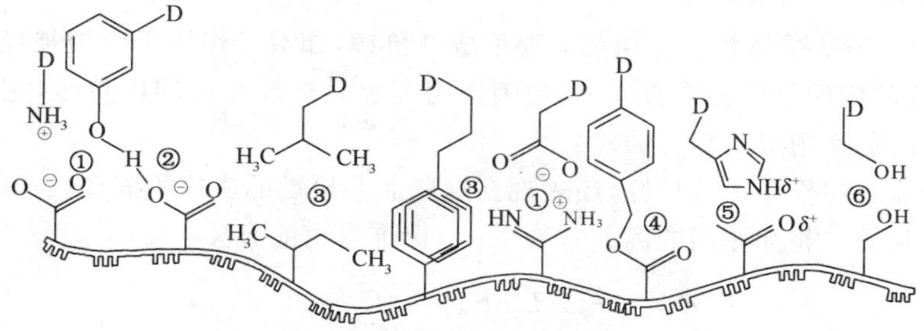

图 2-2　药物与受体之间的作用（D 代表药物的其他部分）

① 离子键；② 氢键；③ 疏水键；④ 共价键；⑤ 偶极相互作用；⑥ 范德华力

### 1. 共价键

如果需要药物产生持久的或不可逆的效应时，如应用化疗药物或治疗寄生虫药物时，药物与受体之间的相互作用主要是共价键作用。

共价键（covalent bond）是药物与受体之间的最强作用力，它难以形成，一旦形成也不易断裂，但可在温和条件下由酶催化作用而裂解。

某些化学物质（药物、毒物等）可以与体内生物大分子（蛋白质、核酸或糖类）以稳定的共价键结合。对酶来讲这种结合是不可逆抑制作用，如有机磷杀虫剂、胆碱酯酶抑制剂、具有抗肿瘤活性的烷化剂、具有高张力的三元或四元环内脂或内酰胺类化合物等均具有类似作用。这种作用常导致形成长期的药理作用及毒理效应，常见的药物包括如抗癌药、抗寄生虫药、化疗药、抗生素、杀虫剂等。

药物与受体之间的主要共价结合方式主要包括烷基化作用、酰基化作用和磷酰化作用等。一般药物分子中与受体作用生成共价键的基团往往具有较高的化学活性而缺乏特异选择性基团，因而往往在生物活性产生的同时显示出较强的毒性。有些药物或毒物本身结构并没有反应基团，但可在人体内转化生成活性基团而产生作用。如自力霉素和致癌物苯并蒽就是先在体内转化，生成正碳离子再发生烷基化作用的。可以看出（图 2-3），药物与生物大分子的化学反应与受体表面的基团和性质有关。

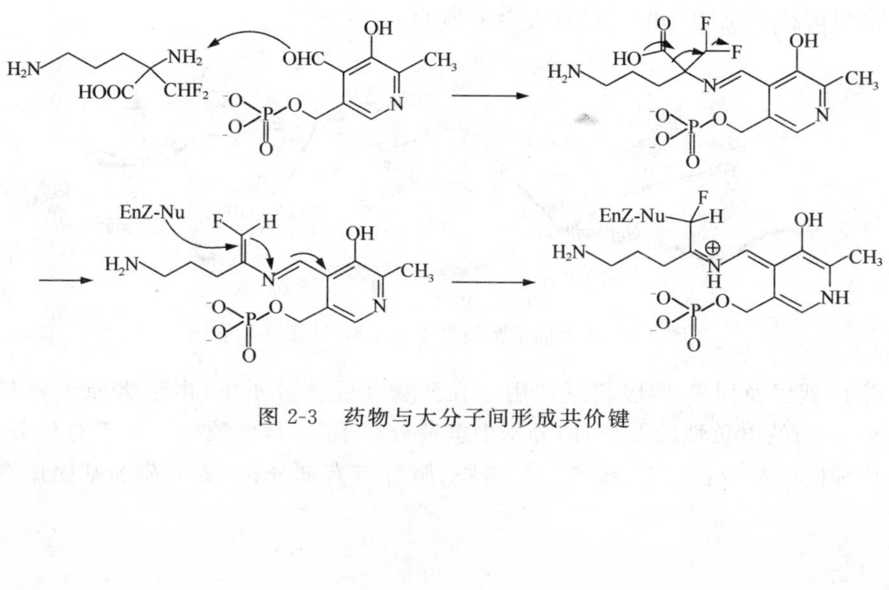

图 2-3　药物与大分子间形成共价键

### 2. 静电作用

并非所有的药物-受体相互作用都需要形成共价键,如对于作用于中枢神经系统的药物来说,持久的连续的作用也许是有害的,其药理作用力求只在较短时间内持续,它们和受体之间是以非共价键的弱作用形式结合的。

药物和受体之间作用的特异性,还表现在这些非共价键的生成不需要较高的能垒,因而在动力学上是有利的。相互作用的离解常数 $K_d$ 与标准自由能有关:

$$\Delta G^\ominus = -RT\ln K_d = \Delta H^\ominus - T\Delta S^\ominus$$

由上式可以看出,支配分子识别和结合的作用力大致可分为与静电作用[以电荷密度(electron density)来表示其强度]和立体作用(主要受构象的影响)有关的热焓($\Delta H$)作用以及与疏水作用、分子转动和平动熵、构象熵等有关的熵($\Delta S$)作用两大部分。

静电作用是指荷电基团(正离子、负离子)、偶极以及诱导偶极之间的各种相互作用力。体内生物大分子(如蛋白质、核酸以及生物膜等)的表面存在着许多可以电离的或具有偶极的基团,很容易与含有极性基团的配基作用产生离子键及其他静电相互作用。

(1) 离子键　在生理条件下,药物分子的许多基团(羧基、胺基、季铵基等)都是呈电离状态的,以阳离子或阴离子的形式存在。一般酸性药物的 $pK_a$ 越小,在生理 pH 条件下(约等于 7)电离生成阴离子的离子化程度越高,如抗菌药苄基青霉素($pK_a = 2.76$)的离子化程度接近 100%,镇静催眠剂苯巴比妥($pK_a = 7.41$)的离子化程度小于 50%。含氨基的碱性药物的 $pK_b$ 越大,在生理条件下越易离解为阳离子,如解痉药物阿托品($pK_b = 9.96$)的离子化程度超过 99%,而镇痛药吗啡($pK_b = 7.87$)的离子化程度仅为 74.6%,远远小于阿托品。而所有的盐类(如季铵盐)在生理条件下都是完全离解的。另外,主要由蛋白质构成的受体分子表面存在有许多可电离的基团,可以质子化(如碱性基团,生成阳离子)或电离(酸性基团,生成阴离子),这些高度离子化的基团,在生物膜和生物大分子表面成为与药物分子中相应的阴离子(或阳离子)的相互作用点。药物和受体作用点的离子相互作用例证很多,尤其对于中枢神经系统药物特别重要(图 2-4,2-5),如胆碱酯酶抑制剂、胆碱能和神经节阻断剂。

在生理条件下,生物大分子表面的带电基团可以与药物或底物分子的带电基团形成离子键。当然这种键在一定的条件下也是可以解离的。

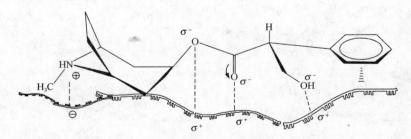

图 2-4　S-天仙子胺附着于毒蕈碱 M 受体示意图

(2) 离子-偶极及偶极-偶极相互作用　在药物和受体分子中,由于碳原子和其他杂原子(O、N、S 等)之间的电负性的差异,使分子中电荷分布不均匀,导致电子的不对称分布,因而产生偶极。这种偶极部分在羧基、酯类、醚、酰胺、腈等带有部分正、负电荷的基团中存在。只要

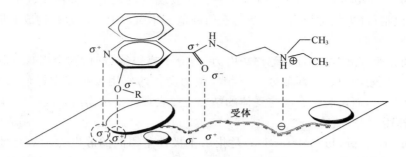

图 2-5　狄布卡因与受体的作用示意图

电荷相反并分布适当,所形成的偶极就可能与受体中的离子或其他偶极作用。

相对而言,离子-偶极相互作用强度小于离子键,且属于近程力,键能的大小随两者之间距离的增加而迅速降低。另外由于偶极矩是向量,电荷与偶极的取向会加强或减弱药物与受体的结合,影响药物-受体的作用强度。如普鲁卡因及其衍生物的局部麻醉作用与酯羰基的偶极性质有关。

离子-偶极和偶极-偶极相互作用在药物-受体复合物中经常出现,偶极-偶极相互作用的大小,取决于偶极的大小、它们之间的距离和相互位置。这种相互作用在水溶液中普遍存在。如局麻药狄布卡因、解痉药阿托品、乙酰胆碱与各自的受体通过离子键、离子-偶极、偶极-偶极相互作用的模式结合的(图 2-6)。

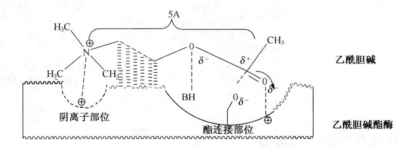

图 2-6　乙酰胆碱酯酶与乙酰胆碱的相互作用

### 3. 氢键与范德华力

氢键(hydrogen bonding)是由两个负电性原子对氢原子的静电引力所形成,是一种特殊形式的偶极-偶极键。它是质子给予体 X-H 和质子接受体 Y 之间的一种特殊类型的相互作用。氢键的键能比共价键弱,比范德华力强,在生物体系中为 $8.4\sim33.4$ kJ/mol($2\sim8$ kcal/mol)。键长为 $0.25\sim0.31$ nm,比共价键短。用于蛋白质和 DNA 结合的能量约为 $2.09\sim4.18$ kJ/mol,用于特异性识别过程的能量约为 $4.18\sim8.36$ kJ/mol。氢键也可看作静电作用,但具有方向优先性。

在生物体内氢键和质子的传递过程与某些重要的生命现象有着密切的联系,如酶的催化机制以及 DNA 重组中的快速氢交换现象。

范德华力是一种普遍存在的,一个原子的原子核吸引另一个原子外围电子所产生的作用力,是一种比较弱的、非特异性的作用力。作用力的大小与两者之间的距离成反比,只有当相

互靠近到大约 $0.4 \sim 0.6$ nm($4 \sim 6 Å$)时,这种力就表现出较大的集合性质。范德华力包括引力和排斥力,包括取向力、诱导力和色散力在内的范德华引力中色散力是构成非极性分子之间的相互作用的主要原因。

当分子间相距较远时,表现为范德华引力,当分子靠得很近时,则会出现排斥力。与吸引力相比,排斥力是短程力。多环芳烃致癌物与生物受体的作用及嘧啶类抗疟药与 DNA 的结合主要为范德华力,而甾类化合物与受体的结合主要表现为疏水作用和范德华力。

**4. 疏水作用**

疏水作用(hydrophobic interaction)是指由于极性基团间的静电力和氢键使极性基团倾向于聚集在一起,因而排斥疏水基团,使疏水基团相互聚集所产生的能量效应和熵效应。高分子的蛋白质可形成分子内疏水链、疏水腔或疏水缝隙,从而稳定生物大分子的高级结构。就药物和受体作用而言,它们的非极性部分在体液中均为水合状态,即被水分子所包围,当药物与受体接近到某一程度时,非极性部分周围的水分子便被挤出去发生去水合现象,被置换出来的水分子成无序状态而导致体系的熵增加,系统总自由能下降,使两个非极性区域间的接触稳定化,这种缔合就是疏水基团相互作用的结果(图 2-7)。疏水作用的强弱与分子中的疏水基团的数目成正比,烷基越多,疏水作用越强。

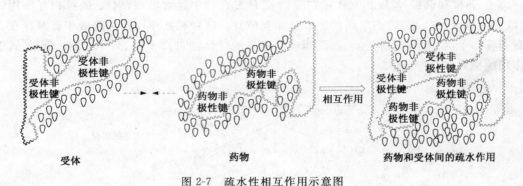

图 2-7　疏水性相互作用示意图

## 2.1.3　药物与受体作用模型

为了解释药物与受体之间的相互识别和相互作用问题,曾经提出了许多学说,其中比较重要的包括占领学说、锁钥学说、亲和力与内在活性学说、诱导契合学说、速率学说、变构学说、占领活化学说等。

**1. 亲和力与内在活性学说**

Clark 和 Gaddum 基于酶和底物作用的质量作用定律,认为药物的作用强度与受体被药物分子占据的数目成正比,受体分子被占据的越多,药理作用的强度越大(即占领学说,occupation theory)。该学说后来经 Stephenson 和 Ariens 补充和修正,进一步发展为亲和力与内在活性学说(affinity-intrinsic activity theory),该学说认为受体药物相互作用分两步进行:首先药物与受体结合生成复合物;药物的复合物引发受体产生内在活性。激动剂和抑制剂均与受体有亲和力,都可以形成药物-受体复合物。

$$[R] + [D] \underset{K_2}{\overset{K_1}{\rightleftharpoons}} [RD] \overset{K_3}{\longrightarrow} E$$

$$\frac{1}{K_D} = \frac{K_2}{K_1} = \frac{[RD]}{[R][D]}$$

式中,[R]为受体浓度,[D]为药物浓度,[RD]为药物受体复合物浓度,E 为生物效应。

$K_D$ 为药物受体复合物的解离常数,其倒数表示药物与受体的亲和力(affinity)。亲和力越大,受体被占领的数量就越多。但是药物的亲和力并不完全代表引起效应的能力(即内在活性,intrinsicactivity)。亲和力和内在活性都大的物质为该受体的激动剂(agonist),亲活力大而无内在活力者为拮抗剂(antagonist)。可以看出,无论是激动剂还是抑制剂都应该对受体具有较强的亲和力,能形成受体-药物复合物,但激动剂在电荷分布和空间构象上与受体互补和匹配,使两者紧密嵌合在一起,进而发生电荷转移,引起受体构象的改变并产生生理效应。拮抗剂虽然也与受体结合,但是只占据激动剂与受体的结合部位,不产生相应的生理活性。由此可以推出,经过适当的结构修饰,就可将某些作为激动剂的内源性活性物质改造为相应的拮抗剂。

**2. 诱导契合学说**

诱导契合学说(induced-fit theory)是 Koshland 等人根据底物和酶相互作用时,酶的构象受底物的影响(诱导)而发生改变而提出的。该理论也适用于药物与受体的相互作用,与酶类似,受体作用部位的三维空间结构具有较大的可塑性。虽然在与药物接触以前的受体与药物并不一定完全契合,但当特定三维空间结构的药物与受体相互接触时,由于分子间各种键力的相互影响,受体高级结构的构象发生一定的改变,使反应所需的相关基团正确地排列定向,诱导受体作用部位的构象发生某些更适应于药物相嵌合的可逆性改变,形成特定的构象,同时药物本身也在受体构象的诱导作用下发生某些变化,两者之间相互诱导,造成受体与药物完全契合的趋势,以适应两者的结合及相互作用,最终导致两者结合,形成药物-受体复合物,引起整个受体分子构象改变,使药物有效地发挥出它的功能(图 2-8)。

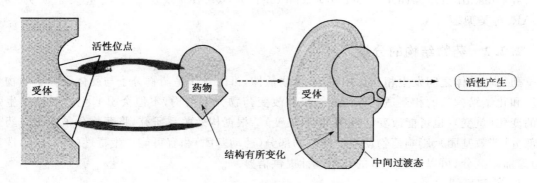

图 2-8　诱导契合学说示意图

非专一性药物的引入,难以发生上述效应,药物与受体完全不契合,不能发挥作用。

# 2.2 药物的化学结构与药效
# （Drug's Chemical Structure and Pharmacodynamics）

## 2.2.1 药物的构效关系研究

药效（药物与相应的受体结合会产生一定的生理活性，这里的药效则指的是药物经过药动相，到达作用部位后所显示的生物活性）或毒副作用的产生是一系列复杂的物理化学过程的综合和宏观的表现，是药物分子同机体组织相互作用而引起的。生物活性的产生，可以看作是药物分子与受体大分子的物理化学性质和化学结构间的相互适配作用的结果。因此研究药物的化学结构与生物活性之间关系（构效关系，structure-activity relationships，SAR）非常重要。

药物产生的特异性效果，需要满足药物分子与特异的受体分子作用部位在结构上的互补性，在物理化学性质上和三维空间中的相互适配性。虽然分子力学、分子动力学和量子化学等方法在一定程度上可精确描述药物与受体结合部位的静态和动态的相互作用，为药物作用的机理和作用方式的阐明提供物理、化学和生物学等方面的信息。但研究药物的构效关系不仅有利于解析和认识药物的作用机理（mechanism of action）和作用方式（mode of action），而且更有利于推测与药物分子互补或适配的受体的结构，了解相互作用时，受体分子所具有的理化环境和立体构象。

另一方面，分子的完整统一性决定分子内各基团间的相互作用和影响，分子结构的改变或基团的变化既影响药效又会影响药物代谢和毒理学性质。因此，构效关系的研究有助于新药的设计与合成，为合理和有效的研究和开发新药提供理论依据和实际指导。

根据研究的内容和方法不同，构效关系研究又分为定性构效关系研究（SAR）、定量构效关系研究（quantitative structure-activity relationships，QSAR）以及三维定量关系研究（3D-QSAR）等类型。

## 2.2.2 药物结构的分类

药物与受体之间发生相互作用，引发生物活性，可以看作是药物分子与受体大分子的物化性质和化学结构间的相互适配作用的结果。改变药物分子结构，不但会引起生物活性发生强度的变化（量变），也可能改变活性的类型（质变）。根据构效关系研究，将药物分子中决定药效的部分（药效基团）、影响药物动力学性质的部分（药动基团）和有可能产生毒性的部分（毒性基团）等加以区分，可以为进一步的药物设计提供借鉴。

### 1. 药效基团

药效基团（pharmacophore）的概念是 Ehrlich 在 1909 年首次提出的，早期药效基团被定义为一系列生物活性分子所共有的、对生物活性起作用的结构特征，即负责与特异性的受体结合并启动生物效应的基团或亚结构。随着研究的深入，药效基团被进一步定义为能被受体所识别的、与受体受点所识别结合起关键作用的药物分子的分子片断及三维空间位置的排布，当它们与受体受点结合后，会产生特定的生理活性。

例如，氮芥类生物烷化剂［如沙可来新（sakrolysn）和嘧啶苯芥等］的药效基团就是 β-氯乙胺基(图 2-9)。该基团在生理状态条件下,易水解并环化生成高度活泼的乙撑亚胺(aziridinium)正离子,作为强亲电性的烷化剂,乙撑亚胺正离子极易与肿瘤细胞成分中的亲核中心 DNA 上的鸟嘌呤(G)和胞嘧啶(C)碱基发生烷基化反应,产生 DNA 链内、链间或 DNA-蛋白质交联,抑制 DNA 的合成,阻止肿瘤细胞的分裂。

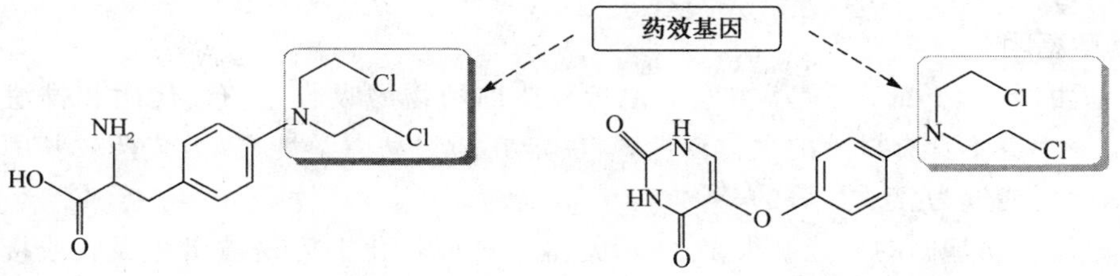

图 2-9　沙可来新和嘧啶苯芥的药效基团

药效基团是由活性化合物结构中共有的一组原子或官能团组成,这些原子或官能团称为药效团单元(pharmacophoric elements),药效基团是药效基团单元的集合(图 2-10,2-11)。药效基团单元可通过氢键、静电作用、范德华力以及疏水键等与受体中的相关部位结合。

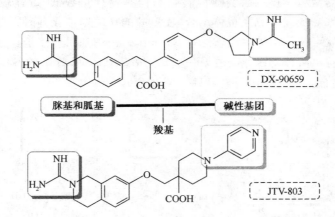

图 2-10　药效基团示例(抗血栓药 Xa 因子抑制剂)

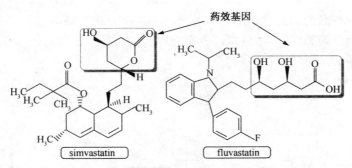

图 2-11　药效基团示例(HMG-CoA 还原酶抑制剂)

杂原子、极性官能团、芳香环等常常被用来作为药效基团单元,常见的包括氧原子、氮原子、羟基、氨基、羧基、卤素原子、芳烃基、杂环等。

在计算机辅助药物设计中,除了上述的药效团分类方法外,还将药效基团归纳为包括氢键供给体(hydrogen-bond donor)、氢键接受体(hydrogen-bond acceptor)、正电荷基团、负电荷基团、疏水基团等类型。

药效基团可以揭示药物的构效关系,解释不同结构类型的化合物具有相同药理作用机制的原因,并可以依据药效基团模型进行新结构类型药物的分子设计。

### 2. 药动基团

药动基团(kinetophore)是药物分子中参与体内药物的吸收、分布、代谢和排泄过程的基团,这些基团本身不具有显著的生物活性,只决定其药物动力学性质,当与药效基团配合组成化合物时,就可能成为疗效显著的药物。

可以作为药动基团的功能基很多,一般是将生理或生化上容易被机体吸收或接受的物质或基团,作为载体或导向通过共价键连接到活性物质上作为药动基团。而天然存在的物质,如氨基酸、磷酸基、糖基等生物代谢基本物质作为药动基团引入到药物分子中,产生更易于被转运的性质,将药物分子准确地运送到靶位点。

一般,改变药动基团可以改变药物在体内的转运机理,改善其药物动力学性质,或使作用定位化,使药效基团更快地专一性地与靶点结合产生药效,降低毒性。

例如,氮芥类化合物具有较强的抗肿瘤活性,但是治疗指数低,毒性较大,将氮芥与氨基酸、糖类、甾体、嘌呤、嘧啶或单克隆抗体结合,使氮芥的作用定位化,降低了毒性。

L-氨基酸及二肽可在体内被主动转运,因而可作为药动基团连接于药效基团上,以利于转运和吸收。含天然谷氨酰残基的化合物,可选择性浓集于肾脏,肾脏的谷氨酰转肽酶,将谷氨酰裂解,与多巴胺结合,可使肾脏富集多巴胺(图 2-12)。

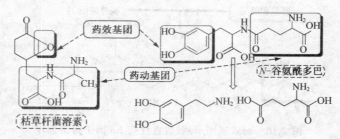

图 2-12　药动基团与药效基团

磷酸基是构成核酸的组分之一,药物分子中连接磷酸或者磷酸基团,有助于向细胞内转移。雌莫司汀含两个药动基团,雌激素部分是药物趋性器官的药动基团,而癌组织内磷酸酯酶活性较高,使水解具有选择性(图 2-13)。

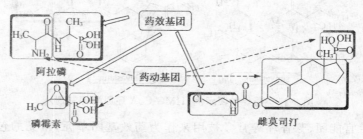

图 2-13　带有磷酸基的药动基团的药物

　　实际上许多药物的药动基团和药效基团是很难区分的,有些基团明显地对生物活性产生重要的影响,既可起到药效基团的作用,也同样具有药动基团的作用。

### 3. 毒性基团

　　毒性(toxicity)是化学物质对生物有机体产生有害作用的表现,药物分子中产生的生物活性为毒性效应的基团为毒性基团(toxicophore)。作用于病原体(细菌、微生物或肿瘤细胞)的化学治疗药物中常含有毒性基团,一般这些基团的毒性作用选择性越好,药物越安全。其他类型的药物使用应尽量避免毒性基团或者在体内转化为毒性基团。

　　具有毒性作用的基团一般具有亲电性,在体内与蛋白质、核酸等亲核基团作用,对这些成分造成不可逆的损伤,表现为毒性、致癌性、致突变性等。统计结果表明,药物分子中的致癌基团包括下述类别:① 环氧化物或可以生成正碳离子或自由基的基团,如芳香烃、烯基、炔基、卤代烃、环丙基及含有杂原子的类似物等;② N-氧化物、N-羟胺以及其他可以在体内转化为胺的化合物;③ 烷基硫(磺)酸酯;④ β-内酯、醌类等。

　　上面列出的是明显的可以导致毒性产生的基团,然而在某些情况下,体内生物转化也可产生代谢毒物,并且代谢毒物的毒性可能会大于原来的化合物。在设计过程中,应该从代谢的角度来考虑化合物是否会产生毒副作用,并尽可能地避免引入一些可能引起毒性和致癌、致突变活性的基团。

### 4. 取代基团变化与生物活性的关系

　　毫无疑问,药物作用主要起因于药物分子整体,但分子中某些特定功能基的存在可使整体分子结构和性质发生改变,从而影响药物分子与靶标的作用及生物活性。Ariens 根据药物与受体的作用过程和药物结构的化学特征和生物学特性,将药物分子分为化学功能部分和生物功能部分两个部分,其中化学功能部分(chemofunction moieties)负责与受体的结合;生物功能部分(biofunction moieties)则负责启动生物学功能。生物功能部分又分为必要部分和非必要部分,前者具有强的结构特异性,与受体作用产生药理活性,这部分结构不能变化太大;后者不参与药物受体的相互作用,可以在结构上做一定程度的改变。

　　具有生物活性的药物分子中的的氢原子被其他基团(取代基)置换后,不仅可以改变其药理作用强度和作用持续时间(量变),还有可能导致药理作用性质的变化(质变)。取代基所引起的药物活性的变化,主要是由于取代基的引入使药物分子的各种参数发生了变化,如分配系数、电子云密度、构象、生物利用度和药物动力学性质等,最终导致药物与受体或酶的相互作用发生变化。实际上,一个取代基的引入往往会引起上述所有参数发生改变,导致药物分子性质发生不可预知的变化,但是如果取代基选择合适的话,有可能只引起其中的一个参数变化。

　　总的来说,取代基团的影响应从单个基团和及其在整个分子中的状况进行分析。对单个取代基团而言,要考虑取代基团的类型、形状、亲水/疏水性、极性/非极性、酸碱性、相互作用的化学键、化学稳定性、酶稳定性等;对整个分子的影响要考虑官能团间的平衡、水溶性和吸收、是否存在离子化问题、对溶解性和吸收的影响、是否可与酸或碱相互作用、是否影响与生物靶标的作用、对药物稳定性和生物利用度有何影响、是否影响给药途径等。

### 2.2.3　药物与受体的互补性

　　从化学的角度来看,药效的产生牵扯许多生物化学和生物物理过程,这些过程又与相应的小分子和生物大分子、生物大分子和生物大分子的相互作用有关。然而,这些相互作用产生的关键是它们之间多个相应的原子或基团在空间和性质上的高度特异性的契合和适配(即分子识别,molecular recognition),本质就是双方结构和性质的互补性(complementarity)。

药物与受体之间的作用通常是发生在具有高级三维结构的受体分子中的一个小区域(受体的作用位点)内的。该位点的三维空间结构具有一定的刚性结构,虽然结构特异性药物与受体的结合会引起整个大分子构象的改变,生成能够发挥生物效应的构象,但相对而言,作用位点附近不会有大幅度的构象变化。

所谓的互补性主要包括:① 药物与受体分子中电荷的分布与匹配(电性互补);② 药物与受体分子中各基团和原子的空间排列与构象互补(空间互补);③ 药物和受体的疏水性等性质的匹配等。药物-受体复合物(RD)的形成和稳定性受制于两者之间的互补性,两者之间的互补性程度越大,形成的复合物越稳定(体系能量越低),药物的特异性越高,作用越强。药物分子中取代基的改变、不对称中心的转换等都将引起基团空间排列和分子内偶极方向的改变,影响药物受体复合物的稳定性,进而影响药效的强弱。

从吗啡类镇痛药与受体的结合示意图(图 2-14)来说明药物-受体相互作用的互补性,1 区(平坦区)受体的对应于吗啡分子中的芳环结构,两者之间以疏水性或电荷转移作用形成的非键作用结合(电性和空间的互补);2 为受体的空穴区,与吗啡分子结构中突出的哌啶环部分相适应(空间结构的互补);3 为受体的阴离子区与吗啡分子中的碱性中心(仲胺基,在生理 pH 条件下大部分电离为阳离子)相结合(电荷的互补);4 为受体的一个疏水区,与药物上的 N-甲基作用(疏水性的互补);5 为受体的氢键区与药物的相应的羟基结合(氢键给体与氢键受体的互补)。一般的镇痛药如与受体的这五个结合位点均能结合,则互补性强、活性高,只与其中的部分位点结合,如互补性较差,则活性较低。一般至少要与受体的三个结合位点相结合才可能显示出镇痛活性。

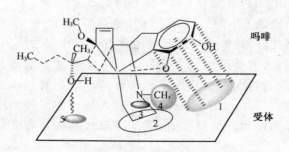

图 2-14　吗啡类镇痛药与受体位点结合示意图

根据诱导契合学说,药物与受体的互补性不一定在结合前就完全具备。在受体与药物相互结合的过程中,通过相互作用的影响,两者的构象发生一定程度的改变也可能由不完全互补转化为完全互补。但是由于两者结构的刚性和分子内其他结构部位的空间位阻的影响,这种构象的改变不是任意的,只在一定范围内才是允许的。受体构象的可变性及识别药物的能力,决定药物结构特异性的高低,结构特异性越高的药物与受体的互补性越强。

# 2.3　药物立体结构和药效
## (Drug's Stero-Structures and Pharmacodynamics)

药物属于生命异源物质,其立体结构对于生物活性的影响,要考虑药物动力学相和药效相的影响。就药效相而言,由于必须满足互补性的基本条件,药物立体结构的变化,将会影响与受体之间的相互作用,进而影响其活性(量变),并有可能产生不同的药效(质变)。这里主要从原子间距、几何异构、光学异构、构象异构等几个方面加以讨论,并对药物与受体作用产生药效时的药效构象进行简单介绍。

### 2.3.1　重要基团间距离对药效的影响

药物作用的靶点是生物大分子中的某一部位,由氨基酸通过肽链联结而成的蛋白质在空间排布上有一定的规则性:多肽链 α-螺旋的两个连续的螺旋面间的距离为5.38Å(图 2-15),将蛋白质多肽链拉长到最长时,相邻的两个肽键间的距离约为 3.61Å(图 2-16)。

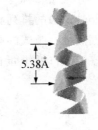

而许多药物分子中两个特定官能团之间的距离也恰好与这个距离相近或为其倍数。如局麻药普鲁卡因(procaine)、拟胆碱药乙酰胆碱(acetycholine)、抗组胺药苯海拉明(diphenydramine)等的酯键或醚键氧原子与氨基氮原子间的

图 2-15　多肽链 α-螺旋的两个连续的螺旋间的距离

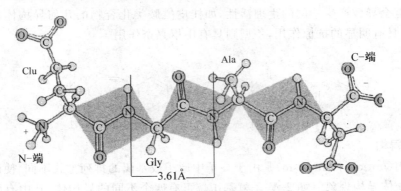

图 2-16　肽链中两个相邻肽键之间的距离

距离为 5.5Å,接近于 5.38Å(图 2-17)。而在雌性激素的构效关系研究中发现,两个含氧官能团或氧原子间的距离对生物活性是必需的,而甾体母核对雌激素并非是必需的,人工合成的非甾体类药物己烯雌酚(diethylstilbestrol)的反式异构体的两个羟基氧原子间距为 14.5 Å(图 2-17),与雌二醇相同,可与雌二醇受体结合,具有强的雌激素活性,而顺式异构体的两个氧原子间距仅为 7.2 Å,不能与雌激素受体作用,不显示类似活性。

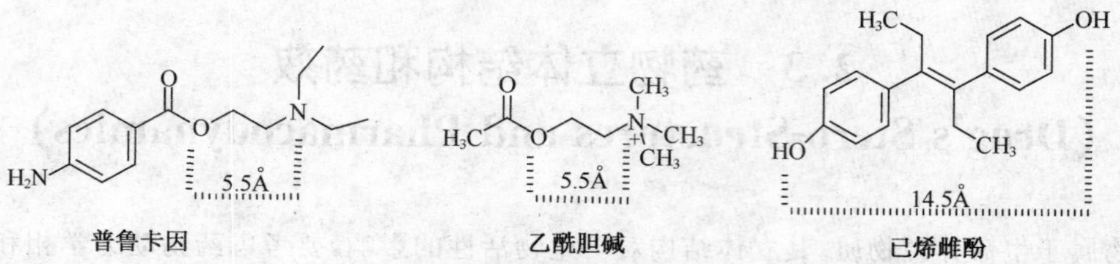

图 2-17 原子间距离对药物活性的影响

普鲁卡因　　　　　乙酰胆碱　　　　　已烯雌酚

### 2.3.2 立体化学因素对药效的影响

**1. 几何异构**

由于分子中存在刚性或半刚性结构部分,使分子内部共价键的自由旋转受到限制而产生的顺反异构现象,称之为几何异构。几何异构体中官能团或受体互补的药效基团(pharmacophore)的排列相差较大,理化性质和生物活性也有一定的差别。如反式的已烯雌酚具有雌激素活性,顺式的则无活性;而抗精神病药氯普噻吨的反式异构体($E$-tardan)活性要比顺式强 5～40 倍;纤维蛋白溶酶原激活因子抑制剂氨甲环酸反式的止血活性远远大于顺式结构。

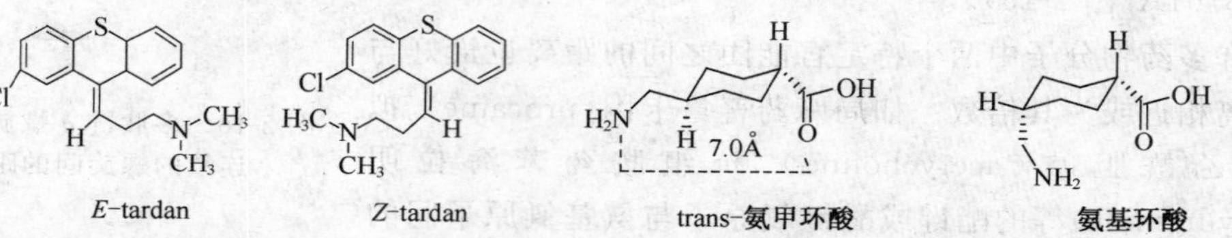

$E$-tardan　　　　　$Z$-tardan　　　　　trans-氨甲环酸　　　　　氨基环酸

有时甚至会导致产生不同的生理活性,如桂皮酰胺类化合物的几何异构体具有不同的生理作用,$E$-型具有明显的抗惊作用,$Z$-型则具有中枢兴奋作用。

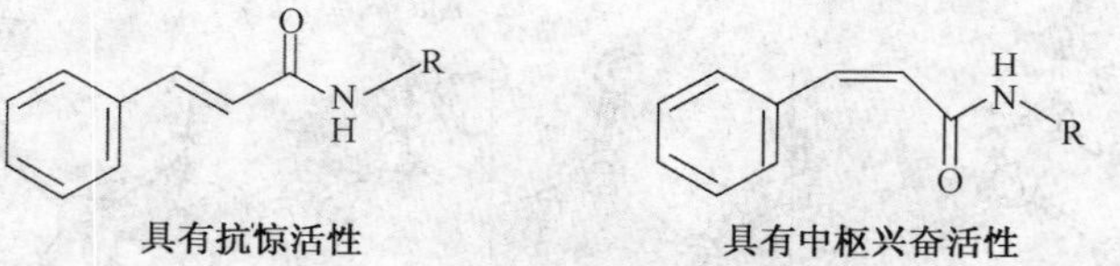

具有抗惊活性　　　　　具有中枢兴奋活性

**2. 光学异构**

光学异构(optical isomerism)是由于分子中原子或基团的排列方式不同,使两个分子无法叠合的一种立体异构现象。如 2-溴-3-氨基丁烷可有四个不同的异构体,其中有两对对映体化合物(A 和 D,B 和 C),四对非对映异构体化合物(A 和 B,A 和 C,B 和 D,C 和 D)(图 2-20):

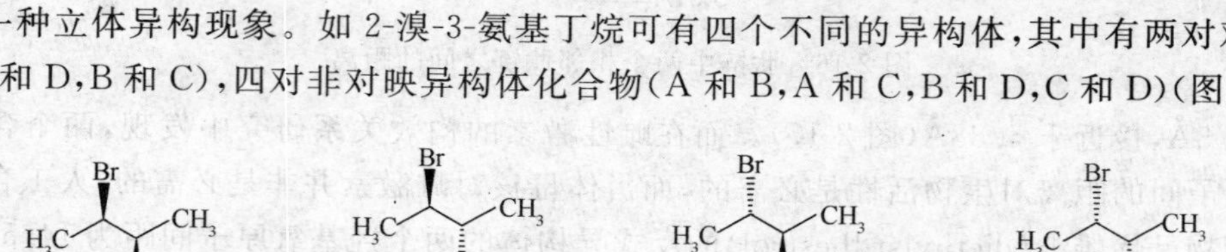

A　　　　　B　　　　　C　　　　　D

图 2-18 对映体与非对映体的关系

它们之间除了旋光性有差异外,理化性质均相同,生物活性的差异则是由于受体对药物的立体选择性引起的。此外,生物膜上或血浆中的蛋白等对药物进入机体后的吸收、分布和排泄过程均有立体选择性的优先通过和结合问题,导致在药效方面的差别(药动相产生的影响)。如,胃肠道对 $d$-葡萄糖、$l$-氨基酸、$l$-甲胺蝶呤、$l$-(＋)抗坏血酸有立体选择性,可优先吸收(主动转运)。在药物代谢过程中,代谢酶对药物的立体选择性可导致代谢差异(包括代谢速率和药效毒性的差异)。

单从与受体结合情况分析,肾上腺素类药物的受体有三个结合位点:阴离子结合位点、氢键结合位点和一个平面区域,分别与 $(R)$-(－)-肾上腺素的相应氨基(在体内介质条件下结合形成带正电荷的铵离子)、侧链上的羟基以及苯环和两个酚羟基形成三点结合(图 2-19 左)。但其异构体 $(S)$-(＋)-肾上腺素由于侧链羟基不能结合,活性大大降低(图 2-19 右)。

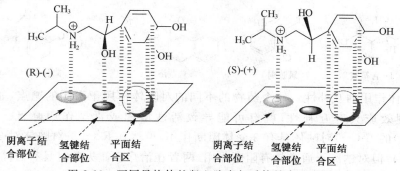

图 2-19　不同异构体的肾上腺素与受体结合示意图

虽然人们早就认识到外消旋体药物会引起一些问题,但是由于技术方面的原因不得不仍然在临床上应用。1992 年起美国 FDA 要求如果待开发的药物为外消旋体时,必须对两种异构体进行研究并证明它们无任何有害的毒副作用。

按照药物的立体选择性的不同,将药物对映体的生物活性类型分为以下几种类型:

(1) 不同对映体的作用相同　这类药物的活性中心不是手性中心,属于静态手性药物。如多数的 I 类抗心律失常药物的两个对映体作用类似,与外消旋体的临床效果一致。又如局麻药丙胺卡因(prilocaine)等。

(2) 不同对映体活性强弱不等　一种对映体有活性,另一种活性较弱或者无活性 这类药物只有一种对映体与受体有较强的亲和力,呈现活性,另一种作用弱或无活性,一般称其为劣映体,相当于杂质,如 $(S)$-氨己烯酸(vigabatrin)是 GABA 转氨酶抑制剂,其对映体没有活性。$S$-(＋)-萘普生(naproxen)具有解热镇痛、抗炎作用,而其对映体 $S$-(－)-萘普生的活性只是其 1/35。

丙胺卡因　　　　　　$(S)$-氨己烯酸　　　　　　　萘普生

(3) 两种对映体作用相反　这类药物的对映体均对受体有亲和力,但其中的一种对映体具有活性,另一种对映体具有拮抗作用。如 $R$-(－)-异丙肾上腺素(isoprenaline)是 $\beta_1$ 受体激动剂,而其 $S$-(＋)-对映体则呈拮抗作用。$Na^+$-$K^+$-$2Cl^-$ 同向转运抑制剂(－)-依托唑啉

（etozolin）具有利尿作用，而其对映体却具有抗利尿作用。

异丙肾上腺素                              依托唑啉

（4）一种对映体具有药理活性，另一种对映体具有毒性　如 *d*-青霉胺（peninicillamine）具有抗风湿活性，且毒性很低，而 *l*-构型的具有较强的毒性以及潜在的致癌性。*S*-（＋）-氯胺酮（ketamine）具有麻醉作用，其对映异构体则会产生幻觉、心理失调等副作用。

D-青霉胺              氯胺酮              普萘洛尔              曲马多

（5）对映体作用的互补性　一个药物的不同的对映体作用于不同的靶点，如果这些靶点所产生的生理效应具有互补性，就有可能导致活性增加或毒副作用降低。如普萘洛尔（proprannolol）的 *S*-（－）对映体具有 β-受体阻断作用，虽然其 *R*-（＋）-对映体对 β-受体的抑制作用较低（1％），但对钠离子通道具有阻断作用，两者在治疗心律失常时具有协同作用，应用外消旋体比任何一种对映体的效果都好。中枢性镇痛药曲马多（tramadol）的对映体在体内功能互补，可改善病人的耐受性及药效。

### 3. 构象异构

由于分子中单键的旋转，造成原子或基团在空间排列状态的不同所形成的异构现象称为构象。由于围绕单键旋转所需的能量较小（低于 5 kcal/mol），在不改变化学键合的情况下可形成不同的分子形状，即构象异构体（conformers）。柔性分子的构象变化处于快速动态平衡状态，有多种异构体存在，其中自由能低的构象出现几率最高，称之为优势构象。因为药物与受体分子间相互适配和诱导契合中存在结构和构象的互补性，药物分子的构象变化与生物活性间有重要关系。能为受体识别并与受体结构互补的构象，可产生特殊的药理效应，这种构象叫药效构象。优势构象并不一定是药效构象，有时需由优势构象转化为药效构象后才能与受体结合，转变的能障一般不高。如帕金森病治疗药物多巴胺（dopamine）作用于多巴胺受体时，其优势构象为对位交叉式，通过研究发现，其药效构象为对位交叉式或其近似形式。

实际上立体选择性并非只局限于药物受体的相互作用，还经历选择性代谢或吸收。解释药物立体选择性时，经常用到药物受体间的三点结合模型（图 2-20），根据这个模型作用强的光学异构体和受体表面能够形成分子间的三点结合，而作用弱的异构体则只能形成两点或更少的结合。

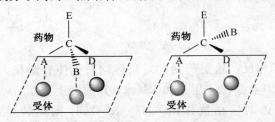

图 2-20　构象异构体与受体结合示意

另外,受体位点活性的差异并不一定都是对映体的立体选择性所致,也可能是因为对映体到达受体位点的能力不同而引起的。由于药物作用的生物系统是非对称的,每一个对映体在穿过细胞膜、代谢、吸收以及排泄时都具有立体选择性,最终导致一个对映体的药理效果比另一个明显,甚至还可能导致一个特定的对映体产生不良作用。

### 2.3.3　药效构象

药效构象(pharmacophoric conformation)是药物分子与受体结合并能够产生相应生物学效应时所采用的构象。按照诱导契合机理,为了适应受体的空间结构和电性的适配,药效构象不一定是能量最低的优势构象。不同的构象异构体的活性可能有差异,药物与受体之间的互补性越强,药效构象越有可能为最低能量构象。

下面以几个例子来说明药效构象:

(1) 二氢吡啶类(DHP)钙拮抗剂的药效构象　二氢吡啶类(DHP)钙拮抗剂(如硝苯地平,nifedipine)的钙拮抗活性与二氢吡啶环 C4 位的扭角有关(图 2-21),且环的平面性越大活性越强。二氢吡啶环 4 位取代基与活性的关系依次为 H <—$CH_3$< 环烷基 <—苯基或取代苯基,当 4 位为苯基取代有最佳活性。若为芳杂环,例如吡啶环取代,虽有相似活性,但因毒性大不能作药用。4 位为非平面的烃基或环烃基取代,活性减低。

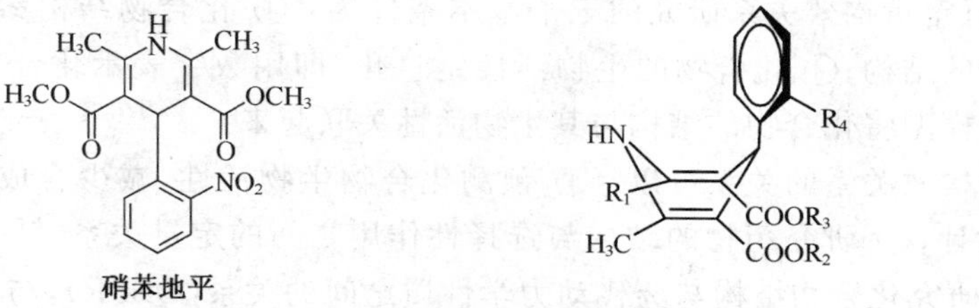

图 2-21　二氢吡啶类钙拮抗剂的药效构象

(2) 阿片类化合物的药效构象　作用于中枢神经系统的镇痛药,以吗啡为代表,有成千上万个衍生物,为保留或增强镇痛效果,除去或降低中枢抑制、成瘾性和便秘等副作用,研究发现阿片类化合物的药效构象为一"T"形结构。根据药效基团模型设计出了镇痛活性保持、副作用(成瘾性)降低、结构简单的哌替啶(pethidine)(图 2-22)。

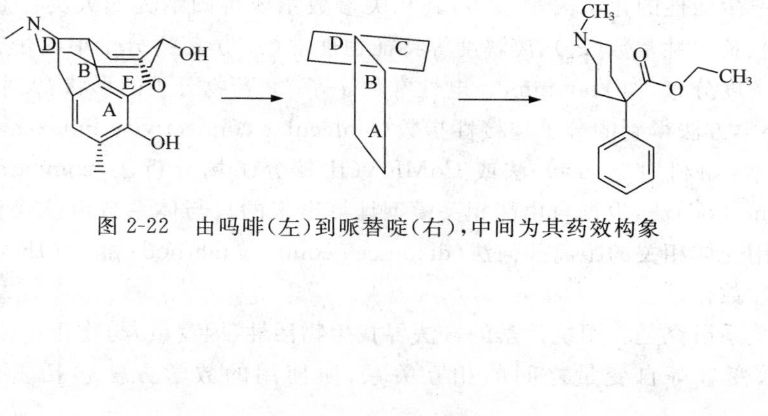

图 2-22　由吗啡(左)到哌替啶(右),中间为其药效构象

# 2.4　定量构效关系
## （Quantitative Structure-Activity Relationship）

### 2.4.1　定量构效关系概述

**1. 定量构效关系定义及作用**

定量构效关系（quantitative structure-activity relationship，QSAR）是借助于化合物的理化或结构参数，用数学的模式描述有机小分子化合物（底物、抑制剂、激动剂、拮抗剂等）与生物大分子或组织（如酶、受体、核酸、细胞、组织、动物等）之间相互作用的变化规律。也就是用数学方程来表示化合物结构特征与生物活性的关系。这些结构特征以其理化参数、分子拓扑学参数、量子化学参数或结构碎片指数来表示，用数理统计学的方法进行数据回归分析，并以数学模型表达或概括出量变关系。又叫 2D-QSAR，具体的模型包括线性自由能相关法等。通过这个数学模型，可以预见化合物结构发生改变时，其生物活性随之定量改变的情况：

$$生物活性 = f(物化参数和结构参数)$$

因此，进行定量构效关系研究的三个基本条件为：① 化合物结构参数化，就是说以数字来表示化合物的结构；② 化合物的生物活性定量化，即用数字表示化合物的生物活性；③ 一个合适的数学模型将化合物的结构与其生物活性关联起来。

药物定量构效关系的关系可以：① 预测化合物生物活性，减少合成化合物的工作量，进行合理药物设计；② 研究药物的结构与选择性作用之间的定量关系，针对性的提高药物作用的选择性；③ 研究化合物结构与药代动力学性质之间的关系（QSPR），与体内代谢之间的关系（QSMR）和与毒性之间的关系（QSTR）；④ 帮助了解药物的作用机制以至于推测受体的立体结构。

**2. 研究定量构效关系的方法**

虽然研究 QSAR 的途径和方法有许多种，各种方法所使用的数学模型和将化合物结构参数化的方法也不相同，但是结果的可信度及功能的大小，取决于所采取的结构参数化的方法、数学模型以及数据的质量和数量。

影响药物产生活性的化学因素很多，其相关参数主要可归纳为四大类：① 药物的脂/水分配系数（$\lg P$）、疏水性常数（$\pi_x$）、离解度等特征物理常数；② 药物分子中电子密度分布，特别是动态的电子密度分布，如 Hammmett 电性常数 $\sigma$ 等；③ 药物分子的形状、大小和空间排列状况，如利用拓扑学方法得到的分子连接性指数（molecular connectivity indexes，$X$）等；④ 药物分子的能量因素，如利用 Hansch 法或 CoMFA（比较分子场分析法，comparative molecular field analysis method）法，根据自由能相关模型计算出来的只与体系自由能变化有关的参数；利用与相互作用受体相关的距离几何法（distance geometry method）和 CoMFA 可使化合物分子周围的力场参数化。

定量构效关系研究是利用统计学的方法寻找生物活性（因变量）与物化参数、结构参数、拓扑学参数、指示变量等自变量之间的相互关系，所使用的数学方法包括多元回归分析法

(multiple regression analysis)、偏最小二乘法(partial least squares analysis，PLS)、判别分析法(discriminant analysis)，以及聚类分析法、模式识别法等。

### 2.4.2　生物活性数据的获得及数据处理

定量构效关系研究需要定量的生物活性数据，而生物活性数据的可靠性以及符合 QSAR 研究的需要与否，是关系到研究结果的准确度和可信度的关键所在。

**1. 生物活性数据的获得**

生物活性数据可以分为定性、半定量、定量三类，其中定量数据最为重要，如 $ED_{50}$（半数有效量）、$IC_{50}$（半数抑制率）、$K_a$（结合常数，亲和力常数）、$K_i$（抑制常数）等，在利用 Hansch 法、Free-Wilson 法、分子连接性法、CoMFA 法等进行处理时均需要这些数据。

生物活性数据可来自体外(in vitro)试验，也可来自于体内(in vivo)试验。一般，体外实验药物用量少，可快速得到结果，实验的影响因素较少且易于人为控制，测得的结果精确性和重现性较好。

**2. 生物活性数据的类型**

定量的生物活性数据有两种，即：① 在固定剂量的情况下，得到不同的生物学效应，例如在相同浓度的情况下得到的有效率和抑制率。② 在达到相同的生物效应时不同的化合物所需的剂量不同，如 $ED_{50}$、$IC_{50}$、MIC（最低抑制浓度）、$PA_2$（使激动剂的有效量增加一倍时，拮抗剂所需的剂量的负对数）等。

因为药物是以分子与酶、受体等相互作用的，一个药物活性的强弱，应以其产生生理作用所需分子数的多少而不是用多少重量来判断的，因此无论哪种生物活性数据，其剂量或浓度均应以 mol 为单位（即 mol/kg，mol/L）。

第一种数据使用时需要经过换算，因为其生物活性为百分数($\alpha$)，百分数是不易直接用于构效关系研究的，需转化为 $\lg \dfrac{\alpha}{1-\alpha}$。第二种数据只要是以 mol 为单位即可。

在体内，化合物与酶或受体的相互作用，药物在体内的转运、分布等过程均与系统的平衡和反应速率有关，因此，系统的自由能变化为：

$$\Delta G = -2.303RT\lg K$$

按照上式的要求，所有的生物活性数据应转化为对数值或负对数值，而以负对数值最为常用。化合物使用的剂量越小，生物活性越强；以负对数表示时，剂量越小其数值越大，易于用坐标图表示。另外利用回归分析的先决条件是，实验误差应该是正态分布，而生物试验结果只有在对数值时其实验误差才是正态分布的。

### 2.4.3　Hansch 方法

Hansch C. 等人在 1962 年提出了研究药物的结构与生物活性定量关系的方法。

**1. Hansch 方程的理论依据**

Hansch 方法就是用疏水性、电性、立体性等物化参数把化合物的结构参数化以研究定量构效关系的一种方法，由于方程中所用参数都与系统的自由能有关，故 Hansch 方法又称为线性自由能相关(linear free energy relationship，LFER)，或超热力学相关(extra thermodynamic relationships)模型。实际上,Hansch 方程是描述以物化参数参数化的化合物结构与其在体内的转运和与受体的亲和力及其化合物内在的活性的关系。

已知药物产生生物活性的强弱取决于受体表面药物的浓度($C$)、药物与受体的亲和力和药物的内在活性等因素。

$$\frac{\mathrm{d}[E]}{\mathrm{d}T} = ACK$$

式中,$E$ 为生物活性,$A$ 为在一定时间内药物分子通过随机运行到达受体表面的几率,$C$ 为给药剂量,$K$ 为限速反应的平衡常数或速率常数。

对于一个由水相运至脂相的多隔室模型,药物从给药部位到达受体表面的浓度与药物的脂水分布系数($\lg P$)呈抛物线关系:

$$\frac{\mathrm{d}[E]}{\mathrm{d}T} = a^{\exp}[-(\lg P - \lg P_0)^2/b]CK_x$$

式中,$K_x$ 为药物与受体结合时限速反应的平衡常数,与药物和受体的亲和力及药物的内在活性有关。$\lg P_0$ 为最适分配系数;$a,b$ 为系数。若 $C$ 表示在一定时间内引起某种特定生物活性的药物摩尔浓度时,则 $\mathrm{d}[E]/\mathrm{d}T$ 可视为常数。通过计算可以得到药物从给药部位到达受体表面的浓度与药物的脂水分布系数($\lg P$)之间的关系:

$$\begin{aligned}
\lg \frac{1}{C} &= -K_1(\lg P)^2 + K_2 \lg P + K_n \lg K_x + K_0 \\
&= -K_1(\lg P)^2 + K_2 \lg P + K_3 \sigma + K_4 E_s + K_0
\end{aligned}$$

根据药物的情况不同,单纯的线性模型得不到好的定量构效关系,于是 Hansch 等根据药物在体内随机运行情况(转运和分布),提出了疏水性参数的抛物线线性关系相关模型,使 Hansch 方程的适用面更加扩大,后来 Frank R,Mcfarland JW,Kubiny H 等又相继提出了许多其他的非线性相关模型,主要包括抛物线相关模型、Mcfarland 模型、Kubinyi 的双线性模型以及 Lien 模型等,其中以 Kubinyi 的双线性模型在理论上更加合理。

**2. Hansch 方法使用的理化参数**

不同的定量构效关系研究方法所使用的结构参数化方法各不相同。将化合物的结构参数化,即数字化,其目的是用数字化方程把化合物的结构和生物活性关联起来,研究化合物的定量构效关系,同时还有助于了解药物在体内的吸收、分布、排泄、代谢等,了解药物与受体的结合情况,并进行合理的药物设计。因此,选用什么方法将化合物的结构参数化是一个非常关键的问题。

Hansch 方法所使用的物化参数可以分为电性参数、疏水性参数和立体参数三大类。

(1)电性参数  药物与受体(或酶)之间可以通过离子吸引、离子-偶极、偶极-偶极等相互作用形成稳定的中间复合物而发挥作用,同时药物在体内吸收的难易和分布状况也与其是否易于解离等因素关系密切。药物分子中电负性不同的原子所形成的化学键具有不同程度的极性,使分子的电性分布不均匀,取代基的引入也将影响分子中电子的分布,所有这些都是药物与受体间电性作用及药物解离现象产生的基础。而化合物与电子性质相关的电性参数(electronic parameters)与化合物的化学活性和生物活性之间存在着显著的定量相关关系。

1）Hammett $\sigma$ 电性参数：由 Hammett 方程：

$$\lg K_x = \rho\sigma + \lg K_H$$

式中 $K_x$ 为取代苯甲酸的解离常数，$K_H$ 为未取代苯甲酸的解离常数，$\rho$ 为与实验条件有关的系数，$\sigma$ 为取代基电性参数。若是在 298K 水中测得的解离常数（此时 $\rho=1$），则：

$$\sigma = \lg K_x - \lg K_H$$

一般，取代基为吸电子基团时，$\sigma$ 为正值，使苯甲酸的解离度增加；相反，取代基为推电子基团时，$\sigma$ 为负值，使苯甲酸的解离度降低。并且 $\sigma$ 只取决于取代基的结构和位置，与反应类型和反应条件几乎无关。

Hammett $\sigma$ 电性参数表示取代基对反应中心的影响，但是实际上导致这种影响的起因还很多，同时 Hammett $\sigma$ 电性参数具有加和性，对于相互之间没有作用的取代基，这种加和性是存在的。但是如果它们之间存在相互作用，简单的加和就有可能引起误差，应引起注意。

实际上，$\sigma$ 常数包括了诱导效应和共轭效应两部分，即：

$$\sigma = \sigma_I + \sigma_R$$

$\sigma_I$ 和 $\sigma_R$ 分别代表取代基的诱导效应和共轭效应。

2）解离常数（dissociation constant，$pK_a$）：作为化合物的一种理化性质，$pK_a$ 是化合物整体电性情况的体现，当化合物结构中具有可解离的结构部分时，其解离度的大小与化合物分子其他结构部分有密切关系，同时，解离常数与化合物在体内的吸收、分布和排泄密切相关。通常解离常数可通过实验或者查表的方法求出，对于结构简单的同源物的解离常数也可由 $\sigma$ 常数求出。

3）偶极矩（dipole moment）：偶极矩也是反映分子整体电性分布情况的一种参数，在母体相同的情况下，取代基不同导致的偶极矩之差可以作为取代基的偶极矩参数：

$$\mu = \mu_x - \mu_H$$

注意偶极矩是取代基本身电荷分布的体现，$\sigma$ 是取代基对反应中心的影响，两者虽然有一定程度的相关性，但相关性不好，并且不能相互替代，另外偶极矩有加和性和方向性。

4）量化参数（quantum chemical parameter）：经常用到的量子化学参数包括原子静电荷（q）和分子轨道能（HOMO，LUMO）等，完全是由量子化学计算求出的，可以通过查表得到。

（2）疏水性参数　疏水性参数（hydrophoblic parameter）是用来表示化合物的亲脂性，透过生物膜的性能以及与受体（酶）间疏水性结合力的一种参数。在参数选择时，亲脂性（lipophilicity）和疏水性（hydrophobicity）具有相类似的含义，一般化合物在体内的吸收、分布、排泄等都与亲脂性密切相关。疏水性参数与生物活性间存在显著的相关性，多以脂水分布系数表示化合物的脂溶性。

脂水分布系数（partition coefficient）表示化合物在有机相与水相间达到平衡时的浓度比：$P = \dfrac{c_{org}}{c_{water}}$，一般用其对数值。

$\lg P > 0$，化合物脂溶性较大，数值越大，脂溶性越强；$\lg P < 0$，脂溶性较小，负值绝对值越大，脂溶性越低。

一般是以正辛醇-水为溶剂体系来测定脂水分布系数的。测定的方法包括经典的摇瓶法

和高效液相色谱法等。研究发现,有机物的脂水分布系数具有加和性(additivity)和构成性,可用下式表示:

$$\lg P_{R-X} = \lg P_{R-H} + \pi_x$$

$P_{R-X}$ 为取代化合物的脂水分布系数,$P_{R-H}$ 为母体化合物的脂水分布系数,$\pi_x$ 为取代基的疏水性参数,则

$$\pi_X = \lg \frac{P_{R-X}}{P_{R-H}}$$

相应的取代基的疏水性参数可通过查表或者计算得到。计算机辅助设计程序中有此类参数值。

(3)立体参数　研究药物的构效关系时,立体因素的影响更加复杂,药物与受体的结合是三维空间的结合,而在多数情况下,受体活性部位的立体形状是未知的,同时描述药物立体形状的参数也很少。

1)与取代基总体积有关的立体参数:包括 Taft 立体参数($E_s$)、摩尔折射率($MR$)和 Van der Waals 体积($V_w$)等。

Pauling 认为半抗原和抗体相互作用时,色散力很重要,而色散力可以用摩尔折射率(molecular refractivity,MR)表示:

$$MR = \frac{4\pi N\alpha}{3} \text{ 或 } MR = \frac{(n^2 - 1)}{(n^2 + 2)} \times \frac{MW}{d}$$

后一式是用实验方法求 $MR$ 的公式,式中,$n$ 为化合物的折射率,$MW$ 为化合物的分子量,$d$ 为化合物密度。

$MR$ 为负值时,配体和受体之间有空间位阻效应,而 MR 为正值时,可能是大的取代基有助于维持在活性部位的结合,或者抑制剂导致酶的构象发生变化。

摩尔折射率具有加和性。并且由于摩尔折射率和 $\pi$ 值之间具有共线性,应特别注意。

分子或取代基的 $V_w$ 是立体大小的直接描述,同时也与 $E_s$ 有关,$V_w$ 是经过计算得到的数值。

2)与取代基形状有关的参数——Sterimol:参数 $E_s$、$MR$ 和 $V_w$ 等只能表示取代基的总体积,不能反映取代基的形状,药物与受体的互补不仅是电性的、疏水性的互补,在立体形状上也应该互补,而 Verloop 等提出的 Sterimo 多维立体参数解决了这个问题

3)与构象有关的参数:药物和受体的相互作用与药物分子的构象密切相关,前面所谈到的几个立体参数均与构象无关,而分子形状分析(molecular shape analysis,MSA)试图反映化合物的构象与生物活性的关系。

(4)指示变量　指示变量(indicator variables)又称虚拟参数(dummy parameter,D),它不是化合物的物化参数,而是用以表示化合物结构中不能用物化参数表示结构变化的一种结构参数,例如某种结构的有或者无、氢键给予体或氢键接受体、构型的不同及生物活性测定条件的不同等。指示变量一般只有 1 和 0 两种,即是一种全有或全无的数据。

在 QSAR 研究中最常用的参数包括 $\pi$、$MR$、$F$、$R$ 和成氢键的性能(H-acceptor 及 H-donor)等。

### 3. Hansch 方法的具体实施

应用 Hansch 方法进行定量构效关系研究时，从化合物的设计开始就应该符合 Hansch 方法的要求，也就是说，不是任意一组化合物都可以应用 Hansch 方法进行构效关系研究或得到合理结果的。另一方面，定量构效关系所使用的数据或得到的结果，都应该符合数理统计学上的要求。

（1）Hansch 方法的具体做法

1）化合物的设计：Hansch 方法只适用于同源性的定量构效关系研究，一般是母体结构相同，只是母体结构的某些部位的取代基有所改变的一组化合物，应用指示变量为参数可以对在结构上有两、三处变化或母体结构的生物电子等排体或构型异构体等进行研究。在设计时不仅要考虑 Hansch 方法的应用范围，考虑所设计的取代基的物化参数，特别是疏水性参数和电性参数是否有已知数据，所设计的化合物是否能够合成等因素外，还应注意：

① 化合物的数量不能太少　从数理统计学角度考虑，为了取得具有可信性的结果，方程中的参数项（自变量）与数据的组数比应该为 1:5。由于使用单参数即能够获得良好的相关结果的可能性很小，因此在利用 Hansch 方法进行处理时，初步研究的化合物起码要在 10 个以上，10 个化合物才可以在相关方程中使用两个参数，最多三个。

② 各取代基的疏水性参数、电性参数及立体参数之间不应有明显的共线性　所谓的共线性指的是两个参数在坐标纸上作图可以形成一条直线，即两者之间具有较好的线性关系。换句话说就是在定量构效关系研究中，取代基的各种参数对生物活性应该具有各自独立的贡献。

③ 取代基的物化参数应有足够大的变化幅度　在设计化合物时，应该使取代基的物化参数有足够大的变化幅度，并应注意使取代基的物化参数在变化幅度内有比较均匀的分布，而不要过分集中于某一段幅度内。如只集中于某一幅度，则其对生物活性的影响可能不会显现出来，容易造成不真实的结果。利用聚类分析的方法可以解决这一问题。

2）生物活性测定：构效关系中生物活性数据的精确性决定了 QSAR 方程的准确性，为了得到较好的相关性、同源化合物间的生物活性应有足够大的差别，一般认为，最高活性与最低活性间的差别应不小于 10 倍，否则难以得到满意的相关系数。

3）理化参数确定：在进行定量构效关系式的导出前应将所有的参数查出来或计算出来，按化合物列表，以 $Y$ 为生物活性，$X_i$ 为物化参数，有时自变量的数目较多而多元回归分析程序的容量有限时，可以视情况将物化参数分成数组，分别进行 QSAR 计算，例如将 $\pi$、$MR$、$\sigma$ 分为一组，再把 $\pi$、$E_s$、$\sigma$ 分为一组。

4）定量构效关系相关方程的导出

① 方程的得出及检验　利用"逐步回归法"多元回归分析等方法的软件进行定量构效相关分析的计算。其中逐步回归法可根据显著性检验的 $F$ 值自动筛选出最佳的相关式。可以从这些方程中选择参数搭配合理的（即方程中参数不应具有共线性，代表相同物化特性的不同参数不能同时出现在同一方程中），相关系数（$r$）最高，同时标准偏差（$s$）最小的方程为最佳方程。

对于最佳方程，最好能够给出它的逐步扩展式或选用各参数间的相关矩阵，以表明参数的引入过程以及引入参数的显著性，以表明各参数对生物活性均有独立的贡献。

每增加一个参数，都必须对其进行显著性检验，每项参数显著性的显示可为该项参数系数的 95% 置信限，若 95% 置信限小于该项参数的系数便是显著的，这两个数值相差越大说明显著性显大，若 95% 置信限大于该项参数的系数则表明此项参数的贡献不显著，因为这项参数的贡献可正也可是负,是不显著的。若95％置信限等于该项参数的系数,则表示此项参数的贡献是边缘性的,即在两可之间。第一次发表所得的研究结果时,应该给出各项参数的95％置信限,以便让读者判断每项参数的显著性。

判断 QSAR 方程是否合理的另一条件是标准偏差($s$)是否明显低于测定生物活性时的实验误差。$s$ 值高于实验误差是合理的现象,因为相关式中的自变量(参数)没有能完全拟合因变量(生物活性),而 $s$ 值明显低于实验误差是不合理的,往往是由于过拟合而造成的。

② 参数数量的确定　在定量关系相关方程中的参数项的多少,是由参与相关分析的数据组($n$)决定的。一般认为两者之比为 1：5～6,以避免机会相关。

③ 数据的删除及原则　在试用了所有可以得到的参数但仍不能得到较好的相关关系($r<0.75$)时,可考虑删除个别偏离较大,即生物活性计算值与实测值之差较大的数据点。但为避免机会相关,尽可能地不删除数据,删除的数据不能超过数据总数($n$)的 10％。这些例外的数据点可能会提供信息。在本系列化合物中生物活性最高或最低的例外数据点,更不能任意删除,应认真分析其不能符合的原因,以获得更多更有用的信息。

④ 结合理论进行分析　结合药物化学理论或有机化学的基本理论,对所得到的结果进行分析以判断其合理性。研究定量构效关系的目的就是对药物的作用机制有进一步的了解,所得的结果应该能够对药物的作用机制有所解释。

5) QSAR 方程的验证　QSAR 方程的得出不是工作的完成,还应该对所得方程进行验证。即根据所得到的 QSAR 方程设计、合成数个化合物,测定其生物活性。比较实测值和根据 QSAR 方程计算的预测值,如果两者差值在标准偏差($s$)左右,即可认为所得 QSAR 方程是正确的、具有预测功能的。若实测值与预测值相差较大,则需要重新进行研究,有时需要经过几次循环才能得到正确的结果。

(2) Hansch 方法的限制　虽然 Hansch 方法在构效关系研究中被广泛使用,但是仍然存在着某些问题。这是由于 Hansch 方法是在一些前提(假设)的基础上提出的。这些前提包括:① 所有被研究的化合物的限速反应步骤是相同的(即作用机制应相同);② 忽略化合物与酶或受体结合时,化合物、酶或受体的构象变化;③ 忽略药物在体内的代谢差异等。然而,正是由于这些前提,限定了 Hansch 方法的应用范围,并导致误差的产生。

首先,由于取代基的不同,化合物的优势构象也会有差异,在与酶或受体结合时,为满足最佳结合,化合物将调整本身的构象。调整构象所需的能量消耗将由结合能加以补偿,最终导致生物活性的差异。但 Hansch 方法使用的物化参数中还没有能够反映构象变化的参数,为此导致其在一定程度上具有近似性。有时某些异常的数据点可能就是起源于化合物的构象差异。

其次,取代基的差异,有可能引起化合物在体内的代谢速度以及代谢途径发生改变,有些化合物可能由于代谢致活,导致活性较高,而原有的参数不代表代谢后化合物的结构;然而某些取代基在体内易于代谢或排泄,而测定生物活性的方法所测得的只是假活性。上述情况均可能造成 Hansch 方法产生偏差。

另外,Hansch 方法只适用于作用机制相似的同源物的构效关系研究,虽然某些物化参数如 $\lg P$、$pK_a$、偶极矩、分子体积、摩尔数等可以描述不同结构类型化合物的物化特性,结构特异性药物的生理作用都与其化学结构密切相关。结构类型不同的化合物,作用机制可能不同,不同作用机制的化合物不可能用同一个定量相关式表示它们的化学结构与生物活性的关系。

即使是同源物的生物活性利用 Hansch 方法预测,也并非总是成功的。一般来说,内推时成功率较高,而外推时可能会导致活性的外延,相关结果总是在自变量一定的范围内得到。

另外需要注意的是,Hansch 方法只能用于先导物优化,并不能产生新的先导物。

### 4. 利用 Hansch 方法的具体实例

几十年来,利用 Hansch 方法建立的 QSAR 方程已超过 10000 个,且每年都在增加。这些方程包括多种类型的药物的构效关系、药物的动力学与结构的关系、药物代谢与结构的关系、药物毒性与结构的关系以及药物定量设计等。已有许多相关的书籍、综述予以介绍,这里仅举几个例子。

(1) 研究构效关系了解受体结构及作用机制　通过 QSAR 方程,有助于建立虚拟受体结构,了解药物与受体的作用机制。

1) 抗组胺药 $H_1$ 受体拮抗剂($H_1$ antagonist)　$H_1$ 受体拮抗剂可与组胺竞争 $H_1$ 受体,缓解由于组胺引起的过敏症状。Hansch 等研究了氨基烷基醚(图 2-23)抗组胺作用的构效关系:(Kutter E, Hansch C. J med chem, 1969, 12, 647)

$$\lg BR = 0.358E_{s(o,m)} - 0.216(E_{s(p)})^2 - 0.189(E_{s(p)}) + 0.482(E_{s(p)}') - 2.059$$
$$N = 52, r = 0.939, s = 0.232, (E_{s(p)})_0 = -0.44$$

式中,$E_s$ 为 Taft 立体参数,$E_{s(o,m)}$ 为苯环上邻位和间位取代基的立体参数,$E_{s(p)}$ 为同一苯环上对位取代基的立体参数,$E_{s(p)}'$ 为另一个苯环取代基的立体参数,$BR$ 为拮抗一定量的组胺所需的浓度与苯海拉明所需剂量的比值。由于 $E_s$ 包含有 $\pi$ 成分,所以,QSAR 方程表明氨基烷基醚的一个苯环上的邻、间、对位取代基的立体参数对于抗组胺活性均有影响,苯环上对位取代基应有适宜的大小,而另一个苯环上仅对位取代对活性有影响。构效关系的研究符合 Bekker 等提出的苯海拉明与受体结合的模型,此模型中把受体的结合部位设想为三个氨基酸残基 Phe,His,Ser 所组成,苯海拉明的氧原子与 Ser 的—OH 形成氢键,质子化的氨基与 His 的咪唑环相作用,一个苯环与 Phe 的苯环形成 $\pi$-$\pi$ 相互作用,而另一个苯环则不与受体作用。

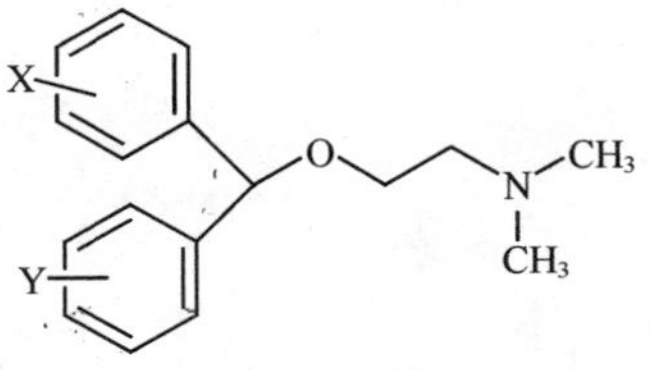

图 2-23　$H_1$ 受体拮抗剂氨基烷基醚

(2) 预测同源化合物的活性,指导药物的设计　林克霉素(lincomycine)的抗菌作用机制与红霉素类似,通过研究其对 S. Lutea 的抑制作用,提出了下述 QSAR 方程:

$$\lg 1/c = -0.474 + 1.38\pi - 0.254\pi^2 + 0.244T$$
$$n = 25, r = 0.89, s = 0.191, \pi_0 = 2.82$$

式中 $\pi$ 为 $R_1$ 和 $R_2$ 的疏水性之和,$T$ 为指示变量,代表顺反构型,反式时 $T=1$,顺式时 $T=0$。后来,以计算的 $\lg P(c\lg P)$ 代替 $\pi$,得:

$$\lg RBR = 1.76 + 1.08c\lg P - 1.62\lg(\beta \times 10^{c\lg P} + 1) - 0.24I_1 + 0.23I_2$$
$$n = 25, r = 0.965, s = 0.158, vP_0 = 0.66$$

式中 $I_1$ 和 $I_2$ 为指示变量，$I_1$ 的负系数表明，$R_1$ 和 $R_2$ 互为反式时抗菌作用较强，$\lg P_0$ 较低，表明受体结合部位的疏水性较低。

根据上述方程，设计几个新的同系物，预测活性较强，预测值与实验值非常接近。

→ 本章小结

**1. 药物与受体的作用**

(1) 结构特异性药物的特点，药物作用的靶点，受体的定义和类型，药物与受体作用的机制。

(2) 药物与受体作用的化学本质，共价键，非键作用，静电作用，疏水作用，氢键。

(3) 作用机制，亲和力与内在活性学说，诱导契合学说。

**2. 药物的结构与药效**

(1) 药物的构效关系，类别，研究目的。

(2) 药物结构的分类，药效基团，药动基团及毒性基团的类型、作用。

(3) 药物与受体的互补性与药效的关系，电性互补，立体互补。

(4) 定量构效关系，研究定量构效关系的条件、方法和作用。

(5) 如何获得生物活性数据，生物活性数据的类型及应用。

(6) Hansch 法的原理，相关参数

(7) Hansch 法的具体实施方法及注意事项。

**3. 药物立体结构与药效**

(1) 影响药效的空间因素，重要基团间距离对药效的影响。

(2) 几何异构、光学异构、构象异构对药效的影响，机制。

(3) 药效构象，药效构象与最低能量构象的关系。

**4. 名词解释**

受体；分子识别；亲和力；内在活性；激动剂；拮抗剂；SAR；QSAR；药效基团；药动基团；毒性基团；药效构象。

【思考与练习】

1. 药物作用的靶点包括哪些？什么是受体？受体主要分为哪四种类型？受体有哪些主要功能？

2. 药物和受体之间相互识别时起作用的主要是哪些作用力？如何理解药物分子与受体之间的互补性。

3. 为什么进行药物设计时特别关注诱导契合模型？该模型的要点是什么？

4. 药效基团、药动基团分别有什么作用？为什么药物设计时必须考虑药动基团的作用？

5. 取代基对药效的影响主要体现在那些方面？

6. 药物空间结构对药效的影响是不是只考虑空间互补？从药物立体因素对药效的影响说明药物研究中关注生物大分子的重要性。

（姜凤超）

# 第 3 章

## 药物研究开发的途径与方法
## Ways and Methods of Drug's Research and Development

➡ **本章要点**

　　本章主要介绍了药物开发的过程,先导化合物的发现及优化方法。重点掌握先导化合物概念、发现途径及优化方法;结合实例掌握药物开发中生物电子等排的概念、分类及基于生物电子等排的药物设计原理;掌握前药设计的目的、方法和分类;结合实例了解软药、孪药等基本概念。

　　药物的研究与开发是药物化学学科的中心任务之一。新药的研发大致可以分为两个阶段:研究阶段和开发阶段,两个阶段相互重叠,但各有侧重。新药的研究主要是具有药用价值的新化学实体(new chemical entities, NCE)的发现过程;新药的开发则指的是得到 NCE 后,通过各种评价使其成为可上市药物的过程。本章主要针对的是新药研究阶段中的药物化学问题。

## 3.1　新药研究与开发的过程

　　新药的研发是一项难度高、投资大、周期长的系统性工程。资料显示,在发达国家,一个全新药物研发的平均费用达到了 8 亿美元,研发周期为 9~12 年,并且这个数字还在呈逐年增长的趋势。一个新药的创制,从项目启动,经研究开发,到批准上市,涉及药学、化学、生物学、临床医学等多个学科领域。只有这些学科领域密切配合,各个环节统筹协调,才能使新药的研发顺利进行,获得安全、有效、稳定、可控的药品,为人们的健康服务。

### 3.1.1　现代新药研究与开发流程

图 3-1 显示了一个现代新药研究与开发的大致流程。其中从疾病相关靶标确定到药物候选物的获得属于新药的研究（或发现）阶段，而从药物候选物经临床前研究、临床研究，一直到上市属于新药的开发阶段。

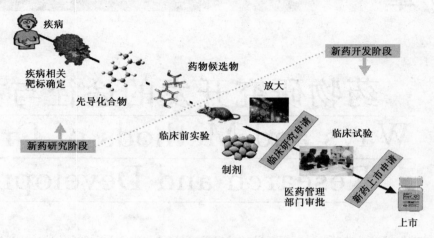

图 3-1　现代新药研究与开发流程

在这一流程中，第一步是找到与疾病相关的靶标。靶标的识别与确证是现代新药创制的出发点，同一疾病可以有多个不同的靶标。药物的靶标通常是受体、蛋白质、核酸或离子通道等。近年来，随着人类基因组计划的完成以及生物科学技术，尤其是基因组学、生物信息学、蛋白质组学等的出现和发展，大大推动了从纷繁复杂的细胞中发现特异性靶标分子的进程。

靶标确证后，就可建立生物学模型，以筛选和评价化合物的生物活性。在最初生物测试中表现出活性的化合物称作"命中"（hit）化合物或者称作"苗头"化合物。"命中"化合物需要经过进一步的筛选确认，然后再从若干个"命中"化合物中选择适合于进一步开发的化合物，即先导化合物。适于作为先导结构而进一步开发的化合物除活性要求外，还需要在吸收、排泄、代谢、毒性等方面符合一定的标准。先导化合物的发现被认为是药物开发中最具挑战性的课题。通常从靶标确定到发现一个先导化合物需 2～3 年的时间。

先导化合物确定后，接下来的工作是对先导结构进行结构优化。优化的目的多种多样，包括进一步提高化合物的活性、增加选择性并改进药代动力学性质、降低毒副作用等。先导化合物的优化不会一蹴而就，往往需要经过多个"修饰-合成-生物活性测试"的循环过程。

随着药物化学的发展，人们在先导化合物的发现和优化方面积累了许多宝贵的经验。尤其近年来，随着计算机科学技术和生物科学技术的发展，一些新的方法也在不断诞生。具体内容将在后续章节中介绍。

一旦获得药物候选物，制药公司在充分考虑可行性和市场风险的基础上，即可进入新药的开发阶段。

### 3.1.2　新药的开发阶段

新药开发阶段主要包括临床前研究、研究中的新药(investigating new drugs，IND)的制备及工艺、药物的剂型及工艺、大量的临床研究工作以及新药的报批及评价等。

临床前研究包括对候选药物的药效作进一步的确证，以及对其毒理和药代动力学性质进行评价。药效方面，通过对药物的体内和体外活性和一般药理学的研究，可以验证药效学结果，确定临床使用的有效剂量、作用时程和作用机制。毒理方面，主要对候选药物进行急性毒性试验、长期毒性试验、特殊的毒理研究(致畸、致癌和致突变"三致"试验)以及药物的依赖性试验。通过评价药物的安全性，决定候选药物能否进入临床试验阶段，同时预测可能在人体发生的毒性并探索预防方法，为临床用药提供参考。药代动力学性质主要以动物为实验对象，评价药物的吸收速率、吸收程度、在各器官中的分布、排泄和代谢方式和速率等。

在临床前研究中，对手性候选药物还必须特别研究由于不同的立体异构而导致的药理活性、药代动力学和药理学上的差异。

IND 的制备和工艺研究是新药开发的一个重要内容，其目的是获得稳定的、可以大批量工业化生产的药品。这一内容贯穿整个药物开发过程。在新药开发的前期阶段，这一研究的主要目的是供临床前研究和临床研究所需的样品。进入后期开发阶段，这一研究的主要内容则是针对工业化生产的要求，进行生产工艺的开发和优化，中试放大以及试生产等。

药物的剂型和工艺研究也是新药开发中的重点，是实现药物由化合物变为临床用药品的关键步骤。所有原料药必须按照处方制成一定的剂型，以特定的给药方式进行临床试验和应用。体外溶出度和生物利用度是决定剂型的两个关键指标。在这一研究中，要充分考虑药物的粒子大小、晶型、药物的溶解度、酸度等理化性质以及药物的代谢途径等，以确定药物合适的剂型和给药方式。

临床试验是以人为实验对象，确证新药的药效和安全性，并决定其给药途径和用药方式。临床研究通常分为Ⅰ期、Ⅱ期、Ⅲ期和Ⅳ期。

Ⅰ期临床试验以健康志愿者为主要受试对象，研究人体对新药的有效性和耐受性，探索安全有效的剂量，提出合理的给药方案和注意事项，为Ⅱ期临床试验的给药方案提供依据，并对药物在体内的吸收、分布、代谢、排泄等药物动力学进行研究。Ⅰ期临床试验需要病人 20～100 人，用药时间约一个月。

Ⅱ期临床试验采用随机盲法考察药物的有效性及药物剂量和药效之间的量效关系，同时再观察药物的安全性。Ⅱ期临床试验需要病人数百人。

Ⅲ期临床试验再次测试药物的安全性，观察疗效。在安全有效的基础上，了解药物长期使用后的最佳剂量、给药方案和不良反应，Ⅲ期临床试验需病例数百至数千人。

Ⅳ期临床研究通常是指对已获得市场注册的药物的临床研究，也常被称作"上市研究"或"经验研究"，它涵盖很多注册后的研究项目。Ⅳ期临床研究的目的在于扩展对新药疗效的了解并且确保药物在常规临床应用中对广泛人群的安全性。病例为数千人。

在完成了所有研究后，制药公司将研究资料整理后向所在国家的专门管理部门提出申请，经批准后方能上市销售，时间间隔从数月到数年不等。另外，新药研发过程中，为确保新药的可靠性，有许多规范化的管理和要求需要遵守。如药品生产必须在符合 GMP(good manufacturing practice)的条件下进行；临床前实验必须遵守 GLP(good laboratory practice)规范;而临床研究必须遵守 GCP(good clinic practice)规范。

# 3.2　先导化合物的发现

先导化合物是通过各种途径和方法得到的,在药效、选择性、药代动力学性质、理化性质和新颖性等方面表现良好,通过改造有望发展成为药物的化合物。先导化合物的发现是新药研究中最重要的一步。从其发现方式看,主要有意外发现(被动方式)和药物筛选(主动方式)两大类。从先导化合物的来源看,则包括天然产物和人工合成化合物两大来源。

## 3.2.1　先导化合物的意外发现

药物的意外发现是指人们在医疗实践或研究过程中,通过偶然事件(甚至是失误操作)意外发现具有药用价值的物质。青霉素的发现是最经典的例子。弗莱明 1928 年在英国伦敦圣玛丽医院任职时,在实验室培养了一些葡萄球菌。他注意到一个培养皿中原本生长着金黄色的葡萄球菌,却变成了青色的霉菌。由于实验过程中需要多次开启培养皿,因此,弗莱明最初认为是葡萄球菌受到了污染。使弗莱明感到惊讶的是,在青霉菌的近旁,葡萄球菌忽然不见了。这个偶然的发现深深吸引了他,他设法培养这种霉菌进行多次试验,证明青霉素可以在几小时内将葡萄球菌全部杀死。弗莱明据此发现了葡萄球菌的克星——青霉素。1929 年,弗莱明发表了学术论文,报告了他的发现,但当时并未被引起重视,而且青霉素的提纯问题也还没有解决。1935 年,英国牛津大学生物化学家钱恩和生理学家弗罗里对弗莱明的发现大感兴趣。钱恩负责青霉菌的培养和青霉素的分离、提纯和强化,使其抗菌力提高了几千倍,弗罗里负责对动物的观察试验。至此,青霉素的功效得到了证明。由于青霉素的发现和大量生产,拯救了千百万肺炎、脑膜炎、脓肿、败血症患者的生命,及时抢救了许多的伤病员。青霉素的出现,当时曾轰动世界。为了表彰这一造福人类的贡献,弗莱明、钱恩、弗罗里于 1945 年共同获得诺贝尔医学和生理学奖。

顺铂是最经典的无机配合物,早在 19 世纪末就被化学家合成出来,但其抗癌作用则是在 1965 年才被偶然发现的。当时美国生理学家 Rosenberg 等在研究电磁场作用下微生物的生长情况时,发现在氯化氨介质下铂电极周围的大肠杆菌停止分裂繁殖。这一现象出乎他的意料,但 Rosenberg 意识到了潜在的科学意义。通过对电解液的深入研究,分离出一种称为顺铂的化合物。20 世纪 70 年代前后,发现并证实顺铂对人体的某些肿瘤细胞有强烈的抑制和杀灭作用,从而揭开了无机金属配合物作为抗肿瘤化疗药物的序幕。

值得说明的是,药物的意外发现虽然有很大的偶然性,但对新药研究常常有很大的推动作用。

## 3.2.2　从天然有效成分中寻找先导化合物

人类利用最早的药物均来自自然界,只不过在早期,人们都是将这些天然物质(主要是植物)直接或进行简单加工后作为药物使用。目前,从天然资源中寻找先导化合物并对其结构进行优化仍然是药物研究与开发的重要途径之一。据统计,1981—2002 年间上市的 877 种小分子新化学实体药物中,来源于天然资源的比例高达 61%。这是由于从天然产物中提取的化合

物往往具有新颖的化学结构和特殊的药理作用,尽管这些物质有时选择性并不高,药代动力学
性质也不一定十分理想,但却可以作为新药开发的良好先导化合物。

　　从植物的活性成分中发现先导化合物最为常见。药物化学史上许多重要的药物,如普鲁
卡因、吗啡、紫杉醇等,均是来源于植物提取物或以植物提取活性成分为先导结构优化而得
到的。

　　1971 年以来,我国中医研究院青蒿素研究小组通过整理有关防治疾病的古代文献和民间
单验方,结合实践经验,发现中药黄花蒿乙醚提取的中性部分具有显著的抗疟疾作用。在此基
础上,于 1972 年从青蒿中分离出活性物质——青蒿素,并于 1976 年通过化学反应、光谱测定
和 X 射线单晶衍射方法证明其分子结构。以此为先导,先后开发得到活性更好的蒿甲醚和青
蒿琥酯等抗疟疾药物。

青蒿素　　　　　　　　　　蒿甲醚　　　　　　　　　　青蒿琥酯

　　石杉碱甲和石杉碱乙是从石杉科植物千层塔中分离得到的活性成分,它们可抑制乙酰胆
碱酯酶的活性,具有提高学习和认知能力的功效,临床上用于治疗阿尔茨海默症。对其结构进
行简化,得到氨基喹啉酮类乙酰胆碱酯酶抑制剂,活性与石杉碱甲大致相当。

石杉碱甲　　　　　　　　石杉碱乙　　　　　　　　氨基喹啉酮类抑制剂

　　微生物是获取先导化合物的另一大天然来源。自青霉素诞生以来,人们已经从细菌、真菌
培养液中分离得到许多抗生素,如氯霉素、四环素、红霉素、阿霉素等。这些药物在人类与疾病
作斗争的过程中发挥了重要的作用。

　　他汀类药物是全球销量最大的一类药物,用于高血脂的治疗,通过抑制羟甲戊二酰辅酶 A
还原酶影响胆固醇生物合成而发挥作用。该类药物的先导化合物即来自微生物代谢物。1976
年日本学者首先从桔青霉菌中分离出美伐他汀,随后又从分离出活性更强的同类物质洛伐他
汀,以此为先导,先后成功开发出氟伐他汀、阿托伐他汀等人工合成的降血脂药物。

　　动物和海洋生物来源的先导化合物也并不鲜见。如降血压药物卡托普利(通过抑制血管
紧张素转化酶发挥作用)即是以巴西毒蛇的毒液中分离出的九肽物质——替普罗肽为先导而

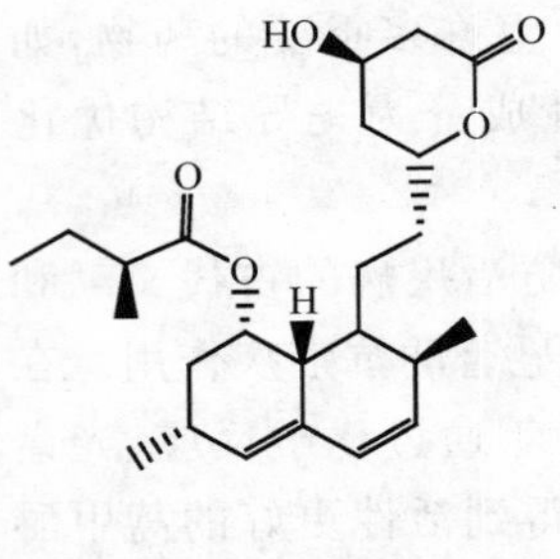

洛伐他汀 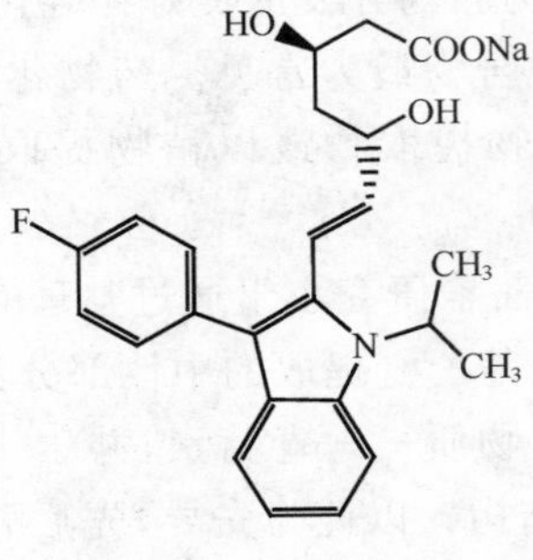　　　　　　氟伐他汀 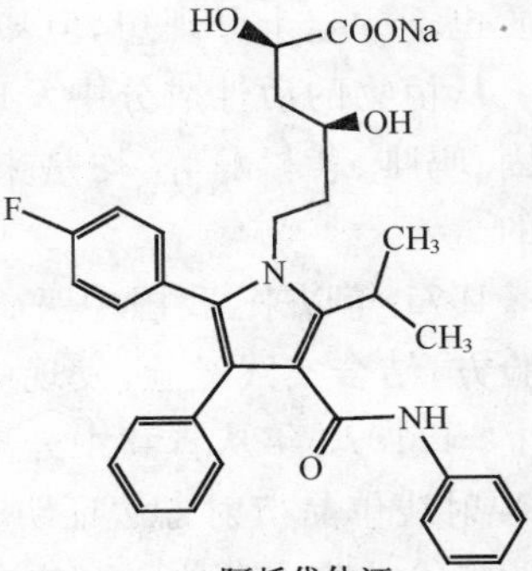　　　　　　阿托伐他汀

获得的。由于卡托普利在结构上模拟了替普罗肽 C 末端的脯氨酸，因而保留了替普罗肽的降血压活性，同时又解决了后者无法口服给药的问题。

人体是由各种细胞、组织形成的统一机体，通过各种生化反应来调节机体的正常功能。人体内除了含各种生物大分子外，还存在许多起调节作用的小分子，如乙酰胆碱、组胺、脑啡肽等。一些药物就是以这些内源性活性小分子化合物为先导而开发出来的。

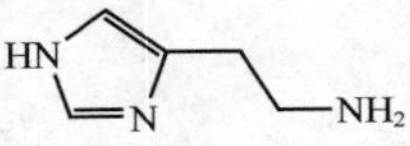

组胺 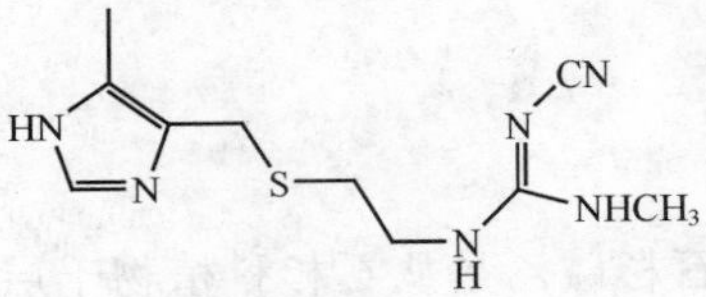　　　　　　　　　　　　　西咪替丁

组胺是人体中一种重要的化学信使，其作用于组胺 $H_2$ 受体，刺激胃酸的分泌。以其作为先导化合物进行优化，得到了组胺 $H_2$ 受体拮抗剂西咪替丁，临床上用于治疗消化道出血、消化性溃疡等。西咪替丁具有较大的副作用，进一步改造，得到第二代组胺 $H_2$ 受体拮抗剂雷尼替丁。

### 3.2.3　通过观察药物新的适应证及副作用发现先导化合物

许多药物在临床应用过程中，表现出对某些疾病的非预期的作用，从而发现了新的适应证，如近年来上市的西地那芬就是典型的例子。1997 年，四位美国医学家通过多年苦心研究，试制成一种治疗心脏病的药物。没想到在试服期间医学家们意外发现，该药对心脏病疗效平平，但却对治疗男性性功能障碍有奇效。歪打正着使科研人员如获至宝，立即转变研究方向，致力于将该药研制成专治男性性功能障碍的药物，这就是后来红遍全球的神奇蓝色小药丸——viagra（中文名：伟哥）。

另外，患者在服用某些药物时，不可避免地带来一些副作用，如果对副作用进行细致观察和深入的研究，就有可能将该副作用变成另一疾病的治疗作用，该药物也就可能作为先导化合物用于新药物的研发。异烟肼就是一个代表性的例子。该药物最早是作为抗结核药物出现的。1951 年，临床上观察到服用异烟肼的结核病人情绪异常高涨。进一步研究其机理，发现异烟肼对单胺氧化酶有抑制作用,随后以该化合物为先导,发展了一类新的单胺氧化酶抑制剂类抗抑郁药,代表药物如异丙烟肼。类似的老药新用的例子还很多,表 3-1 列举了其中一些较具代表性的实例。

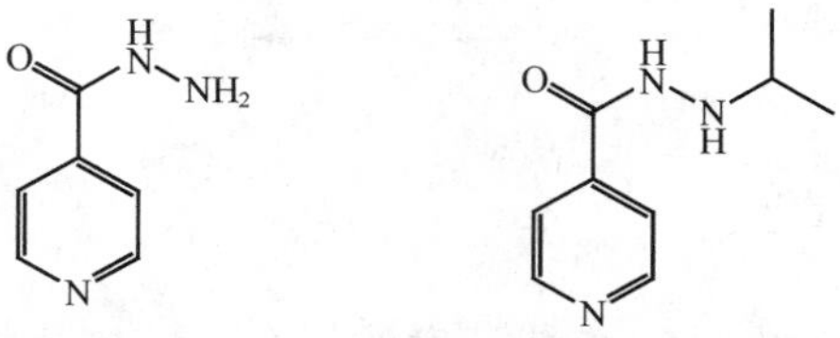

异烟肼　　　　　　　　　　　　　　　异丙烟肼

表 3-1　临床上发现的药物的新适应证

| 药　名 | 原来用途或研究目的 | 经临床发现的新治疗用途 |
| --- | --- | --- |
| 氯丙嗪 | 抗运动病 | 抗精神病 |
| 三环类甲丙氨酯 | 强镇静剂 | 抗抑郁症 |
| meprobamate | 肌松剂 | 镇静剂 |
| 异烟肼 | 抗结核病药 | 抗抑郁症 |
| 普鲁卡因 | 局麻药 | 抗节律失常 |
| 金刚烷胺 | 抗病毒药 | 抗震颤麻痹 |
| 普萘洛尔 | 抗节律失常,抗心绞痛 | 抗偏头痛,预防心肌梗死 |
| 别嘌醇 (allopurinol) | 肿瘤治疗辅助用药 | 抗痛风 |
| 磺胺异丙噻二唑 | 治疗伤寒 | 降血糖 |
| 皮质激素 | 激素替代治疗 | 抗炎 |
| 丁螺环酮 | 抗精神病药 | 选择性抗焦虑药 |

### 3.2.4　从药物的代谢物中发现先导化合物

药物在体内代谢通常导致活性消失或降低,但有一些药物经过代谢后活性反而增加,甚至只有经过代谢才能产生活性。这样的活性代谢物既可直接用作药物,也可作为先导化合物开发疗效或药代动力学性质更佳的药物。

磺胺类药物的发现是最经典的从代谢物中获得先导化合物的例子。1932 年,德国化学家合成了一种名为"百浪多息"的红色染料。实验发现,该化合物有抗葡萄球菌作用,但它在体外无活性,只有在体内才产生抗菌作用。在体内还原代谢生成磺胺才产生活性,以磺胺为先导化合物,经结构优化得到磺胺甲噁唑等一大批磺胺噁唑类抗菌剂。

### 3.2.5　从药物合成中间体中发现先导化合物

在药物合成中,中间产物往往与目标产物在结构上具有一定的相似性,因而中间体有可能产生与目标产物类似的药理活性。

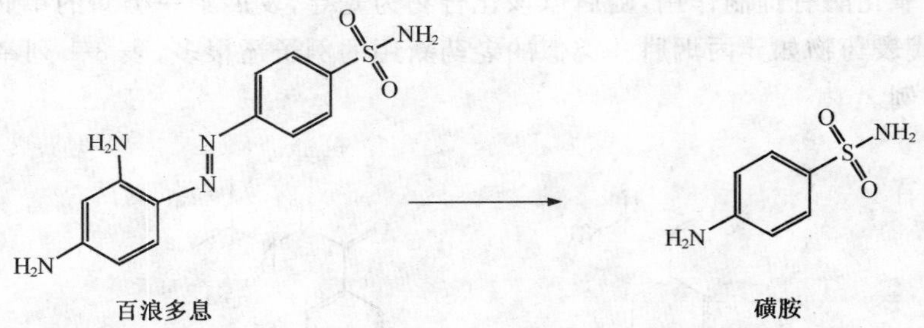

百浪多息 → 磺胺

异烟醛硫代缩氨脲是 20 世纪 50 年代开发的一个抗结核药物,异烟肼为该药物合成过程中得到的一个中间体。将异烟肼进行药理活性测试,发现抗结核活性高于目标产物,随后,研究人员将异烟肼直接推向临床。

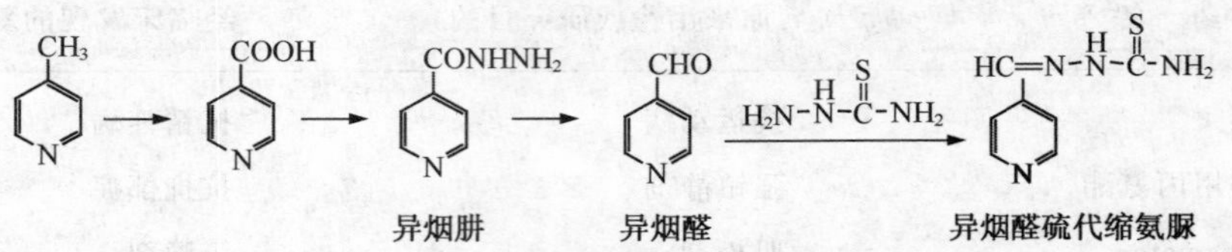

异烟肼    异烟醛          异烟醛硫代缩氨脲

联苯双酯是我国开发的用于治疗肝炎的药物,它是从中药五味子中分离出的有效成分五味子丙素进行结构简化而得到的。由于五味子丙素含量很低,分离得到的活性成分量太少,不足以进行临床研究,用五味子丙素全合成中得到的中间体联苯双酯进行研究,发现该化合物亦具有类似的药理活性。考虑到制备容易,又符合药用的要求,因而成功地开发出肝病治疗辅助药物联苯双酯。

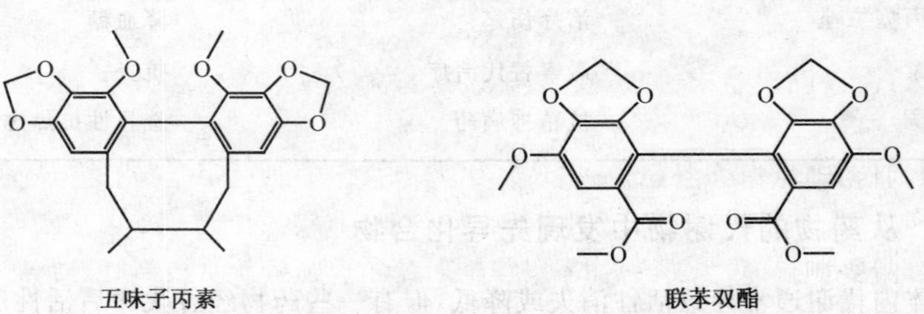

五味子丙素                          联苯双酯

### 3.2.6　从药物靶标结构出发设计先导化合物

从药物靶标结构出发设计先导化合物通常称作合理药物设计,它是指根据基因组学、蛋白质组学等确定的靶点结构,基于药物与受体作用的所谓"锁-钥"模型,利用计算机进行药物设计的一种方法。合理药物设计由于设计目的明确,可以大大地减少筛选化合物的数目,缩短药物研发周期和降低研发成本,因而成为目前寻找新药的一种非常重要的手段。

从药物靶标结构出发设计先导化合物方法是近年来发展起来的一项药物筛选新技术,仍处于不断地完善之中。较为常用的有两类方法:一类是基于分子对接的虚拟筛选方法;另一类是所谓的"全新药物设计"(de novo drug design)方法。

## 1. 基于分子对接的虚拟筛选方法

图 3-2 是基于分子对接的虚拟筛选方法的一般流程图。包括 4 个步骤：受体模型的建立；小分子库的产生；计算机筛选和命中化合物的后处理。

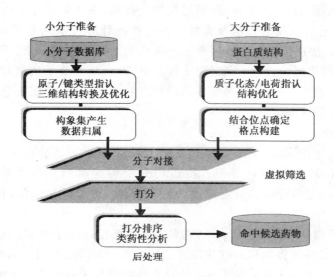

图 3-2　基于对接的虚拟筛选流程图

第一步是受体模型的建立。蛋白质结构的准备是虚拟筛选的重要一步。虚拟筛选的蛋白靶标的结构可以从 PDB 库中直接下载使用，它们绝大部分是由 X 衍射或者核磁共振技术测出的结构。蛋白靶标的结构也可以通过与家族中同源蛋白的序列、结构信息比较和同源模建而得。接下来是结合位点的描述，选择合适的配体结合口袋对分子对接至关重要。口袋太小将限制搜寻的空间，而太大的口袋则过于费时间。选择口袋有两种方式，一种是直接从配体-受体复合物结构中抽出。如缺乏复合物结构信息，则需要根据生物功能如结合、突变等实验提供的信息来手动选择结合部位。有一些程序，如 SideID、Molcad 等，可用于确定结合位点，不过，其采用的算法并不很成熟。

第二步是建立小分子数据库。首先构建小分子的二维结构，并用结构转换程序如 CORINA、CONCORD 实现三维结构的转化。也可以直接利用商业数据库中的小分子，其中 MDL 数据库是药物筛选常用的数据库来源。建好的三维结构加氢加电荷后，便可以用于对接程序。大部分数据库除了包含二维和三维结构信息，还包含了其他有用的补充信息，如 CA 号、化合物的来源，有的还有生物活性、类药性质等。

第三步是进行分子对接和打分评价，这一步是虚拟筛选的核心步骤。对接操作就是把每个小分子放到受体蛋白的配体结合位点，优化配体构象和位置，使之与受体有最佳的结合作用，给最佳结合构象打分，对所有化合物根据打分排序，然后从化合物库中挑出打分最高的小分子。自从 Kuntz 等人在 1982 年发表 DOCK 程序以来，陆续开发了 20 多种分子对接程序，这些程序各有优缺点。用于对结合能力作出评判的打分函数已经开发了很多，可以大致分为三类，即基于力场的打分函数，基于经验的打分函数和基于知识的打分函数。然而，它们都存在局限性，无法对结合模式进行可靠的预测。因此，常常交叉使用多种打分函数评价，以改善结果，提高活性分子在目标库中的富集率。

最后一步是命中化合物的后处理。通过计算分子的类药性质，即 ADME/T（absorption、distribution、metabolism、excretion、toxicity）性质的估算，排除那些不具有类药性质的分子。据统计，40％的药物和候选药物由于吸收、代谢和安全性存在问题而失败。后处理可以计算一些物理性质如分子大小、分子量、溶解度（通过氢键受体数、供体数及分子极性描述）和疏水性（用 $\lg P$ 表示）等，甚至可以预测代谢及毒性。在这些统计分析基础上得到一些经验规则如 Lipinski"五规则"等，快速排除那些不适合进一步作为药物开发的分子。因为对接计算最费时间，后处理步骤也可以提前进行。通过以上四步处理，大部分分子从化合物库中剔除，形成一个合理大小的化合物库，仅对这些适合成药的化合物通过购买、合成或分离的方式得到，然后再进行实际的生物活性测试。

**2. 全新药物设计**

全新药物设计是在靶标分子的三维结构基础上，用相应的方法分析靶标分子的活性部位并构建与活性部位相匹配的药物分子。按药物分子构建时所用基本构建单元（building block）的不同，该方法可以分为模板定位法、原子生长法、分子碎片法等，其中以分子碎片法最常用。

不管采用何种药物分子构建模式，其方法基本上都要经过 3 个步骤：① 分析靶标分子活性部位，确定活性位点各种势场和关键功能残基的分布；② 采用不同的策略把基本构建单元放置在活性位点中，并生成完整的分子；③ 计算生成的新分子与受体分子的结合能并预测设计分子的生物活性。

进入 20 世纪 80 年代中期后，由于计算机软硬件技术的飞速发展，为实时处理生物大分子的结构以及小分子配体与靶标分子间相互作用提供了可能。与此同时，一些新的方法，如分子对接、三维数据库搜寻等不断涌现，使得从靶标结构出发设计先导化合物已经越来越成为国际大制药公司进行药物研发的一种不可或缺的手段。事实上，利用或结合该途径进行药物的研究与开发，已经取得了不少成功的案例，如依据 HIV 蛋白酶结构设计开发了抗艾滋病药物沙奎那韦和奈非那韦。

### 3.2.7　利用组合化学和高通量筛选获得先导化合物

组合化学（combinational chemistry）是近 20 年发展起来的，将数学上的组合方法应用于化学领域的一种合成大量化合物的新方法。组合化学是建立在高效平行的合成之上，在同一个反应器内使用相同条件同时制备出多种化合物，建立各类化合物库的策略。该方法通常采用操作、分离简便的固相合成技术来实现，液相组合化学合成技术也在快速发展和完善中。据估算，仅 20 世纪 90 年代后利用组合化学合成得到的各类化合物数目就已经超过了人类有史以来所发现化合物的总和。

一般来说，常规合成方法一步反应只得到一个化合物，而利用组合合成法，可同时用一组含 $M$ 个变量与另一组含 $N$ 个变量反应得到 $M \times N$ 个化合物，而使用的反应器个数仅为 $M+N$ 个，且随着反应步数的增加，所得到的化合物成指数递增。常见的组合合成技术（或组合库构建方法）包括混合-分裂合成法、同步平行合成法、交替分合法、混合试剂合成法等。

下面以混合-分裂合成法为例对组合合成技术做一简单介绍。首先，将起始载体树脂珠分为数目相等的若干部分，每一部分放于单独的反应器皿中，各部分独自与不同的构建单元反应,于是,每个树脂珠连接上一个构建单元。当第一步反应完成后,将所有反应器皿中的树脂珠集中在一个器皿中,在器皿中进行常规的冲洗和脱保护程序,然后将这些连有化合物的树脂珠重新分配到各反应器皿中(每个反应器皿中已有所需的构建单元),经过第二次反应就可以得到由两次构建单元所有可能组合的化合物,这些化合物连在树脂珠上,重复这些混合分裂操作将会得到理想的化合物库(如图 3-3 所示)。化合物库中产物的数目以几何数量级增长,数目为 $x$(构建单元)的 $n$ 次方($n$ 是用来制备化合物时合成过程中的偶联步骤数)。通过这个反应程序,每一个树脂珠都连有一个单独的化合物。

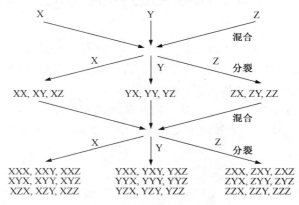

图 3-3　混合-分裂合成法示意图

高通量筛选(high throughput screening, HTS)技术是指以分子水平和细胞水平的实验方法为基础,以微板形式作为实验工具载体,以自动化操作系统执行试验过程,以灵敏快速的检测仪器采集实验结果数据,以计算机对实验数据进行分析处理,同一时间对数以千计样品检测,并以相应的数据库支持整个体系运转的技术体系。

高通量筛选涉及自动化、信息管理和微量分析检测技术。常用的分析检测技术包括均相分析和细胞分析。均相分析技术中应用较多的有亲合闪烁分析(SPA)、荧光分析(FA)等。亲合闪烁分析(SPA)在许多酶抑制分析和受体结合分析中被广泛应用,荧光检测技术因其固有的灵敏度,在均相分析中的应用也变得十分普遍。荧光分析技术主要包括荧光共振能量转移(ERT)、荧光偏振(FP)、时间分辨荧光(TR)以及荧光相关谱(FRS)等;细胞分析主要建立在荧光检测技术的基础上,包括第二信使分析、报告基因分析、细胞增殖分析等技术。

高通量筛选具有微量、准确、快速、灵敏等优点,已成为主动寻找药物的重要技术手段,受到药物研究和开发工作者的极大重视。

### 3.2.8　其　他

除了上面讲述的方法外,还有一些应用不是很普遍或针对特定种类的药物开发而发展起来的先导化合物发现方法。如利用酶催化反应的过渡态类似物作先导化合物设计开发酶抑制剂以及基于片断的药物设计方法等等。

基于 DNA 或信使 RNA 结构设计反义寡核苷酸也是获得先导化合物的一种方法。该方法根据核酸间碱基互补原理,利用一小段外源性的 RNA 或 DNA 片断,与靶细胞中的 mRNA

或 DNA 结合,从而抑制或封闭致病基因的表达。反义寡核苷酸通常稳定性差,不易透过细胞膜,以其为先导化合物,进行结构修饰,可得到符合临床要求的药物。抗艾滋病药物阿福韦生即是基于这一原理开发出的,该药物是一个含 20 链节的硫代寡核苷酸。

值得说明的是,在实际寻找先导化合物时,往往并不是采用单一的方法进行,而通常运用多种方法,从多方面进行综合分析和判断,以获得理想的先导化合物。

# 3.3 先导化合物的优化

先导化合物获得后,为了进一步提高其药效,改善其药代动力学性质,降低毒性,使之能满足临床用药所需,往往要对其进行结构优化。大多数情况下,优化仅仅是对先导化合物的结构进行局部调整,但对一些先导化合物而言,优化前后结构发生了较大的改变,甚至是面目全非。

先导化合物优化的方法有多种,有些是人们从药物研究与开发中获得的经验性总结,有些则是在引入数学手段和计算机技术基础上发展起来的。下面对几种重要的先导化合物优化方法进行介绍。

## 3.3.1 环的剖裂

天然产物是先导化合物的主要来源之一,常具有复杂的多环结构。在深入分析药效基团的基础上,将其环剖裂成结构更为简单的化合物是一种常见的结构优化方法。例如,在天然镇痛药物吗啡的结构改造中,对其五环结构剖裂,不断简化,变成四环结构的吗啡喃、三环结构的苯并吗啡烷、单环的哌替啶甚至无环的美沙酮,镇痛活性始终保持。

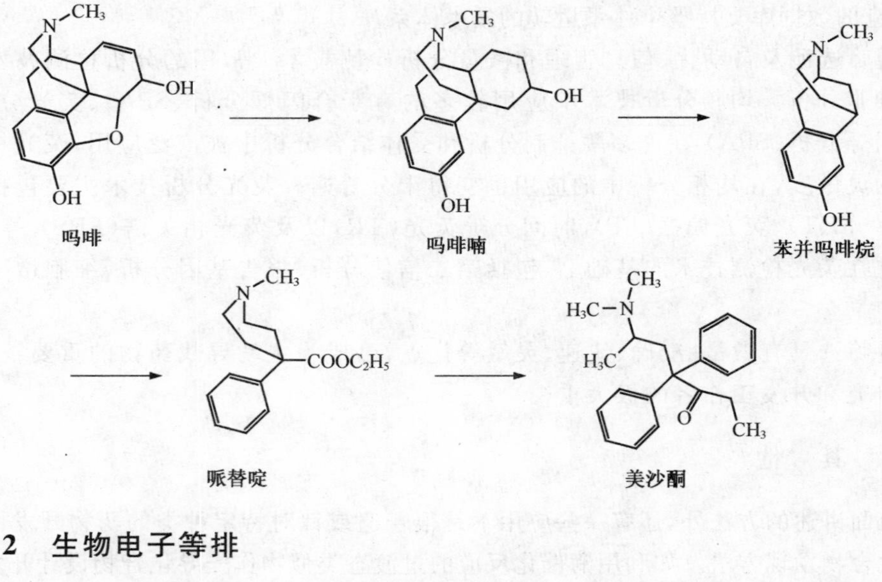

吗啡　　　　　吗啡喃　　　　　苯并吗啡烷

哌替啶　　　　　美沙酮

## 3.3.2 生物电子等排

将药物分子结构中的某些原子或基团,用其外层电子总数相等(同价)或在大小、形状、构象、电子分布、脂水分配系数、$pK_a$、化学反应性(包括代谢相似性)和氢键形成能力等重要参数上存在相似性的原子或基团进行替换,而所产生的新化合物优于、近于或拮抗原来药物,利用这种规律进行药物设计的方法,称为药物化学中的生物电子等排原理。生物电子等排原理是先导化合物优化的重要方法之一,在新药研究中占有着重要的地位,是仿制药("mee-too"药)研究与开发的一种常用手段。

生物电子等排包括经典和非经典的生物电子等排两大类。经典的生物电子等排体是按氢化物取代规律形成的等排体,可分为一价、二价、三价、四价及等价环体系等五种类型。表 3-3列出了一些常见的生物电子等排替换。

**表 3-2　常用的生物电子等排体**

| 生物电子等排体的分类 | 可相互替代的等排体 |
| --- | --- |
| 一价生物电子等排体 | F,H<br>—NH$_2$,—OH<br>—F,—CH$_3$,—NH$_2$,H<br>—OH,—SH<br>—Cl,—Br,—CF$_3$,—CN<br>$^i$Pr—,$^t$Bu— |
| 二价生物电子等排体 | —CH$_2$—,—O—,—NH—,—S—<br>—CONH—,—COO—<br>=C=O,=C=S,=C=NH |
| 三价生物电子等排体 | —CH=,—N=,—P= |
| 四价生物电子等排体 | =C=,=N$^+$=,=P$^+$=,=Si= |
| 等价环体系 | 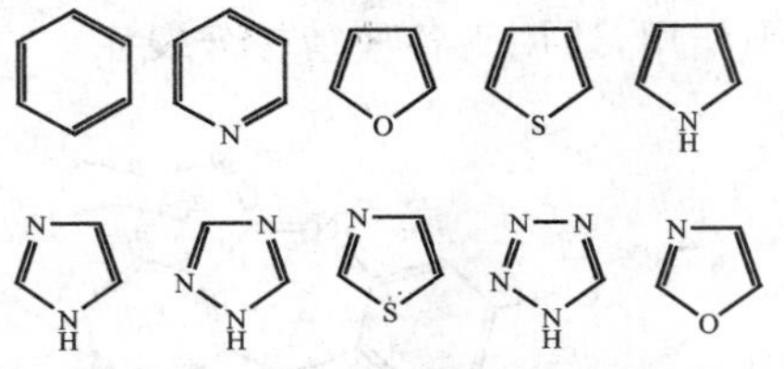 |

下面列举一些具体的基于生物电子等排原理进行结构衍生化的实例。

氢与氟生物电子等排体交换。氢和氟虽然电子结构不尽相同,但同属原子半径小的元素,它们之间的交换可以得到药理作用相近或者拮抗作用的药物。例如用氟替代苯并二氮杂䓬类安定中 5-苯环上的氢,得到药理活性相同的抗忧虑性药物氟地西泮。

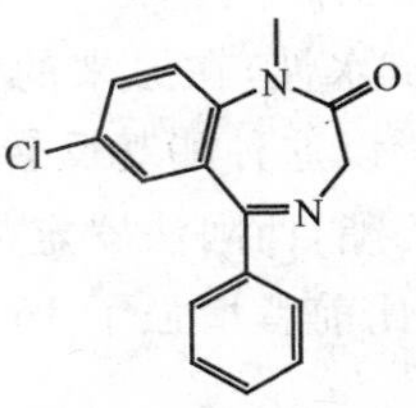

地西泮 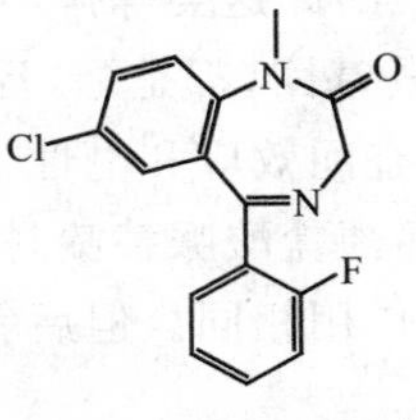　　　　　　　　　　　　　氟地西泮

普鲁卡因是一种常用的局部麻醉药,将其中的酯基用二价生物电子等排方法替换成酰胺基团,得到普鲁卡因胺。后者的局部麻醉活性虽然仅为前者的 1/100,但由于不受酯酶催化水解而稳定性增加,故普鲁卡因酰胺可以口服给药,维持时间为 3h,而普鲁卡因注射给药维持时间为 30～45min。

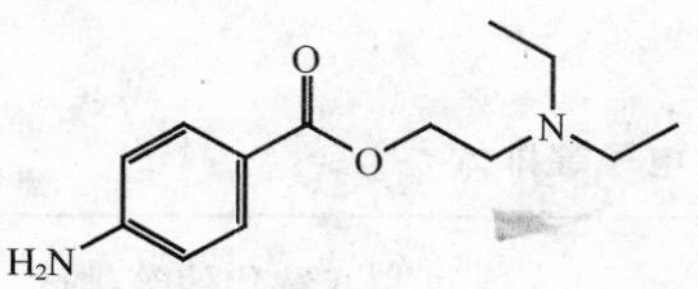

普鲁卡因 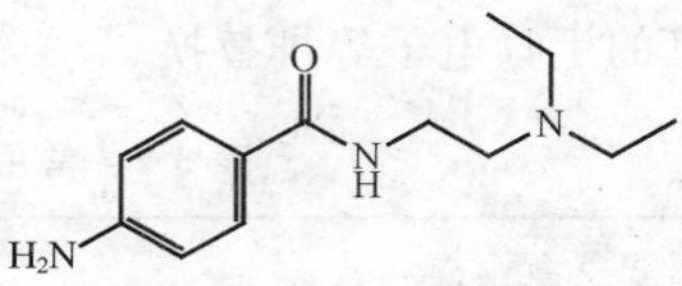                     普鲁卡因胺

氯丙嗪是吩噻嗪类抗精神病药的代表。将吩噻嗪环上的氮原子换成碳原子,并通过双键与侧链相连,得到噻吨类的抗精神病药氯普噻吨。后者抗精神病作用较弱而镇静催眠作用较前者强,并有明显的抗抑郁和抗焦虑作用。

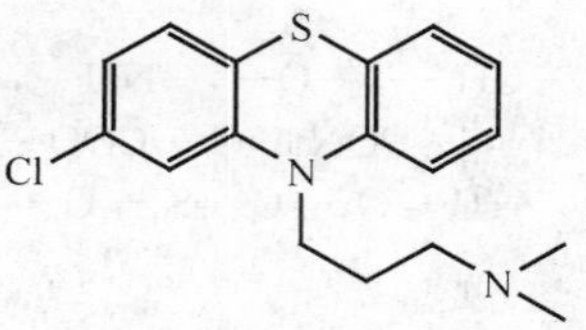

氯丙嗪 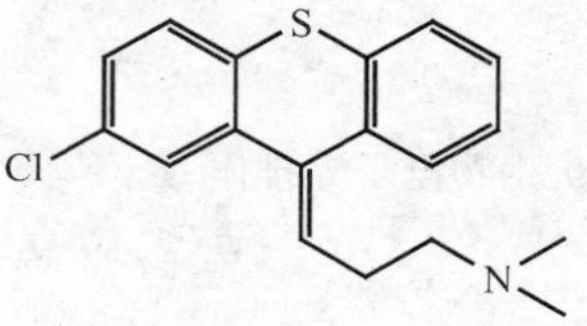                     氯普噻吨

氯氮平是广谱的抗精神病药,尤其适用于难治疗的精神分裂症,但有导致粒细胞减少、长期使用会成瘾等缺点。将氯氮平结构中的一个稠合苯环用噻吩环替代,得到奥氮平。奥氮平对精神病有广泛的疗效,只选择性地减少中脑边缘系统的多巴胺神经元活动,所以几乎没有锥体外系副作用,适用于各种精神分裂症。

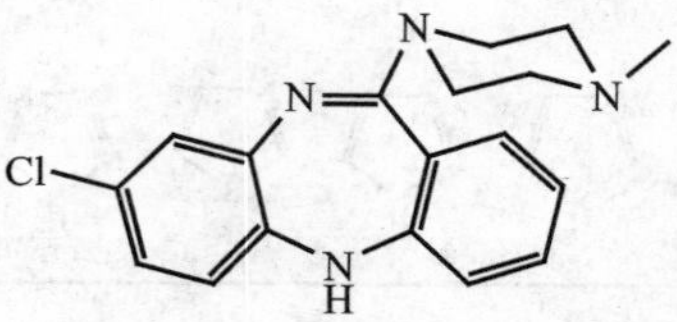

氯氮平 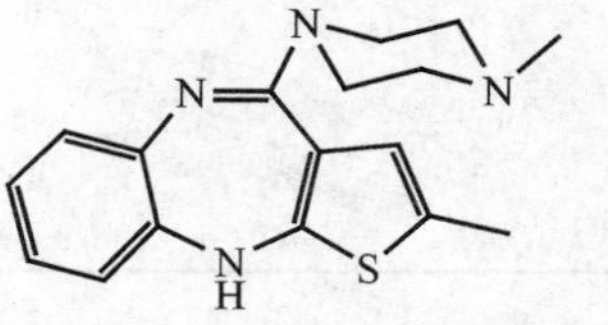                     奥氮平

非经典的生物电子等排体不仅包括经典生物电子等排体以外具有相似或相拮抗生理作用的生物电子等排体,还包括疏水性、电性和空间效应等重要参数相近,并有相似或相拮抗生理作用的生物电子等排体。因此这类等排涉及的范围相当广泛。

—COOR 与 RCOO—基团,都是酯,且有相似的疏水性,在原来的羧酸和醇的结构差别不大的情况下,这两种酯的空间效应和电性效应相近,所以这种酯基反转常可作为生物电子等排体应用。苯基哌啶类镇痛药盐酸哌替啶是哌啶羧酸乙酯,而阿法罗定是哌啶醇的丙酸酯,两者具有相似的溶解度,药理作用相同。但后者镇痛作用比前者增强了 15 倍。

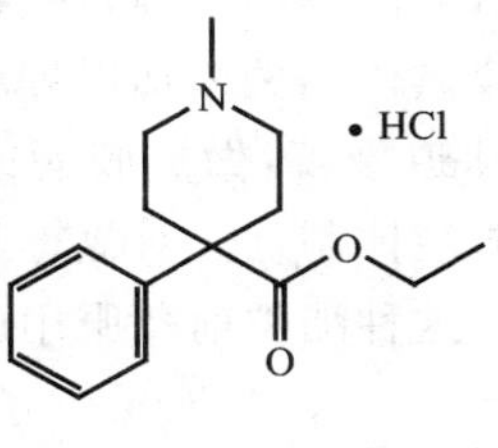

盐酸哌替啶 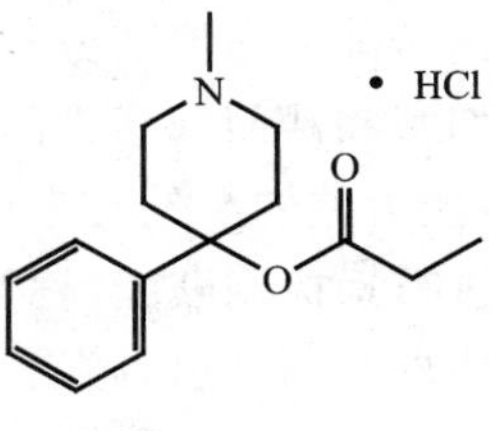　　　　　　　　　　　　　　　　　盐酸阿法罗定

羧基的 $pK_a$ 值为 $4.2\sim4.4$，与四氮唑的 $4.9$ 相近，两者互换产生相似或相抵抗的药理作用。如烟酸为降血脂药，主要作用是降低血中甘油三酯的含量，将其羧基用四氮唑取代后降低血中胆固醇作用增加三倍，副作用减轻。

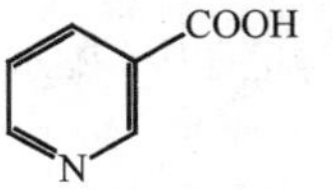

烟酸 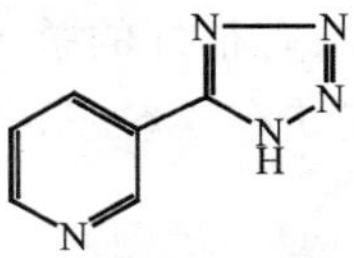　　　　　　　　　　　　　　　　烟酸四氮唑类似物

饱和链状化合物闭环成环状化合物，或环状化合物开环成链状物，是分子设计中常见的方法。由于闭环或开环，分子的形状、构象和表面积发生了变化，会影响与受体的结合，也会改变药代动力学性质。对于药效基团的三维结构以及重要功能基的立体配置，可用半刚性或合环的方法，将柔性的先导物"固定"于某个特定的构象，这对于提高药理作用很有意义。

止咳药奥昔拉定(oxeladin)和喷托维林(pentoxyverine)分别是开环和闭环化合物，前者的二乙基被四亚甲基代替，成为环戊化合物。

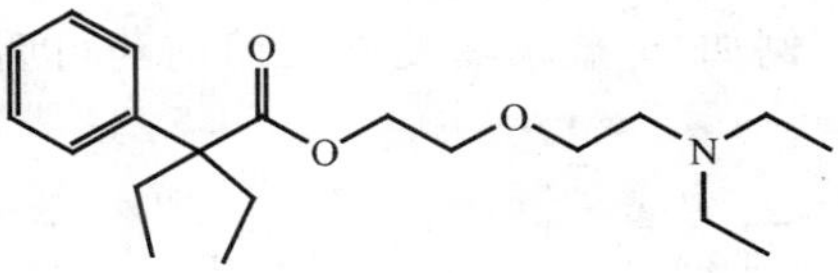

奥昔拉定 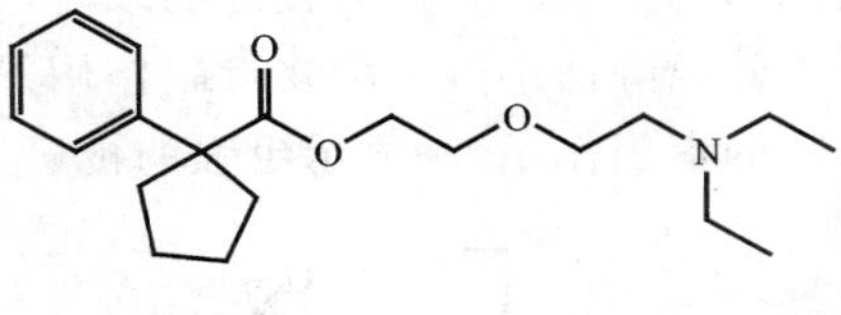　　　　　　　　　　　　　　　　喷托维林

### 3.3.3　前药设计

药物经化学结构修饰得到的化合物，在体外没有活性，在生物体或人体内转化为原来的药物而发挥药效，称原来的药物(原药)为母体药物，结构修饰后的化合物为前体药物，简称前药。

利用前药原理进行先导化合物的优化是药物研发的一条重要途径，其目的和作用在于：① 提高药物的选择性(靶向性)；② 增加药物的稳定性；③ 延长药物的作用时间；④ 改善药物的吸收，提高生物利用度；⑤ 减小毒副作用；⑥ 改善药物的溶解性以及掩饰不适臭味等。前药设计本质是利用化学手段对原药进行结构衍生化，可以利用的化学反应包括酯化反应、酰化反应、偶氮反应等，其中酯化反应最常见。

前药可以分为载体前药和生物前体前药。

　　载体前药是将活性分子与运载部分暂时连接,运载部分常具有亲脂性,在适当的时候通过简单的水解反应将运转部分与原药分开。下面通过几个具体实例来加以理解。

　　氯霉素是治疗伤寒和沙门菌感染的特效药。该药味道极苦,做成胶囊或糖衣片可以掩蔽其苦味,但对于吞咽能力差的婴幼儿来说,一般要求口服液体制剂。对氯霉素进行酰化反应可制成无活性的前药氯霉素棕榈酸酯(称为无味氯霉素)。这种酯类前药服用后通过小肠中存在酯酶水解释放出活性母体药物氯霉素。

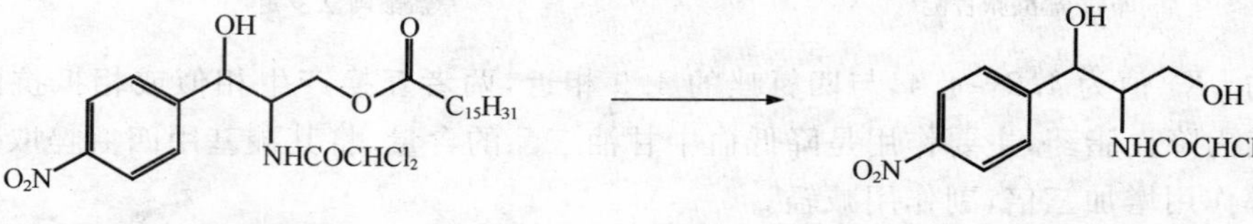

无味氯霉素　　　　　　　　　　　　　　　　　　　氯霉素

　　抗原虫药甲硝唑对螨虫有很好的杀灭作用,是药用化妆品肤螨灵的主要成分,但该药在水中溶解度小,使用过程中皮肤有沙粒感。将其制成磷酸酯钠盐,在水中溶解度就大大增加,从而克服了上述缺陷。

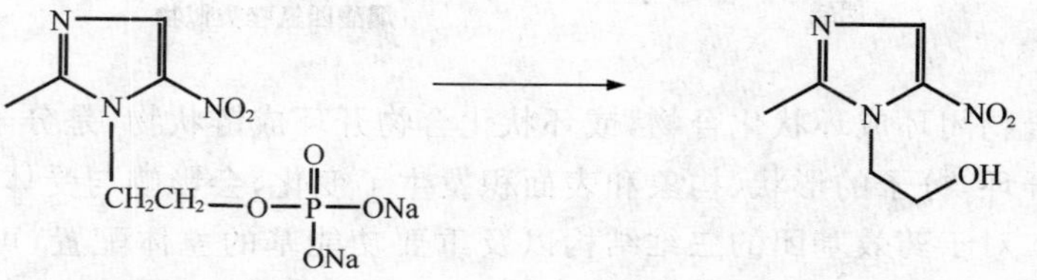

甲硝唑磷酸钠　　　　　　　　　　　　　　　　　甲硝唑

　　原药除了与结构简单的载体发生反应外,还可以与聚合物载体结合形成前药。最常用的聚合物载体是糖类,包括葡萄糖、壳聚糖、环糊精等。壳聚糖可选择地在肿瘤细胞处聚集,并抑制肿瘤细胞的生长。它作为良好的载体,与小分子药物结合后,在体内表现出药物靶向性,具有缓释长效及降低小分子药物毒副作用等特点。例如,5-氟尿嘧啶壳聚糖前药可明显降低5-氟尿嘧啶的毒副作用,并显示更强的抗癌活性。

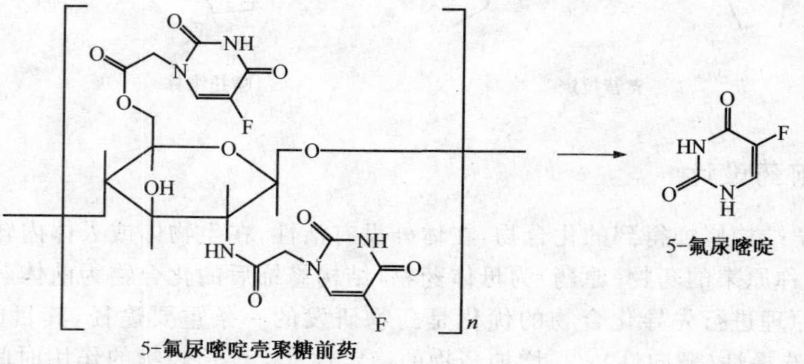

5-氟尿嘧啶壳聚糖前药　　　　　　　　　　　　　5-氟尿嘧啶

　　与载体前药不同,生物前体前药不具有活性分子与运转部分两个部分,因而也没有两部分的暂时连接,它是活性分子本身的修饰。这种修饰产生一种新的化合物,它是代谢酶的底物,代谢物就是预期的活性分子。如临床上广泛使用的降血压药物氯沙坦和降血脂药物洛伐他汀就属于生物前体前药。

E-3174 是血管紧张素受体 Ⅱ 拮抗剂。E-3174 分子中含有羧基和四氮唑基两个酸性基团，吸收性较差。将羧基还原成羟基醇前药氯沙坦（1994 年上市），该药物经肝脏代谢氧化为活性产物 E-3174。

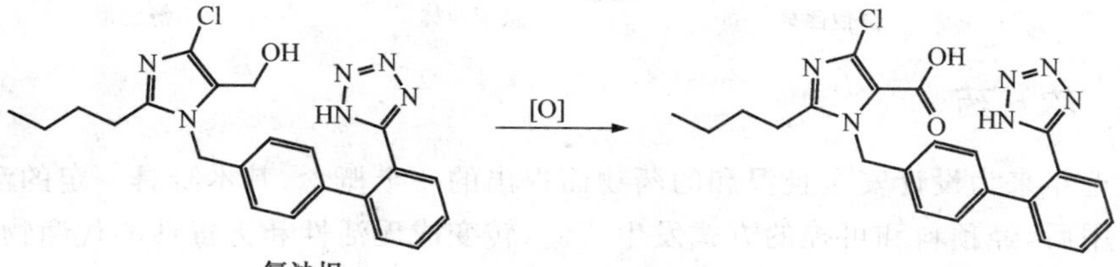

氯沙坦　　　　　　　　　　　[O]　　　　　　　　　　E-3174

洛伐他汀（lovastatin）为无活性内酯前药，需要在体内将内酯环水解成开链的 β-羟基酸衍生物才有抑制作用，因为开链的 β-羟基酸刚好与羟甲戊二酰辅酶 A（HMG-CoA）还原酶的底物羟甲戊二酰辅酶 A 的戊二酰部分具有相似性。洛伐他汀比它的活性开环物更易在肝部位被专一摄取并转化成活性形式，它在肝内达到足够水平，而全身药物水平很低，因而具有更高的治疗指数。

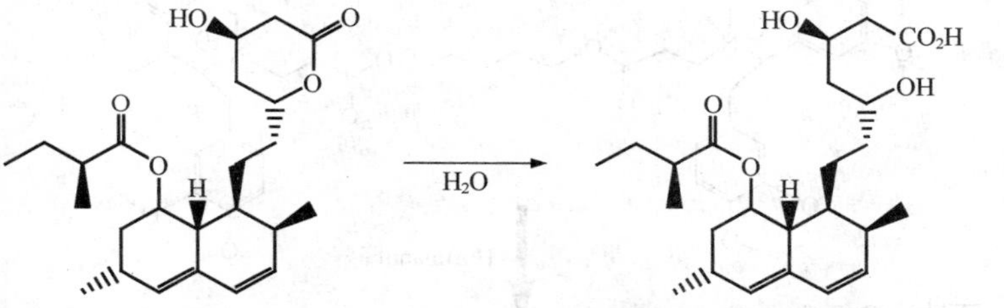

洛伐他汀　　　　　　　　H₂O　　　　　　　洛伐他汀开环的羟基酸

### 3.3.4　孪 药

孪药又称协同性前药，是指将两种药物的结构拼合在同一分子内，使形成的药物或兼容两者的性质、强化药理作用、减少各自的毒副作用，或使两者取长补短，发挥各自的药理作用，协同完成治疗过程。

含羧酸的阿司匹林和含有酚羟基的对乙酰氨基酚（扑热息痛）拼合成酯前药扑炎痛（贝诺酯），它既保留两者原有作用，又降低了胃肠道副作用，效果优于等剂量的阿司匹林和扑热息痛混合服用。

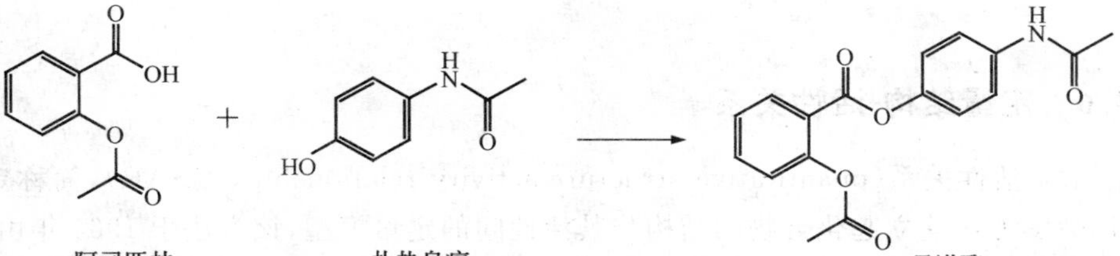

阿司匹林　　　　　　　扑热息痛　　　　　　　　　　　贝诺酯

青霉烷砜酸（舒巴坦）是一个 β-内酰氨酶抑制剂，本身抗菌作用微弱或无抗菌活性；氨苄西林为广谱抗生素，但对 β-内酰氨酶稳定性差，利用拼合原理将两者通过亚甲基二酯键（缩醛）拼合起来，生成缩醛前药舒他西林。该双酯进入体内后，经酯酶分解为氨苄西林和青霉烷砜酸，发挥药物协同作用，且口服效果好。

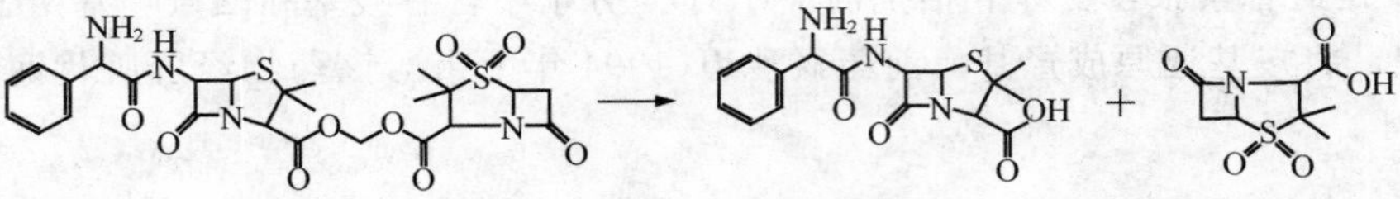

舒他西林　　　　　　　　氨苄西林　　　　　　＋　　舒巴坦

### 3.3.5　软　药

软药是近年来为设计安全且温和的药物而提出的一个概念,其本身具一定的活性,在体内显现药理作用后,经预料和可控的方式发生代谢,转变成无活性和无毒性的代谢物。软药设计的目的主要是降低药物的毒副作用,使毒性和活性分开,提高治疗指数。

软药设计在药物开发中较为常见,如用于麻醉辅助的肌肉松弛药阿曲库铵,该药物由于季氮原子上的 β-位存在吸电子的酯基,在生理条件下,可以发生 Hoffmann 降解反应,从而促进药物的代谢,避免在体内蓄积而引发中毒。

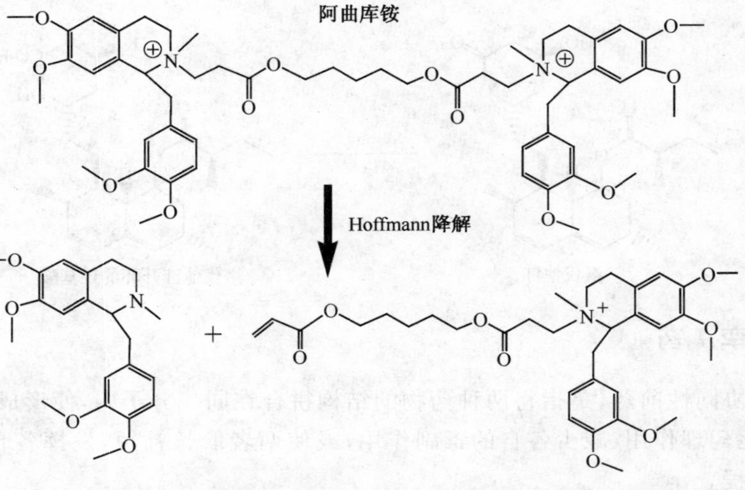

阿曲库铵

Hoffmann 降解

通过软药设计进行先导化合物的优化须满足两个条件:① 分子结构中含有所谓的"软部位",即易代谢的部位;② 代谢过程清晰,即代谢方式和代谢的速率须按预期进行。

这里要特别注意软药与前药的区别,前药本身无活性,在体内被代谢活化,改进了原药的某些缺点;软药本身有活性,在体内被代谢失活,减小了药物的毒副作用,提高了安全性和治疗指数。

### 3.3.6　定量结构-活性关系

定量结构-活性关系(quantitative structure-activity relationship, QSAR),简称定量构效关系,是用数学方法建立起化合物的结构与其活性间的定量模型,该方法于 1964 年由 Hansch 和 Fujita 提出,目前已经成为药物化学的重要研究内容之一。QSAR 方法首先对一组已知结构和活性的化合物建立数学模型,模型一旦建立,就可以利用所建模型预测未知化合物的活性,并以此为基础指导先导化合物的结构改造。

QSAR 研究的基本过程如图 3-4 所示。活性通常用半数有效浓度 $EC_{50}$、半数抑制浓度 $IC_{50}$、半数致死量 $LD_{50}$、半数有效剂量 $ED_{50}$ 和最低抑制浓度(MIC)等的负对数形式表示(如

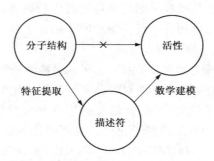

图 3-4　定量构效关系(QSAR)过程图

$-\lg IC_{50}$)。分子结构通常表示成图的形式,因而无法直接与数值形式的活性间建立起关系。QSAR 研究工作的第一步是将分子结构转变成数值形式的描述符,这一过程叫结构特征提取(或结构参数化);第二步是建立描述符与活性间的数学模型并对模型的合理性进行评价。因此,描述符的产生和模型的建立是 QSAR 研究的核心内容。

**1. 分子结构描述符**

分子结构描述符用于反映分子的各种结构信息。常见的描述符包括理化性质描述符、拓扑描述符、组成描述符、量子化学描述符等等。

(1)理化性质描述符　理化性质描述符通常来源于实验测量,Hammett 取代常数($\sigma$)、分子折射率($MR$)、疏水性参数($\lg P$)、Taft 立体结构参数($E_s$)和摩尔质量($MW$)等均属于此类。经典的 QSAR 研究主要采用这类参数来表征分子的结构信息,然后建立起与生物活性间的定量关系式。目前该类描述符已经很少单独应用。

(2)拓扑描述符　分子的拓扑描述符反映了分子的拓扑结构信息,可以由分子的二维结构计算得到,其计算一般要经过分子结构的化学图表示、化学图结构的矩阵化和数值化等步骤。理想的拓扑指数具有唯一性,且能反映分子骨架中原子的种类和数目、化学键的类型和数目、不饱和键的位置和数目、环的大小和数目等等信息。在众多的拓扑学指数中,应用于构效关系研究的主要有 Wiener 指数、Randic 分子连接性指数、Kier 分子连接性指数、Balaban 指数、电子拓扑态指数等。拓扑参数由于其计算简单、快速且有效,在 QSPR/QASR 研究中得到了广泛的应用。

(3)组成描述符　组成描述符是用各种类型原子和化学键的数来反映分子的组成特征,例如分子组成中 O 原子、C 原子和 N 原子的个数,分子中双键和三键的数目等等。组成描述符的最大优点是计算非常简便,但在反分子的结构信息方面有很大的欠缺。

(4)量子化学描述符　量子化学描述符主要反映分子中原子电荷的分布、分子的极性和分子的反应方面的信息,是 QSPR/QASR 研究中常用的一类参数。与经验描述符和分子拓扑描述符相比,量子化学参数具有如下优点:

- 可以直接基于分子结构进行计算,无须输入其他信息。
- 量化参数通常具有很明确的物理意义。
- 与实验测量的参数不同,量子化学参数不存在统计误差。虽然为简化量子化学计算而作的假设会带来内在的误差,但在大多数情况下,误差的方向是一致的。在对一系列化合物使用量子化学参数时,可以认为计算误差是近似恒定的。
- 一些经验性参数往往可以用量化参数来代替。例如,给电子取代基可以增加分子反应中心原子的亲核性,其微观上则是该位置的电荷密度或亲核前沿电子密度增加;相反,吸电子取代基可以增加分子反应中心原子的亲电性,微观上则是该位置的电荷密度减少或亲电前沿电子密度增加。

■ 从模型入选的量子化学参数可以直接在分子水平推测药物分子与靶标的可能作用机理。

量子化学计算方法主要包括从头计算和各种半经验量子化学方法。从头计算方法的结果精确,理论上也较严格,但计算量大,不适合较大的体系和大规模(化合物较多)的 QSAR 研究。大多数的 QSAR 研究应用半经验量子化学计算所得出来的量子化学参数。常用的半经验量子化学计算方法有 AM1、PM3、MINDO、MNDO、INDO、CNDO 等,有关这方面的内容许多量子化学专著都有详细介绍。常用的量子化学参数主要包括电荷、轨道能级、轨道电子密度等、超离域度、原子极化率、分子极化率、偶极矩和极性以及能量等八大类。

量化参数也有一定的局限性。最大的不足是量化参数很难描述化合物的立体结构特征,尤其是局部的立体结构特征,而这类参数往往在决定生物活性中起非常重要的作用。

### 2. 模型的建立及评价

QSAR 模型一般可分为线性和非线性两种。常见的线性建模方法有多元线性回归、主成分回归和偏最小二乘法;人工神经网络方法则是建立非线性模型最常用的手段。

多元线性回归方法是最为常见的统计方法。该方法假定误差没有系统性、各次观测相互独立、观测误差服从正态分布,其缺点在于若变量选择不恰当容易造成过拟合现象。主成分回归采用主成分分析方法对活性影响最大的几个主要成分建立定量构效关系模型。该方法有效地解决了共线性问题,同时由于去掉了不太重要的主成分,因而可以削弱噪声(随机误差)所产生的影响。

偏最小二乘法(partial least square,PLS)在考虑自变量的同时也考虑因变量的潜在作用,通过折中各自空间内的因子,使模型较好地同时描述自变量和因变量,从而有效地减少相关因素的影响。PLS 对自变量间的相关性要求不苛刻,当自变量的数目多于样本的数目时,PLS 仍可获得有意义的结果。

人工神经网络法属于非线性方法的一种,具有非线性、自学习性、容错性、联想记忆和可以训练性等特点,现已逐渐成为一种十分重要的数据信息处理手段。在 QSAR 研究中应用最广的是误差反向传播神经网络(简称 BP 神经网络)。

在模型建立后,就需要对模型进行评价。评价包含两方面的内容,模型的稳定性和可靠性以及模型的预测能力。模型的稳定性和可靠性可以从复相关系数、标准偏差、交叉验证相关系数等来判断;模型的预测能力则可以通过对不包含在构建模型所用样本集(即测试集)里的化合物进行预测来评价。

### 3. 三维定量构效关系

三维定量构效关系是从化合物的三维结构出发,利用分子图形学技术与 QSAR 原理相结合而进行构效关系研究的一种方法。1988 年 Cramer 提出的比较分子场分析方法(comparative molecular field analysis,CoMFA)是其中的代表。

CoMFA 通过研究化合物与相互作用对象之间进行的各种非共价相互作用(范德华相互作用、静电相互作用、氢键相互作用和疏水相互作用等)的分布来探求化合物分子的性质,并称这些相互作用为场。按照该方法的原理,如果一组结构类似的化合物以同样的方式作用与同一个受体化合物,那么它们与受体分子之间的各种作用场应该有一定的相似性,而其活性取决于每个化合物周围分子场的差别。所以,在受体的三维结构或者化合物与受体的相互作用模式不很清楚的情况下,通过研究这一组类似结构的分子周围的场的分布情况,并将这些场与活性定量地建立相关关系,便可以推测受体的某些性质,由此建立起来的数学模型可以用于预测新的结构类似物的活性。

## 本章小结

### 1. 新药研究与开发的过程
疾病相关靶标确定、先导化合物的发现、先导化合物的优化、临床前研究、临床研究、新药上市。

### 2. 先导化合物的发现
(1) 先导化合物的意外发现。
(2) 从天然有效成分中寻找先导化合物。
(3) 通过观察药物新的适应证及副作用发现先导化合物。
(4) 从药物的代谢物中发现先导化合物。
(5) 从药物合成中间体中发现先导化合物。
(6) 从药物靶标结构出发设计先导化合物。
(7) 利用组合化学和高通量筛选获得先导化合物。
(8) 其他。

### 3. 先导化合物的优化
(1) 环的剖裂。
(2) 生物电子等排:生物电子等排原理、经典的生物电子等排和非经典的生物电子等排。
(3) 前药设计:前药的定义、前药设计的目的、载体前药和生物前体前药。
(4) 孪药。
(5) 软药。
(6) 定量结构-活性关系:分子结构描述符、模型的建立与评价、三维定量构效关系。

【思考与练习】

1. 试述现代新药研究与开发的基本过程。
2. 什么是先导化合物?结合具体实例叙述先导化合物发现有哪些方法。
3. 什么是生物电子等排原理?结合具体实例叙述如何利用生物电子等排原理进行药物研究与开发。
4. 前药设计的方法和目的是什么?包括哪些类型?
5. 什么是软药?与前药有何区别?
6. 试述计算机在药物研究与开发中的应用。

（邹建卫）

# 第 4 章

## 中枢神经系统药物
## Central Nervous System Drugs

> **本章要点**
>
> 本章主要内容有镇静催眠药、抗癫痫药、抗精神病药、抗抑郁药、镇痛药和中枢兴奋药。介绍了药物的分类、作用机制和结构特点，重点介绍各类典型药物的化学结构、理化性质、临床用途、代谢及部分药物的合成方法和构效关系。

中枢神经系统包括脑和脊髓。脑是神经系统的中心，有记忆、思维和意识等高级功能；脊髓主要有传递功能和反射功能。中枢神经系统功能有两种：兴奋和抑制。中枢神经兴奋表现为欣快、失眠、不安、躁狂、惊厥等；中枢神经抑制则表现为镇静、抑郁、睡眠、昏迷等。

作用于中枢神经的药物可分为两类：一类为抑制神经元的兴奋性，即中枢神经抑制药包括全麻药、镇静催眠药、抗癫痫药、抗震颤麻痹药、抗精神失常药、镇痛药等；另一类为增加神经元的兴奋性，即中枢神经兴奋药，包括兴奋大脑皮层的药物和兴奋延髓呼吸中枢的药物。

## 4.1　镇静催眠药(Sedative Hypnotics)

镇静催眠药是一类对中枢神经系统有广泛抑制作用的药物，主要用于治疗神经活动的某些轻度病态兴奋。镇静药是指使人处于安静或思睡状态的药物。催眠药是指促进或维持近似生理睡眠的药物。两者并无本质区别，小剂量时起镇静作用，可以使紧张、焦虑和兴奋不安的患者安静下来；中等剂量时起催眠作用，可以使患者进入睡眠状态；大剂量可产生全身麻醉作用，甚至导致死亡。

临床常用的镇静催眠药按化学结构可分为三类：巴比妥类、苯二氮䓬类和其他类。

### 4.1.1 巴比妥类镇静催眠药

**1. 巴比妥类药物的结构特点**

巴比妥类药物(barbiturates)是巴比妥酸(barbituric acid)的衍生物,系由取代的丙二酸酯与脲缩合而成的环状酰脲,故又称环丙二酰脲。

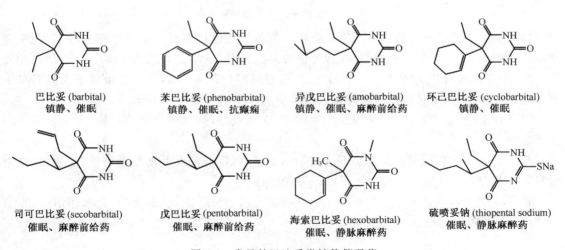

丙二酰脲　　　　巴比妥类药物结构通式　　　　Megimide

巴比妥酸无治疗作用,只有其 5 位次甲基上的两个氢原子被其他基团取代后才呈现活性,常见的巴比妥类药物如图 4-1 所示。本类药物属于第一代镇静催眠药,有很强的中枢神经抑制作用并可延伸至呼吸中枢,易产生耐受性和依赖性,突然停药时还会产生戒断症状,属于国家特殊管理的二类精神药品。目前在临床上已逐渐被其他结构类型的药物所取代。在合成巴比妥类药物过程中,合成的美解眠(megimide)为中枢兴奋剂,可作为巴比妥类药物中毒的解毒药。

巴比妥 (barbital)
镇静、催眠

苯巴比妥 (phenobarbital)
镇静、催眠、抗癫痫

异戊巴比妥 (amobarbital)
镇静、催眠、麻醉前给药

环己巴比妥 (cyclobarbital)
镇静、催眠

司可巴比妥 (secobarbital)
催眠、麻醉前给药

戊巴比妥 (pentobarbital)
催眠、麻醉前给药

海索巴比妥 (hexobarbital)
催眠、静脉麻醉药

硫喷妥钠 (thiopental sodium)
催眠、静脉麻醉药

图 4-1　常见的巴比妥类镇静催眠药

**2. 巴比妥类药物的作用机制**

巴比妥类药物作用于脑干网状兴奋系统的突触传递过程,通过阻断脑干的网状结构上行激活系统的功能,使大脑皮层细胞的兴奋性下降,从而产生镇静催眠和麻醉作用。由于这种过程降低了兴奋性神经突触后电位,抑制神经元的去极化,所以巴比妥类药物属非去极化型阻断剂。

**3. 影响巴比妥类药物活性的因素与构效关系**

巴比妥类药物属于结构非特异性药物,其镇静催眠作用的强弱、快慢、作用时间长短主要取决于药物的理化性质,与药物的酸性解离常数、脂水分配系数和代谢过程有关。

（1）影响巴比妥类药物活性的因素

1）酸性解离常数 $pK_a$ 对药效的影响：通常，药物以分子的形式透过细胞膜和血脑屏障，以离子的形式发挥药理作用，因此要求药物具有一定的解离度。若药物 $pK_a$ 太小，在生理条件（pH7.4）下，几乎全部电离，无法通过细胞膜导致不吸收，无活性。

2）脂水分配系数对药效的影响：药物具有亲水性才能在体液中传输，具有亲脂性才能透过血脑屏障，到达作用部位，发挥镇静催眠作用。

3）药物的体内代谢对作用时间的影响：巴比妥类药物主要通过肝脏代谢，包括 5 位取代基的氧化、N 上脱烷基、2 位脱硫、内酰胺环的水解开环等。代谢结果使药物脂溶性下降，脑内血药浓度降低，失去镇静催眠活性。巴比妥类药物的作用时间与体内代谢过程有关。5 位上的取代基为芳烃或饱和烷烃时不易被氧化，作用时间长；5 位上的取代基为支链烷烃或不饱和烃时，在体内易被氧化，作用时间短。

（2）巴比妥类药物的构效关系（图 4-2）

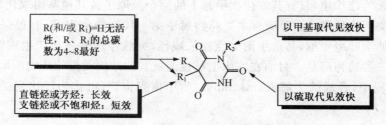

图 4-2  巴比妥类药物的构效关系

1）5 位上应有两个取代基：巴比妥酸和 5 位单取代巴比妥酸在正常生理条件下，几乎全部电离成离子形态，不能透过血脑屏障，无镇静催眠作用。5,5-二取代或 1,5,5-三取代巴比妥类，分子中存在内酰胺-内酰亚胺互变异构体，酸性减弱（$pK_a$7～8），在生理条件下为具有分子态和离子态的药物，易透过血脑屏障进入人脑中发挥作用。

2）5 位上的两个取代基的碳原子总数以 4～8 为最好，是临床常用的药物；大于 8 时作用下降甚至出现惊厥。

3）5,5-二取代巴比妥酸的氮原子上若引入甲基，可降低酸性并增加脂溶性，起效快、作用时间短。若在两个氮原子上都引入甲基，可产生惊厥作用。

4）5,5-二取代巴比妥酸的 2 位碳上的氧原子若以 S 原子取代，如硫喷妥钠，脂溶性增大，起效快；易代谢，持续时间短。

## 苯巴比妥（phenobarbital）

【化学名】  5-乙基-5-苯基-2,4,6-(1$H$,3$H$,5$H$)嘧啶三酮 [5-ethyl-5-phenyl-2,4,6-(1$H$,3$H$,5$H$) pyrimidinetrione]。

【理化性质】  本品为白色结晶性粉末，无臭，味微苦，熔点 174.5～178℃。在空气中较稳定,难溶于水,能溶于乙醇、乙醚,在三氯甲烷中略溶。

本品弱酸性,可与氢氧化钠或碳酸钠生成苯巴比妥钠。其钠盐水溶液与酸性物质接触或吸收空气中 $CO_2$,会析出苯巴比妥沉淀。

本品钠盐水溶液放置过久易水解生成苯丁酰脲沉淀而失去活性,如图 4-3 所示。为避免水解,苯巴比妥钠应先制成粉针剂,现用现配制。

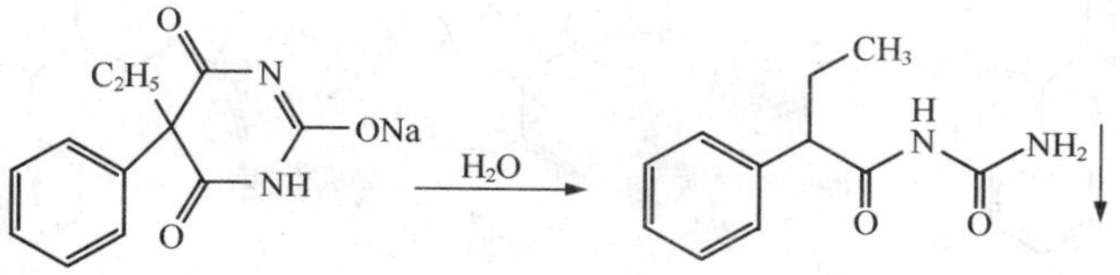

图 4-3 苯巴比妥钠盐水解失活过程

本品具有双缩脲的特征反应。其钠盐可与硝酸银或硝酸汞作用生成白色沉淀。可溶于碳酸钠或氨试液。与吡啶和硫酸铜作用生成紫红色沉淀。

钠盐水溶液与硝酸银作用生成白色沉淀,沉淀溶于碳酸钠或氨水。

【合成】 巴比妥类药物的常用合成法是用丙二酸二乙酯与相应的卤代烃在醇钠的催化下引入取代基,再与脲在醇钠催化下缩合得到。对于 5 位的两个不同取代基在引入时为避免立体位阻的影响,合成时一般先引入体积大的基团,再引入体积小的基团。

以苯乙酸乙酯为原料,与草酸二乙酯在醇钠催化下缩合,加热脱羧,制得 2-苯基丙二酸二乙酯,再用溴乙烷进行乙基化,最后与脲缩合酸化即得(图 4-4)。

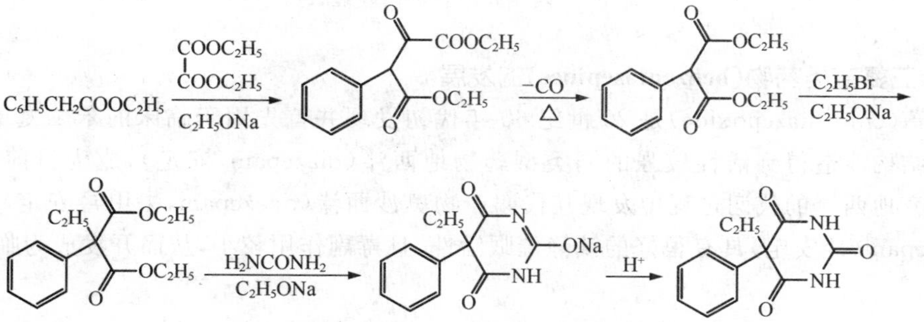

图 4-4 苯巴比妥的合成

【临床应用】 本品具有镇静、催眠、抗惊厥作用,临床用于治疗失眠、惊厥和癫痫大发作。

### 4.1.2 苯二氮䓬类镇静催眠药

苯二氮䓬类药物(benzodiazepines)是 20 世纪 60 年代初发展起来的一类镇静、催眠、抗焦虑药,同时具有中枢性肌松、抗惊厥等作用。由于作用强、毒副作用小,目前已取代了巴比妥类药物,成为镇静、催眠、抗焦虑的首选药物。这类药物起效快,耐受性好,缺点是有较强的依赖性并伴有较严重的停药反应或失眠反跳现象。

根据化学结构特点,临床上使用的苯二氮䓬类镇静催眠药可以分为西泮和唑仑两大类,见图 4-5。

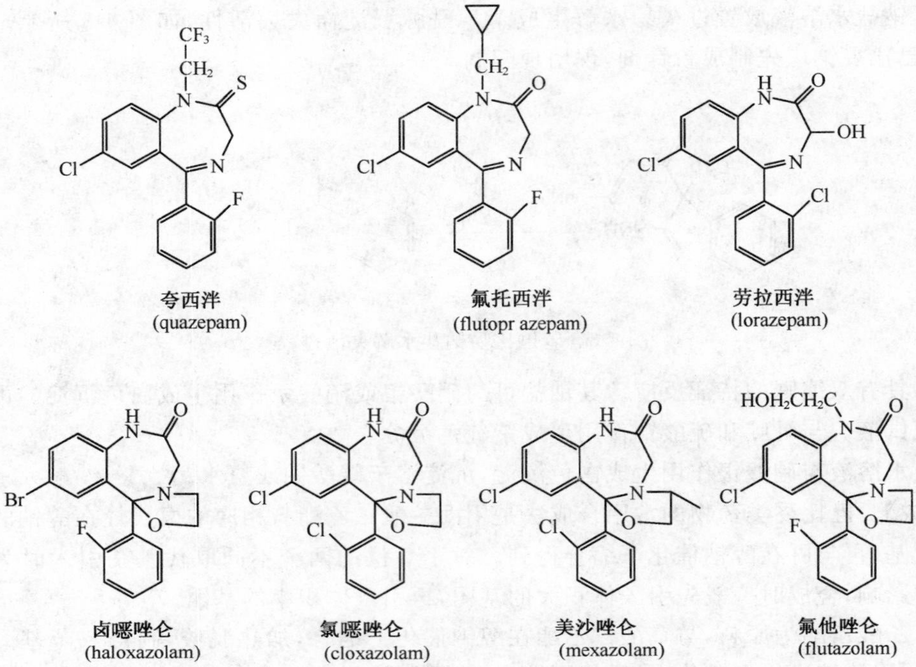

图 4-5　西泮和唑仑类镇静催眠药

### 1. 苯二氮䓬类药物(benzodiazepines)的发展

氯氮䓬(chlordiazepoxide)是 20 世纪 60 年代初发现并首先用于临床的苯二氮䓬类药物。对它进行结构改造得到活性较强的同类型药物地西泮(diazepam,安定),成为目前临床常用药。在研究地西泮的代谢过程中发现其代谢产物奥沙西泮(oxazepam,去甲羟安定)和替马西泮(temazepam,羟安定)具有很好的镇静催眠活性,且毒副作用较小,从而开发成为临床用药。

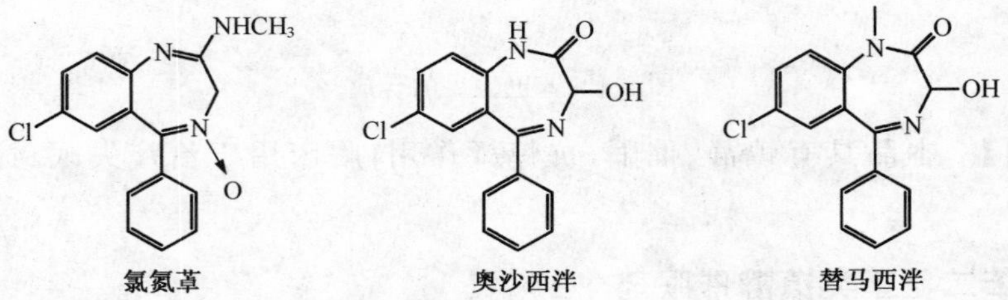

对地西泮进行结构改进,得到一系列临床用药,如硝西泮(nitrazepam)、氯硝西泮(clonazepam)、氟西泮(flurazepam)等。

在苯二氮䓬环 1,2 位再并合另一个杂环,药物的镇静催眠和抗焦虑作用明显增加,对代谢

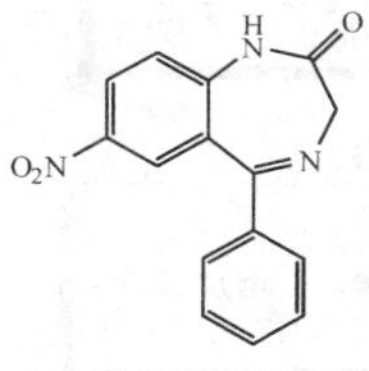

硝西泮 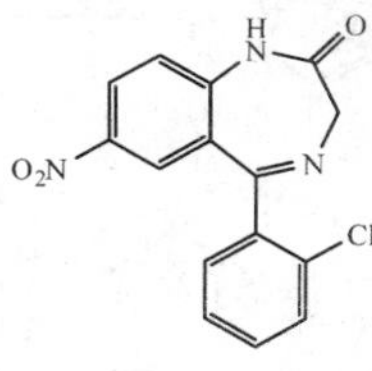　　　　　　　　氯硝西泮 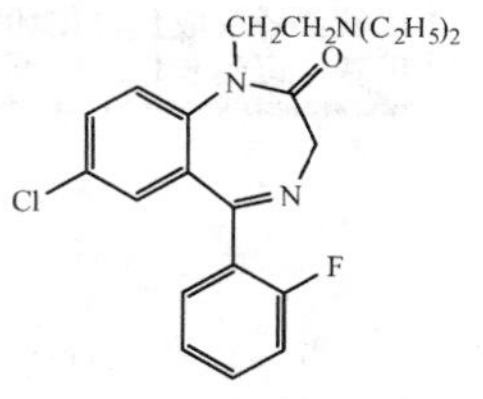　　　　　　　　氟西泮

稳定,也提高了药物与受体的亲和力。其中三氮唑稠环和咪唑环最重要。三氮唑稠环的药物有艾司唑仑(estazolam)、阿普唑仑(alprazolam)和三唑仑(triazolam)等,咪唑环的药物有咪达唑仑(midazolam,速眠安)和氯普唑仑(coprazolam),已成为临床常用的镇静、催眠和抗焦虑药。

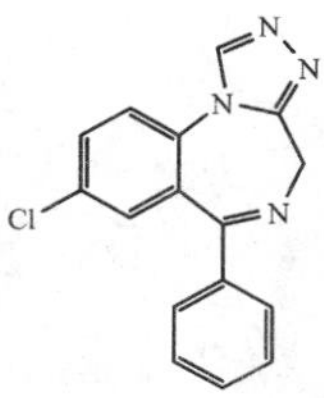

艾司唑仑 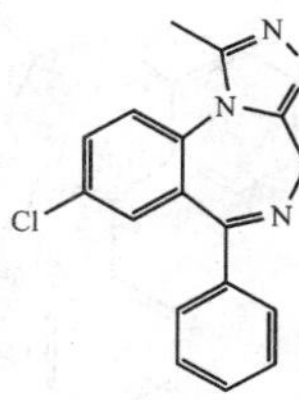　　　　　　　阿普唑仑 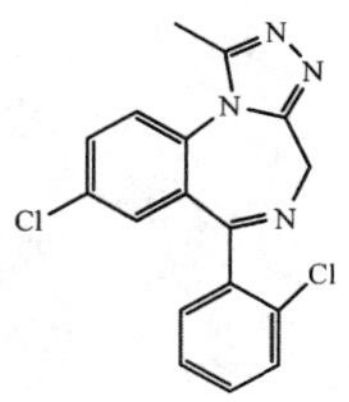　　　　　　　三唑仑

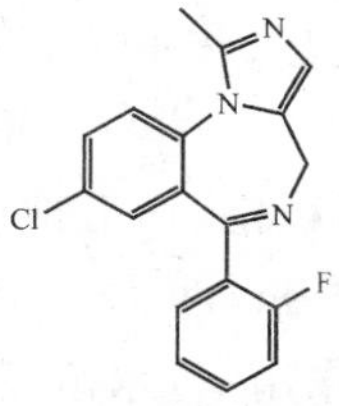

咪达唑仑 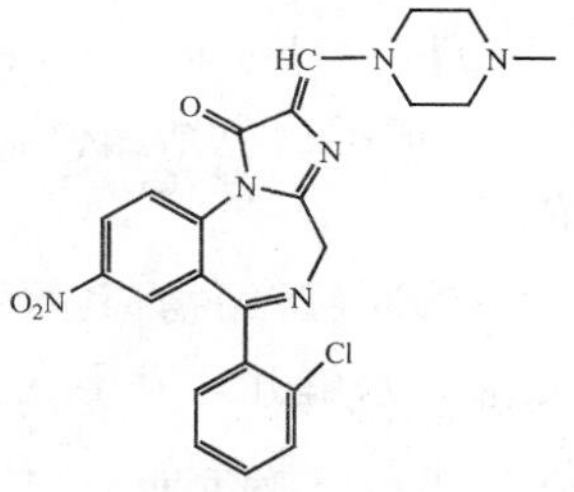　　　　　　　氯普唑仑

### 2. 苯二氮䓬类药物的作用机制

苯二氮䓬类药物的作用机制与 $\gamma$-氨基丁酸(GABA)有关。GABA 是中枢系统中的抑制性神经递质,$GABA_A$ 型受体的 $\alpha$ 亚基上有特殊的苯二氮䓬类的结合位点,通常称为苯二氮䓬受体。当苯二氮䓬类药物与中枢的苯二氮䓬受体结合发挥作用,可增强中枢抑制性神经递质 $\gamma$-氨基丁酸(GABA)的神经传递功能和突触抑制效应,从而产生镇静、催眠、抗焦虑、抗惊厥、中枢性肌松等作用。

### 3. 苯二氮䓬类药物的构效关系

(1) 分子中的七元亚胺内酰胺环(B 环)为活性必需结构,而苯环(A 环)被其他芳杂环如噻吩、吡啶等取代,仍有较好的生物活性。

(2) 在 1,4 苯并二氮䓬环的 7 位及 5-苯基上的 2′位引入吸电子基能明显增强活性。

(3) 1 位氢被甲基取代,可增强活性;若此甲基被代谢脱去,活性仍保留。

(4) 3 位氢原子被羟基取代,活性稍有下降,但毒性很低。

(5) 在 1,2 位或 4,5 位并入杂环可增强活性。构效关系见图 4 - 6。

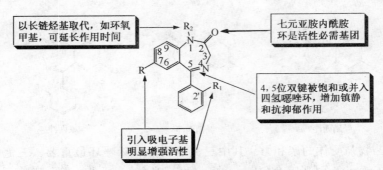

图 4-6  苯二氮䓬类药物的构效关系

## 地西泮（diazepam）

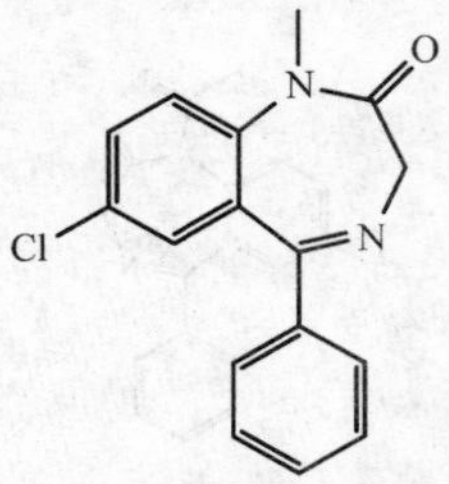

【化学名】  1-甲基-5-苯基-7-氯-1，3-二氢-2$H$-1，4-苯并二氮杂䓬-2-酮（7-chloro-1，3-dihydro-1-methyl-5-phenyl-2$H$-1，4-benzodiazepin-2-one），又名安定。

【理化性质】  本品为白色或类白色结晶性粉末，无臭，味微苦。在水中几乎不溶，溶于乙醇，易溶于三氯甲烷和丙酮。

本品分子结构中存在酰胺及烯胺结构，其水溶液不稳定，遇酸或碱易水解开环，生成 2-甲氨基-5-氯-二苯甲酮和甘氨酸。水解开环发生在 1，2 位和 4，5 位，4，5 位开环为可逆性反应，在中性或碱性条件下脱水闭环。口服本品后，在胃酸作用下，水解反应几乎都在 4，5 位上进行，但开环化合物进入碱性的肠道后重新闭环形成原药，不影响生物利用度。如图 4-7 所示。

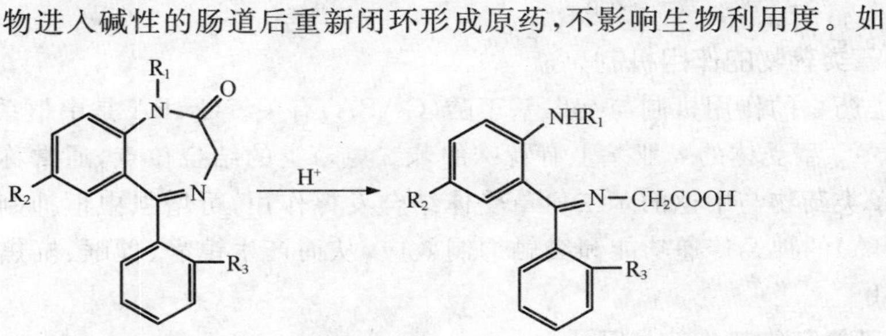

图 4-7  西泮类药物的水解开环反应

　　本品可进行生物碱的反应,将本品溶于盐酸,与碘化铋钾试液生成橘红色沉淀,放置后颜色变深。另本品加硫酸,振摇使溶解,在紫外灯(365nm)下检识,显黄绿色荧光,均可用于鉴别。

**【体内代谢】**　　本品的代谢主要在肝脏中进行,其代谢途径包括 N-1 去甲基、C-3 位上羟基化、苯环羟基化、氮氧化合物还原等。其中 N-1 去甲基得到去甲西泮、进一步 C-3 位上羟基化得到奥沙西泮,两者均为活性代谢产物,已用于临床。见图 4-8。

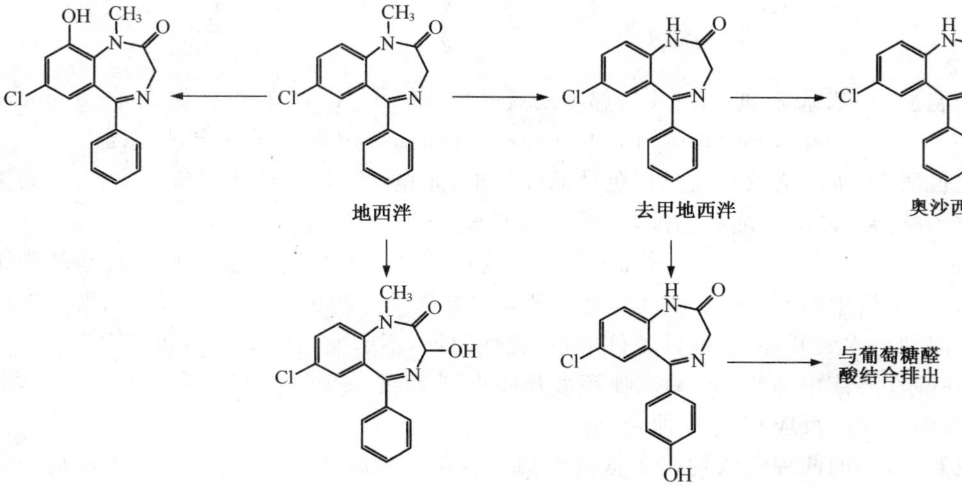

图 4-8　地西泮的体内代谢途径

**【合成】**　　以对氯硝基苯和苄腈为原料,在氢氧化钾-甲醇溶液中缩合得 3-苯-5-氯嗯呢,然后与硫酸二甲酯在甲苯中发生甲基化反应生成 1-甲基-3-苯基-5-氯嗯呢甲磺酸盐,用铁粉还原得 2-甲氨基-5-氯二苯甲酮。在环乙烷中用氯乙酰氯酰化,生成 2-(N-甲基-氯乙酰氨基)-5-氯二苯甲酮,在甲醇中与盐酸乌洛托品作用即得(图 4-9)。

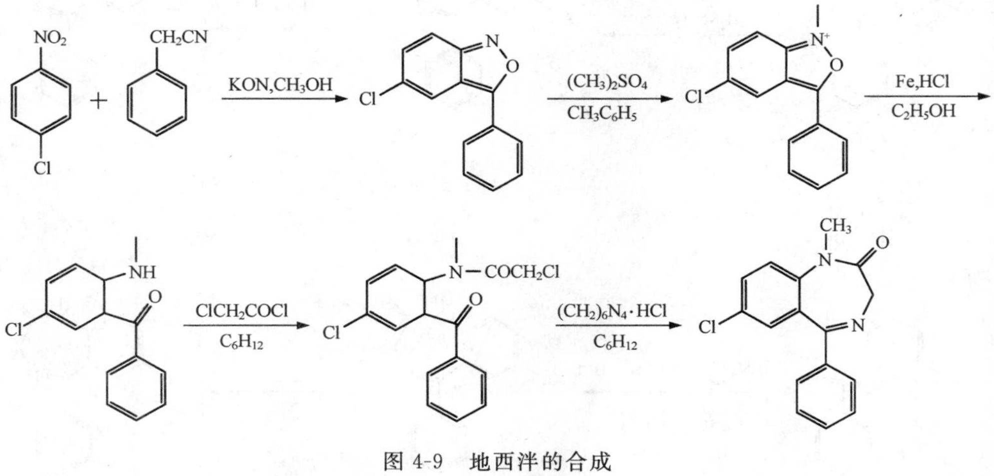

图 4-9　地西泮的合成

**【临床应用】**　　本品用于治疗焦虑症、一般性失眠和神经官能症,还可用于抗惊厥和抗癫痫。

# 艾司唑仑(estazolam)

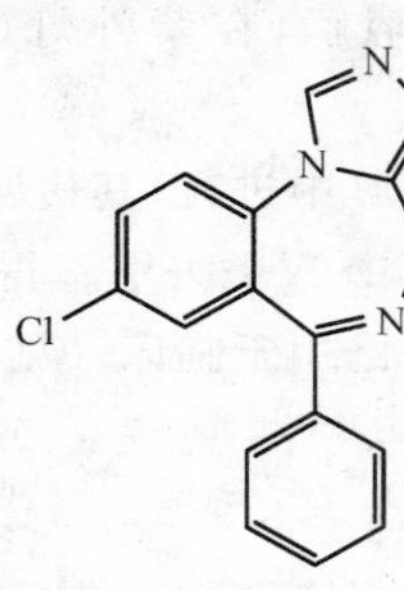

【化学名】  6-苯基-8-氯-4$H$-[1,2,4]-三氮唑[4,3-a] [1,4]苯并二氮杂䓬(8-chloro-6-phenyl-4$H$-[1,2,4]-triazolo[4,3-a] [1,4] benzodiazepine),又名舒乐安定,忧虑定。

【理化性质】  本品为白色或类白色结晶性粉末,无臭,味微苦,熔点229～232℃。易溶于氯仿或醋酐,略溶于乙醇或醋酸乙酯,几乎不溶于水。

本品是在1,2位并入三唑环,增加了药物与受体的亲和力及代谢稳定性,因此也增强镇静催眠作用。但结构中的亚胺键(5,6位)比一般苯二氮䓬类药物更易发生可逆性水解。在酸性条件下,室温即可水解开环,在碱性条件下,可逆性闭环,不影响药物的生物利用度。

本品在酸性溶液中加热5min,三唑环可开环得到2-氨基-5-氯二苯甲酮的水解产物,会发生芳香伯胺的特征性反应重氮化-偶合反应。

【合成】  常用的两种路线均以2-氨基-5-氯二苯甲酮为原料。第一条路线:2-氨基-5-氯二苯甲酮与氨基乙腈环合,再用肼取代2位的氨基,经甲酸处理形成三唑环,得到艾司唑仑;第二条路线:2-氨基-5-氯二苯甲酮与甘氨酸乙酯盐酸盐反应形成七元的苯二氮䓬2-酮,与$P_4S_{10}$(phoshorus pentasulfide)生成硫代苯二氮䓬2-酮,经与第一条路线相同过程得到艾司唑仑。见图4-10。

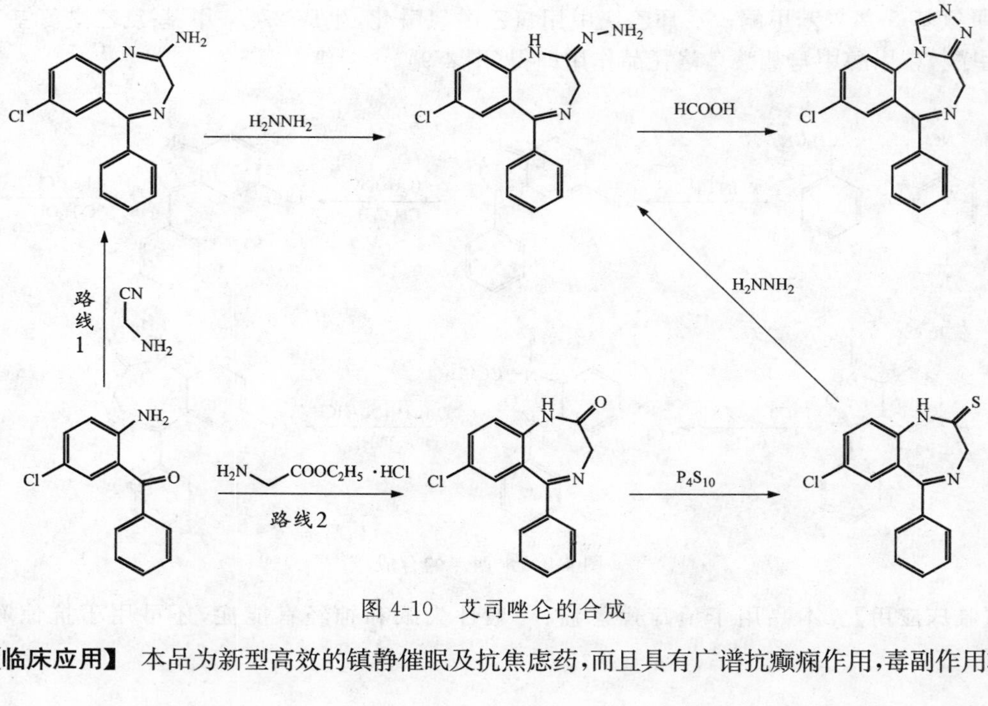

图4-10  艾司唑仑的合成

【临床应用】  本品为新型高效的镇静催眠及抗焦虑药,而且具有广谱抗癫痫作用,毒副作用较小。

### 4.1.3　其他类镇静催眠药(图 4-11)

**1. 醛类**

水合氯醛(chloral hydrate)是最早用于催眠的有机合成物,至今一些国家还在使用。口服或直肠给药能迅速吸收,大部分在肝脏和其他组织内被还原为具有活性的三氯乙醇。水合氯醛和三氯乙醇都有催眠、抗惊厥作用,三氯乙醇对中枢神经系统的作用部位类似巴比妥类。本品有臭味,对胃肠道有刺激作用可导致恶心呕吐。本品没有止痛和安定的作用。

**2. 氨基甲酸酯类**

本类药物最早应用于临床的是氨基甲酸乙酯,后来在研究甘油醚类肌松剂时发现了甲丙氨酯(meprobamate,眠尔通)。其作用于 GABA$_A$ 受体中甲丙氨酯特别的识别部位,可促进钠离子通道开放而产生中枢抑制作用。甲丙氨酯为弱安定药,较安全,尤其适合于老年失眠患者使用。临床上用于神经官能症的紧张、焦虑、失眠和中枢性肌肉松弛。

**3. 喹唑酮类**

典型代表药甲喹酮(methaqualone)起效快,持续时间长,可用于神经衰弱、失眠和麻醉前给药。该类药物长期使用会产生依赖性,而且停药后有戒断症状。在临床上限用。

**4. 吡咯酮类**

佐匹克隆(zopiclone)是临床上第一个应用的吡咯酮类。它的催眠作用迅速,且具有抗焦虑和抗惊厥作用,其毒性和副作用比苯二氮䓬类小,被称为"第三代催眠药"。长期用药后突然停药有戒断症状。

**5. 咪唑并吡啶类**

唑吡坦(zolpidem)是新一代非苯二氮䓬类镇静催眠药,它与苯二氮䓬类药物的结合部位的亚部位作用,对外周苯二氮䓬受体亚型无亲和力,具有高度选择性。唑吡坦副作用小,对呼吸无抑制作用,自 20 世纪 90 年代以来成为欧美国家主要的镇静催眠药。

**6. 褪黑激素受体激动剂**

雷美替胺(ramelteon)是第一个应用于临床的褪黑激素受体激动剂。主要用于治疗难以入睡型失眠症,对慢性失眠和短期失眠也有确切疗效。它与褪黑激素 MT$_1$ 和 MT$_2$ 受体有较高的亲和力,不与 MT$_3$ 作用。此外,它不与 GABA 受体结合,在一定范围内也不干扰多数酶的活性。因此,能避免与 GABA 药物相关的注意力分散,长期使用无成瘾性和药物依赖性。

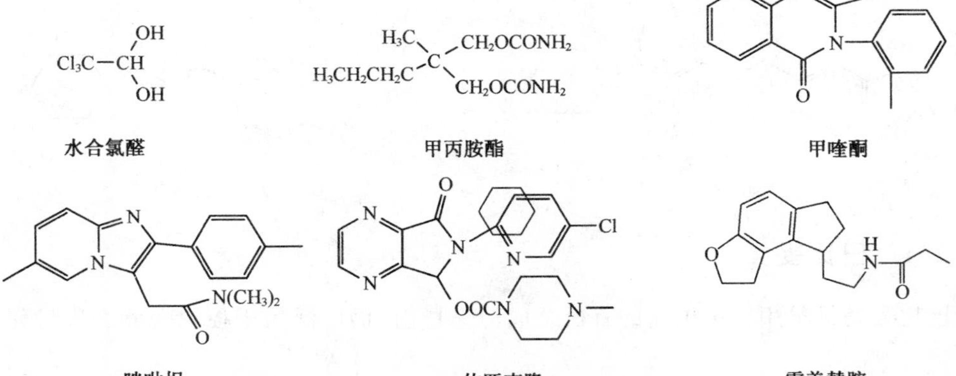

图 4-11　其他类型镇静催眠药

# 4.2　抗癫痫药(Antiepileptics)

癫痫是一种常见的发作性神经症状,具有突发性、暂时性和反复性三大特点。由于大脑局部神经元兴奋性过高,反复发生阵发性放电而引起大脑功能失调。临床表现为不同的运动、感觉、意识、行为和自主神经功能紊乱等症状,并伴有异常脑电图。国际上把癫痫发作分为全身性发作和部分性发作两类,全身性发作包括强直-阵挛性发作(大发作)和失神性发作(小发作),部分性发作包括单纯性局限性发作(局限性发作)和复合性局限性发作(神经运动性发作)。

抗癫痫药可以抑制大脑神经的兴奋性,用于防止和控制癫痫的发作。一种理想的抗癫痫药在治疗剂量能完全抑制癫痫的发作,毒性小,耐受性好,用药后起效快,持效长,不复发。目前临床使用的抗癫痫药物不能完全满足上述要求。

常用的抗癫痫药按化学结构可分为巴比妥类、乙内酰脲类、噁唑烷酮类、氢化嘧啶二酮类、苯二氮䓬类、二苯并氮杂䓬类、丁二酰亚胺类、脂肪羧酸类等(表 4-1)。

表 4-1　常用抗癫痫药的类型及主要用途

| 结构类型 | 常用药物 | 主要用途 |
| --- | --- | --- |
| 巴比妥类 | 苯巴比妥 | 癫痫大发作及局限性发作 |
| 乙内酰脲类 | 苯妥英 | 癫痫大发作首选,局限性和精神运动性发作有效 |
| 噁唑烷酮类 | 三甲双酮 | 失神性小发作有效(对造血系统毒性较大,现已少用) |
| 氢化嘧啶二酮类 | 扑米酮 | 控制癫痫大发作和局限发作,对精神运动性发作有效 |
| 苯二氮䓬类 | 地西泮 | 用于控制各种癫痫,治疗癫痫持续状态的首选药物之一 |
| 二苯并氮杂䓬类 | 卡马西平 | 控制癫痫大发作、复杂部分性发作和精神运动性发作有效 |
| 丁二酰亚胺类 | 乙琥胺 | 控制癫痫小发作 |
| 脂肪羧酸类 | 丙戊酸钠 | 适用于大发作、肌阵挛发作和失神发作,对各型小发作效果更好 |

我国民间验方白胡椒对癫痫有效,其有效成分为胡椒碱(piperine),对其结构研究发现了抗痫灵。抗痫灵对多种病因和类型的癫痫有效,对原发性大发作效果较好。

胡椒碱　　　　　　　　　　　　　　　　　　　　抗痫灵

## 4.2.1　巴比妥类

苯巴比妥是最早用于抗癫痫的有机合成药。目前,仍广泛用于控制癫痫的大发作及局限性发作。

### 4.2.2　乙内酰脲类及其同型物

乙内酰脲本身无抗癫痫作用,当 5 位两个氢为烷基取代后具有抗惊厥、抗癫痫作用,如苯妥英,抗惊厥作用强,毒性大,有致畸作用,主要用于控制大发作。将乙内酰脲结构中—NH—以其电子等排体—O—或—CH$_2$—代替,分别得噁唑烷酮类和丁二酰亚胺类。噁唑烷酮类有三甲双酮(trimethadione),由于其对造血系统毒性大、疗效差,现已少用。丁二酰亚胺类药物乙琥胺(ethosuximide),生物利用度近乎 100%,为失神性发作的首选药物。

### 4.2.3　苯二氮䓬类

具有镇静催眠抗焦虑作用的苯二氮䓬类药物同时也有抗癫痫作用,其作用机理为增强 GABA 作用。地西泮、硝西泮等在临床上都可用作抗癫痫药,用于控制失神性小发作、运动性发作及持续状态等。

### 4.2.4　二苯并氮杂䓬类

二苯并氮杂䓬类的代表药物有卡马西平(carbamazepine)和奥卡西平(oxcarbazepine)。卡马西平最初用于治疗三叉神经痛,现在主要用于控制精神运动性发作以及苯妥英钠等其他药物难以控制的大发作、复杂部分性发作或其他全身性发作,对失神性发作无效。其作用机理为对苯二氮䓬受体有激活作用,阻断 Na$^+$ 通道以防止病灶神经元的放电扩散。毒性比苯妥英小。奥卡西平是卡马西平的 10-酮基衍生物,药理作用与卡马西平相同。其在体内几乎完全代谢为有活性的 10,11-二氢-10-羟基卡马西平和少量无活性的反式 10,11-二羟基卡马西平。由于不产生 10,11-环氧化合物,因此奥卡西平毒性小,不良反应低。

### 4.2.5　脂肪羧酸类

丙戊酸(valproic acid)是 1963 年在筛选抗癫痫药物时意外发现的,进而研究开发成一类具有脂肪酸结构的抗癫痫药物。1964 年首先在临床上使用丙戊酸钠(sodium valproate)。丙戊酸和丙戊酸钠为不含氮的广谱抗癫痫药,可用于大发作、肌痉挛性小发作。此类药物的作用机理为抑制 GABA 的降解或促其合成,由此增加脑中 GABA 的浓度,同时其体内代谢产物可明显提高脑组织的兴奋阈。

**苯妥英钠(phenytoin sodium)**

【化学名】　5,5-二苯基-2,4-咪唑烷二酮钠盐(5,5-diphenyl-2,4-imidazolidinedione sodium),又名大伦丁钠(dilantin sodium)。

【理化性质】　本品为白色粉末,无臭、味苦,微有引湿性。本品易溶于水和乙醇,几乎不溶于三氯甲烷和乙醚。

本品水溶液呈碱性,置于空气中可吸收 $CO_2$,析出游离的苯妥英而出现浑浊,游离的苯妥英与氨液生成铵盐溶解。因此,应密闭保存或新鲜配制。

本品水溶液与碱加热可水解开环,最后生成二苯基氨基乙酸和氨气(见图 4-12)

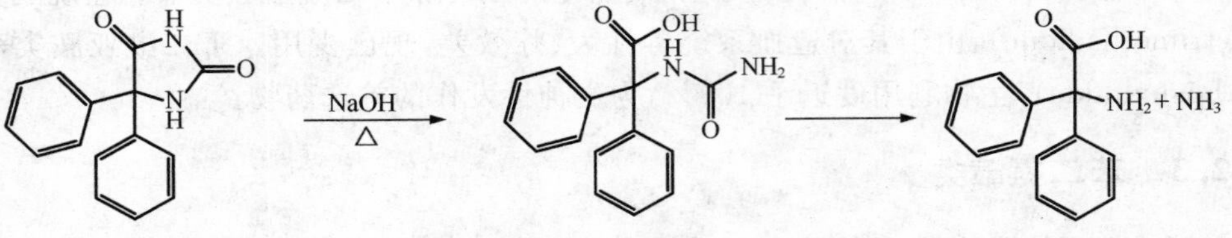

图 4-12　苯妥英与碱加热水解过程

本品水溶液与硝酸银或硝酸汞试液反应生成不溶于氨的白色沉淀。本品与吡啶硫酸铜试液反应显蓝色。这两种反应可用来鉴别苯妥英钠和巴比妥类药物。

【合成】　本品的合成以苯甲醛为原料,在氰化钠存在下经安息香缩合,生成的二苯乙醇酮用硝酸氧化为二苯乙二酮,在碱性醇液中与脲缩合后重排即得(图 4－13)。

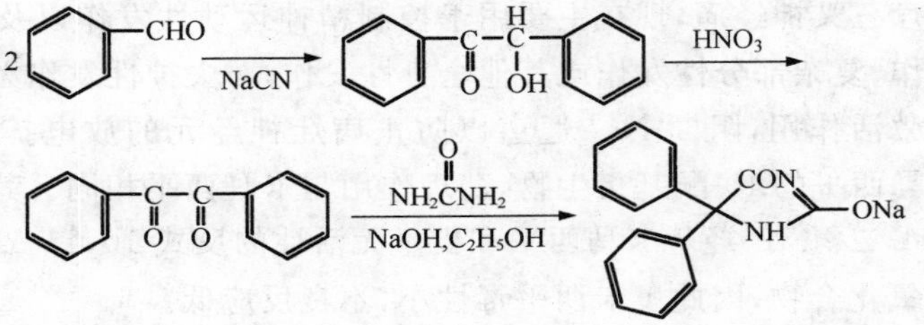

图 4-13　苯妥英钠的合成

【体内代谢】　本品主要在肝脏内代谢,主要代谢产物为无活性的 5-(4-羟基苯基)-5-苯乙内酰脲,它与葡萄糖醛酸结合排出体外。本品具有"饱和代谢"特点,即用量过大或短时反复给药,可使代谢酶饱和,代谢将显著减慢,易产生毒副作用。需要进行血药浓度的监测,以决定患者每日的给药次数和用量。

【临床应用】　本品是治疗癫痫大发作的首选药,可对部分性发作及持续状态有效,对小发作无效。本品还可治疗心律失常、高血压、三叉神经痛。

### 卡马西平(carbamazepine)

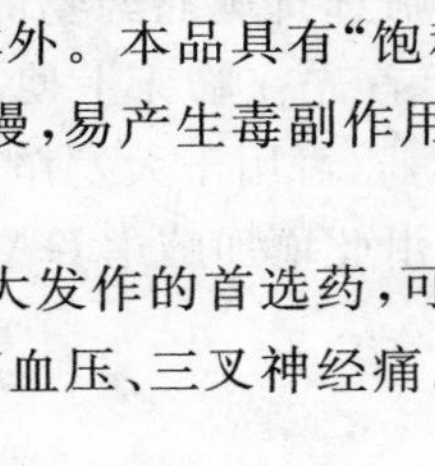

【化学名】　5$H$-二苯并[$b$,$f$]氮杂䓬-5-甲酰胺(5$H$-dibenz[$b$,$f$] azepine-5-carboxamide),又名酰胺咪嗪、卡巴咪嗪、痛可宁、立痛定。

【结构特点】　两个苯环与氮杂䓬环骈合而成。

【理化性质】　本品为白色或类白色的结晶性粉末,具多晶性,熔点 189～193 ℃。几乎不溶于水,在乙醇中微溶,易溶于三氯甲烷。

本品在干燥状态及室温下较稳定。片剂在潮湿环境中保存,可生成二水合物使片剂硬化,导致溶解和吸收差,使药效降至原来的 1/3。长时间光照,固体表面由白色变橙黄色,部分环化形成二聚体和氧化成 10,11-环氧化物,故本品需避光保存。

本品加硝酸加热数分钟后,显橙红色。

【合成】　以 5H-10,11-二氢二苯并[b,f]氮杂䓬为原料,经 5 位氯甲酰化,10 位溴代,消除,胺化制得本品(图 4-14)。

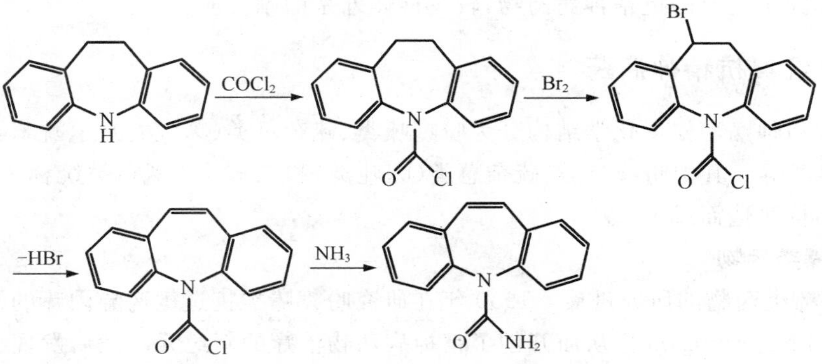

图 4-14　卡马西平的合成

【体内代谢】　本品口服后在胃肠道吸收,由于水溶性差,所以吸收慢且不规则。本品经肝脏代谢,半衰期大于 14h,主要代谢产物为 10,11-环氧卡马西平,10,11-二羟基卡马西平,后者与葡萄糖醛酸结合,经肾脏排出体外。10,11-环氧卡马西平也具有抗癫痫作用。在卡马西平的 10 位引入羰基,得到奥卡西平(oxcarbazepine)。与卡马西平相比,奥卡西平耐受性更好。

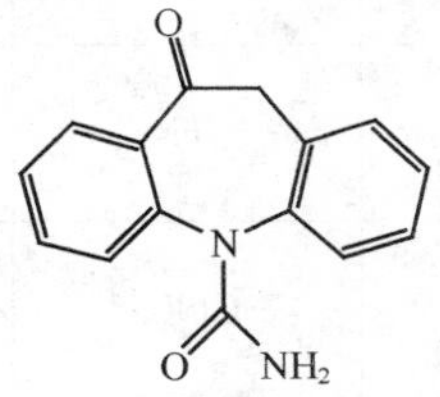

奥卡西平

【临床应用】　本品有抗癫痫作用,对精神运动性发作最有效,对大发作、局限性发作和混合型癫痫也有效,减轻精神异常,对伴有精神症状的癫痫尤为适宜。还可用于治疗外周神经痛。毒性比苯妥英钠小,常见的副反应有嗜睡、复视及精神紊乱,少数病人出现骨髓抑制。

# 4.3　抗精神病药(Antipsychotics)

精神失常是由多种原因引起的认识、情感、意志或行为等精神活动异常的一类疾病。对精神失常有治疗作用的药物称为抗精神失常药。根据临床应用把抗精神失常药分成 4 类:抗精神病药、抗焦虑药、抗抑郁药和抗躁狂药。

抗精神病药又称强安定药或抗精神分裂症药,主要用于治疗精神分裂症,减轻患者的激动、敏感和好斗情绪,消除病人幻觉、妄想,减轻精神过度激动或激发精神过度消沉。

一般认为精神分裂症可能与患者脑内多巴胺神经系统的功能亢进有关,由于脑部多巴胺过量,或者多巴胺受体超敏致病。多巴胺是脑内传递神经冲动的一种化学物质,人的运动功能、情绪和行为的控制都与多巴胺神经活动密切相关。根据抗精神病药的药效学和副作用的差异,分为经典抗精神病药和非经典抗精神病药两大类。经典的抗精神病药物主要是阻断多巴胺受体,从而发挥抗精神病的作用。同时,也产生椎体外系的副反应。非经典的抗精神病药物作用机制不同于经典的抗精神病药物,较少椎体外系的副反应。

### 4.3.1 经典抗精神病药

经典的抗精神病药根据化学结构分为吩噻嗪类、硫杂蒽类(噻吨类)、丁酰苯类、苯酰胺类、二苯并二氮䓬类等。其中吩噻嗪类、硫杂蒽类(噻吨类)和二苯并二氮䓬类统称为三环类,都是由吩噻嗪的结构改造而成。

#### 1. 吩噻嗪类药物

(1) 吩噻嗪类药物的研究进展　1950 年在研究吩噻嗪类抗过敏药异丙嗪的结构改造时发现了氯丙嗪(chlorpromazine),从而开创了精神病药物治疗的新纪元。随后发现了其他吩噻嗪类抗精神病药,如三氟丙嗪(triflupromazine)、奋乃静(perphenazine)、哌泊噻嗪(pipotiazine)和美索哒嗪(mesoridazine)等(表 4-2)。

表 4-2　常用的吩噻嗪类药物

| 结构式 | 药物名称 | 取代基 | |
|---|---|---|---|
| | | R | R' |
| | 异丙嗪<br>(promethazine) | H | —CH₂CH(CH₃)N(CH₃)₂ |
| | 乙酰丙嗪<br>(acepromazine) | —COCH₃ | —CH₂CH₂CH₂N(CH₃)₂ |
| | 奋乃静<br>(perphenazine) | —Cl | —CH₂CH₂CH₂—N◯N—CH₂CH₂OH |
| | 氟奋乃静<br>(fluphenazine) | —CF₃ | —CH₂CH₂CH₂—N◯N—CH₂CH₂OH |
| | 三氟拉嗪<br>(trifluoperazine) | —CF₃ | —CH₂CH₂CH₂—N◯N— |
| | 哌泊噻嗪<br>(pipotiazine) | —SO₂N(CH₃)₂ | —CH₂CH₂CH₂—N◯C—CH₂CH₂OH |
| | 美索达嗪<br>(mesoridazine) | O‖—S— | —CH₂CH₂—◯N |

（2）吩噻嗪类药物的构效关系

1）吩噻嗪环上取代基的位置和种类对活性影响很大。

2 位取代能增强活性，1,3,4 位取代则活性降低。抗精神病的作用强度与 2 位取代基的吸电子性成正比。

2）烷基侧链的改变：吩噻嗪母核上的氮原子与侧链碱性氨基之间相隔 3 个直链碳原子时作用最强，是吩噻嗪类抗精神病药的基本结构。碳链的延长或缩短，及支链取代都将导致其抗精神病作用的减弱或消失。侧链末端的碱性基团常为叔胺，可为脂肪叔胺基，如二甲氨基，也可为环状的哌嗪基或哌啶基。其中含哌嗪侧链的化合物作用最强，如奋乃静的活性比氯丙嗪强几十倍。

3）吩噻嗪母核的改变：吩噻嗪母核中的 S 和 N 都可以用其电子等排体取代，S 可以用—O—、—CH₂—、—CH=CH—取代，N 可以用—C=—取代，形成硫杂蒽类抗精神病药。

4）侧链上带有伯醇基的药物：可以将羟基与长碳链脂肪酸制备成酯类前药，使作用时间大大延长。如氟奋乃静作用时间约为 1 天，氟奋乃静的庚酸酯作用时间为 1～2 周。

（3）吩噻嗪类药物作用与受体关系　吩噻嗪类药物作用靶点是多巴胺受体。现在通常认为此类药物与受体之间相互作用有 A、B、C 三点（图 4-15）。其中，B 部分的立体专属性最高，C 部分次之，A 部分的立体专属性最小。

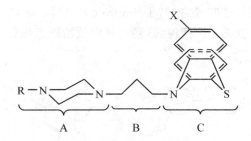

图 4-15　吩噻嗪类药物与受体之间的相互作用

B 部分必须由 3 个直链的碳原子组成。若将直链变成支链或将 3 碳链缩短为 2 碳，则与多巴胺受体的 B 部分不匹配，抗精神病活性明显下降，而抗组胺作用增强。

C 部分吩噻嗪环部分是和受体表面作用的重要部分。吩噻嗪环沿 N-S 轴折叠，由于分子沿 N-S 轴与受体发生相互作用，苯环上取代基远离受体表面，立体因素影响小，但苯环上取代基可影响环系的电子云密度，当取代基为吸电子基团时，可使氮原子和硫原子的电子密度降低而有利于和受体的相互作用，活性增强，当取代基为供电子基团如—OCH₃ 或—OH 时，活性下降。只有 2 位取代活性增强，3、4 位取代活性下降。

A 部分的立体专属性不高，但要求分子侧链末端的碱性基团与受体较窄的凹槽相对应。因此碱性基团为二乙氨基时体积较大而作用弱，而乙基成为环的一部分如哌嗪环时，分子较窄而作用强。

**2. 硫杂蒽类药物**

将吩噻嗪类环上的氮原子换成碳原子，并通过侧链与双键相连，即得硫杂蒽类药物，又称噻吨类药物。目前，临床应用的此类药物主要有氯普噻吨（又名泰尔登）、珠氯噻醇、氟哌噻吨等。（表 4-3）

表 4-3　噻吨类抗精神病药物

| 结构式 | 药物名称 | X | R |
|---|---|---|---|
| 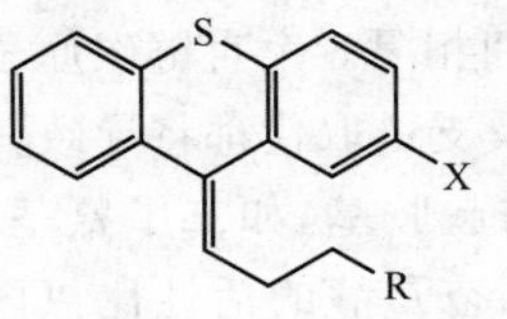 | 氯普噻吨<br>（chlorprothixene） | —Cl | —N(CH₃)₂ |
| | 珠氯噻醇<br>（zuclopenthixol） | —Cl | 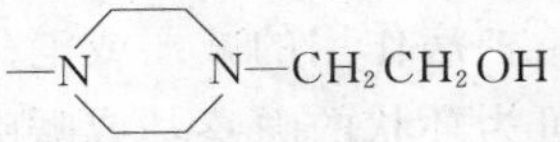 —N◯N—CH₂CH₂OH |
| | 氟哌噻吨<br>（flupentixol） | —CF₃ | |

### 3. 丁酰苯类药物

（1）丁酰苯类药物的研究进展　丁酰苯类药物（butyrophenones）是在研究镇痛药哌替啶结构改造过程中发展起来的一类作用很强的抗精神病药物。虽然丁酰苯类药物的化学结构与吩噻嗪类不同，但其抗精神病作用非常相似，且作用强度大。氟哌啶醇（haloperidol）在1958年用于临床，作用比氯丙嗪强50倍，现已广泛用于治疗急、慢性精神分裂症及躁狂症。后来又陆续发现了作用更强的三氟哌多（trifluperidol）等。

在进一步改造丁酰苯类结构的过程中，用4-氟苯甲基取代丁酰苯的酮基，发现了一类二苯丁基哌啶类抗精神病药，如匹莫齐特（pimozide）、五氟利多（penfluridol）、氟司必林（fluspirilene）等，为新的口服长效抗精神病药物，可有效治疗急慢行精神分裂症，副反应少。

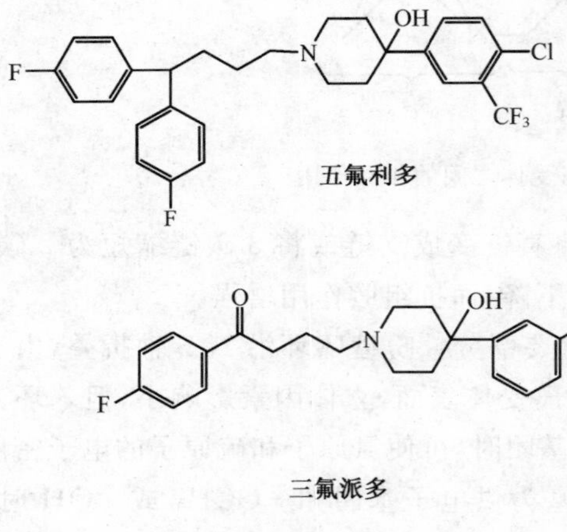

五氟利多

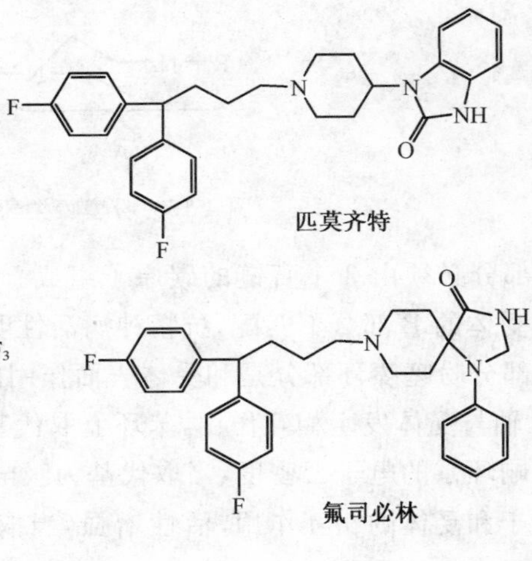

匹莫齐特

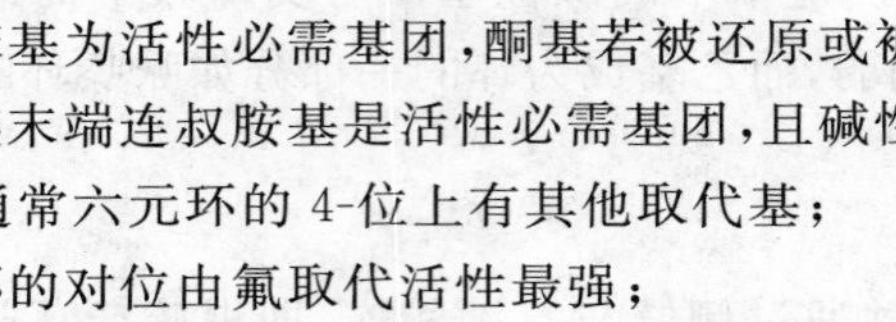

三氟哌多

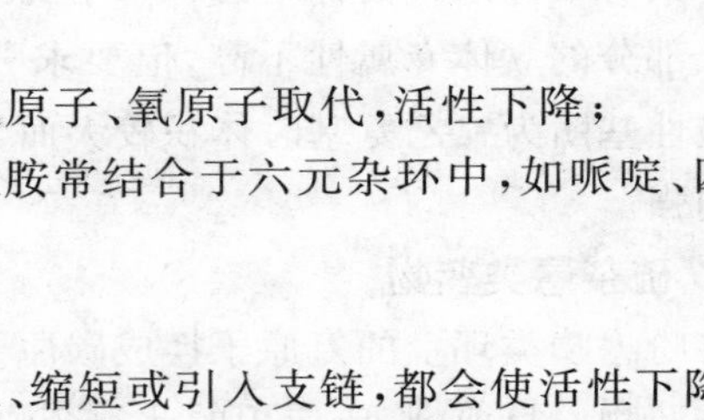

氟司必林

（2）丁酰苯类药物的构效关系（图 4-16）

1）酰苯基为活性必需基团，酮基若被还原或被硫原子、氧原子取代，活性下降；

2）侧链末端连叔胺基是活性必需基团，且碱性叔胺常结合于六元杂环中，如哌啶、四氢吡啶或哌嗪，通常六元环的4-位上有其他取代基；

3）苯环的对位由氟取代活性最强；

4）侧链羰基与碱基之间以三个碳原子最好，延长、缩短或引入支链，都会使活性下降。

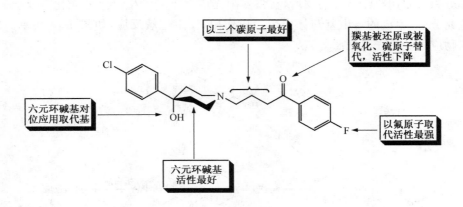

图 4-16　丁酰苯类药物的构效关系

### 4. 苯甲酰胺类药物

苯甲酰胺类药物（benzamides）具有和氯丙嗪相似的抗精神病作用，此外还有止吐作用。这类药物的发现是在对局麻药普鲁卡因的结构改造中发现甲氧氯普胺有很强的止吐作用和轻微的镇静作用。经过研究发现与拮抗多巴胺受体有关，由此得到苯酰胺类抗精神病药物。现临床上主要有舒必利（sulpiride）、奈莫必利（nemonapride）等。

舒必利　　　　　　　　　　　　　　　　奈莫必利

### 盐酸氯丙嗪（chlorpromazine hydrochloride）

**【化学名】**　$N,N$-二甲基-2-氯-10$H$-吩噻嗪-10-丙胺盐酸盐（2-chloro-$N,N$-dimethyl-10$H$-phenothiazine-10-propanamine hydrochloride），又名冬眠灵。

**【结构特点】**　具有吩噻嗪环。

**【理化性质】**　本品为白色或乳白色结晶性粉末，微臭，味极苦，有吸湿性。熔点 194 ～198℃。

本品易氧化，在空气或日光中放置，渐变为红棕色。溶液中加入对氢醌、连二亚硫酸钠、亚硫酸氢钠或维生素 C 等抗氧剂可阻止其氧化变色。

有部分患者服用吩噻嗪类药物后,在强烈阳光照射下会发生严重的光化毒反应。这是因为药物遇光分解,生成的自由基与体内蛋白质作用,发生过敏反应,如图 4-17 所示。因此,服用此类药物应避免日光强烈照射。

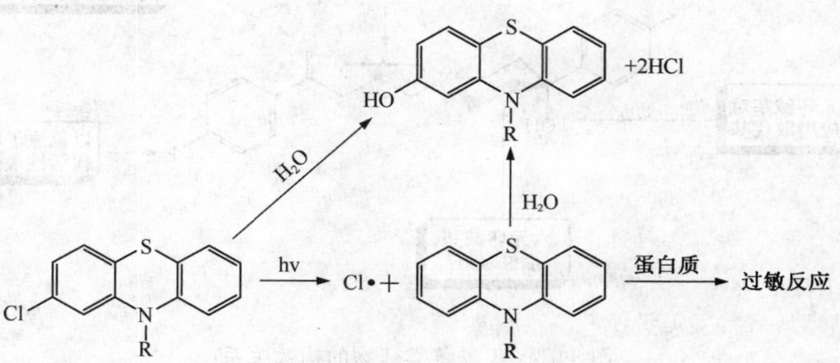

图 4-17　氯丙嗪的光敏反应

本品加硝酸呈红色,稍经放置,红色加深;加热则变为无色。本品与三氯化铁或过氧化氢试液作用显红色。

本品水溶液显酸性,遇碱可生成游离氯丙嗪沉淀,故本品忌与碱性药物配伍使用。

【合成】　以间氯苯胺和邻氯苯甲酸为原料,以铜粉为催化剂加热缩合得 2-羧基-3′-氯二苯胺,加热脱羧得间氯二苯胺,再与硫熔融得 2-氯吩噻嗪及少量 4-氯吩噻嗪。最后 2-氯吩噻嗪与 1-氯-3-二甲氨基丙烷缩合,与饱和盐酸溶液成盐即得(图 4-18)。

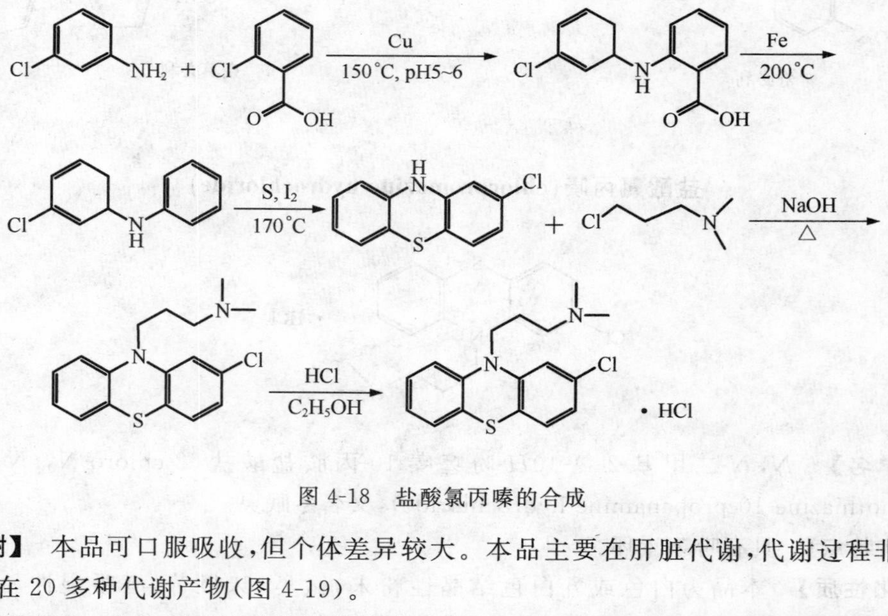

图 4-18　盐酸氯丙嗪的合成

【代谢】　本品可口服吸收,但个体差异较大。本品主要在肝脏代谢,代谢过程非常复杂,在尿中存在 20 多种代谢产物(图 4-19)。

【临床应用】　本品用于治疗精神分裂症和躁狂症的兴奋躁动,神经官能症的焦虑、紧张状态,也可用于镇吐、低温麻醉、人工冬眠等。本品的主要副作用有口干、乏力、嗜睡、便秘等。对产生光化毒反应的病人,在服药期间应避免阳光的过度照射。

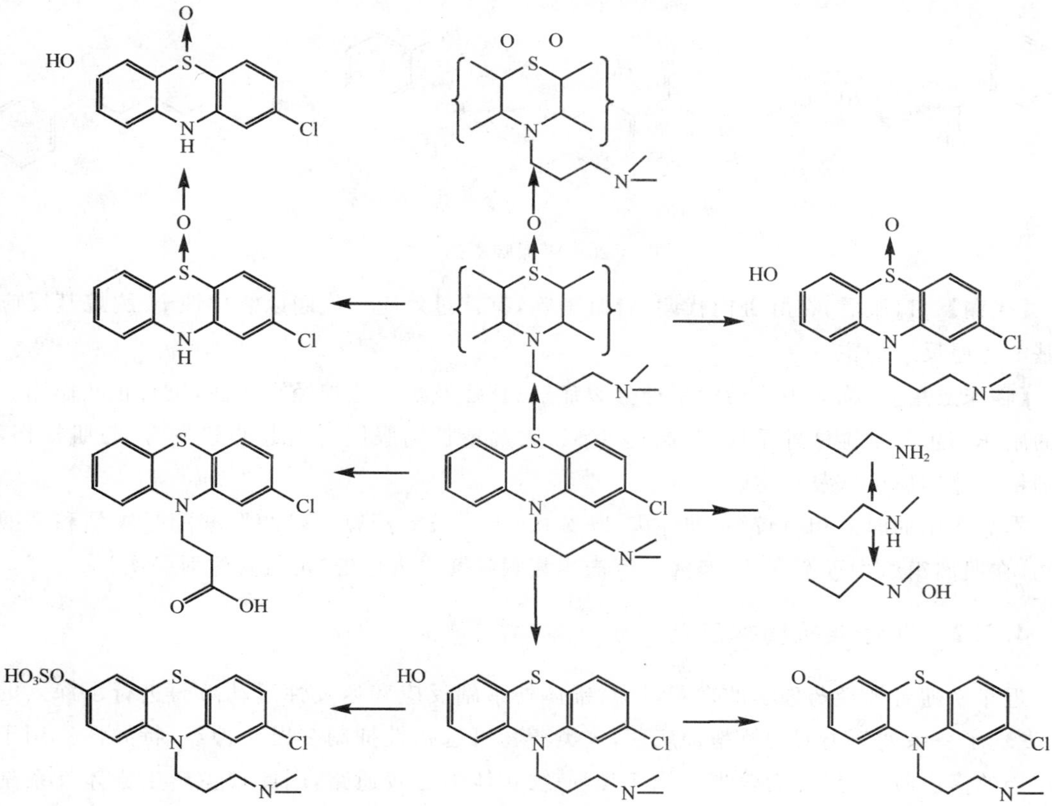

图 4-19　氯丙嗪的部分代谢途径

## 氟哌啶醇（haloperidol）

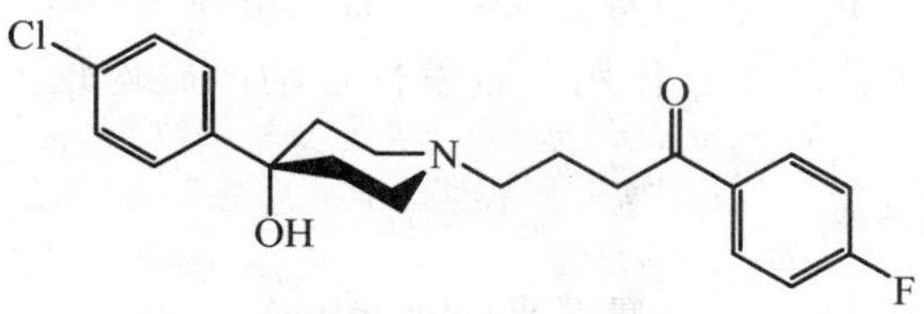

【化学名】　1-(4-氟苯基)-4-[4-(4-氯苯基)-4-羟基-1-哌啶基]-1-丁酮（4-[4-(4-chlorophenyl)-4-hydroxy-1-piperidinyl]-1-(4-fluorophenyl)-1-butanone），又名氟哌醇。

【结构特点】　具有哌啶环，属于丁酰苯类抗精神病药物。

【理化性质】　本品为白色或类白色的结晶性粉末，无多晶现象；无臭无味，熔点 149～153℃。几乎不溶于水，可溶于三氯甲烷，微溶于乙醇、乙醚中。

本品在室温、避光条件下稳定，自然光照射后颜色变深。

【合成】　本品的合成以氟-γ-氯代丁酰苯为原料，与 4-(4-氯苯基)-4-哌啶醇在碘化钾存在下加热缩合而成（图 4-20）。

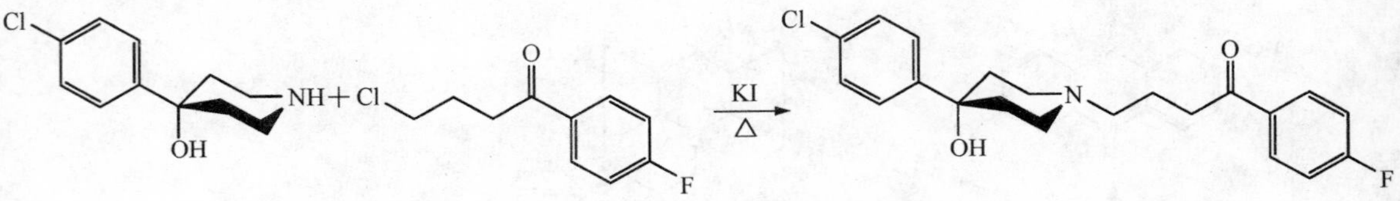

图 4-20  氟哌啶醇的合成

【代谢】  口服后,在肝脏内代谢,肾脏消除,有首过效应。代谢以氧化性 N-脱烷基反应和酮基的还原反应为主。

【临床应用】  临床用于治疗精神分裂症、躁狂症及焦虑性神经官能症,也有止吐作用。本品的副作用主要是锥体外系反应,高达 80%;大剂量长期服用可引起心律失常、心肌损伤,降低剂量或停用后可恢复正常。

本品作用的时效相对较短,肌注需 2~3 次/天。长效药氟哌啶醇癸酸酯是本品和癸酸酯化物,在肌肉组织中逐渐释放,经酶水解产生氟哌啶醇进入血液,可每月注射一次。

### 4.3.2  非经典抗精神病药

近年来随着神经药理学的发展,针对锥体外系副反应和迟发性运动障碍进行了深入的研究,发现了一系列新类型的抗精神病药,这类药物可选择性抑制多巴胺神经,特异性作用于中脑皮层的多巴胺神经元,而较少作用于黑质-纹状体多巴胺通路,因此较少产生锥体外系副反应,基本不发生迟发性运动障碍,把这类药物称为非经典抗精神病药。

氯氮平是二苯并氮䓬类抗精神病药,被认为是非典型的抗精神病药物(atypical antipsychotic agents)的代表,也是第一个非经典抗精神病药物。受氯氮平研究的启发,又开发了一些非经典抗精神病药物如利培酮(risperidone)、奥氮平(olanzapine)、齐哌西酮(ziprasidone)、阿立哌唑(aripiprazole)等。与经典的抗精神病药物比较,它们对 5-HT$_2$ 受体、DA$_2$ 受体均有拮抗活性,锥体外系副作用及自发性运动障碍均较少,可用于治疗多种类型的精神分裂症。

#### 氯氮平(clozapine)

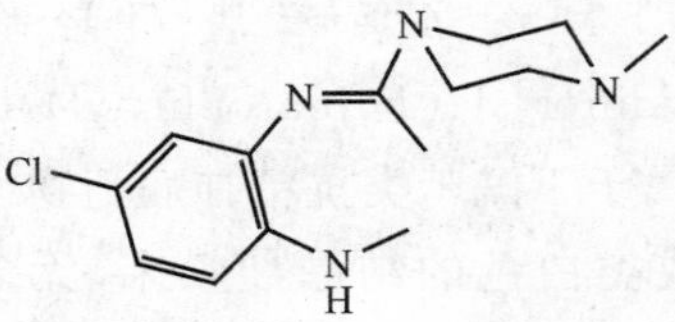

【化学名】  8-氯-11-(4-甲基-1-哌嗪基)-5$H$-二苯并[$b,e$][1,4]二氮杂䓬(8-chloro-11-(4-methyl-1-piperazinyl)-5$H$-dibenzo[$b,e$][1,4] diazepine)。

【理化性质】  本品为淡黄色结晶性粉末,无臭无味。熔点 181~185 ℃。本品几乎不溶于水,易溶于氯仿,能溶于乙醇中。

　　【合成】　8-氯-10,11-二氢-5$H$-二苯并[$b,e$][1,4]二氮草-11-酮和五硫化二磷在吡啶中回流反应,产物在叔丁醇钾存在下与对硝基苄氯缩合,得 8-氯-11-(对硝基苄基硫)-5$H$-二苯并[$b,e$][1,4]二氮草,与 4-甲基哌嗪缩合即得(图 4-21)。

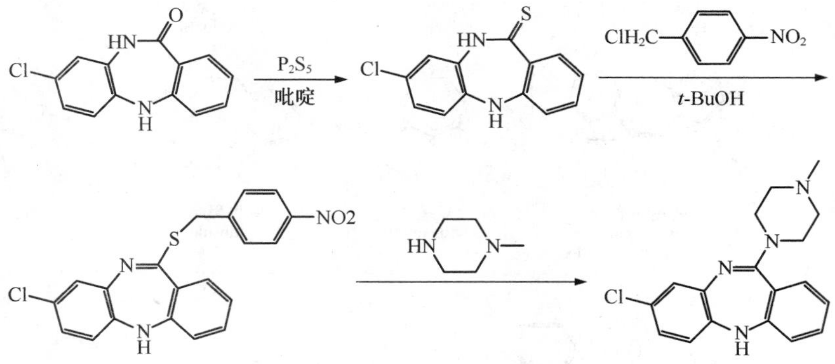

图 4-21　氯氮平的合成

　　【代谢】　本品口服吸收较好,但有肝脏的首过效应,生物利用度约 50%,体内几乎全部代谢,包括 $N$-去甲基和 $N$-氧化。

　　【作用机制】　本品阻断多巴胺受体的作用较经典的抗精神病药弱,但本品具有拮抗肾上腺素 α-受体、$N$-胆碱受体、组胺受体和 5-HT 受体的作用。其作用机制与经典的抗精神病药物不同,有人认为是产生多巴胺和 5-HT 受体的双相调节作用。

　　【临床应用】　适用于急性与慢性精神分裂症的各个亚型,对幻觉妄想型、青春型效果好。可以减轻与精神分裂症有关的情感症状如抑郁、负罪感、焦虑。本品也用于治疗躁狂症或其他精神病性障碍的兴奋躁动和幻觉妄想。氯氮平的典型副作用为粒性白细胞减少,一般不宜作为首选药,仅用于对其他药物无效的精神病患者。

　　【发现】　将吩噻嗪的噻嗪环进行结构改造,将六元环扩为二氮草环得到氯氮平。

# 4.4　抗抑郁药(Antidepressants)

　　抑郁症是一种情感活动发生障碍的精神失常,临床表现为情感过分低落、寡言少语、常有很强的自杀倾向。

　　抑郁症的病因十分复杂,目前通常认为与脑内单胺类神经递质功能失调有关。当脑内5-羟色胺(5-HT)和去甲肾上腺素(NE)含量降低时会引起病态变化。NE 功能亢进表现为躁狂症,功能减弱表现为抑郁症。因此,通过提高脑内 NE 和 5-HT 的含量可达到抗抑郁的目的。

　　抗抑郁药按其作用机制可分为四类:去甲肾上腺素重摄取抑制剂(三环类抗抑郁药);5-羟色胺重摄取抑制剂;单胺氧化酶抑制剂及其他类(表 4-4)。

### 表 4-4　常见的抗抑郁类药物

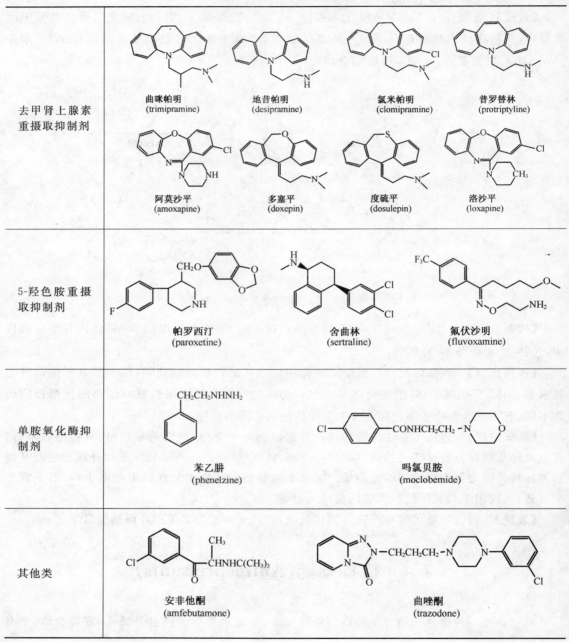

| 去甲肾上腺素重摄取抑制剂 | | | |
| --- | --- | --- | --- |
| 曲咪帕明 (trimipramine) | 地昔帕明 (desipramine) | 氯米帕明 (clomipramine) | 普罗替林 (protriptyline) |
| 阿莫沙平 (amoxapine) | 多塞平 (doxepin) | 度硫平 (dosulepin) | 洛沙平 (loxapine) |

| 5-羟色胺重摄取抑制剂 | | |
| --- | --- | --- |
| 帕罗西汀 (paroxetine) | 舍曲林 (sertraline) | 氟伏沙明 (fluvoxamine) |

| 单胺氧化酶抑制剂 | |
| --- | --- |
| 苯乙肼 (phenelzine) | 吗氯贝胺 (moclobemide) |

| 其他类 | |
| --- | --- |
| 安非他酮 (amfebutamone) | 曲唑酮 (trazodone) |

## 盐酸阿米替林(amitriptyline hydrochloride)

·HCl

【化学名】　$N,N$-二甲基 3-(10,11-二氢-5$H$-二苯并[$a,d$]环庚三烯-5-亚基)-1-丙胺盐酸盐(3-(10,11-dihydro-5$H$-dibenzo[$a,d$]cyclohepten-5-ylidene)-$N,N$-dimethyl-1-propanamine hydrochloride)。

【结构特点】　具有双苯并环庚二烯结构,属于三环类抗抑郁药。

【理化性质】　本品为无色结晶,味苦、无臭,熔点 196～197℃。易溶于水和乙醇,几乎不溶于乙醚。

本品具有双苯并稠环共轭体系,并且侧链含有叔胺结构,对日光较敏感,易被氧化,故需避光保存。

本品水溶液不稳定,其水溶液或磷酸缓冲液在过量氧存在下,在 115～116℃ 环境中持续 30min,发生分解,产生三个降解产物 A、B、C。

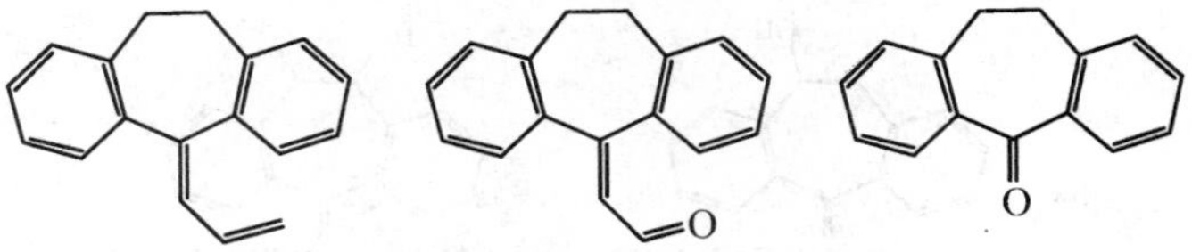

降解产物A　　　　降解产物B　　　　　降解产物C

【合成】　本品合成以酞酐为原料,与苯乙酸缩合后加热脱羧得亚苄基酞。用氢氧化钠水解得邻苯乙酰苯甲酸钠,氢化得邻 β-苯乙基苯甲酸钠,酸化后用五氧化磷-磷酸环合,再经 Grignard 反应得 5-羟基-5-(3-二甲氨基丙基)二苯并[$a,d$]环庚二烯,脱水成盐即得(图 4-22)。

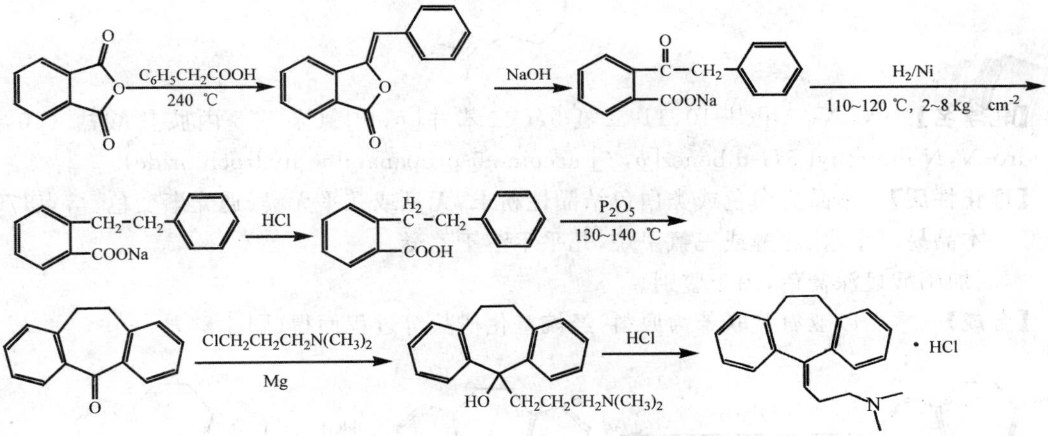

图 4-22　盐酸阿米替林的合成

【代谢】　本品在体内主要在肝脏中代谢。代谢反应主要有脱 $N$-甲基、氮氧化及羟基化(图 4-23)。

【临床应用】　本品适用于各类抑郁症的治疗,有较强的镇静催眠作用,对功能性遗尿有一定疗效。

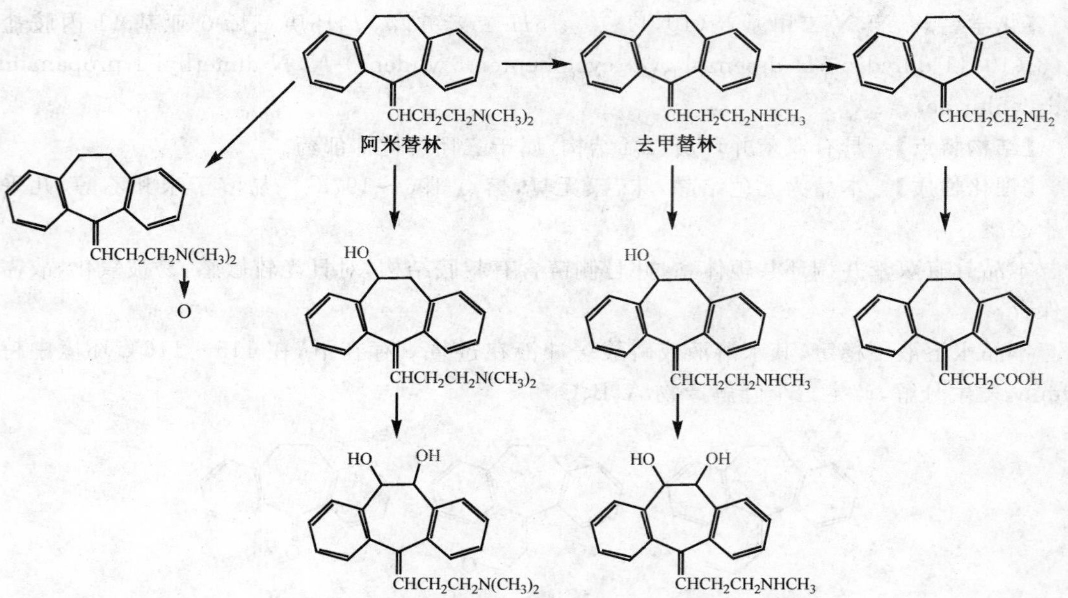

图 4-23　阿米替林的代谢途径

## 盐酸丙咪嗪（imipramine hydrochloride）

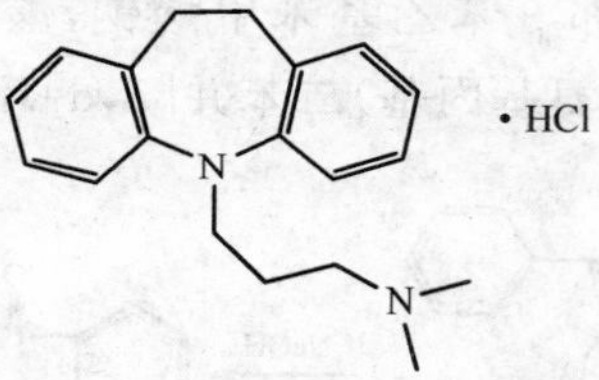

【化学名】　$N, N$-二甲基-10,11-二氢-5$H$-二苯并[$b, f$]氮杂䓬-5-丙胺盐酸盐（10,11-dihydro-$N, N$-dimethyl-5$H$-dibenez[$b, f$]azepine-5-propanamine hydrochloride）。

【理化性质】　本品为白色或类白色结晶性粉末，无臭或几乎无臭，遇光渐变色，熔点170～175℃。本品易溶于水、乙醇或三氯甲烷，几乎不溶于乙醚。

本品加硝酸显深蓝色，用于鉴别。

【合成】　本品以亚氨基联苄为原料，经烷基化成盐等过程而得（图 4-24）。

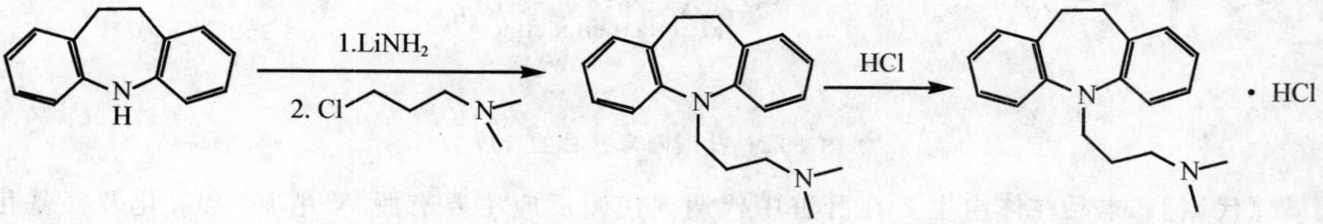

图 4-24　盐酸丙咪嗪的合成过程

【代谢】　本品在肝脏代谢，大部分生成活性代谢物去甲丙咪嗪，即地昔帕明（desipramine）。丙咪嗪和地昔帕明经 2-羟基化失活，大部分与葡萄糖醛酸结合，经尿排出体外（图 4-25）。

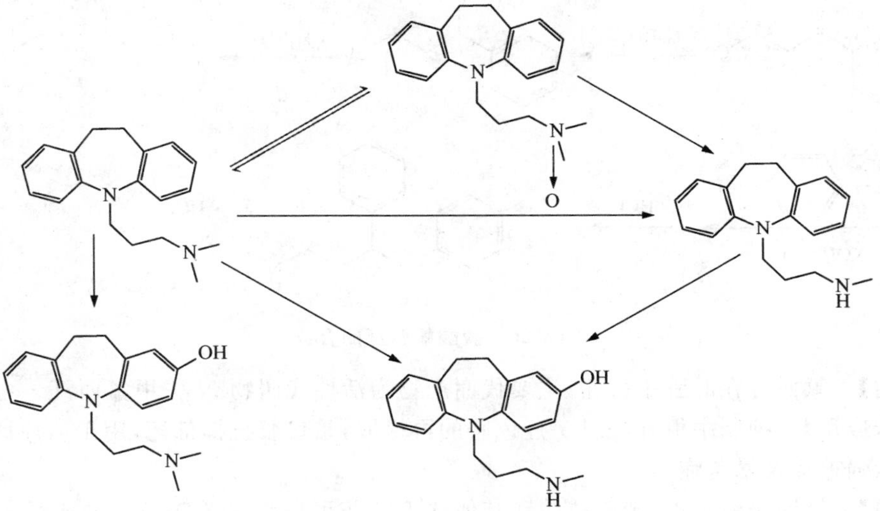

图 4-25　丙咪嗪的代谢过程

**【临床应用】**　本品用于治疗内源性抑郁症、反应性抑郁症及更年期抑郁症,也可用于小儿遗尿。其作用机制是抑制内源性生物胺的重吸收。

**【发现】**　本品是在 20 世纪 40 年代后期合成的一系列二苯亚胺化合物中的一个。与吩噻嗪的结构比较,中间的一个环可看成用 1,2-乙基替代了吩噻嗪的硫原子,成为含氮的七元环。

## 盐酸氟西汀(fluoxetine hydrochloride)

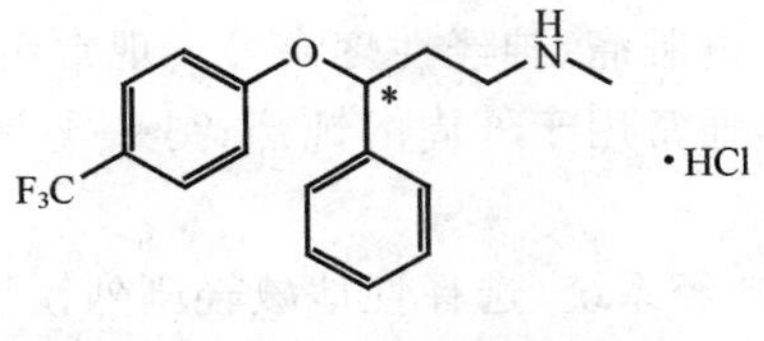

**【化学名】**　$N$-甲基-3-苯基-3-(4-三氟甲基苯氧基)丙胺盐酸盐($N$-methyl-$\gamma$-[4-(trifluoromethyl) phenoxy]benzenepropanamine hydrochloride),又名百优解。

**【理化性质】**　本品为白色或类白色结晶性粉末,微溶于水,易溶于甲醇。

本品有一手性碳原子,临床使用外消旋体,其中 $S$ 异构体的活性较强。

本品为选择性的 5-羟色胺重摄取抑制剂,可提高 5-羟色胺在突触间隙中的浓度,从而改善患者的情绪。与三环类抗抑郁药相比,疗效相当,但抗 M 胆碱受体的副作用和心脏毒性较少。

**【合成】**　以 3-氯-苯丙基-1-酮为原料,经四氢硼钠还原得到 3-氯-1-苯基丙醇,再与甲胺缩合得到 $N$-甲基-3-羟基-3-苯丙胺,在氢氧化钾和聚乙二醇(PEG)的作用下与 1-氯-4-三氟甲苯缩合即得(图 4-26)。

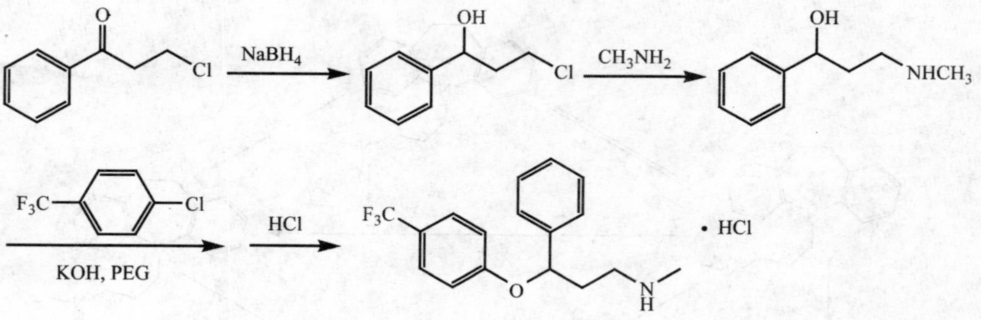

图 4-26  盐酸氟西汀的合成

【代谢】  氟西汀在肝脏中代谢,主要代谢产物为活性代谢物 N-去甲氟西汀。

【临床应用】  抑制中枢神经对 5-羟色胺的再摄取,是口服抗抑郁药,用于治疗抑郁症和伴随的焦虑,强迫症及暴食症。

【发现】  早期研究发现,苯海拉明和其他抗组胺药可增强对单胺类神经递质再摄取的抑制,于是合成了一系列的芳氧苯丙胺类化合物,研究它们在体外对 5-羟色胺(5-HT)、去甲肾上腺素(NE)和多巴胺(DA)再摄取的抑制强度,发现氟西汀是其中强度最大和选择性最高的 5-HT 再摄取抑制剂。

# 4.5  镇痛药(Analgesics)

疼痛是一种因组织损伤或疾病等多种原因而产生的痛苦感觉,常伴有不愉快的情绪,兼有生理和心理因素。它既是机体的一种保护机制,提醒机体避开或处理伤害,也是临床许多疾病的常见症状。疼痛分为躯体痛、内脏痛、神经性疼痛等。现常用于镇痛的药物有两大类:一类是解热镇痛药(非甾体抗炎药),通常用于外周的钝痛;另一类是本节介绍的麻醉性镇痛药,简称镇痛药。

镇痛药是一类作用于中枢神经系统,选择性地减轻剧烈锐痛而又不影响其他感觉的药物。主要是阿片样镇痛剂,包括阿片生物碱中的主要成分吗啡,对吗啡进行结构改造的合成镇痛药以及体内存在的具有吗啡样镇痛作用的肽类物质,如脑啡肽、强啡肽等,可与体内的阿片受体结合而呈现镇痛及其他药理作用。本类药物连续反复使用可产生耐药性和成瘾性,一旦停药即出现戒断症状,危害极大。所以本类药物又称成瘾性镇痛药,受国家颁布的《麻醉药品管理条例》管理。

## 4.5.1  镇痛药的分类

镇痛药按着结构和来源可分为吗啡及其衍生物、合成镇痛药和内源性阿片样肽类三类。吗啡是阿片中的一种生物碱,阿片又称鸦片,是罂粟(*Papaver somniferum*)的未成熟蒴果中的白色浆汁浓缩物,内含生物碱、三萜类及甾类等多种成分,其中仅生物碱有生理活性。其中吗啡的含量最高(9%～17%),其他成分有可待因(0.3%～4%)和蒂巴因(0.1%～0.8%)。吗啡和可待因(codeine)是临床应用的镇痛药,而蒂巴因(thebaine)是半合成吗啡衍生物的原料。

将吗啡分子中的两个羟基酯化,得到海洛因,其镇痛作用强于吗啡,但更易成瘾,被定为禁用的毒品。

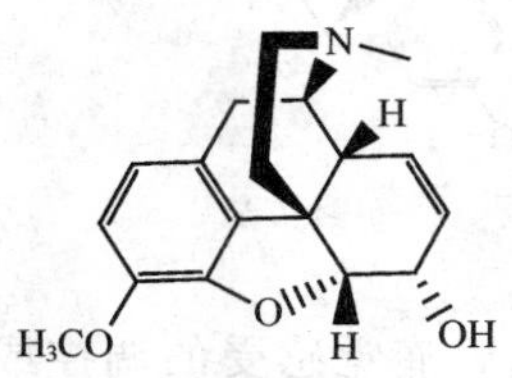

可待因 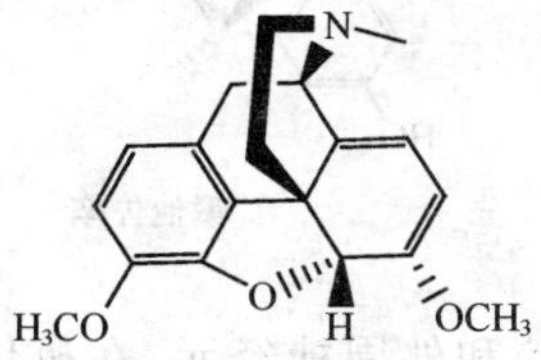　　　　　　　　　蒂巴因 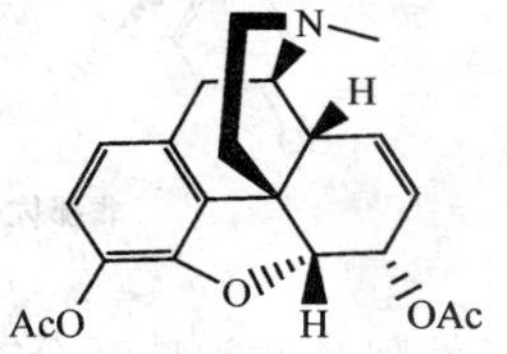　　　　　　　　　海洛因

　　合成镇痛药分子结构中不具备吗啡结构母体,按化学结构可分为哌啶类、苯基丙胺类(又称氨基酮类)、吗啡喃类、苯吗喃类及其他类。哌啶类按结构可分为 4-苯基哌啶类和 4-苯氨基哌啶类。第一个合成的 4-苯基哌啶类镇痛药是哌替啶(pethidine);进一步对哌替啶进行结构修饰发现了芬太尼(fentanyl),由此发展了哌啶类的另一分支 4-苯氨基哌啶类。芬太尼为 μ 阿片受体激动剂,镇痛作用为哌替啶的 500 倍,吗啡的 80 倍。以芬太尼为基础,开发了一系列太尼类药物,如舒芬太尼(sufentanil)、阿芬太尼(alfentanil)、瑞芬太尼(remifentanil)等。

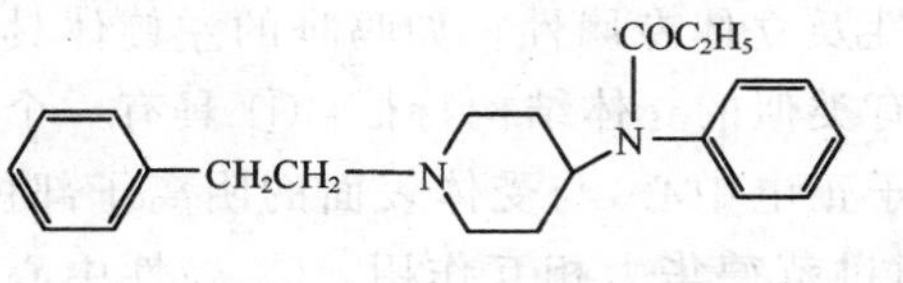

芬太尼 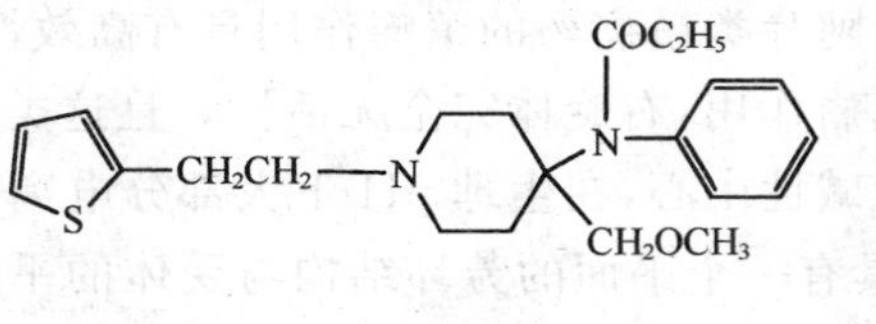　　　　　　　　　　　　　　　　　　　　舒芬太尼

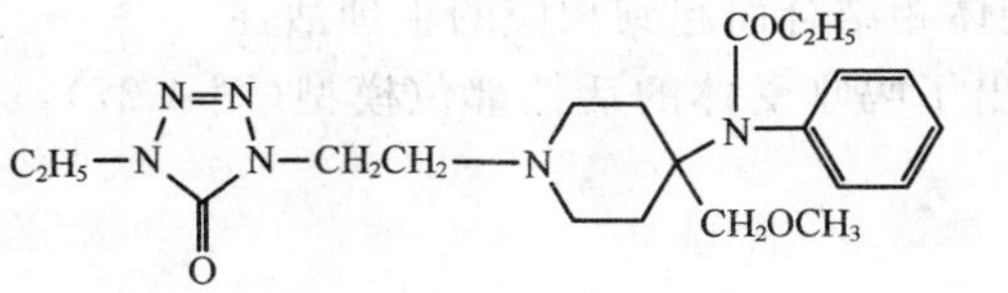

阿芬太尼 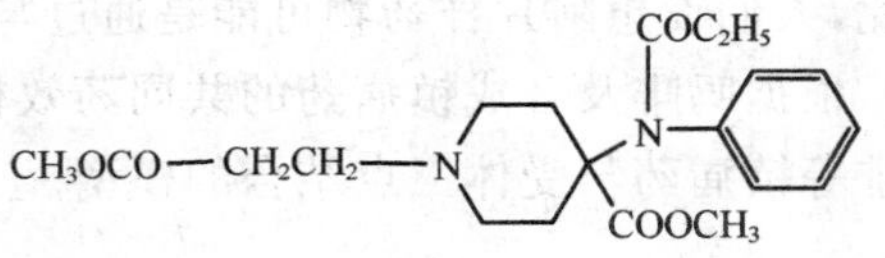　　　　　　　　　　　　　　　　　　　瑞芬太尼

　　苯基丙胺类的代表药物有美沙酮(methadone),耐受性、成瘾性发生较慢,用作戒毒药。苯吗喃类的代表药物有喷他佐辛(pentazocine)和非那佐辛(phenazocine)。在简化吗啡烃结构的研究过程中,首先研制出非那佐辛,镇痛活性为吗啡的 10 倍;进一步结构修饰得喷他佐辛等优良镇痛药。

　　阿片样物质是指具有类似吗啡样作用的物质,包括内源性阿片样肽类及其他阿片样物质。1975 年发现了内源性阿片样镇痛活性物质脑啡肽,进一步发现了内啡肽、强啡肽等内源性阿片样肽类。它们在脑内的分布与阿片受体的分布一致,并能与阿片受体结合产生吗啡样作用。从化学结构来看,脑啡肽为多肽,吗啡为具有菲环的生物碱,两者结构很不相似。但由 X 射线衍射法分析发现脑啡肽的构象与吗啡构象相仿。由于脑啡肽易被多种非特异性金属肽酶快速水解,脑啡肽在体内很不稳定,即使脑内给药,其镇痛活性仍很弱且有成瘾性,不能用于临床。

非那佐辛                           喷他佐辛                           环佐辛

内源性阿片肽类广泛分布于大脑和外周神经元,在机体内起着痛觉感受的调控或内源性镇痛系统以及调节心血管及胃肠功能的作用。目前,发现的内源性阿片肽类至少有 15 种,长为 5～33 个氨基酸。这些内源性阿片肽类的氮端都连接着蛋氨酸(Met)或亮氨酸(Leu),这表明 Met 和 Leu 是内源性阿片肽与受体相结合的重要部分。

### 4.5.2　阿片受体及阿片受体模型

阿片受体存在 4 种不同类型:$\mu$、$\delta$、$\kappa$ 和 $\sigma$。其中 $\mu$ 受体镇痛活性最强,成瘾性也最强,是产生副作用的主要原因,其典型激动剂为吗啡;$\delta$ 受体成瘾性小,镇痛作用也不明显,其典型激动剂为喷他佐辛;$\kappa$ 受体镇痛活性介于两者之间,存在明显的致焦虑作用,其典型激动剂主要为肽类化合物。

阿片类镇痛药的镇痛作用具有高效性、选择性及立体专属性。如吗啡的左旋体具有很强的镇痛作用,右旋体完全无活性。且这类药物都有类似的立体结构特征:① 具有一个叔氮原子的碱性中心,在生理 pH 下大部分电离为阳离子正电中心,与受体表面的阴离子部位缔合。② 具有一个平面的芳环结构与受体的平坦区,通过范德华力相互作用。③ 碱性中心与芳环几乎共平面。④ 烃基链部分(吗啡结构中 $C_{15}/C_{16}$)凸出于平面,正好与受体的凹槽相适应。由此,人们设想阿片样药物可能是通过与体内受体相结合而起到相应的生理活性。

根据吗啡及合成镇痛药的共同药效构象提出了吗啡受体的活性部位模型(图 4-27),这是吗啡等镇痛药与受体三点结合的模型。

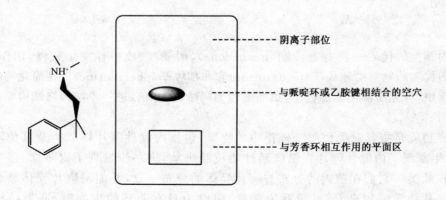

图 4-27　吗啡镇痛药与受体结合模型

由于这一模型是在提出多重阿片受体理论及内源性阿片样肽类发现之前,因此,不能适应这些发展,也不能区别激动剂和拮抗剂,但是可以用来解释简化吗啡结构发展的多数合成镇痛药(图 4-28)。

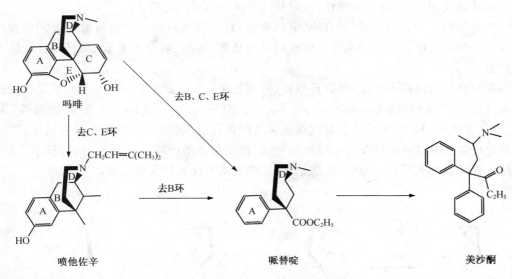

图 4-28　吗啡与其他镇痛药的结构差异

### 盐酸吗啡(morphine hydrochloride)

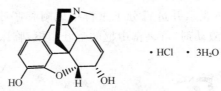

【化学名】　17-甲基--4,5α-环氧-7,8-二脱氢吗啡喃-3,6α-二醇盐酸盐三水合物((5R,6S)-7,8-didehydro-4,5-epoxy-17-methyl-morphinan-3,6-diol hydrochloride trihydrate)。

【结构特点】　是具有菲环结构的生物碱,由五环稠合而成,其稠合方式为:B/C 环呈顺式,C/D 环呈反式,C/E 环呈顺式。含有 5 个手性中心(5R、6S、9R、13S、14R)。左旋吗啡在质子化状态时的立体构象为"T"形,是有效的吗啡构型,而右旋吗啡完全没有镇痛及其他生理活性。

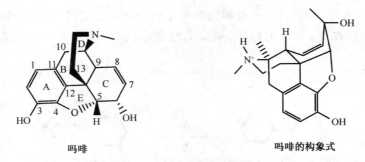

吗啡　　　　　　　　　　　　　吗啡的构象式

【理化性质】　本品为白色,有丝光的针状结晶或结晶性粉末,无臭,遇光易变质。
本品溶于水,略溶于乙醇,几乎不溶于三氯甲烷和乙醚。盐酸吗啡水溶液遇甲醛硫酸试液呈紫堇色(Marquis 反应);遇钼酸铵硫酸溶液显紫色,继变为蓝色,最后变为棕绿色(Frohde 反应);遇稀铁氰化钾试液,即显蓝绿色(与可待因的区别),可用作鉴别。

吗啡的结构中即有酚羟基,又有 N-甲基叔胺,具有酸碱两性。可与强酸或强碱成盐以增加其在水中的溶解度。一般将吗啡的碱性基团与盐酸、硫酸、氢溴酸等成盐后使用,临床常用其盐酸盐。

吗啡及其盐的性质不稳定,具有还原性,易被氧化。在光照下易与空气中的氧发生氧化反应生成毒性大的双吗啡(dimorphine),又称伪吗啡(pseudomorphine)和 N-氧化吗啡(图 4-29)。空气中的氧、日光、紫外线照射或重金属离子可促进氧化反应,因此本品应避光、密闭保存。氧化反应在中性或碱性条件下速度加快,因此配置盐酸吗啡注射液时,用酸调 pH 3~5,可使用中性玻璃并充氮气,加焦亚硫酸钠、亚硫酸氢钠等抗氧剂保持稳定。

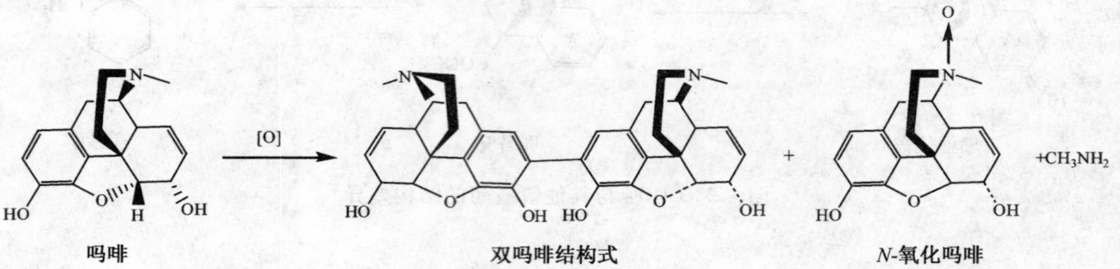

图 4-29 吗啡氧化过程

吗啡可与盐酸或磷酸加热脱水并进行分子重排生成阿扑吗啡(apomorphine),如图 4-30 所示,阿扑吗啡是多巴胺受体激动剂,可兴奋中枢的呕吐中枢,临床用作催吐剂。

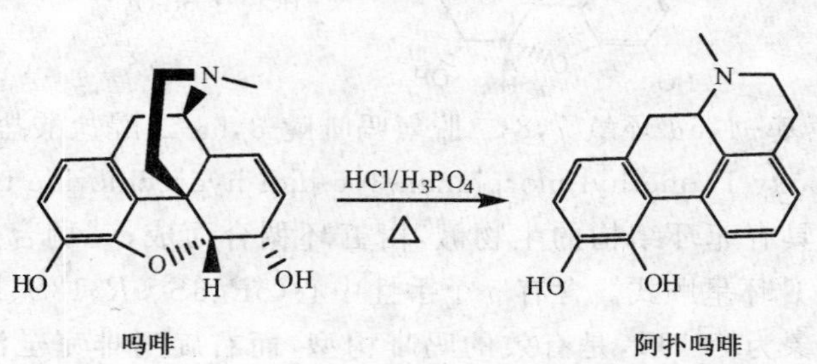

图 4-30 吗啡脱水后的分子重排

阿扑吗啡具有邻苯二酚结构,可被稀硝酸氧化成为邻醌而显红色(图 4-31)。也可被碘溶液氧化,在水及醚存在下,水层为棕色,醚层为红色,可据此检查吗啡中是否有阿扑吗啡的存在。

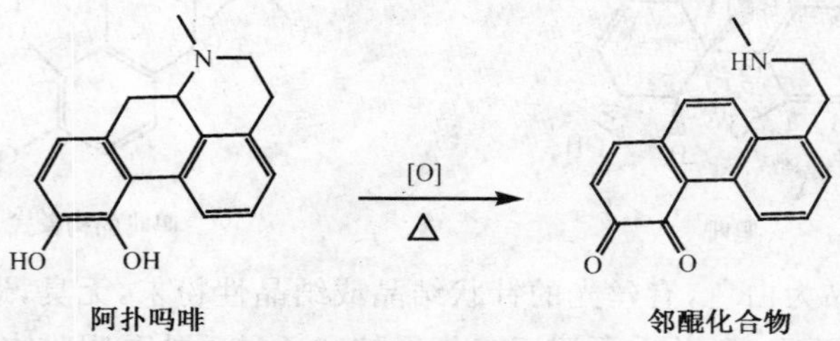

图 4-31 阿扑吗啡的氧化

【代谢】　吗啡口服由于首过效应生成几乎无活性的 3 位葡萄糖醛酸及硫酸结合物,生物利用度低。故常用皮下注射(图 4-32)。

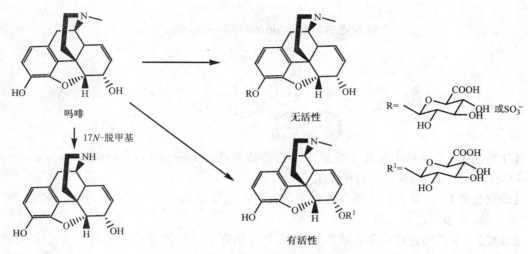

图 4-32　吗啡的体内代谢

【临床应用】　本品为阿片受体激动剂,有镇痛、镇静和镇咳作用。本品为强效镇痛药,适用于其他镇痛药无效的急性剧痛,如严重创伤、烧伤、晚期癌症等疼痛。麻醉和手术前给药可保持病人宁静进入嗜睡。因本品对平滑肌的兴奋作用较强,故不能单独用于内脏绞痛(如胆、肾绞痛等),应与阿托品等有效的解痉药合用。根据世界卫生组织和国家药品监督管理局提出的癌痛治疗三阶梯方案的要求,吗啡是治疗重度癌痛的代表性药物。同时具有很强的成瘾性和呼吸抑制、血压降低、恶心、呕吐、便秘、排尿困难等一系列副作用。

【构效关系】　吗啡结构中 3 位有一个酚羟基,6 位有一个醇羟基,7～8 位之间有一个双键,17 位氮原子有一个甲基取代。对上述官能团进行多方面的结构修饰,研究其构效关系(图4-33)。

(1) 以叔胺形式存在的 17 位氮原子是活性必需基团,用氢或立体位阻更大的烷基取代17-甲基,活性降低。

(2) 3 位酚羟基是镇痛作用的活性位点,3 位酚羟基烃化,镇痛活性和成瘾性均降低。

(3) 6 位羟基被取代或去除,活性和成瘾性均增加。

(4) 7～8 位双键不是活性必需基团,双键还原后活性保持或增加。

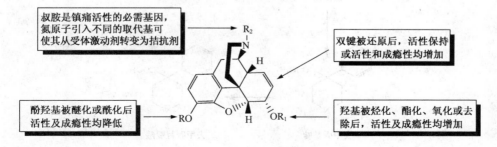

图 4-33　吗啡的构效关系

【发现】 1805 年从阿片中分离出其主要活性成分吗啡,1923 年确定了吗啡的化学结构,1952 年完成了吗啡的化学全合成。

## 盐酸哌替啶(pethidine hydrochloride)

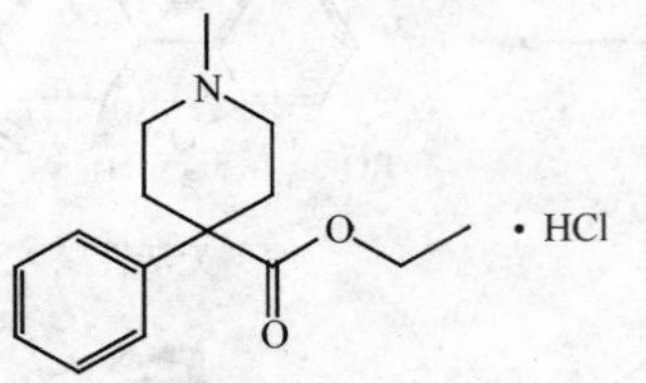

【化学名】 1-甲基-4-苯基-4-哌啶甲酸乙酯盐酸盐(1-methyl-4-phenyl-piperidine4-carboxylic ethyl ester hydrochloride),又名杜冷丁。

【理化性质】 本品为白色结晶性粉末,味微苦,无臭或几乎无臭。易溶于水和乙醇,可溶于三氯甲烷,不溶于乙醚。熔点 186～190℃。

【合成】 本品的合成以苯乙腈为原料,在氨基钠存在下与氮芥环合生成 4-苯基-4-氰基哌啶,然后经水解、酯化、成盐即得(图 4-34)。

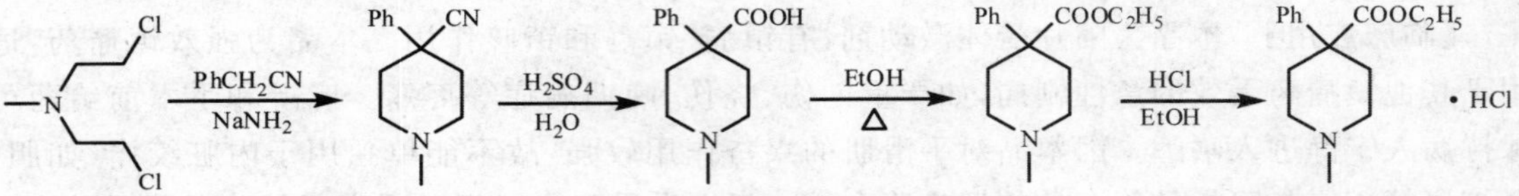

图 4-34 盐酸哌替啶的合成

【代谢】 本品在肝脏中水解生成无活性的哌替啶酸(pethidinic acid)或脱甲基生成去甲哌替啶(norpethidine),再水解生成去甲哌替啶酸(norpethidinic acid),哌替啶酸和去甲哌替啶酸与葡萄糖醛酸结合排出体外,如图 4-35 所示。去甲哌替啶无镇痛活性且消除很慢,积累可产生毒性。

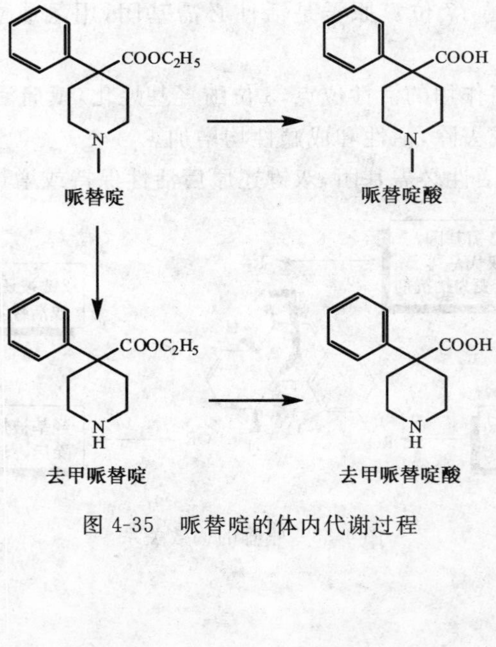

图 4-35 哌替啶的体内代谢过程

　　**【作用机制】**　哌替啶为典型的 μ 受体激动剂。

　　**【临床应用】**　镇痛作用约为吗啡的 1/10,持续时间较短。可用于各种创伤性疼痛、内脏平滑肌痉挛及癌症晚期引起的剧痛,也可用于麻醉前给药,起镇静作用。不良反应比吗啡轻,但长期使用仍有成瘾性,连续使用 1～2 周便可产生药物依赖,停药时出现戒断症状。不易长期使用。

　　**【发现】**　第一个合成镇痛药哌替啶是在 1939 年研究解痉药阿托品(atropine)的类似物时意外发现的。哌替啶的结构较吗啡简单,仅具有吗啡的 A 环和 D 环。

## 盐酸美沙酮（methadone hydrochloride）

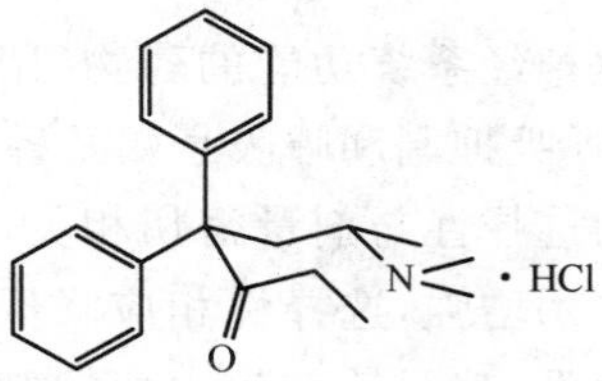

　　**【化学名】**　4,4-二苯基-6-二甲氨基-3-庚酮盐酸盐（6-dimethylamino-4,4-diphenyl-3-heptanone hydrochloride）。

　　**【理化性质】**　本品为无色结晶或白色结晶性粉末,无臭,味苦,熔点 230～234℃。易溶于乙醇和三氯甲烷,溶于水,几乎不溶于乙醚。

　　本品分子中含有一个手性碳原子,具有旋光性。其左旋体镇痛活性大于右旋体。临床上常用其外消旋体。

　　盐酸美沙酮水溶液遇常见生物碱试剂能生成沉淀,例如与苦酮酸产生沉淀,与甲基橙试液产生黄色沉淀,加入过量氢氧化钠,析出游离碱。

　　**【合成】**　由环氧丙烷与二甲胺进行胺化反应,经氯代、缩合、制得 4-二甲氨基-2,2-二苯基戊腈(分离出不溶于正己烷的异构体),再与溴化乙基镁反应,水解后成盐即得本品(图 4-36)。

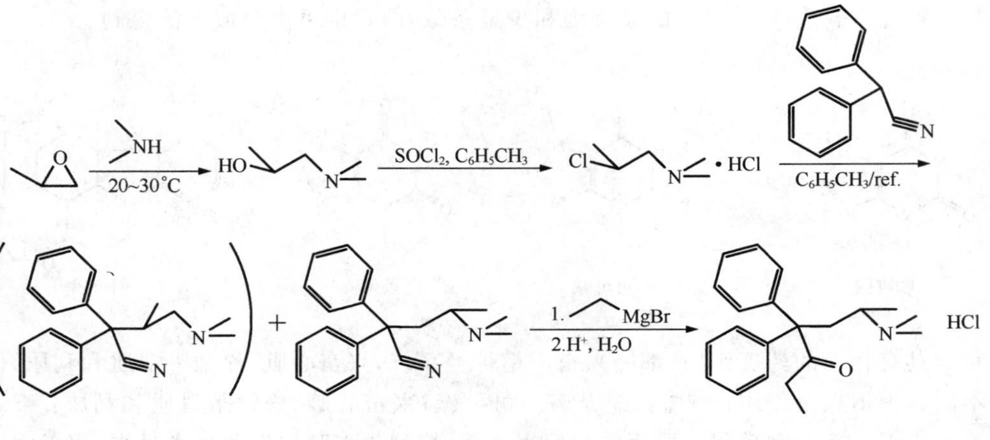

图 4-36　盐酸美沙酮的合成

**【代谢】** 美沙酮在体内主要代谢途径有 *N*-氧化、*N*-去甲基化、苯环羟化及羰基氧化、还原反应等。

**【临床应用】** 强效镇痛药,其镇痛效力与吗啡相等,较哌替啶强,镇静作用较轻;对呼吸中枢有明显的抑制作用,并有明显的缩瞳作用及平滑肌兴奋作用。用于创伤、手术后、晚期肿瘤等各种疼痛及各种原因引起的剧痛。本品副作用有眩晕、恶心、呕吐、出汗和嗜睡等。久用可成瘾。

# 4.6  中枢兴奋药物(Central Stimulants)

中枢兴奋药是指具有兴奋中枢神经系统功能的药物,用于抢救各种危重疾病及中枢抑制药中毒引起的中枢性抑制,特别是呼吸抑制和呼吸衰竭及昏迷。

中枢兴奋药对中枢兴奋作用的选择性与剂量密切相关,在治疗量时选择性地兴奋中枢神经的特定部位,随着剂量的增加,作用增强,选择性相应降低;若继续加大剂量,可引起中枢神经系统广泛和强烈的兴奋而导致惊厥、甚至转变为中枢抑制或昏迷。由于这种抑制状态不能再用中枢兴奋药对抗,病人可因中枢抑制而危及生命。此类药物作用时间短、需反复给药,用药时应严格控制剂量和给药间隔。

中枢兴奋药按其作用可分为大脑皮层兴奋药、延髓兴奋药、脊髓兴奋药、反射性兴奋药和治疗老年性痴呆的药物。大脑皮层兴奋药主要兴奋大脑皮层,可引起觉醒、精神兴奋,如咖啡因等;延髓兴奋药可直接作用于延脑内的呼吸中枢而使呼吸兴奋,如尼可刹米等;脊髓兴奋药直接作用于脊髓,小剂量时能提高脊髓反射性兴奋,大剂量可引起惊厥,如士的宁等;反射性兴奋药主要作用于颈动脉的化学感受器,反射性地兴奋呼吸中枢,如山梗菜碱等。

根据药物的化学结构,中枢兴奋药可分为生物碱类、酰胺类和其他类。

## 4.6.1  生物碱类药物

咖啡因(caffeine)、茶碱(theophylline)和可可碱(theobromine)均为天然的黄嘌呤 *N*-甲基衍生物。茶叶中含有 1%～5% 的咖啡因和少量茶碱,两者也可由合成方法得到。

咖啡因              可可碱              茶碱                        士的宁

它们具有相似的药理作用,都能兴奋中枢神经系统,兴奋心脏,松弛平滑肌和利尿,但作用强度不同。中枢兴奋作用:咖啡因＞茶碱＞可可碱;兴奋心脏、松弛平滑肌和利尿:茶碱＞可可碱＞咖啡因。现在咖啡因主要用作中枢兴奋药,能加强大脑皮质的兴奋过程,用于中枢性呼吸衰竭、循环衰竭和神经抑制;茶碱主要用于平滑肌松弛,利尿和强心;可可碱现已少用。

士的宁(strychnine),又称番木鳖碱,是由植物番木鳖或云南马钱子中提取的一种生物碱,属吲哚类衍生物,对脊髓有高度的选择性兴奋作用。由于安全范围小,仅用作药理模型。

### 4.6.2 酰胺类药物

酰胺类药物可分为芳酰胺和脂酰胺两类。尼可刹米(nikethamide)是最早发现的芳酰胺类中枢兴奋药。其后发现了脂酰胺类中枢兴奋药奥拉西坦(oxiracetam)和吡拉西坦(piracetam)等。

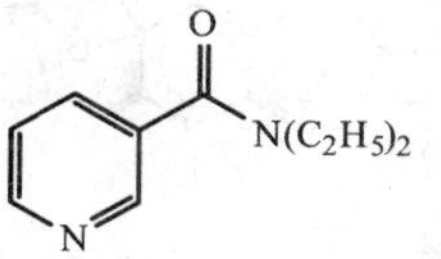

尼可刹米 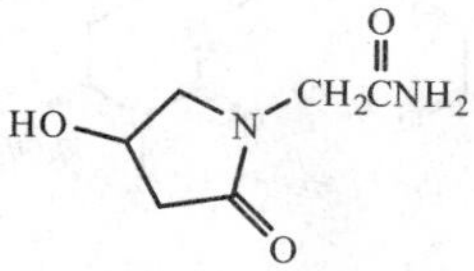　　　　　　奥拉西坦 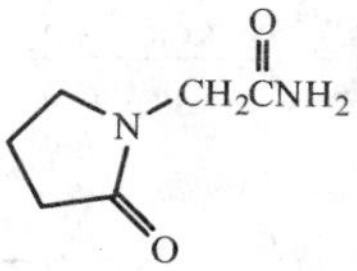　　　　　　吡拉西坦

### 4.6.3 其他类药物

包括依昔苯酮(exifone)、盐酸甲氯芬酯(meclofenoxate hydrochloride)、二苯美伦(bifemelane)等。

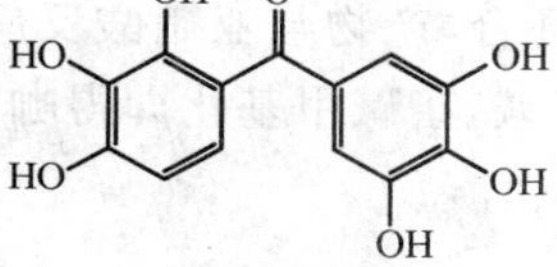

依昔苯酮 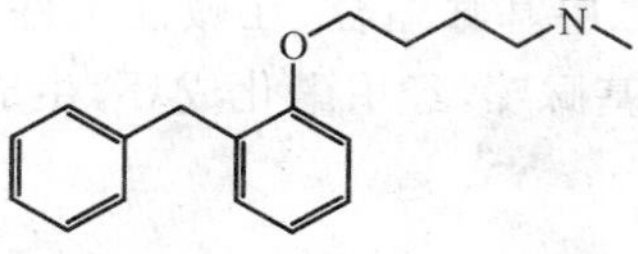　　　　　　二苯美伦 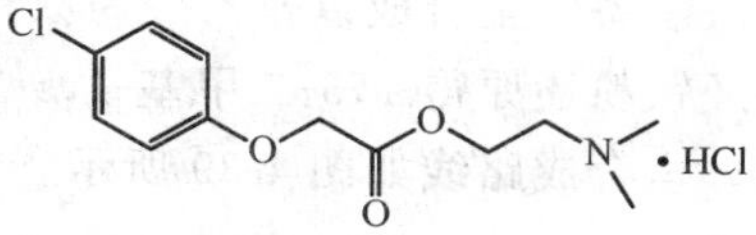　　　　　　盐酸甲氯芬酯

### 咖啡因(caffeine)

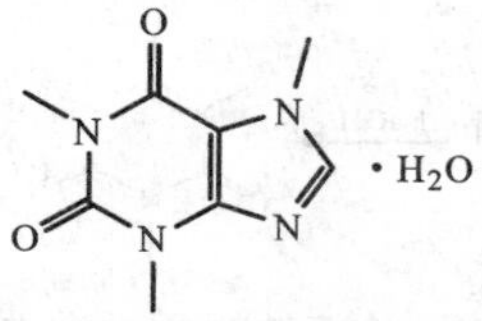

【化学名】 1,3,7-三甲基-3,7-二氢-1$H$-嘌呤-2,6-二酮一水合物(3,7-dihydro-1,3,7-trimethyl-1$H$-purine-2,6-dione monohydrate),又名三甲基黄嘌呤。

【理化性质】 本品为白色或极微黄绿色,有丝光的针状结晶,无臭、味苦。受热时易升华。熔点 235~238℃。本品易溶于热水或三氯甲烷溶液,在水、乙醇或丙酮中略溶,在乙醚中极微溶解。

咖啡因具酰脲结构,对碱不稳定,与碱共热,可分解成咖啡啶(caffeidine)(图 4-37)。

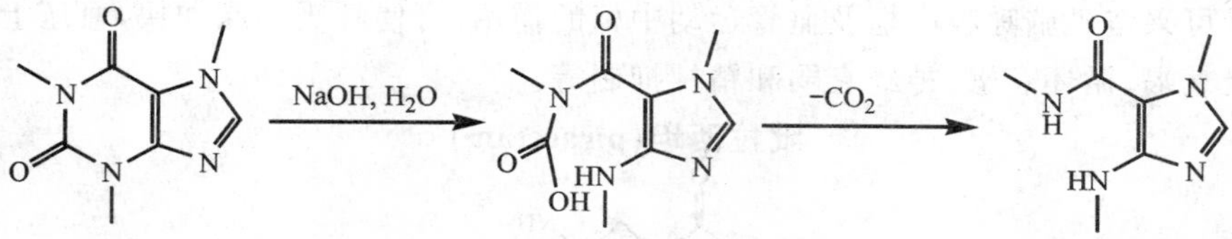

图 4-37　咖啡因遇碱分解过程

本品的饱和水溶液遇碘试液不生成沉淀,再加稀盐酸反应生成红棕色沉淀,沉淀在稍过量的氢氧化钠试液中溶解。

咖啡因与盐酸、氯酸钾置水浴上蒸干,残渣遇氨气即生成紫色的四甲基紫脲酸铵,再加氢氧化钠,紫色消失,此为紫脲酸铵反应,是黄嘌呤类生物碱的特征鉴别反应(图 4-38)。

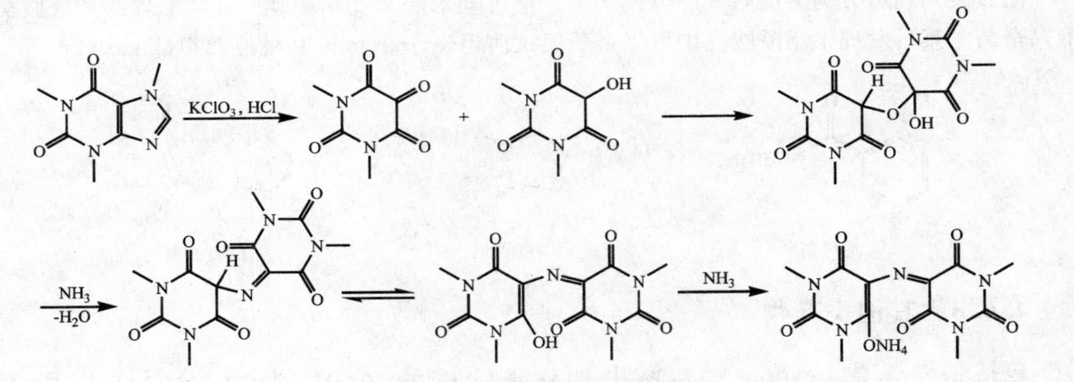

图 4-38 咖啡因的紫脲酸铵反应

**【合成】** 本品可以从可可豆和茶叶中提取,或从茶碱出发进行半合成,也可采用全合成的方法制备。全合成以氰乙酸为原料与二甲基脲缩合,在碱性条件下环合,产物与亚硝酸反应,再经铁粉还原得 1,3-二甲基-4,5-二氨基脲嗪,经甲酰化成环,生成茶碱,茶碱甲基化即得咖啡因。全合成路线如图 4-39 所示。

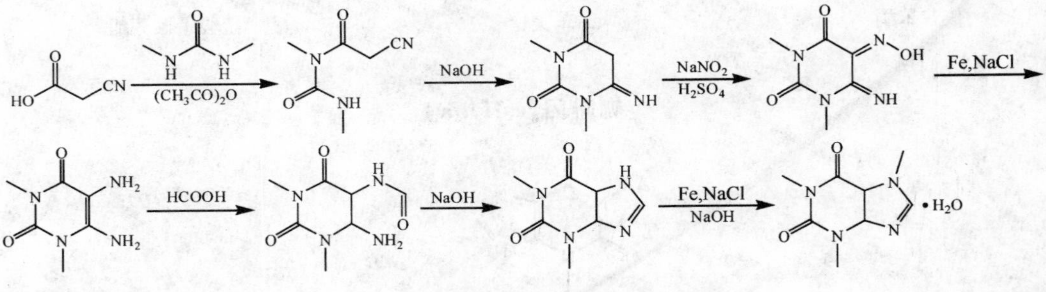

图 4-39 咖啡因的合成

**【代谢】** 在肝内代谢可脱去 N 上的甲基,以及在 8 位氧化成尿酸。产物分别为:甲基黄嘌呤 7-甲基黄嘌呤、1,7-二甲基黄嘌呤、1-甲基尿酸、7-甲基尿酸和 1,3-二甲基尿酸等。

**【作用机制】** 本品主要是抑制磷酸二酯酶的活性,进而减少 cAMP 的分解,提高细胞内 cAMP 的含量,加强大脑皮层的兴奋过程。

**【临床应用】** 本品小剂量能增加大脑皮质的兴奋过程,清醒凝神,消除疲劳,改善思维活动。大剂量可兴奋延脑呼吸中枢及血管运动中枢的作用,可使呼吸加深加快,血压上升。用于中枢性呼吸衰竭、循环衰竭、神经衰弱和精神抑制等。

**吡拉西坦(piracetam)**

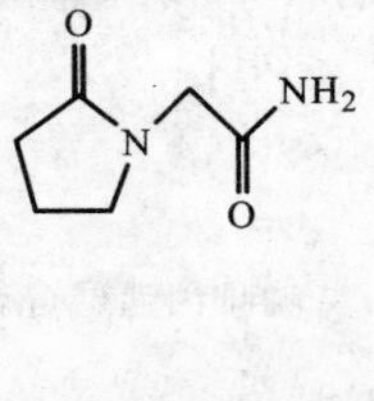

【化学名】　2-氧代-1-吡咯烷基乙酰胺（2-oxo-1-pyrrolidineacetamide），又名脑复康。

【结构特点】　结构中具有五元内酰胺环（吡咯烷酮）。

【理化性质】　本品为白色或类白色的结晶性粉末、无臭、味苦。本品易溶于水，略溶于乙醇，几乎不溶于乙醚。熔点 151～154℃。

本品水溶液与高锰酸钾及氢氧化钠反应显紫色，渐变成蓝色，最后显绿色。

【合成】　由 2-吡咯烷酮与氯乙酸乙酯反应得 2-氧代-1-吡咯烷基乙酸乙酯，经氨解即得（图 4-40）。

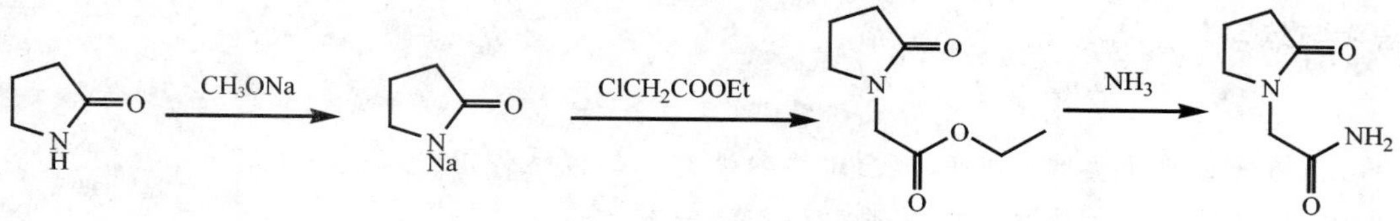

图 4-40　吡拉西坦的合成

【代谢】　本品口服后可分布到大部分组织器官，易通过血脑屏障及胎盘屏障，直接经肾排出体外。

【临床应用】　本品为 $\gamma$-氨基丁酸（GABA）的衍生物，可直接作用于大脑皮质，具有激活、保护和修复神经细胞的作用。可用于中度老年痴呆症，对重度老年痴呆症无效。还可用于弱智儿童。本品对中枢作用的选择性强，仅限于脑功能的改善，其精神兴奋的作用弱，无精神药物的副作用，无成瘾性。

## 本章小结

**1. 药物的分类**

镇静催眠药、抗癫痫药、抗精神病药、抗抑郁药、镇痛药和中枢兴奋药。

**2. 药物的结构与构效关系**

（1）巴比妥类药物的结构和构效关系。

（2）苯二氮䓬类药物的结构和构效关系。

（3）吩噻嗪类药物的结构和构效关系。

（4）丁酰苯类药物的结构和构效关系。

（5）盐酸吗啡的结构和构效关系。

**3. 代表药物及性质**

苯巴比妥、地西泮、苯妥英钠、卡马西平、盐酸氯丙嗪、氟哌啶醇、氯氮平、盐酸阿米替林、盐酸丙咪嗪、盐酸氟西汀、盐酸吗啡、盐酸哌替啶、盐酸美沙酮、咖啡因。

**4. 作用机制**

（1）巴比妥类药物的作用机制。

（2）苯二氮䓬类药物的作用机制。

（3）抗精神病药物的作用机制。

（4）抗抑郁药的作用机制。

（5）镇痛药的作用机制。

(6) 中枢兴奋药的作用机制。

## 5. 化学合成

苯巴比妥、地西泮、苯妥英钠、卡马西平、盐酸氯丙嗪、氟哌啶醇、氯氮平、盐酸阿米替林、盐酸丙咪嗪、盐酸氟西汀、盐酸哌替啶、盐酸美沙酮、咖啡因。

## 6. 重要概念

椎体外系反应、非经典的抗精神病药物。

---

**【思考与练习】**

1. 简述为什么巴比妥钠要做成粉针剂。

2. 为什么巴比妥酸和5-取代巴比妥酸没有镇静催眠作用？

3. 抗癫痫药物主要分为哪些类型？各举一例。

4. 服用氯丙嗪后为什么要减少户外活动？

5. 根据吗啡的化学结构和理化性质，请说明吗啡在保存过程中应注意哪些问题？会产生哪些杂质？

6. 请写出酰胺类中枢兴奋药吡拉西坦的合成路线。

（陈　屏）

# 第5章

# 外周神经系统药物
# Peripheral Nervous System Drugs

➡ **本章要点**

本章主要介绍了拟胆碱药、抗胆碱药、拟肾上腺素药、组胺 $H_1$ 受体拮抗剂、局部麻醉药、解热镇痛药、非甾体抗炎药的作用机制、结构特征及其典型药物的化学结构、理化性质、用途、代谢及其中一些药物的合成方法、构效关系。

相对于中枢神经系统而言,外周神经系统由传入神经系统和传出神经系统组成,后者又包括了自主神经系统和运动神经系统。目前临床使用的外周神经系统药物大部分作用于传出神经系统。药物主要影响作用于传出神经系统的递质和受体的功能,即通过影响递质的合成、贮存、释放、代谢等环节或直接与受体结合产生生物效应。

## 5.1 拟胆碱药(Cholinergic Drugs)

乙酰胆碱(acetylchoiline,ACh)是胆碱能神经的递质,在调节自主神经系统功能上起重要作用。由于天然生物碱毒蕈碱(muscarine)和烟碱(nicotine)作用于乙酰胆碱受体产生不同的生物活性,因此认为存在两种类型的胆碱受体,即毒蕈碱样胆碱受体(简称 M 胆碱受体)和烟碱样胆碱受体(简称 N 胆碱受体)。而毒蕈碱和烟碱分别是 M 受体和 N 受体的典型激动剂。

拟胆碱药是指一类具有与乙酰胆碱相似作用的药物。按其作用环节和机制的不同,可分为直接作用于胆碱受体的拟胆碱药物又称胆碱受体激动剂(cholinocepter agonists)和通过抑制内源性乙酰胆碱的水解反应而间接发挥作用的乙酰胆碱酯酶抑制剂(acetylchoilinesterase inhibitor)两种类型。拟胆碱药在临床主要用于手术后腹气胀、尿潴留;降低眼内压,治疗青光眼;缓解肌无力;治疗阿尔茨海默病及其他老年性痴呆;大部分胆碱受体激动剂还具有吗啡样镇痛作用,可用于止痛;具有 N 样作用的拟胆碱药还可缓解帕金森氏症。

### 5.1.1 胆碱受体激动剂

乙酰胆碱不能作为治疗药物从体外补充,原因有三:其一,ACh 对所有胆碱能受体部位无选择性,导致产生副作用;其二,ACh 为季铵结构,不易透过生物膜,因此生物利用度极低;其三,ACh 化学稳定性较差,在水溶液、胃肠道和血液中均易被水解或胆碱酯酶催化水解,失去活性。所以临床使用的胆碱受体激动剂大部分都是依据乙酰胆碱化学结构,设计开发的性质较稳定,同时具有较高选择性的合成药物。

#### 氯贝胆碱(bethanechol chloride)

【化学名】 (±)-氯化 N,N,N-三甲基-2-氨基甲酰氧基-1-丙胺,((±)-2-[(aminocarbonyl)oxy]-N,N,N-trimethyl-1-propanaminium chloride)。

【理化性质】 本品为无色或白色吸湿性结晶性粉末,有轻微氨样气味。极易溶于水(1∶1)易溶于乙醇(1∶10),几乎不溶于氯仿和乙醚。0.5%水溶液的 pH 值为 5.5~6.5。熔点218~219℃(分解)。其溶液于 120℃消毒 20 min 不会发生变色或失效,对活性没有影响。

在胃肠道不易被吸收,分子中含有氨基甲酸酯结构,由于氮上孤电子对的参与,其羰基碳的亲电性较乙酰基为低,稳定性增加不易被胆碱酯酶水解,作用时间长于乙酰胆碱。

其 S 构型异构体的活性大大高于 R 构型体。

【合成】 由氯代异丙醇与光气反应,再经酰胺化和氨解,即可制得氯贝胆碱。

【作用】 氯贝胆碱为选择性 M 胆碱受体激动剂,尤其对胃肠道和膀胱平滑肌的选择性较高,对心血管系统的作用几无影响。临床主要用于手术后腹气胀、尿潴留以及其他原因所致的胃肠道或膀胱功能异常。

#### 毛果芸香碱(pilocarpine)

【化学名】 (3S,4R)-3-乙基-二氢-4-[(1-甲基-1H-5-咪唑基)甲基]-2(3H)-呋喃酮((3S,4R)-3-ethyl-dihydro-4-[(1-methyl-1H-5-imidazol)methyl]-2(3H)-furanone),别名匹罗卡品。

【理化性质】 毛果芸香碱是芸香科植物毛果芸香叶子中分离出的一种生物碱。为黏稠的油状液体或晶体,具吸湿性。毛果芸香碱的化学结构与乙酰胆碱明显不同,属叔胺类化合物。但在体内仍以质子化的季铵正离子为活性形式。

该药结构中由于五元内酯环上的两个取代基处于顺式结构,空间位阻较大不稳定。在加热或在碱中温热条件下,C-3 位发生差向异构化,生成无活性的异毛果芸香碱。

在碱性条件下结构中的内酯环可被水解开环,生成无药理活性的毛果芸香酸钠盐而溶解。

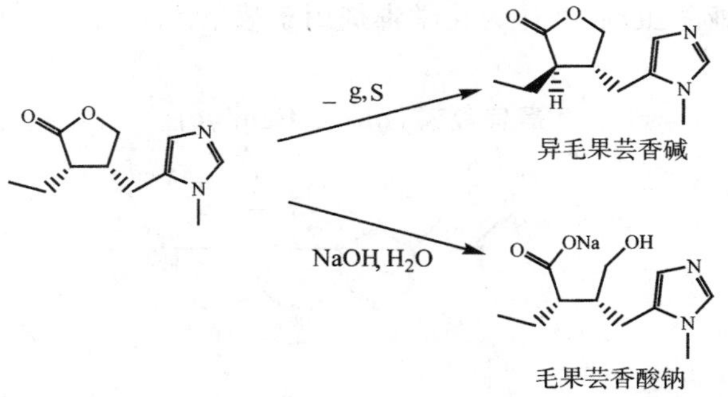

异毛果芸香碱

毛果芸香酸钠

**【结构改造】**　将其内酯环水解开环,并将生成的羧基和羟基分别酯化,制得脂溶性增强的前药 A。后者在眼组织酯酶的作用下,可定量转化回原药。将不稳定内酯环上 3 位碳原子替换为氮原子,成为具氨基甲酸酯结构的生物电子等排体 B,其稳定性大大提高,作用时间也得到延长。

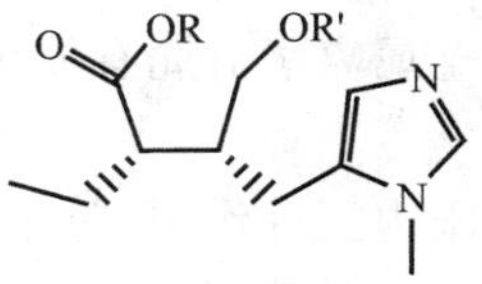

A 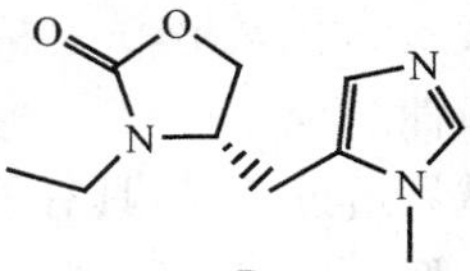　　　　　　　　　　　　　　　B

**【作用】**　主要表现为毒蕈碱样作用,是 $M_1$ 受体的部分激动剂和很弱的 $M_2$ 受体拮抗剂。对汗腺、唾液腺的作用强大,造成瞳孔缩小,眼内压降低。临床用其硝酸盐或盐酸盐制成滴眼液,用于缓解或消除青光眼的各种症状。

**【构效关系】**

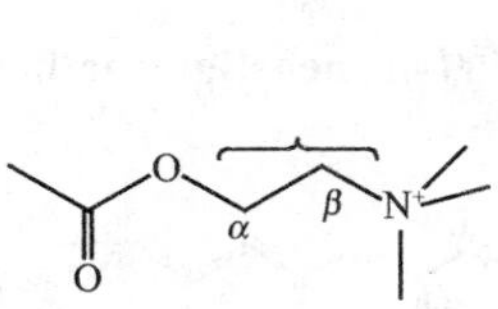

1) 季铵盐部分带正电荷的氮是活性必需,以 $As^+(CH_3)_3$,$S^+(CH_3)_2$ 或 $Se^+(CH_3)_2$ 代替活性下降;而且氮上以甲基取代为最好,若以氢或大基团如乙基取代则活性降低,若 3 个乙基则有抗胆碱活性。

2) 酯基部分,以氨甲酰基取代可使酯键稳定,被乙基或苯基取代活性下降;

3) 中间连接部分,以两个碳原子的长度比较好;α 位引入甲基取代,N 样作用大为减弱,M 样作用与乙酰胆碱相当;β 位若有甲基取代可阻止胆碱酯酶的作用,延长作用时间,且 N 样作用大于 M 样作用。

### 5.1.2　乙酰胆碱酯酶抑制剂

胆碱能神经系统兴奋时释放出的乙酰胆碱,立即被乙酰胆碱酯酶(acetylcholinesterase, AChE)水解为胆碱和乙酸,失去活性。乙酰胆碱酯酶抑制剂(acetylcholinesterase inhibitors, AChEI)通过抑制 AChE,使突触处乙酰胆碱浓度增高,增强并延长了乙酰胆碱的作用。AChEI 是一类间接的拟胆碱药。临床上用于治疗重症肌无力、青光眼和阿尔茨海默病等。AChEI 还广泛用作农业杀虫剂,并作为化学毒剂用于战争。

#### 毒扁豆碱(physostigmine)

【化学名】　(3a,S-cis)-1,2,3,3a,8,8a-六氢-1,3a,8-三甲基吡咯并[2,3-b]吲哚-5-醇甲基氨基甲酸酯,((3a,S-cis)-1,2,3,3a,8,8a-hexahydro-1,3a,8-trimethylpyrrolo[2,3-b]indol-5-ol methylcarbamate),别名依色林(eserine)。

【理化性质】　该药品是非洲出产的称为毒扁豆豆科(*physostigma venenosum*)植物的种子中提取的一种生物碱。其性质不稳定,其结晶或水溶液露置空气中或遇光、热,即渐变为淡红色或红色,这是由于水解生成毒扁豆酚碱(eseroline)后,被氧化为红色的醌式结构。

碱性条件下更易被水解和氧化,光、热、空气、重金属离子对此有催化作用。毒扁豆酚碱及其氧化产物均无抑酶活性。

【作用】　毒扁豆碱易透过角膜,具有缩瞳、降低眼内压等作用,曾在眼科使用多年,治疗青光眼。但因作用选择性低,毒性猛烈,现已少用。与其他抗胆碱酯酶药不同的是,毒扁豆碱分子中不具有季铵离子,脂溶性较大,易于穿过血脑屏障,发挥中枢拟胆碱作用。所以近来急诊时用其作为中枢抗胆碱药(如阿托品、三环抗抑郁药等)中毒的解毒剂。其对阿尔茨海默病的疗效正在观察中。

#### 溴新斯的明(neostigmine bromide)

【化学名】　溴化-N,N,N-三甲基-3-[(二甲氨基)甲酰氧基]苯铵(3-[[(dimethylamino)carbonyl]oxy]-N,N,N-trimethyl-benzenaminium bromide)。

【理化性质】　本品为白色结晶性粉末,无嗅,味苦。熔点 171~176℃,熔融时同时分解。极易溶于水(1∶1),水溶液呈中性;易溶于乙醇和氯仿(1∶10);几乎不溶于乙醚。在氢氧化钠水溶液中加热水解生成间二甲氨基酚钠盐,可与重氮苯磺酸反应生成红色的偶氮化合物。

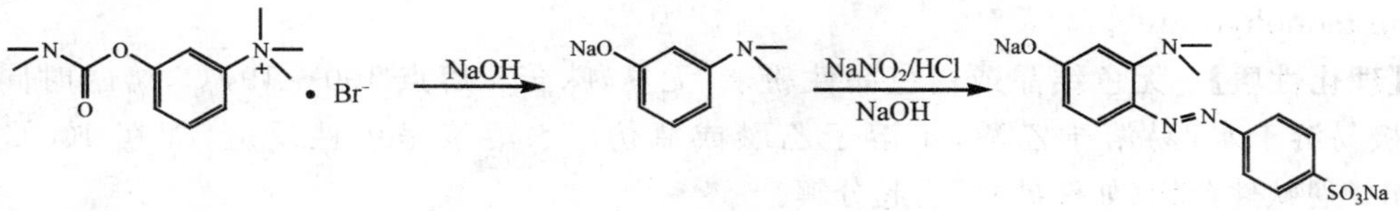

**【合成】**　以间氨基苯酚为原料,经甲基化、成盐后与二甲氨基甲酰氯成酯,再经季铵化即可制得溴新斯的明。

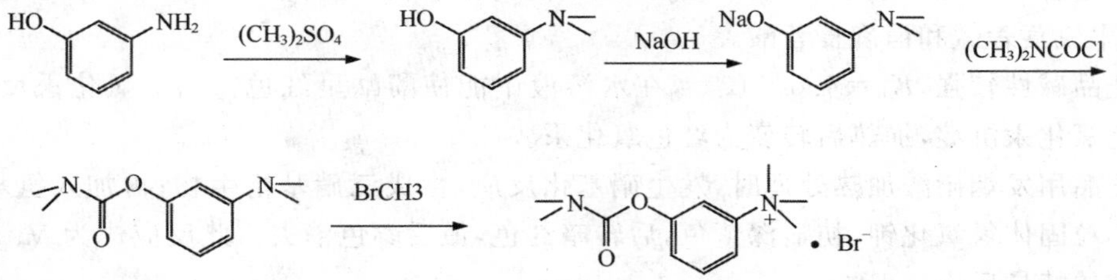

**【作用】**　具有抗胆碱酯酶作用,但对中枢神经系统的毒性较毒扁豆碱弱;因尚能直接作用于骨骼肌细胞的胆碱能受体,故对骨骼肌作用较强;缩瞳作用较弱。临床上用于重症肌无力、腹部术后的肠麻痹和尿潴留,以及用于对抗筒箭毒碱及三碘季胺酚等竞争型肌松药的过量中毒。

# 5.2　抗胆碱药(Anticholinergic Drugs)

抗胆碱药又称胆碱受体拮抗剂,它们对胆碱受体具有高亲合力但无内在活性,阻断乙酰胆碱或拟胆碱药与受体的结合而产生抗胆碱作用。按作用部位和阻断受体亚型,临床使用的抗胆碱药物可分为三类:M 受体拮抗剂、$N_1$ 受体拮抗剂、$N_2$ 受体拮抗剂。

## 5.2.1　M 受体拮抗剂

**硫酸阿托品(atropine sulfate)**

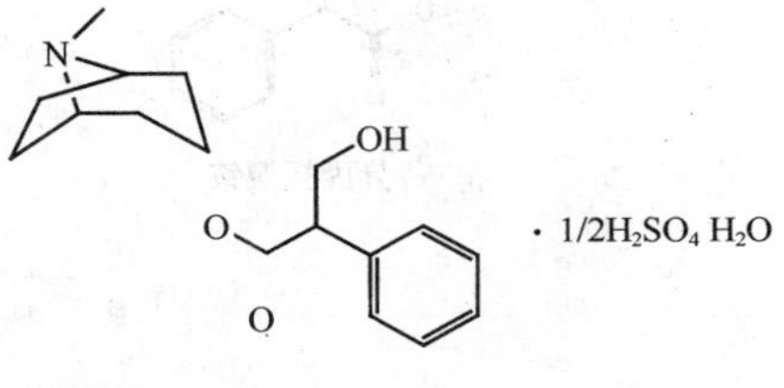

**【化学名】**　(±)-α-(羟甲基)苯乙酸-8-甲基-8-氮杂双环[3.2.1]-3-辛醇酯硫酸盐一水合

物(α-(hydroxymethyl)benzeneacetic (3-endo)-8-methyl-8-azabicyclo[3.2.1]oct-3-yl ester sulfate monohydrate)。

**【理化性质】**　无色结晶或白色晶性粉末,无臭,味苦。熔点 190~194℃,熔融时同时分解。极易溶于水,易溶于乙醇,不溶于乙醚或氯仿。水溶液呈中性反应,能在 100℃ 消毒 30min。遇碱性药物(如硼砂)可引起分解。

阿托品的抗胆碱活性主要来自左旋体 S-(-)-莨菪碱,但左旋体的中枢兴奋作用比右旋体强 8~50 倍毒性更大,而且阿托品在提取过程中遇酸或碱容易发生消旋化,所以临床应用更安全更易制备的外消旋体。

分子中含有酯键易被水解,在弱酸性、近中性条件下较稳定,pH3.5~4.0 最稳定,碱性时易水解,生成莨菪碱和消旋莨菪酸。

阿托品碱性较强,$K_b=4.5\times10^{-5}$,在水溶液中能使酚酞呈红色。当与氯化汞反应时,先生成黄色氧化汞沉淀,加热后转变为红色氧化汞。

阿托品用发烟硝酸加热处理时,发生硝基化反应,生成三硝基衍生物;再加入氢氧化钾醇液和一小粒固体氢氧化钾,初显深紫色,后转暗红色,最后颜色消失。此反应成为 Vitali 反应,是莨菪酸的特异反应。

阿托品与硫酸及重铬酸钾加热时,水解生成的莨菪酸被氧化生成苯甲醛,有苦杏仁特异臭味。阿托品能与多数生物碱显色剂及沉淀剂反应。

**【作用】**　阿托品具有外周及中枢 M 受体拮抗作用,但对 M1 和 M2 受体缺乏选择性。能解除平滑肌痉挛,抑制腺体分泌,抗心律失常,抗休克,临床用于治疗各种内脏绞痛、麻醉前给药、盗汗以及心动过缓及多种感染中毒性休克。眼科用于治疗睫状肌炎症及散瞳,还用于有机磷酸酯类中毒的解救。

**【结构改造】**　该药主要副作用是其中枢兴奋性,为了减少这一毒副作用,将阿托品做成季铵盐,因难以通过血脑屏障而不能进入中枢神经系统,不呈现中枢作用,主要用于消化道和呼吸道解痉。溴甲阿托品(atropine methobromide)和异丙托溴铵(ipratropium bromide)均为阿托品的季铵盐,因不能进入中枢神经系统,分别用于消化系统和呼吸系统。后马托品(homatropine)是一半合成的阿托品类似物,由托品与羟基苯乙酸成酯,属短时作用药,用于眼科散瞳。

溴甲阿托品　　　　　　　异丙托溴铵　　　　　　　后马托品

## 溴丙胺太林(**propantheline**)

【**化学名**】　溴化 *N*-甲基-*N*-(1-甲基乙基)-*N*-[2-(9*H*-呫吨-9-甲酰氧基)乙基]-2-丙铵(*N*-methyl-*N*-(1-methylethyl)-N-[2-[(9*H*-xanthen-9-ylcarbonyl) oxy] ethyl]-2-propanaminium bromide),又名普鲁本辛(**probanthine**)。

【**理化性质**】　本品为白色或类白色的结晶性粉末,无臭,味极苦,微有引湿性。在水、乙醇或氯仿中极易溶解,在乙醚中不溶。熔点 157~164℃,熔融时同时分解。

溴丙胺太林与 NaOH 试液煮沸,酯键水解生成呫吨酸钠。用稀盐酸中和析出呫吨酸固体,用稀乙醇精制重结晶,熔点 213~219℃,熔融时同时分解。

呫吨酸遇硫酸显亮黄或橙黄色,并微显绿色荧光。

【**合成**】　以邻氯苯甲酸为原料,在氢氧化钠和铜粉催化下与苯酚反应,制得邻甲氧基苯甲酸,再以浓硫酸加热脱水缓和得到 9-呫吨酮,经锌粉在碱性条件下还原得到呫吨醇。呫吨醇经氰化、水解得到呫吨 9-甲酸,与而异丙氨基乙醇在二甲苯共沸脱水酯化,再与溴甲烷反应制得溴丙胺太林。

【**作用**】　溴丙胺太林具有胃肠道选择性,抑制胃肠道平滑肌的作用强且持久,很少发生中枢作用。临床用于胃及十二指肠溃疡、胃炎、幽门痉挛、胰腺炎、结肠痉挛、妊娠呕吐及多汗等。

**【M 受体拮抗剂的构效关系】** 分析阿托品的结构可以发现,部分为氨基醇酯,与乙酰胆碱很相似,只是醇氧原子与氨基氧原子之间相隔三个碳原子,但其构象的空间距离与乙酰胆碱的两个碳的距离相当,托品烷的双环结构对维持活性构象意义重大。因次氨基乙醇酯被认为是"药效基本结构"。阿托品的酰基部分带有苯基,这是与乙酰胆碱不同的关键所在。显然酰基上的大基团对阻断 M 受体功能十分重要。根据这一思路,通过基因变换,设计合成了多种季铵类和叔胺类抗胆碱药。这些 M 受体拮抗剂的化学结构有共同点,可用下式代表它们的基本结构。

阿托品　　　　　　　　M胆碱受体拮抗剂基本结构

这一结构与胆碱受体激动剂有相似之处。这是因为 M 受体拮抗剂与激动剂共同竞争 M 受体,均通过含氮的正离子部分与受体的负离子位点结合,而分子中其他部分与受体的附加结合,则产生拮抗剂与激动剂的区别。按结构可分为氨基醇酯类、氨基醇类、氨基醚类、氨基酰类和氨基酚类。

下面对 M 受体拮抗剂的结构与作用特点加以总结。

1) 在 M 受体上乙酰胆碱结合点周围是个疏水区,拮抗剂上相应与此的 $R_1$ 和 $R_2$ 部分的较大基团,通过疏水性力或范德华力与 M 受体结合,阻碍乙酰胆碱与受体的接近和结合。当 $R_1$ 和 $R_2$ 为碳环或杂环时,可产生强的拮抗活性,尤其连两个环不一样时活性更好。如格隆溴铵(glycopyrronium bromide,又名胃长宁)和奥芬溴铵(oxyphenonium bromide,又名安胃灵),$R_1$ 和 $R_2$ 分别为苯环和环戊基及环己基,两药均用于胃及十二指肠溃疡、慢性胃炎、胃酸分泌过多及痉挛等。而环过大会增加立体位阻,妨碍与 M 受体的结合而降低活性。

格隆溴铵　　　　　　　　奥芬溴铵

2) $R_3$ 可以是 H、OH、$CH_2OH$ 或 $CONH_2$。当 $R_3$ 为 OH 或 $CH_2OH$ 时,可成为与 M 受体结合的定位基团,通过与受体形成有利的氢键作用使其活性增大。

3) X 部分可无,此时为二环丙醇胺类;也可以是酯键结构,则为取代苯乙酸酯类。

4) 氨基部分通常为叔胺或季铵盐结构,后者活性更大。质子化的叔胺或季铵可以与 M 受体的负离子部位结合,对形成药物-受体复合物起重要作用。

5) 环取代基到氨基氮原子之间的距离,以 $n=2$ 为最好,碳链长度一般在 2~4 个碳原子之间,再延长碳连则活性降低或消失。

### 5.2.2　N 受体拮抗剂

在植物神经节和肌肉接头处存在两种类型的烟碱样乙酰胆碱受体,$N_1$ 位于神经节突触后膜,可引起自主神经节的节后神经元兴奋,$N_2$ 受体位于骨骼肌终板膜,可引起运动终板电位,导致骨骼肌兴奋。$N_1$ 受体拮抗剂可阻断神经冲动在植物神经中的传递,临床用作降压药,但副作用较大。$N_2$ 受体拮抗剂可阻碍神经冲动在神经肌肉接头处的正常传递,导致骨骼肌松弛,临床用作肌肉松弛剂辅助麻醉。本章只讨论 $N_2$ 受体拮抗剂即肌松药。

### 右旋氯筒箭毒碱(d-tubocurarine chloride)

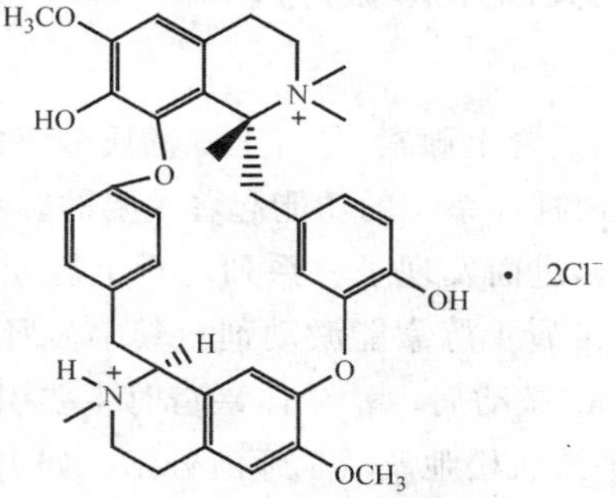

【作用】　右旋氯筒箭毒碱作用较强,主要用于外科手术时增加肌肉的松弛,过量时有麻痹呼吸肌的危险,重症肌无力和支气管哮喘者忌用。

### 苯磺阿曲库铵(atracurium besilate)

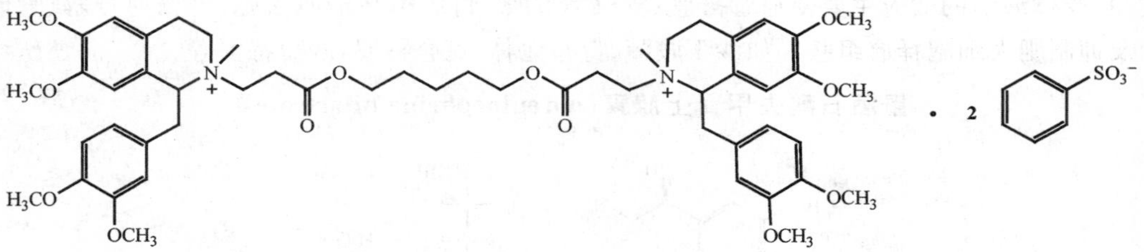

【理化性质】　分子结构中两个季铵氮原子的 β 位均有吸电子的酯基,易发生霍夫曼消除反应和酸碱催化下的酯水解反应,因此制备注射剂时应调至最稳定的 pH 3.5 并低温储藏。

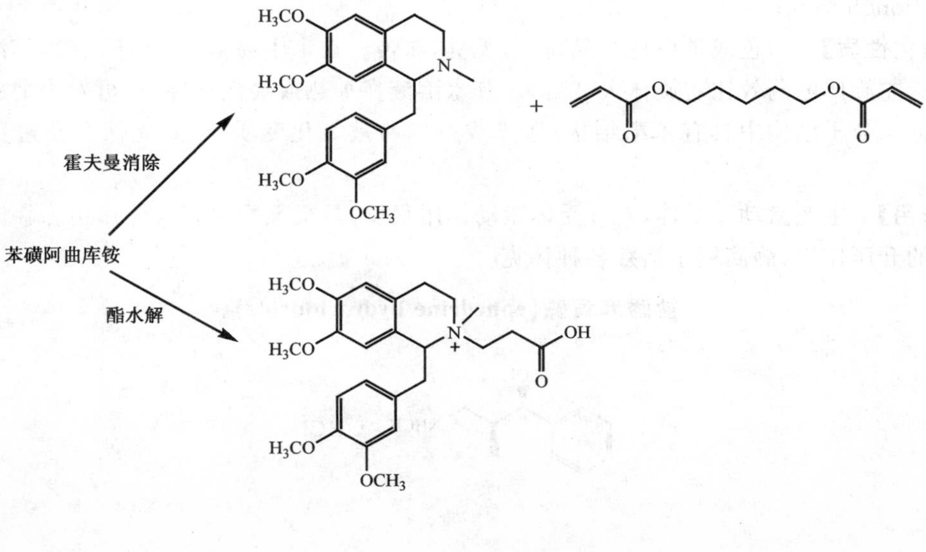

【作用】 本品作用较强,为氯筒箭毒碱的 1.5 倍,用药后 2～3min 产生肌肉松弛作用,可维持 30～40min,不良反应少,在体内可代写为无活性的代谢物 N-甲基罂粟碱,避免了肝酶的分解代谢。在血浆脂酶作用下发生非特异性水解反应,迅速代谢为无活性的代谢物季铵羧酸。对肝肾功能不影响,不会产生蓄积中毒,毒副作用较小。

# 5.3 肾上腺素能激动剂(Adrenergic Agonists)

拟肾上腺素药中最早发现的是肾上腺素,是肾上腺髓质分泌的神经递质,以后又发现了去甲肾上腺素、多巴胺等。它们对传出神经系统的功能起着主要的影响作用。进一步研究,逐步认识到苯乙胺为该类药物的基本结构,进而发现了一系列对肾上腺素能各种受体亚型选择性较强的激动剂,如 α 肾上腺素能激动剂、β 肾上腺素能激动剂。其中 α 肾上腺素能激动剂根据其对 α 受体的选择性可分为 $\alpha_1$ 激动剂和 $\alpha_2$ 激动剂。$\alpha_1$ 受体兴奋时主要引起血管收缩、肝糖原分解、钾离子释放、心脏正性变力、胃肠道平滑肌松弛及减少唾液分泌。如去甲肾上腺素、间羟胺、甲氧明和麻黄碱等均为 $\alpha_1$ 受体激动剂;$\alpha_2$ 受体兴奋时,可负反馈调节去甲肾上腺素的释放、血小板聚集及血管收缩。$\alpha_2$ 受体激动剂主要有可乐定(clonidine)、阿可乐定(apracloddine)、胍那卡(gumabm)及甲基多巴(methyldopa)等。β 肾上腺素能激动剂可分为 $\beta_1$ 受体激动剂和 $\beta_2$ 受体激动剂。$\beta_1$ 受体兴奋主要引起心率增加、心肌收缩力增强、胃肠道平滑肌松弛、血小板聚集及唾酶分泌,如多巴酚丁胺;$\beta_2$ 受体激活的效应主要使血管舒张、支气管扩张、胃肠道平滑肌松弛、肝糖原分解、骨骼肌痉挛及抑制肥大细胞释放组胺。如沙丁胺醇、特布他林、克仑特罗,沙美特罗等。

**重酒石酸去甲肾上腺素(norepinephrine bitartrate)**

【化学名】 (R)-(－)-4-(2-氨基-1-羟基乙基)-1,2-苯二酚(R,R)-二羟基丁二酸一水合物((R)-(－)-4-(2-amino-1-hydroxyethyl)-1,2-benzenediol(R,R)-2,3-dihydroxybutanedionate(1:1)salt monohyrate)。

【理化性质】 白色或类白色结晶粉末,无臭,味苦。在水中易溶,微溶于乙醇,不溶于氯仿或乙醚。左旋体的药效比右旋体大 27 倍。其水溶液在加热或酸性条件下,可发生消旋化而致活性降低。分子结构中具有苯酚结构,遇光或空气易被氧化变质,应避光保存及避免与空气接触。

【作用】 主要激动 α 受体,对 β 受体激动作用很弱,具很强的血管收缩作用。临床上主要使用它的升压作用,静滴用于治疗各种休克。

**盐酸麻黄碱(ephedrine hydrochloride)**

**【化学名】**　（1*R*，2*S*）-2-甲氨基-1-苯丙烷-1-醇盐酸盐（（1*R*，2*S*）-1-methylamino-1-phenylpropan-1-ol hydrochloride）。

**【理化性质】**　白色针状结晶或结晶状粉末，无臭，味苦。水中易溶，乙醇中溶解，氯仿或乙醚中不溶。分子结构中含二个手性碳，构型分别为 1*R*，2*S*。

在碱性溶液中与硫酸铜反应形成蓝紫色配位化合物-双缩脲反应。

被高锰酸钾、铁氰化甲等氧化生成苯甲醛及甲胺，前者特臭，后者可使红色石蕊试纸变蓝。

**【作用】**　具有松弛平滑肌、收缩血管、兴奋中枢神经的作用。用于支气管哮喘、过敏反应、鼻黏膜肿胀及低血压的治疗。

### 甲基多巴（methyldopa）

**【化学名】**　3-羟基-α-甲基-L-酪氨酸（3-hydroxy-α-methyl-l-tyrosine）。

**【理化性质】**　含邻苯二酚结构，对氧和光不稳定，碱性条件下更易氧化。制剂中常加亚硫酸氢钠或维生素等抗氧剂，应避光保存。

**【作用】**　中枢性降压药，作用中等偏强，用于治疗肾功能不良的高血压。

### 盐酸多巴酚丁胺（dobutamine hydrochloride）

**【化学名】**　4-[2-[[3-(4-轻苯基)-1-甲基丙基]氨基]乙基]-1,2-苯二酚盐酸盐（4-[2-[[3-(4-hydroxyphenyl)-1-methylpropyl] amino] ethyl]-1,2-benzenediol hydrochloride）。

**【结构特点】**　分子结构中含一个手性碳，有两种光学异构体。左旋体具 α₁ 受体激动作用；右旋体具 α₁ 受体阻滞作用。药用为消旋体。

**【作用】**　选择性心脏受体激动剂，正性肌力作用比多巴胺强。用于治疗器质性心脏病所发生的心力衰竭、心肌梗死所致的心源性休克及术后低血压。

### 硫酸沙丁胺醇（salbutamol sulfate）

**【化学名】**　1-(4-羟基-3-羟甲基苯基)-2-(叔丁氨基)乙醇硫酸盐（1-(4-hydroxy-3-hydroxymethylphenyl)-2-(terbutylaminol)ethanol hemisulfate）。

【理化性质】 白色结晶性粉末，无臭，几乎无味。略溶于水，可溶于乙醇。口服经胃肠道吸收进入循环的原形药物少于 20%，大部分在肝和肠壁代谢，并经肾排泄。其主要代谢物为 4-*O*-葡萄糖苷和 4-*O*-硫酸酯。

【合成】 该品可以由对羟基苯乙酮经氯甲基化、酯化、溴化、缩合、水解、游离、氢化来制备。合成过程中可能带入酮类等杂质。

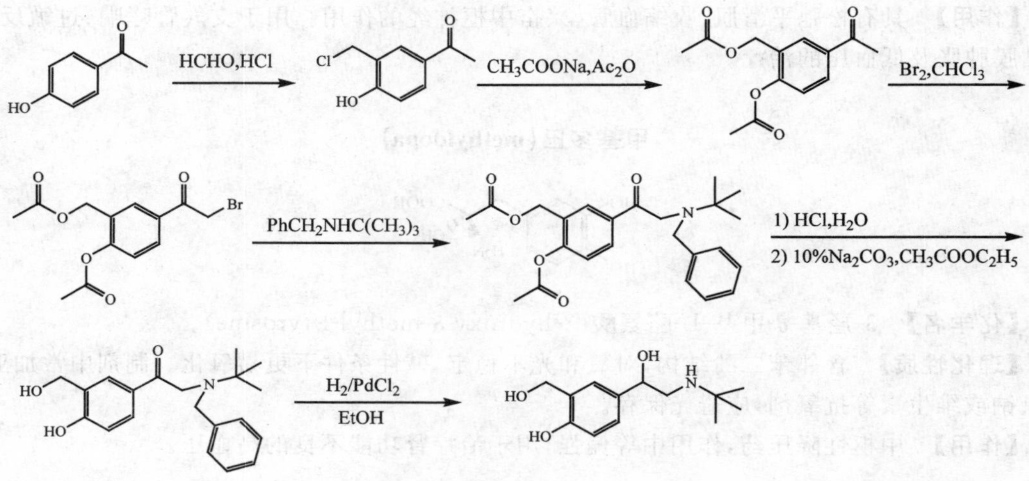

【作用】 能选择性地激动支气管平滑肌的 $\beta_2$ 受体。有较强支气管扩张的作用，主要用于防止支气管哮喘、哮喘型支气管炎和肺气肿患者的支气管痉挛。

**【苯乙醇胺类肾上腺素受体激动剂的构效关系】** 苯乙醇胺类肾上腺素能激动剂的化学结构与生物活性间的关系如下：

1）必须具苯乙胺基本结构，碳链延长或缩短，活性下降。由于氨基的存在，该类药物在生理 pH 条件下高度电离。氨基及苯环上取代基的不同对受体的选择性及作用时间的长短有一定影响。

2）多数肾上腺素能激动剂在氨基的 β 位具有羟基，此 β 羟基的存在，对活性有显著影响，其中 R 构型者具较大活性。

3）苯环 3,4-二羟基的存在可显著增强 α、β 活性，但此类具儿茶酚胺结构的药物常常不能口服。

4）侧链氨基氢被非极性烷基取代时，基团的大小对受体的选择性有密切的关系。

在一定范围内，*N*-取代基越大，对 β 受体的亲和力越强。

当氨基 H 被比叔丁基更大的亲脂性基团取代是，则表现出 $\alpha_1$ 受体拮抗活性。

*N*-双烷基取代，可使活性大大下降，毒性较大。

5）侧链氨基 α-碳原子上引入甲基，由于甲基的位阻效应，可阻碍 MAO 酶对氨基的氧化，代谢脱氨，使药物的作用时间延长。

# 5.4　组胺 H₁ 受体拮抗剂
## (Histamine H₁ Receptor Antagonists)

组胺是自体活性物质之一,在体内由组氨酸脱羧基而成,目前发现的组胺受体有 4 个亚型,分别为 H₁、H₂、H₃、H₄ 受体。H₁ 受体分布在支气管和胃肠平滑肌以及其他广泛组织或器官中。组织中的组胺是以无活性的结合型存在于肥大细胞和嗜碱性粒细胞的颗粒中,以皮肤、支气管黏膜、肠黏膜和神经系统中含量较多。当机体受到理化刺激或发生过敏反应时,可引起这些细胞脱颗粒,导致组胺释放,与组胺受体结合而产生生物效应。可引起血管扩张、增强血管的渗透性,使局部组织红肿、发痒;引起肠道、支气管等器官的平滑肌收缩,严重时导致支气管平滑肌痉挛而呼吸困难;另外还引起毛细血管舒张,导致血管壁渗透性增加,产生水肿和痒感,参与变态反应的发生。H₁ 受体拮抗剂可阻止组胺与受体的结合,从而产生抗过敏作用。临床使用的抗过敏药绝大多数属于 H₁ 受体桔抗剂。

临床使用的 H₁ 受体桔抗剂按照化学结构类型通常分为乙二胺类、氨基醚类、丙胺类、三环类、哌嗪类、哌啶类和其他类。

### 曲吡那敏(tripelenamine)

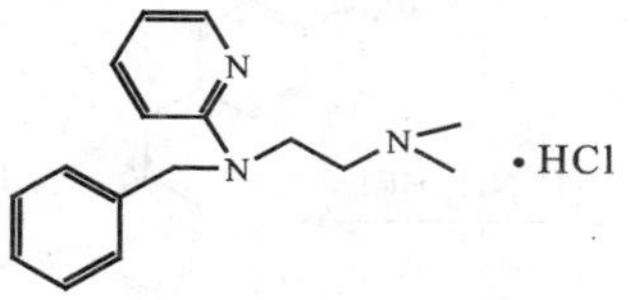

**【化学名】**　$N,N$-二甲基-$N'$-苄基-$N'$-(吡啶-2-基)-1,2-乙二胺盐酸盐($N,N$-dimethyl-$N'$-(phenylmethyl)-$N'$-2-pyridinyl-1,2-ethanediamine hydrochloride)。

该药为乙二胺类抗组胺药。抗组胺作用比苯海拉明略强而持久,常见嗜睡等副作用。用于过敏性皮炎、湿疹、过敏性鼻炎、哮喘等。

### 盐酸苯海拉明(diphenhydramine hydrochloride)

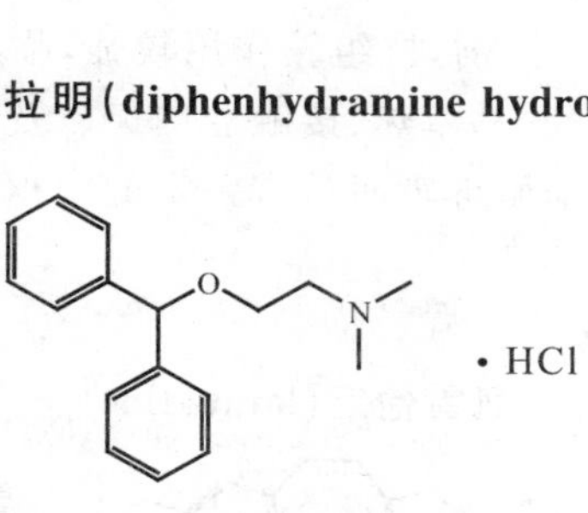

**【化学名】**　$N,N$-二甲基-2-(二苯基甲氧基)乙胺盐酸盐($N,N$-dimethyl-2-(diphenyl methoxy) ethylamine hydrochloride)。

**【理化性质】**　白色结晶性粉末,无臭、味苦,熔点 167～171℃。极易溶于水,在乙醇、氯仿中易溶,在丙酮中略溶,在乙醚、苯中极微溶解。

【作用】 为氨基醚类 H$_1$ 受体桔抗剂,能消除各种过敏症状,尚具有镇静、防晕动及止吐作用,也有抗胆碱作用,可缓解支气管平滑肌痉挛。用于各种过敏性皮肤疾病,如荨麻疹、虫咬症,亦用于晕动症、恶心、呕吐。其中枢抑制作用显著,常见中枢抑制作用如嗜睡、头晕、头痛、口干、恶心、呕吐及腹上区不适等。

### 马来酸氯苯那敏(chlorphenamine maleate)

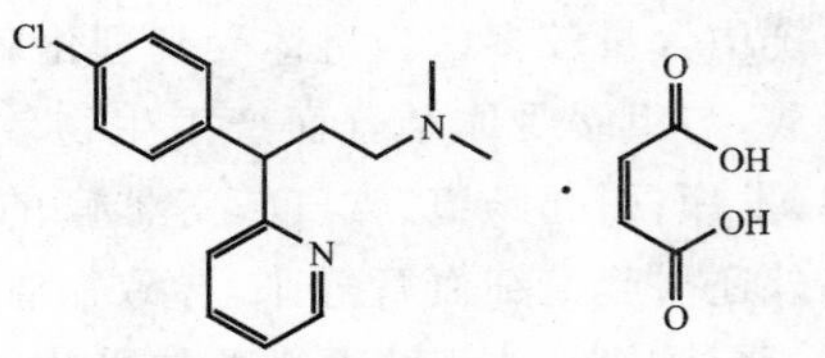

【化学名】 N,N-二甲基-γ-(4-氯苯基)-2-吡啶丙胺顺丁烯二酸盐(γ-(4-chlorophenyl)-N(N-dimethyl-2-pyridinepropanamine maleate(1∶1)),又名扑尔敏。

【理化性质】 本品为白色结晶性粉末,无臭,味苦。熔点 131~135℃,有升华性。在水、乙醇和氯仿中易溶,在乙醚中微溶。其 1% 水溶液的 pH 为 4.0~5.0。

【合成】

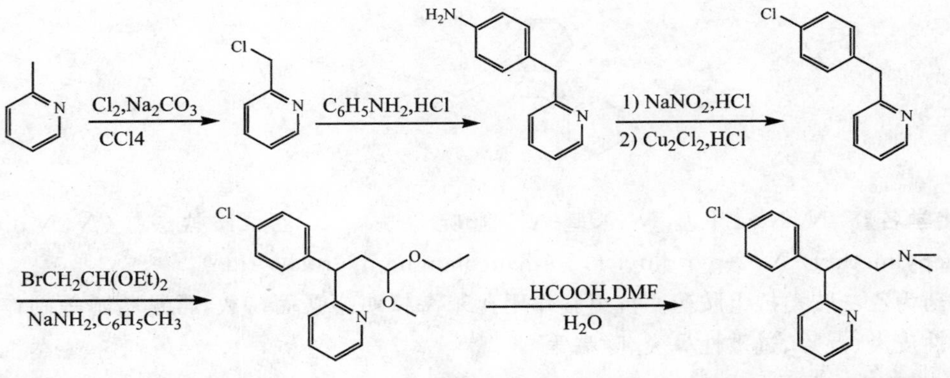

【作用】 为丙胺类 H$_1$ 受体桔抗剂,抗组胺作用较强,临床主要用于过敏性鼻炎、皮肤黏膜的过敏、荨麻疹、血管舒张性鼻炎、枯草热、接触性皮炎以及药物和食物引起的过敏性疾病。由于药物分子脂溶性较强易通过血脑屏障而具有一定的中枢作用,如副作用有嗜睡、口渴、多尿等。

### 氯雷他定(loratadine)

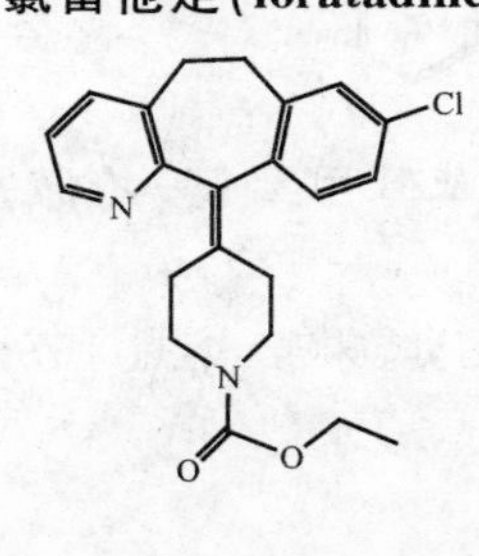

【化学名】 4-(8-氯-5,6-二氢-11*H*-苯并[5,6]环庚烷[1,2-b]吡啶-11-亚基)-1-哌啶羧酸乙酯(4-(8-chloro-5,6-dihydro-11*H*-benzo[5,6] cyclohepta[1,2-b] pyridin-11-ylidene-1-piperidinecarboxylic acid ethyl ester)。

【理化性质】 白色结晶性粉末,无臭无味。在甲醇、乙醇、丙酮中易溶,乙醚中溶解。

【合成】

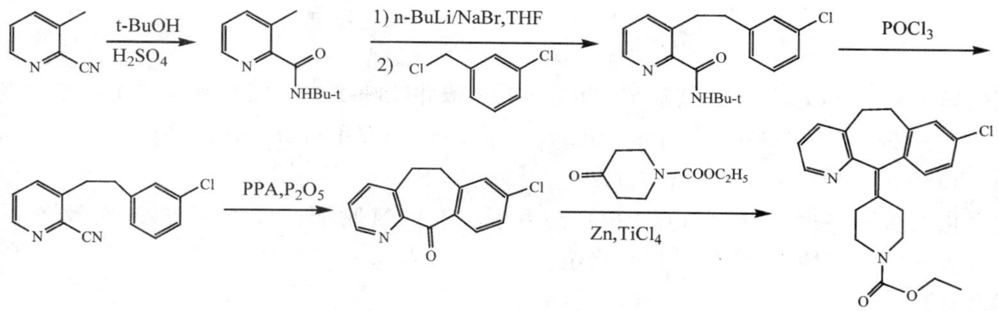

【作用】 为三环类选择性外周 $H_1$ 受体拮抗剂,用于缓解过敏性鼻炎有关的症状,如喷嚏、流涕及鼻痒、鼻塞以及眼部痒及烧灼感。亦适用于缓解慢性荨麻疹、瘙痒性皮肤病及其他过敏性皮肤病的症状及体征。

## 西替利嗪(cetirizine)

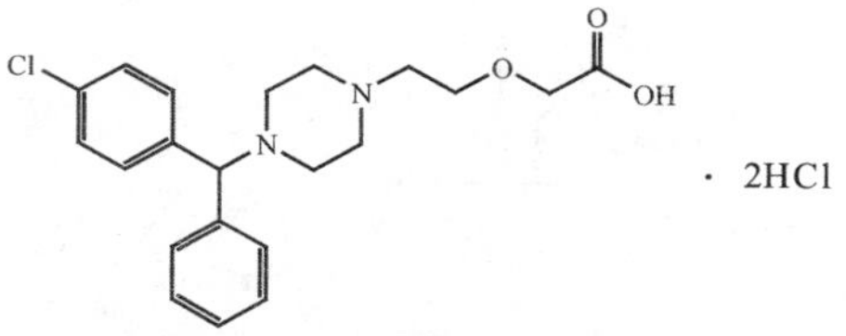

【化学名】 2-[4-[(4-氯苯基)苯基甲基]-1-哌嗪基] 乙氧基乙酸二盐酸盐(2-[4-[(4-chlorophenyl) phenylmethyl]-1-piperazinyl] ethoxy] acetic acid dihydrochloride)。

【理化性质】 本品为白色或几乎白色粉末,熔点 225℃。水中溶解,丙酮和二氯甲烷中几乎不溶。应于密闭容器中避光保存。

【合成】 用 1-[(4-氯苯基)苯基甲基]哌嗪为原料,与氯乙氧基乙腈缩合,再水解,成盐而制得。

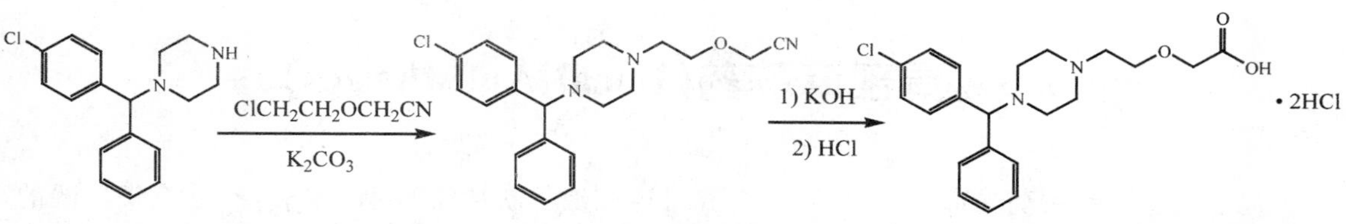

【作用】 为哌嗪类选择性 $H_1$ 受体桔抗剂,作用强而持久,对 M 胆碱受体和 5-HT 受体的作用极小。西替立嗪是安定药羟嗪(hydroxyzine)的体内主要代谢产物。由于西替立嗪易离子化,不易透过血脑屏障,进入中枢神经系统的量较少,中枢抑制作用较轻。临床用于季节性或常年性过敏性鼻炎、由过敏原引起的荨麻疹及皮肤瘙痒。

咪唑斯汀（mizolastine）

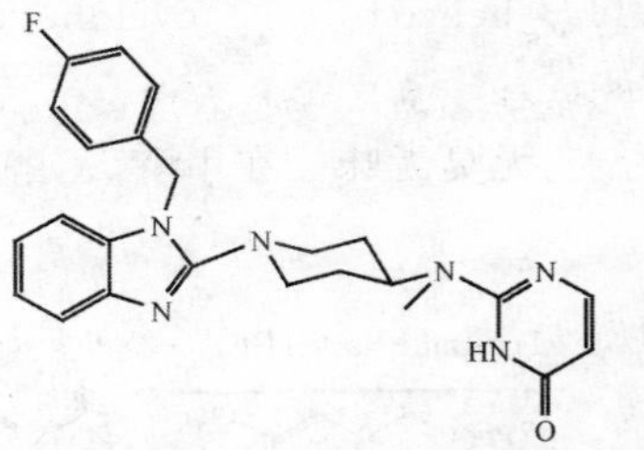

**【化学名】** 2-((1-(1-((4-氟苯基）甲基)-1*H*-苯并咪唑-2-基）哌啶基-4-基）甲基氨基）嘧啶-4（3*H*)-酮（2-[[1-[1-[（4-fluorophenyl) methyl]-1*H*-benzimidazol-2-yl]-4-piperidinyl]methylamino]-4（1*H*)-pyrimidinone）。

**【理化性质】** 白色结晶，熔点 217℃。由于所有的氮原子都处于季胺、酰胺及芳香性环中，只具有很弱的碱性，整体分子相对稳定。

**【合成】**

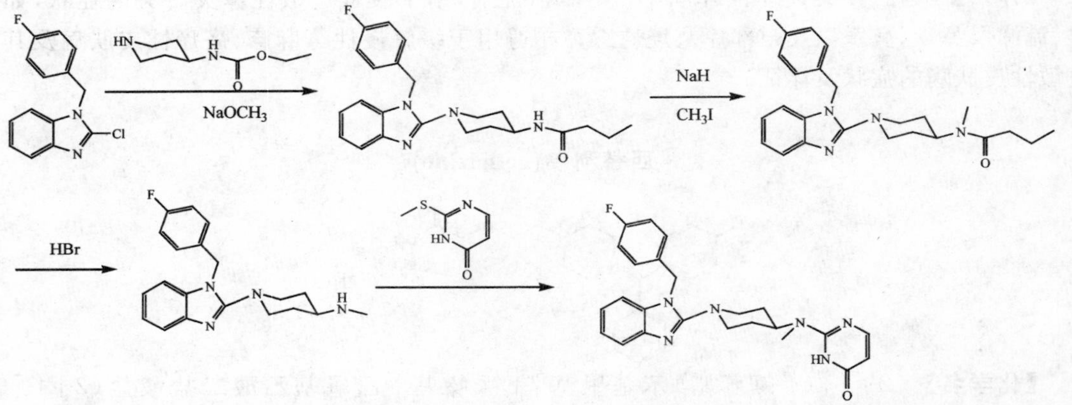

**【作用】** 为哌啶类 $H_1$ 受体桔抗剂，具有 $H_1$ 受体高度特异性和选择性，起效快、强效和长效（能持续有效 24h）作用；同时有效抑制其他炎性介质的释放，包括抑制炎症细胞的移行、减少嗜酸粒细胞和中性粒细胞浸润，以及对花生四烯酸诱导的水肿表现强效、持久和剂量依赖的抗炎作用。因此被称为是具有双重作用的抗组胺药。临床用于治疗过敏性鼻炎和慢性特发性荨麻疹。

# 5.5 局部麻醉药(Local Anesthetics)

局麻药是指在用药局部能暂时地、完全和可逆性地阻断神经的冲动和传导，在意识清醒的条件下，使局部的痛觉和感觉消失的药物。稳定细胞膜，降低细胞膜对 $Na^+$ 的通透性，阻断 $Na^+$ 通道，阻滞 $Na^+$ 内流，阻止神经细胞动作电位的产生而抑制冲动、传导。

局麻药的化学结构通常包括三个部分：① 亲脂性芳香环；② 中间连接功能基；③ 亲水性胺基。根据其中间链为酯链或酰胺键则可将局部麻醉药分为酯类和酰胺类。但也有少数局部麻醉药例外。

### 盐酸普鲁卡因（procaine hydrochioride）

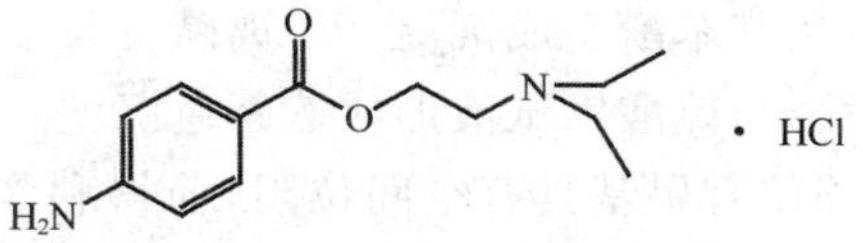

【化学名】　4-氨基苯甲酸-2-（二乙胺基）乙酯盐酸盐（4-aminobenzoic acid-2-(diethylamino)ethylester hydrochloride），又名盐酸奴佛卡因（novocaine hydrochloride）。

【理化性质】　本品为白色结晶或结晶性粉末，无臭，味微苦，随后有麻痹感。熔点 154～157℃。易溶于水（1∶1），略溶于乙醇（1∶30），微溶于氯仿，几乎不溶于乙醚。其 0.1 mol/L 水溶液 pH＝6.0，呈中性反应。本品在空气中稳定，但对光线敏感，宜避光贮存。

【结构特点与理化性质】

1）含有芳伯氨基，具有重氮化-偶合反应：在稀盐酸中与亚硝酸钠生成重氮盐，加碱性 β-萘酚生成红色偶氮物沉淀，可用于鉴别。

2）芳伯氨基易氧化变色，pH 变大或温度升高以及光照、氧、金属离子均可加速催化。

3）水溶液加氢氧化钠溶液析出油状游离碱，放置后析出结晶。

4）具有叔胺结构，有生物碱性质，水溶液遇碘试液、碘化汞钾试液或苦味酸产生沉淀。

5）含有酯键，易被水解。水溶液稳定性受温度、pH 影响较大。

【合成】　以对硝基甲苯为原料，经氧化、酯化得硝基卡因，再经还原、成盐制得盐酸普鲁卡因。

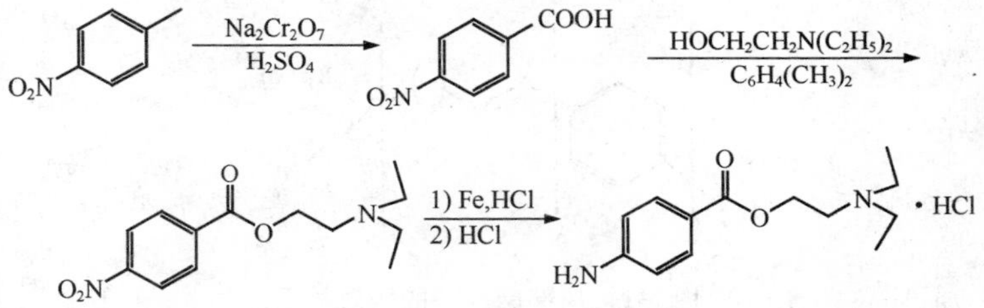

【作用】　为临床广泛使用的局部麻醉药，作用较强，毒性低，时效较短，无成瘾性，主要用于局部浸润麻醉、蛛网膜下腔阻滞、腰麻、表面麻醉和局部封闭疗法。因其穿透力较差，一般不用于表面麻醉。

### 盐酸利多卡因（lidocaine hydrochloride）

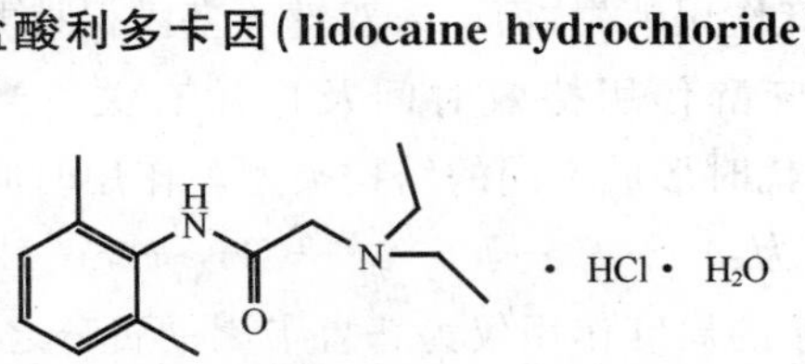

**【化学名】** N-(2,6-二甲苯基)-2-(二乙氨基)乙酰胺盐酸盐一水合物(2-(diethylamino)-N-(2,6-dimethylphenyl)acetamide hydrochloride monohydrate)。

**【理化性质】** 本品为白色结晶性粉末,无臭,味苦,继有麻木感,熔点75~79℃。

含有碱性叔胺结构,与三硝基苯酚生成沉淀。游离碱可与金属离子生成有色络合物,如与二氯化钴试液生成蓝绿色沉淀,与硫酸铜试液形成蓝紫色沉淀。

由于苯环上酰胺键两侧邻位有甲基具有空间位阻,使得利多卡因在酸性和碱性条件下均较稳定不易被水解。

**【合成】** 用间二甲苯为原料,经硝化、还原成二甲基苯胺,再经酰化、缩合、成盐即得。

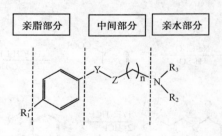

**【作用】** 麻醉作用较强,为普鲁卡因的2倍,穿透力强,起效快,用于各种麻醉,又用于治疗心律失常。

**【局部麻醉药的构效关系】** 根据大部分临床应用的局部麻醉药概括出基本麻醉骨架由亲脂性部分、中间连接链和亲水性部分组成(图5-1)。

| 亲脂部分 | 中间部分 | 亲水部分 |

图 5-1  局部麻醉药的构效关系

1)亲脂性部分可以改变的范围较大,可为芳烃及芳杂烃,但以苯环作用最强。苯环对位上引入供电子的氨基、羟基时,局麻作用均比未取代的强,而吸电子取代基则作用减弱,主要是由于供电基与苯环酯羰基形成共轭体系,使羰基极性增强,作用也增强。苯环其他部位引入取代基,由于位阻使酯的水解延缓因而延长作用时间。在苯环与羰基之间引入亚甲基或氧等基团,由于破坏了共轭体系局麻作用消失,而引入双键等基团保持共轭体系,则局麻作用保持。

2)中间连接链部分与麻醉作用持效时间及作用有关。当X以电子等排体—CH$_2$—、—S—、—NH—、—O—等取代时形成不同的结构类型。作用时间随着结构对水解脂酶稳定性降低而时间缩短。麻醉强度为:—S—>—O—>—CH$_2$—>—NH—,如硫卡因局麻作用比普鲁卡因强2倍,而普鲁卡因胺的局麻作用仅为普鲁卡因的百分之一。通常 n 为2~3个碳原子最好,当 n=3 时麻醉作用最强。酯键的 α 位插入烷基由于空间位阻,使得酯键难以水解,局麻作用增强,但毒性也同时增大。

　　3) 亲水性氨基部分通常为叔胺,仲胺的刺激性较大,季铵由于箭毒性作用而少用。

# 5.6　解热镇痛药和非甾体抗炎药

### 5.6.1　解热镇痛药(Antipyretic Analgesic Agents)

　　近年来的研究表明,前列腺素 $E_2$(prostaglandine $E_2$,$PGE_2$)是引起中枢发热的主要介质之一。解热镇痛药可能的作用机制是由于抑制前列腺素合成酶,使下丘脑体温调节中枢 PG 的生物合成减少。这类药物中多数药物在体外均有抑制前列腺素环氧化酶的作用,且解热镇痛作用一般与抑制环氧化酶的活性相平行。虽然,解热镇痛药的机制可能是通过抑制环氧化酶来发挥作用,但中枢前列腺素的合成与释放不是引起机体发热的唯一原因。近年来有更多的证据表明,其发热作用也可能有外周作用参与。即在细胞内的内源性白细胞致热原被各种刺激因子刺激后,被释放出来,解热镇痛药可阻止细胞受外源性致热源刺激的激活,或抑制其在外源性致热源刺激下释放内源性白细胞致热源。

　　解热镇痛药的镇痛作用与吗啡类镇痛药不同,作用部位主要是在外周,因此不能代替吗啡类镇痛药使用。它只对牙痛、头痛、神经痛、肌肉痛、关节痛等常见的慢性钝痛有良好的作用,而对创伤性疼痛和内脏痛无效。这类药物不易产生耐受性及成瘾性。

　　解热镇痛药按化学结构类型可分为水杨酸(salicylic acid)类、苯胺类及吡唑烷酮类三大类。这三类药物发现早,临床上使用的时间均较长。salicylic acid 类因其副作用较低而被广泛应用。

　　解热镇痛药的典型药物有:阿司匹林(aspirin)、对乙酰氨基酚(paracetamol)、安乃近(metamizole sodium,analgin)、二氟尼柳(diflunisal)。

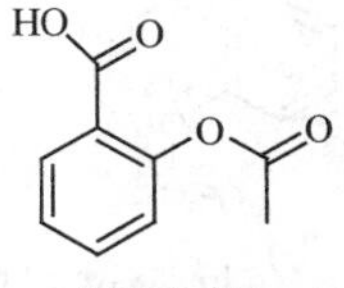

阿司匹林(aspirin)

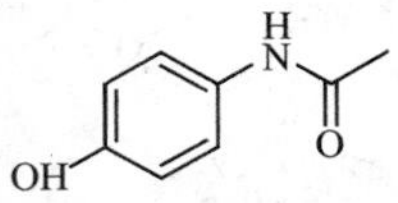

对乙酰氨基酚(paracetamol)

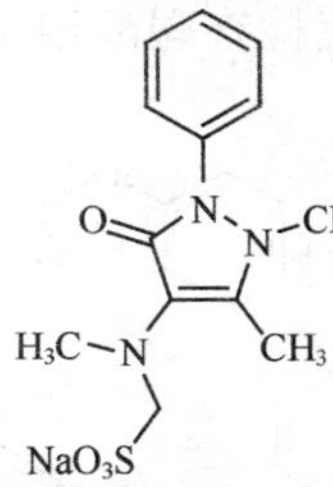

安乃近(metamizole sodium,analgin)

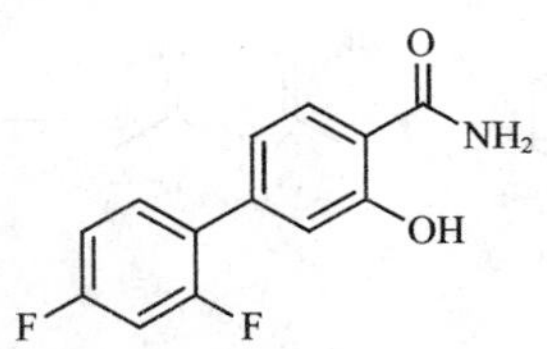

二氟尼柳(diflunisal)

## 阿司匹林（aspirin）

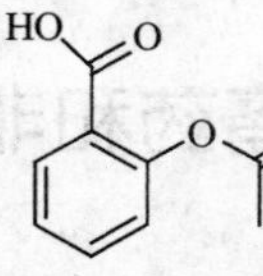

**【化学名】** 2-(乙酰氧基)苯甲酸(2-(acetyloxy)benzoic acid)，又名乙酰水杨酸。

**【理化性质】** 本品为白色粉末，熔点 135～140℃。无臭或微带醋酸臭，味微酸，遇湿气即缓慢水解。在乙醇中易溶，在乙醚或氯仿中溶解，在水或无水乙醚中微溶，在氢氧化钠溶液或碳酸钠溶液中溶解，同时分解。

**【鉴别反应】** 阿司匹林的碳酸钠溶液加热放冷后，与稀硫酸反应，析出水杨酸的白色沉淀，并发出醋酸臭气。

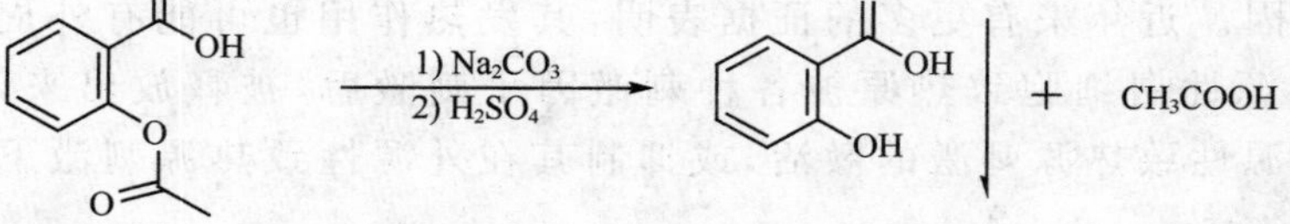

阿司匹林的水溶液加热冷却后，发生酯基的水解而产生水杨酸，利用水杨酸结构中酚羟基的性质，可加入三氯化铁溶液反应，呈紫色。该反应可用于检测阿司匹林中水杨酸的含量。

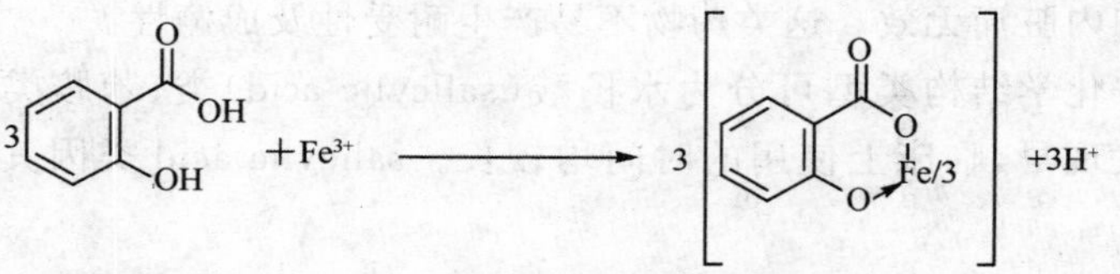

**【合成】** 以水杨酸为原料，在硫酸催化下经醋酐乙酰化制得。

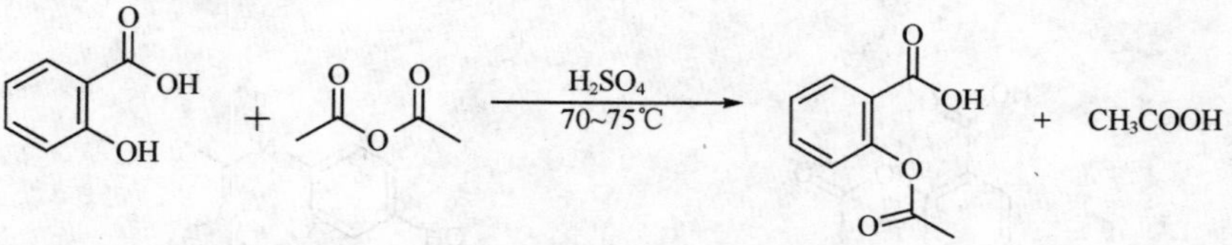

原料水杨酸中可能带入脱羧产物苯酚及水杨酸苯酯。在反应过程中可能生成不溶于碳酸钠的乙酸苯酯、水杨酸苯酯和乙酰水杨酸苯酯，药典规定应检查碳酸钠中的不溶物。

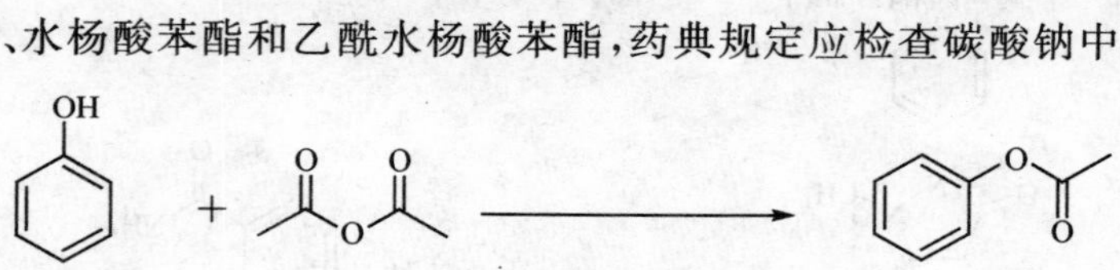

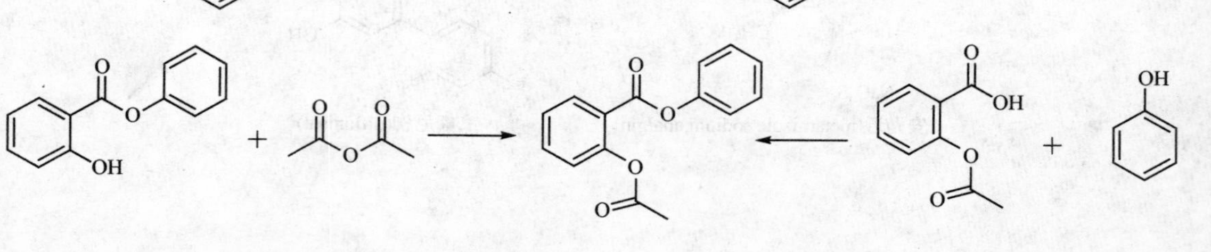

　　阿司匹林的合成中可能生成含有乙酰水杨酸酐副产物，可引起过敏反应，故在产品中应检查其限量。

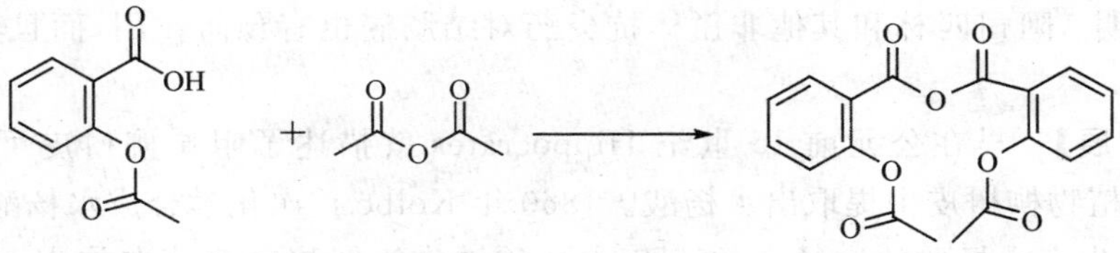

　　阿司匹林水解生成水杨酸，由于水杨酸分子中酚羟基被氧化成醌型有色物质，这是阿司匹林不稳定易变颜色的原因。阿司匹林在空气中可逐渐变为淡黄、红棕甚至深棕色。水溶液变化更快。变色后的本品不可再使用，故本品应置于密闭容器中，在干燥处贮存。

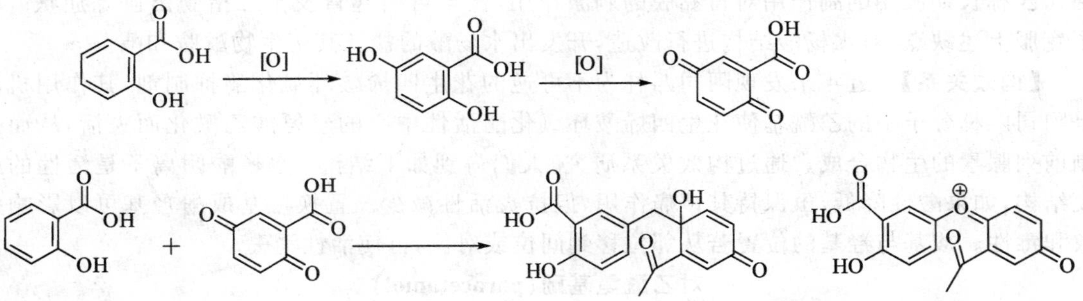

蓝至黑色

　　**【代谢】**　阿司匹林代谢主产物为葡萄糖醛酸或甘氨酸的结合物，并以此种形式排出体外（图 5-2）。

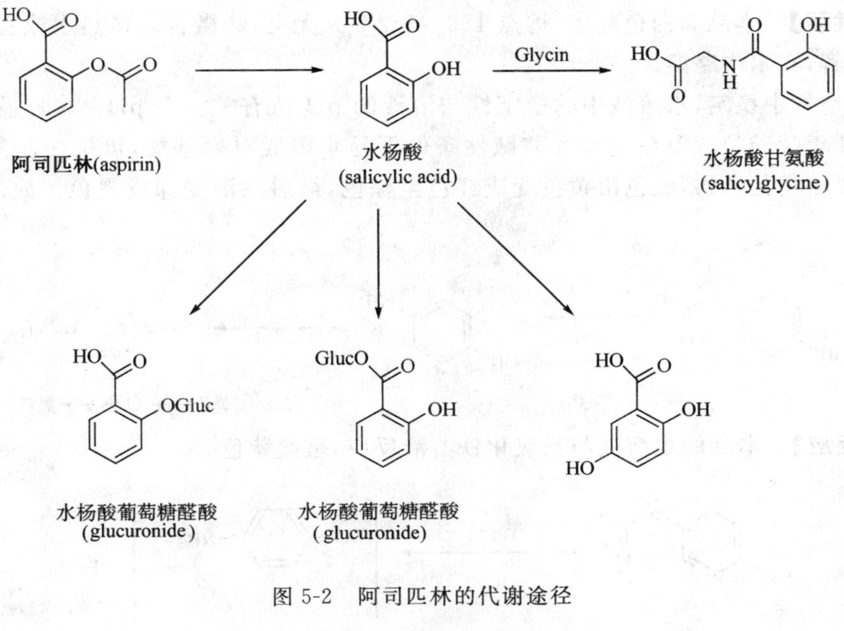

阿司匹林(aspirin)　　水杨酸(salicylic acid)　　水杨酸甘氨酸(salicylglycine)

水杨酸葡萄糖醛酸(glucuronide)　　水杨酸葡萄糖醛酸(glucuronide)

图 5-2　阿司匹林的代谢途径

**【应用】**  阿司匹林具有较强的解热镇痛作用和抗炎、抗风湿作用,现仍广泛用于治疗伤风、感冒、头痛、神经痛、关节痛、急性和慢性风湿痛及类风湿痛等。现在阿司匹林已经用于心血管系统疾病的预防和治疗,原因是阿司匹林具有强效的抗血小板凝聚及血栓形成的作用。近来研究还表明:阿司匹林和其他非甾体抗炎药对结肠癌也有预防作用,而且其应用范围还在不断被拓展。

**【发现与发展】**  早在公元前 15 世纪 Hippocrates 就描述了咀嚼柳树皮可以减轻疼痛,1838 年首次从植物柳树皮中提取出水杨酸。1860 年 Kolbe 首次化学合成水杨酸,从此开辟了一条大量、廉价生产水杨酸的途径。1875 年水杨酸钠作为解热镇痛药在临床上使用,但对胃肠道刺激性较大。1886 年水杨酸苯酯应用于临床。乙酰水杨酸于 1853 年被合成,1898 年德国 Bayer 药厂的 Hoffmann 从一系列水杨酸衍生物中找到了乙酰水杨酸,发现乙酰水杨酸呈弱酸性,$pK_a$ 为 3.49,解热镇痛作用比水杨酸钠强,而且其副作用较低。在 1899 年开始药用。阿司匹林长期服用的副作用对胃黏膜的刺激作用,甚至可引起胃及十二指肠出血等症状。为了克服上述缺点,对水杨酸结构进行改造,开发出水杨酸的盐及其衍生物酰胺和酯。

**【构效关系】**  近年来发现阿司匹林为不可逆的花生四烯酸环氧化酶抑制剂,其作用机制是阿司匹林分子中的乙酰基使花生四烯酸环氧化酶活性中心的丝氨酸乙酰化而失活,从而抑制前列腺素的生物合成。通过构效关系研究,人们得到如下结论:水杨酸阴离子是活性的必要结构,如果酸性降低,虽保持其镇痛作用,但抗炎活性减少。置换羧基成酚羟基可以影响疗效和毒性。羧基与羟基的位置若从邻位移到间位或对位,可使活性消失。

### 对乙酰氨基酚(paracetamol)

**【化学名】**  N-(4-羟基苯基)乙酰胺(N-(4-hydroxyphenyl)acetamide),又名扑热息痛。

**【理化性质】**  本品为白色粉末,熔点 168~172℃。无臭,味微苦。在热水或乙醇中易溶,在丙酮中溶解,在水中略溶。

本品在空气中稳定,水溶液中的稳定性与溶液的 pH 值有关。在 pH=6 时最为稳定,半衰期为 21.8 年(25℃)。但在潮湿及酸碱性条件下易水解成对氨基酚,可进一步发生氧化降解,生成醌亚胺类化合物,颜色由黄色变成红色至棕色,最后逐渐变深成黑色。故制剂及保存要注意。

(黄色 ⟶ 红色 ⟶ 黑色)

**【鉴别反应】**  本品的水溶液与三氯化铁溶液反应,呈蓝紫色。

**【合成】** 以对硝基苯酚为原料，经还原得对氨基酚，再经醋酸酰化后即得本品。

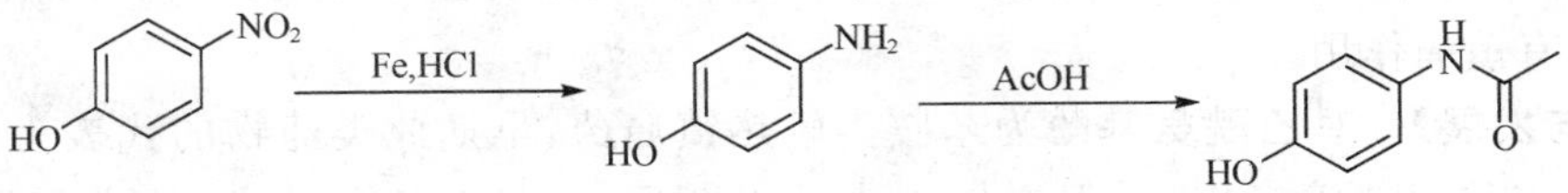


合成中间体对氨基酚乙酰化反应不完全，可能带入到成品中，或成品部分水解，其毒性较大，故药典规定应检查对氨基酚。对氨基酚可与亚硝酰铁氰化钠试液作用显色。

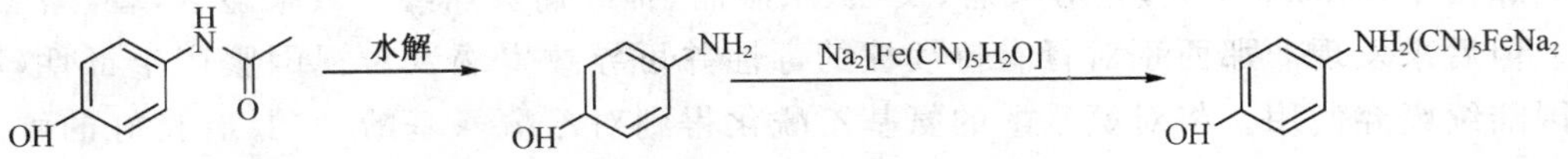


$$Na_2[Fe(NO)(CN)_5] \xrightarrow{\text{水解}} Na_2[Fe(CN)_5H_2O]$$

**【代谢】** 对乙酰氨基酚的代谢过程图 5-3 所示。乙酰苯胺和非那西丁的代谢产物为对乙酰氨基酚，对乙酰氨基酚主要在肝脏代谢，大部分与硫酸或葡萄糖醛酸结合成酯从尿中排出体外，其他的代谢产物均能产生毒性。如 *N*-羟基衍生物，此物质进一步可以转化成活性毒性代谢物——*N*-乙酰亚胺醌(acetimidoquinone)，乙酰亚胺醌在肝脏蛋白质上与巯基等亲核基团反应，形成的共价加成物可导致肝、肾小管坏死和低葡萄糖昏迷。当大剂量或超剂量服用对乙酰氨基酚时，可使肝中贮存的谷胱甘肽 70%被耗尽，则发现含有巯基的化合物 *N*-乙酰半胱氨酸可以对过量服用对乙酰氨基酚产生的毒性有解救作用。

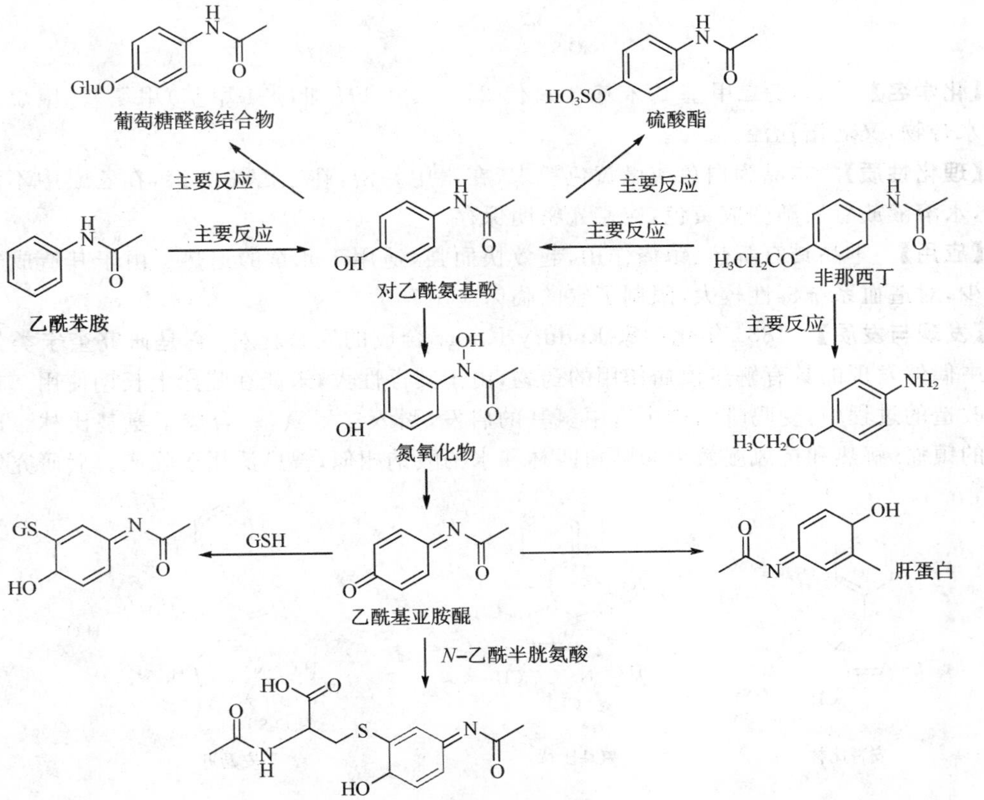


图 5-3　对乙酰氨基酚的代谢

**【应用】** 本品具有解热、镇痛作用,但无抗炎作用,用于治疗发热、疼痛等。其作用机制为花生四烯酸环氧化酶的抑制剂。其解热镇痛效果与阿司匹林基本相同,对关节炎、风湿症、头痛和神经痛有镇痛作用。

**【发现与发展】** 对乙酰氨基酚为苯胺类解热镇痛药,早期此类药物的代表为乙酰苯胺。苯胺具有一定的解热镇痛作用,但毒性太大不能药用。1886 年将苯胺乙酰化,发现乙酰苯胺具有很强的解热镇痛作用曾在临床上使用,被称为退热冰。由于在体内容易水解生成苯胺,毒性仍很大,随后发现对氨基酚的羟基被醚化后,药理作用增强而毒性降低,在 1887 年合成非那西丁(phenacetin),它对头痛、发热、风湿痛、神经痛及痛经等效果显著,曾广泛用于临床。但后来发现非那西丁对肾有持续性的毒性并可导致胃癌及对视网膜产生毒性,因而被各国陆续废弃使用。将对氨基酚的氨基乙酰化得到对乙酰氨基酚,它具有良好的解热镇痛作用,其毒性低于非那西丁,1893 年上市后在临床上用于发热、头痛、风湿痛、神经痛及痛经等。

## 安乃近(metamizole sodium)

**【化学名】** [(1,5-二甲基-2-苯基-3-氧代-2,3-二氢-1H-吡唑-4-甲基)甲氨基]甲烷磺酸钠盐一水合物,又名诺瓦泾。

**【理化性质】** 本品为白色或微黄色粉末,在水中易溶,在乙醇中略溶,在乙醚中不溶。易氧化,水溶液放置后渐变成黄色,应避光密闭保存。

**【应用】** 本品具有解热、镇痛作用,起效快而强,适用于儿童的退热。由于其造成粒性细胞减少,对造血系统毒性较大,限制了它的临床应用。

**【发现与发展】** 1884 年化学家 Ludury Knorr 合成的安替比林,它是研究奎宁类似物的过程中偶然发现的具有解热镇痛作用的药物,由于其毒性大,未能在临床上长期使用。在对其结构改造的过程中,受吗啡结构中有甲氨基的启发,引入二甲氨基,合成了氨基比林。这两种药物的镇痛、解热和抗风湿效果与阿司匹林和水杨酸钠相似,曾广泛用于临床。后研究发现可

安替比林                    氨基比林                         安乃近

引起白细胞减少及粒细胞缺乏症等。尔后各国相继淘汰。为了寻找水溶性更大的药物,在氨基比林的分子中引入水溶性基团亚甲基磺酸钠,得到安乃近。本品最大的优点在于水溶性大,可制成注射剂。

### 5. 6. 2　非甾体抗炎药(Nonsteroidal Anti-inflammatory Agents)

　　炎症是机体对感染的一种自身防御机制,主要表现为红肿、水肿、疼痛和发热等。前列腺素已被公认是产生炎症的介质,当细胞膜受到损伤时,便可释放前列腺素。体内的花生四烯酸(arachidonic acid,AA)经环氧化酶(cyclooxygenase,COX)的作用转化为前列腺素。非甾体抗炎药物作用的靶点为 COX,它的作用机制主要是抑制 COX,减少了前列腺素的合成,从而起到了抗炎的作用。

　　20 世纪 90 年代发现环氧化酶存在两种异构体,即基础性的 COX-1 和诱导性的 COX-2。COX-1 是一种组成酶,存在于大多数组织中,功能有保护胃肠道黏膜、调节肾脏血流和促进血小板聚集等内环境稳定作用。COX-2 是一种诱导酶,在正常组织细胞内的活性极低,但当受到致炎物质等外来刺激时,能被诱导而高度表达。COX-2 通过对前列腺素合成的促进作用,介导疼痛、炎症和发热等反应。COX-1 对消化道黏膜有保护作用,因此抑制 COX-1 会引起胃肠道溃疡。现有的非甾体抗炎药的抗炎作用是抑制了 COX-2,不良反应则是抑制了 COX-1。而选择性地抑制 COX-2,既可以产生抗炎作用,又不会引起胃肠道溃疡,因此,研究选择性COX-2 抑制剂则能为炎症的治疗开拓新的前景。

　　本节所介绍的药物主要是用来治疗胶原组织疾病,如风湿、类风湿性、关节炎、风湿热、骨关节炎、红斑狼疮和强直性脊椎炎等疾病的非甾体类药物。除苯胺之外,解热镇痛药多具有抗炎作用,但长期和大量使用有胃肠道反应,对凝血或造血系统有严重的不良反应。因此大量的研究工作在于寻找作用较强、毒副作用较低的抗炎药物。从 20 世纪 40 年代起抗炎药物的研究和开发得到迅速发展,本节重点介绍吡唑酮类、吲哚乙酸类、芳基烷酸类、邻氨基苯甲酸类及其他结构类型的典型非甾体抗炎药。

吡唑酮类:羟布宗(oxyphenbutazone)　　　　　　　　吲哚乙酸类:吲哚美辛(indomethacin)

芳基烷酸类:布洛芬(ibuprofen)　　　　　　　　　　芳基烷酸类:萘普生(naproxen)

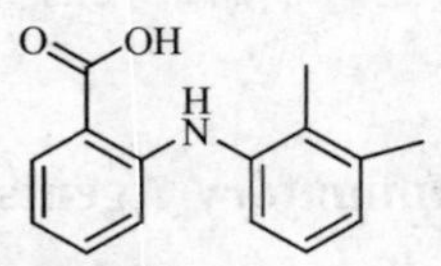

邻氨基苯甲酸类：甲芬那酸(mefenamic acid) 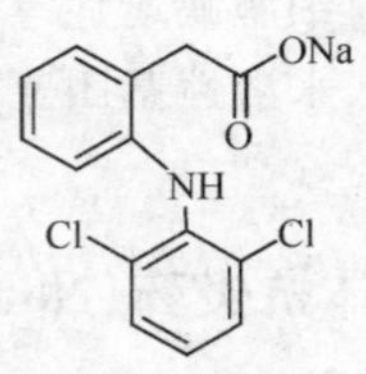          苯乙酸类：双氯芬酸钠(diclofenac Sodium)

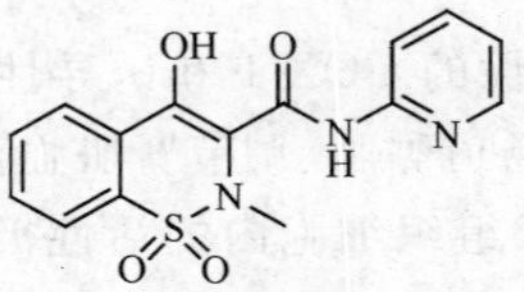

1,2-苯并噻嗪：吡罗昔康(piroxicam) 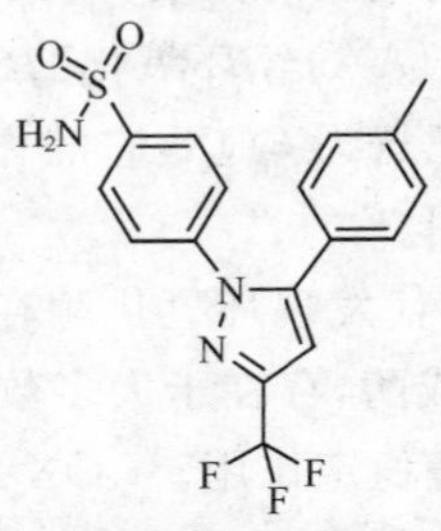          选择性COX-2抑制剂：塞利昔布(celecoxib)

## 羟布宗(oxyphenbutazone)

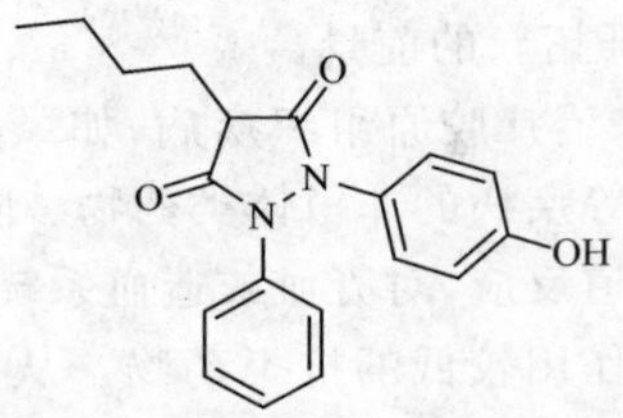

【化学名】 4-丁基-1-(4-羟基苯基)-2-苯基-3,5-吡唑烷二酮(4-butyl-1-(4-hydroxyphenyl)-2-phenyl-3,5-pyrazolidinedione)。

【理化性质】 本品为白色结晶性粉末,熔点96℃。无臭,味苦。几乎不溶于水,易溶于乙醇、丙酮,能溶于氯仿、乙醚,易溶于氢氧化钠和碳酸钠溶液。

【鉴别反应】 羟布宗与冰醋酸及盐酸共热,水解生成4-羟基氢化偶氮苯,随即转位重排,生成2,4′-二氨基-5-羟基联苯和2-氨基-5-羟基二苯胺。均与亚硝酸钠试液作用生成黄色重氮盐,再与β-萘酚偶合生成橙色沉淀。

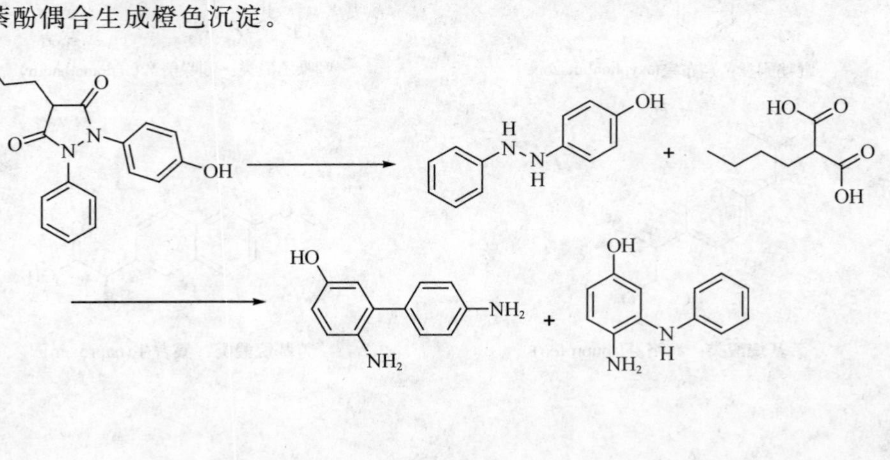

　　【代谢】　　保泰松（phenylbutazone）在肝微粒体酶作用下缓慢代谢成羟布宗，并以 $O$-葡萄糖醛酸结合形式排泄。肝微粒体能将正丁基的 γ-位氧化，产生另一个重要的代谢物 γ-羟基保泰松，其后又被代谢为 γ-酮保泰松和 p，γ-二羟基保泰松。保泰松和 γ-羟基保泰松也可以与葡萄糖酸在其 4-位形成 C-葡萄糖苷酸，见图 5-4。

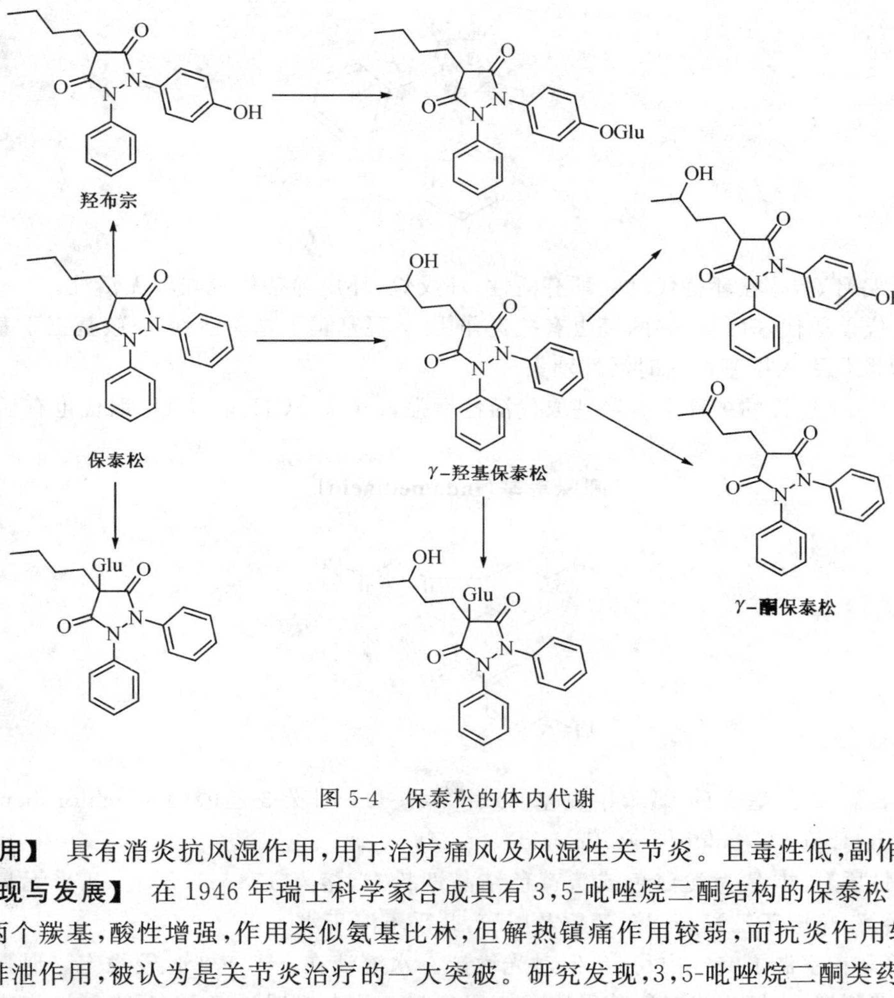

图 5-4　保泰松的体内代谢

　　【应用】　　具有消炎抗风湿作用，用于治疗痛风及风湿性关节炎。且毒性低，副作用小。

　　【发现与发展】　　在 1946 年瑞士科学家合成具有 3，5-吡唑烷二酮结构的保泰松，它的结构中具有两个羰基，酸性增强，作用类似氨基比林，但解热镇痛作用较弱，而抗炎作用较强，有促进尿酸排泄作用，被认为是关节炎治疗的一大突破。研究发现，3，5-吡唑烷二酮类药物的抗炎作用与化合物的酸性有密切关系。3，5-位的二羰基增强 4-位的氢原子酸性，这归因于存在如下共振式：

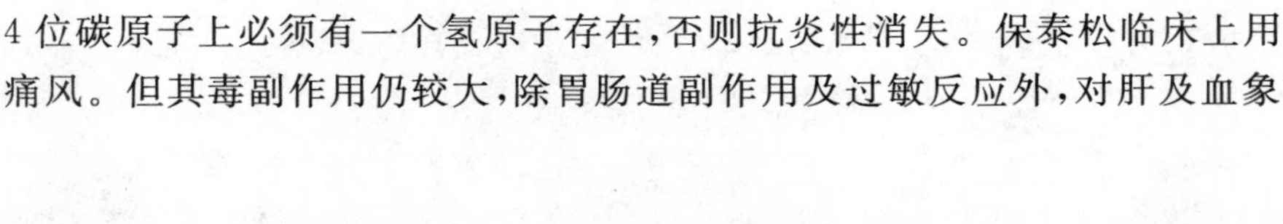

　　因此，4 位碳原子上必须有一个氢原子存在，否则抗炎性消失。保泰松临床上用于类风湿性关节炎、痛风。但其毒副作用仍较大，除胃肠道副作用及过敏反应外，对肝及血象有不良的影响。1961 年发现保泰松体内的代谢物羟布宗,同样具有消炎抗风湿作用,且毒性低,副作用小。

**【构效关系】** 以保泰松为例,进行构效关系研究。

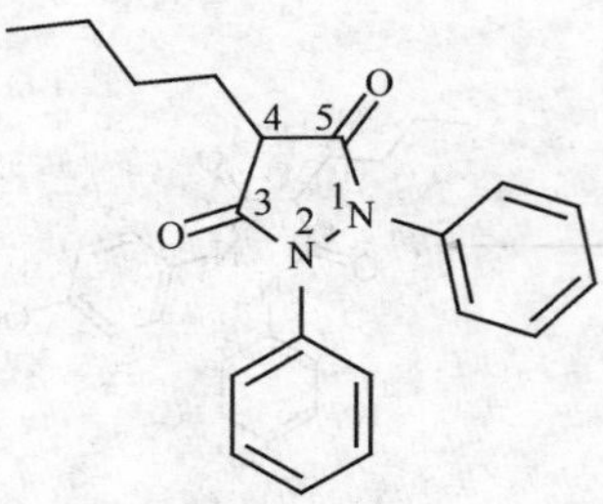

（1）吡咯环、异噁唑环替代吡唑环有活性,环戊烷、环戊烯替代吡唑环无活性。

（2）4-位单取代基丙基、烯丙基也有抗炎作用,γ-羟基正丁基无活性,γ-羧基正丁基活性增加。4-位双取代引入甲基取代时活性消失。

（3）1-位 N-连接的苯环上有羟基取代活性增强,—Cl,—CH₃,—NH₂ 取代也有活性。

## 吲哚美辛（indomethacin）

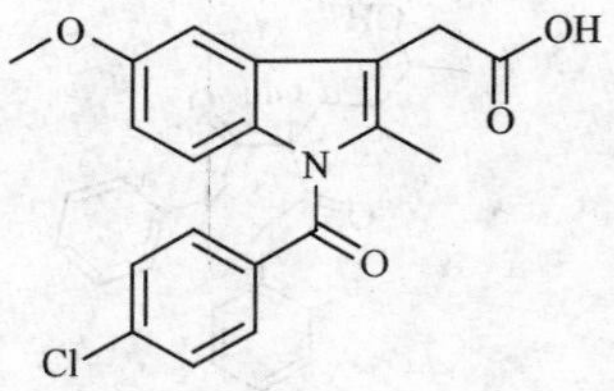

**【化学名】** 2-甲基-1-(4-氯苯甲酰基)-5-甲氧基-1H-吲哚-3-乙酸（1-(4-chlorobenzoyl)-5-methoxy-2-methyl-1H-indole-3-acetic acid）。

**【理化性质】** 本品为类白色或微黄色结晶性粉末,熔点 158～162℃。几乎无臭,无味。在丙酮中溶解,略溶于乙醚、乙醇、氯仿及甲醇,几乎不溶于水。

吲哚美辛在室温下空气中稳定,但对光敏感。水溶液在 pH2～8 时较稳定。遇强酸或强碱时,酰胺键断裂,水解生成对氯苯甲酸和 5-甲氧基-2-甲基吲哚-3-乙酸,后者脱羧生成 5-甲氧基-2,3-二甲基吲哚。

**【鉴别反应】** 本品的氢氧化钠溶液与重铬酸钾溶液和硫酸反应,呈紫色;与亚硝基钠和盐酸反应,呈绿色,放置后渐变黄色。

**【合成】** 以对甲氧基苯胺为原料,经重氮化,还原得对甲氧基苯肼,再与乙醛缩合得乙醛缩对甲氧基苯肼。以对氯苯甲酰氯酰化,再经水解得 N-对氯苯甲酰对甲氧基苯肼,与乙酰丙酸环合得本品。

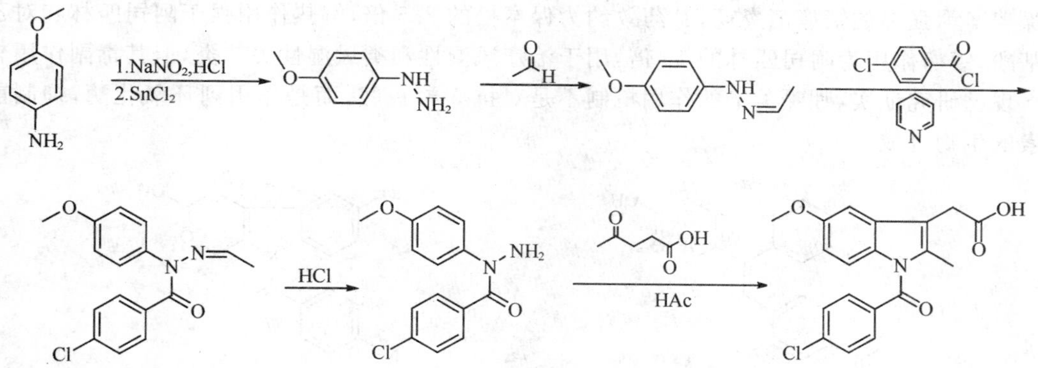

【代谢】　口服吸收迅速良好,约 2～3h 血药浓度达高峰。在肝脏和肾脏代谢失活,形成去甲基衍生物和去酰基衍生物,以葡萄糖醛酸结合物的形式从尿中排泄(见图 5-5)。

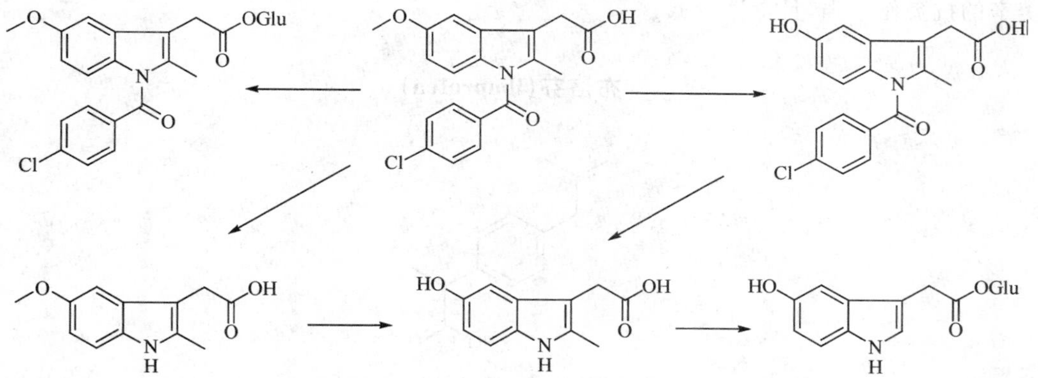

图 5-5　吲哚美辛的体内代谢

【应用】　本品对缓解炎症疼痛作用明显,是最强的前列腺素合成酶抑制剂之一。用于急、慢性风湿性关节炎、痛风性关节炎及癌症疼痛。也用于滑囊炎、腱鞘炎及关节囊肿等。还用于恶性肿瘤引起的发热或其他难以控制的发热。因本品不良反应较大,主要作为对水杨酸类有耐受性、疗效不显著时的替代药品。

【发现与发展】　研究发现,风湿痛患者体内色氨酸代谢水平较高,5-羟色胺的体内生物来源与色氨酸(tryptophan)有关,认为 5-羟色胺(serotonin)可能为炎症介质之一。

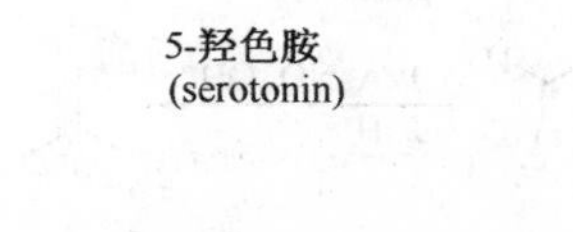

5-羟色胺
(serotonin)

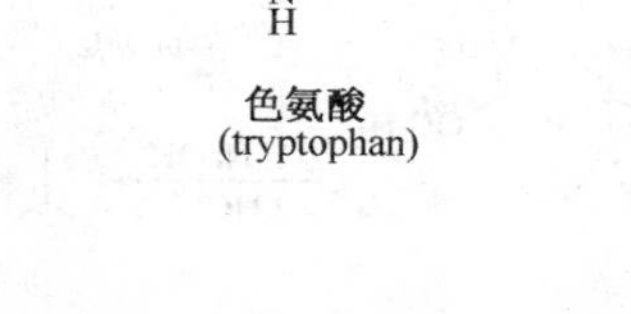

色氨酸
(tryptophan)

基于这些考虑,从约 300 多个吲哚类衍生物中对吲哚乙酸类衍生物进行研究,发现并证实吲哚美辛为强力的镇痛消炎药,其药效约为保泰松的 2.5 倍,解热作用强于阿司匹林和对乙酰氨基酚,镇痛作用为阿司匹林的 10 倍,用于治疗风湿性和类风湿性关节炎,但其毒副作用较严重。现已研究证实,吲哚美辛的作用机制不是对抗 5-羟色胺,而是作用到环氧化酶,抑制前列腺素的生物合成。

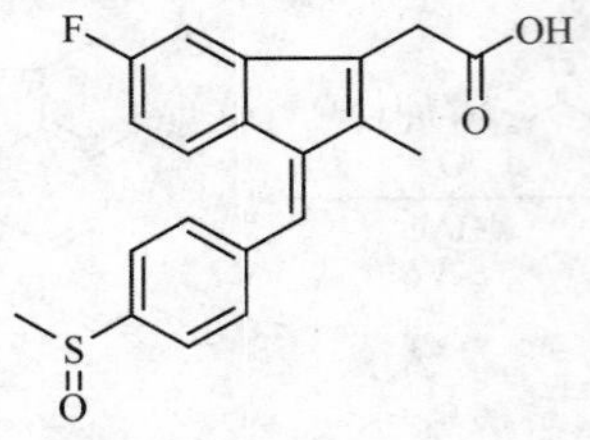

舒林酸
(sulindac)

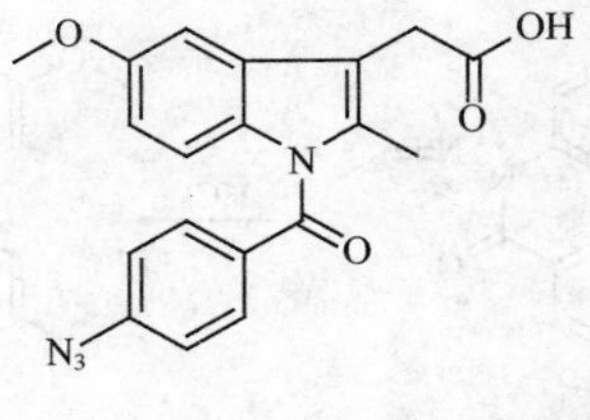

齐多美辛
(zidometacin)

齐多美辛(zidometacin)为吲哚美辛中氯原子以叠氮基取代的化合物,动物实验显示比吲哚美辛的抗炎作用强,且毒性较低。

## 布洛芬(ibuprofen)

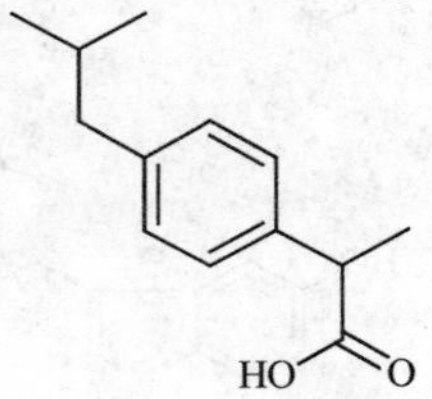

【化学名】 2-(4-异丁基苯基)丙酸(α-methyl-4-(2-methylpropyl)benzeneacetic acid),别名异丁苯丙酸。

【理化性质】 本品为白色结晶性粉末,熔点 74.5～77.5℃。有异臭,无味。易溶于乙醇、乙醚、氯仿及丙酮,易溶于氢氧化钠及碳酸钠溶液中,不溶于水。

【合成】 由甲苯与丙烯在钠-碳(钠-氧化铝)催化下制得异丁基苯。异丁苯在无水三氯化铝催化下与乙酰氯作用,生成 4-异丁基苯丙酮,再与氯乙酸乙酯进行 Darzens 反应,生成 3-(4'-异丁基苯)-2,3-环氧丁酸乙酯,经水解、脱羧、重排、制得 2-(4'-异丁基苯)丙醛,再在碱性溶液中用硝酸银氧化后即得本品。

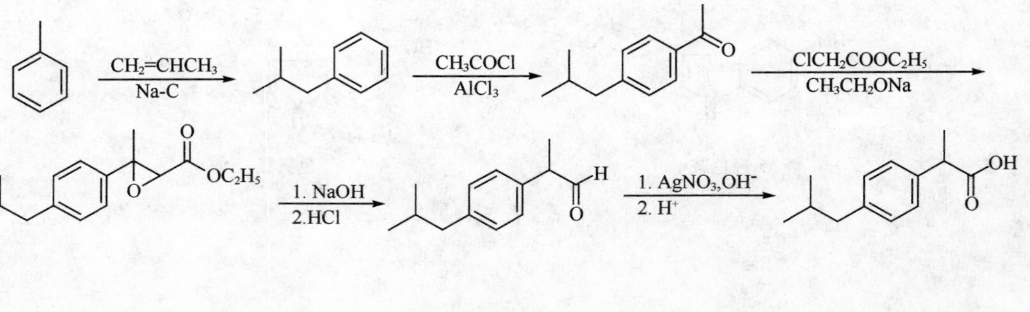

【代谢】　本品代谢迅速,其代谢主要发生在异丁基的氧化,首先氧化为醇,再氧化为酸(见图 5-6)。所有的代谢物都失活。无论服用布洛芬的哪种异构体,其主要代谢物为 S(＋)-构型。更有趣的是,R(－)-异构体在体内可以转化为 S(＋)-异构体,使得在体内这两种异构体生物活性为等价的。

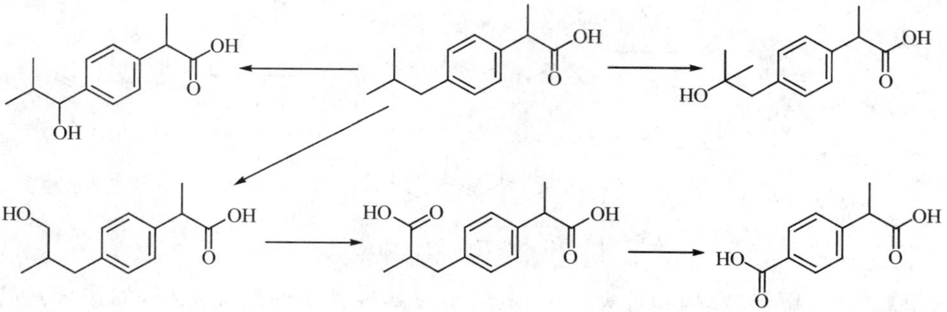

图 5-6　布洛芬的体内代谢

【应用】　用于治疗风湿性及类风湿性关节炎、骨关节炎、咽喉炎及支气管炎等。

【发现与发展】　20 世纪 60 年代末,在研究某些植物生长雌激素时,发现芳基乙酸类化合物具有抗炎作用。在研究构效关系时,发现在苯环上增加疏水性基团可使抗炎作用增强。4-异丁基苯乙酸首先作为抗炎镇痛药应用于临床。但大剂量服用,可使谷草转氨酶增高。随后研究发现在乙酸基的 α-碳原子上引入甲基得布洛芬,不但消炎作用增强,且毒性也有所降低,因此成为临床常用的镇痛消炎药。它具有光学活性,临床使用消旋体。

布洛芬的镇痛消炎作用使得人们注意到芳基丙酸这一非甾体镇痛抗炎药的基本结构,引起了对芳基丙酸类化合物的广泛研究,使新的药物不断问世。

## 萘普生(naproxen)

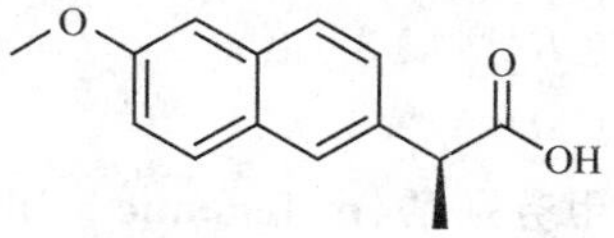

【化学名】　(＋)-α-甲基-6-甲氧基-2-萘乙酸((＋)-6-methoxy-α-methyl-2-naphthaleneacetic acid)。

【理化性质】　本品为白色结晶性粉末,熔点 153～158℃。比旋度：＋63°～68.5°。无臭或几乎无臭。本品在甲醇、乙醇、氯仿中溶解,在乙醚中略溶,水中几乎不溶。

【合成】　萘普生的合成路线如下：

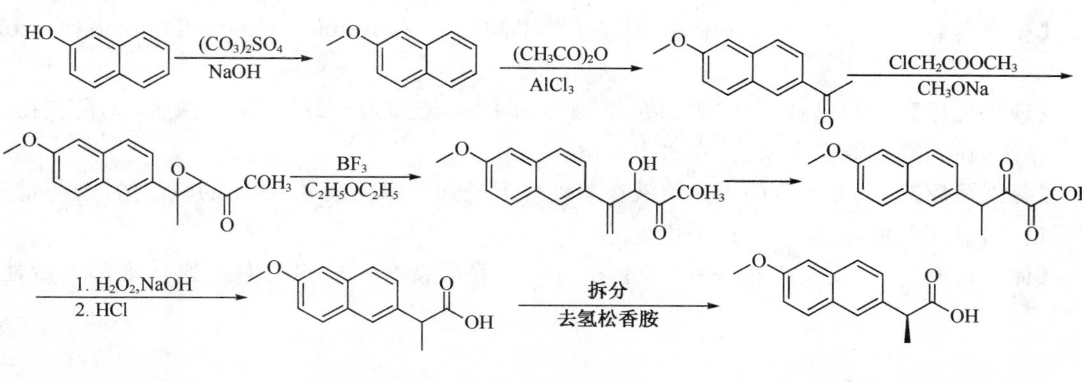

【代谢】 萘普生的代谢途径见图 5-7。

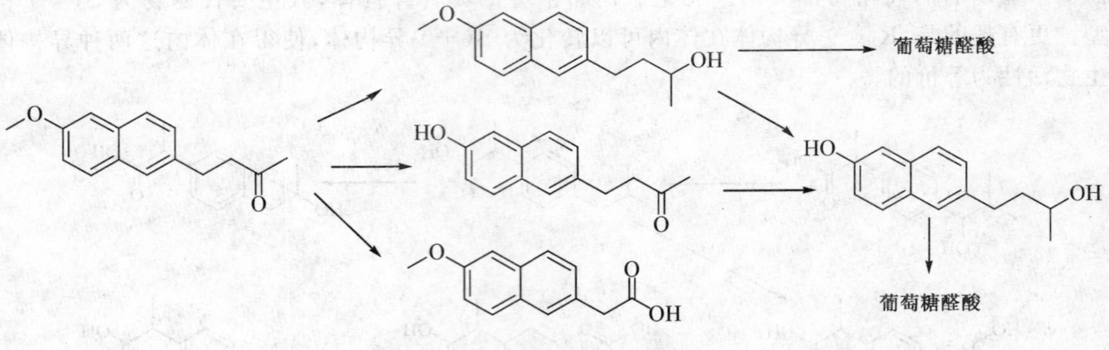

图 5-7 萘普生的代谢途径

【应用】 具有解热、镇痛和抗炎作用,适用于缓解轻度至中度的疼痛,如拔牙及其术后疼痛。主要用于风湿性和类风湿性关节炎、骨关节炎、强直性脊柱炎和各种类型风湿性肌腱炎。

【构效关系】 α-芳基丙酸类抗炎药具有下列结构通式:

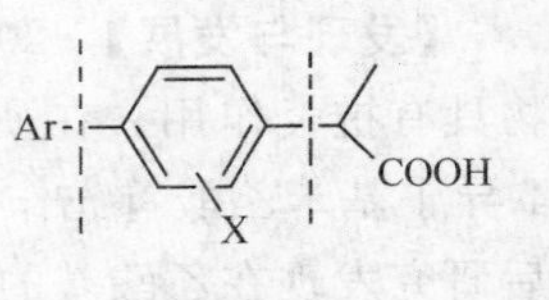

构效关系研究表明,① 羧基与芳香环之间相距一个或一个以上碳原子。羧基 α-位的甲基限制了羧基的自由旋转,使其保持合适的构象,有利于与受体和酶相结合,使消炎镇痛作用增强。② 芳环上若引入另一个疏水性取代基如 Ar(烷基、芳香环或芳杂环、环己基或烯丙氧基等),且该取代基在羧基的对位或间位,可使活性增强。③ 在芳香环的对位引入另一个疏水性取代基后,继续在间位引入一个吸电子取代基 X(如氟、氯等),可使对位的疏水基团 Ar(尤其苯环)产生扭转,与芳基丙酸芳环处于非共平面的位置,有利于与受体或酶相结合,从而使活性增强。间位若引入第二个疏水平面,可使活性增加。④ α-芳基丙酸类含有一个手性碳原子,存在两个光学异构体,一般(S)-(+)异构体的活性比(R)-(-)异构体强很多,如 S 型布洛芬比 R 型强 28 倍,S 型萘普生比 R 型强 35 倍。

## 甲芬那酸(mefenamic acid)

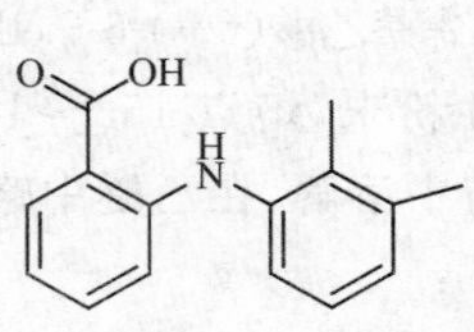

【化学名】 2-[(2,3-二甲基苯基)氨基]-苯甲酸(2-[(2,3-dimethylphenyl)amino]benzoic acid)。

【理化性质】 本品为白色或类白色结晶性粉末,熔点 230～231℃。味微苦,无臭。在乙醚中略溶,在乙醇及氯仿中微溶,在水中不溶。

【鉴别反应】 甲芬那酸的氯仿溶液在紫外灯下呈强烈绿色荧光;本品的硫酸溶液,与重铬酸钾反应,显深蓝色,随即变为棕绿色。

【体内代谢】 主要发生在 3'-甲基上和葡萄糖醛酸结合。这些代谢产物基本都无活性。见图 5-8。

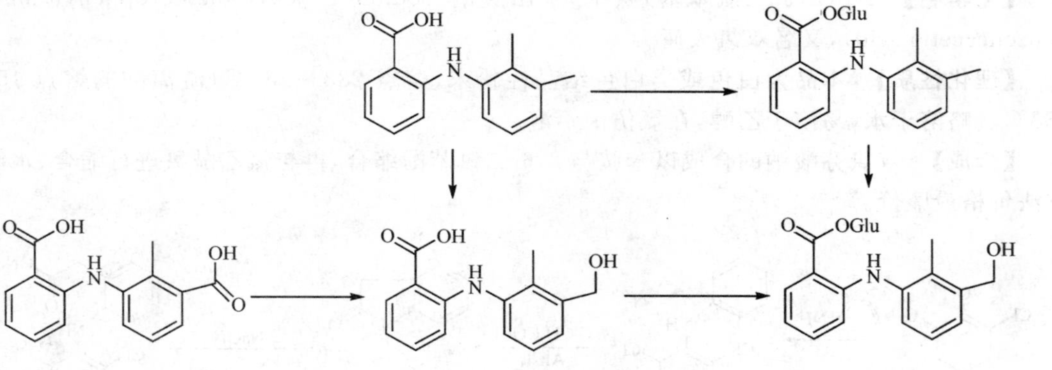

图 5-8　甲芬那酸的体内代谢

【应用】　甲芬那酸为邻氨基苯甲酸类消炎镇痛药的代表,此类药物是采用生物电子等排原理设计,以氮原子取代水杨酸中氧原子的衍生物。较水杨酸类药物并无明显的优点,此类药物还有甲氯芬那酸、氯芬那酸和氟芬那酸。临床用于风湿性和类风湿性关节炎。甲氯芬那酸作用最强,为甲芬那酸的 25 倍。该类药物副作用较多,主要是胃肠道障碍以及引起粒性白细胞缺乏症等。

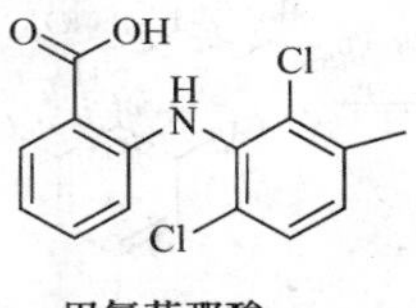

甲氯芬那酸
(meclofenamic acid)

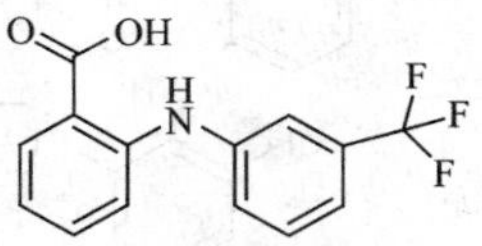

氟芬那酸
(flufenamic acid)

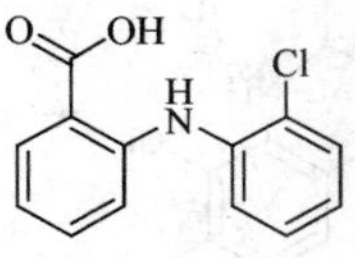

氯芬那酸
(chlofenamic acid)

【构效关系】　芬那酸结构中氮原子上苯核在 2,3,6 位,尤其是 2,3 位有取代基时,活性较好。由于 2 位的取代基使得苯环与邻氨基苯甲酸的苯环不能共平面,这种非共平面结构可能更适合于抗炎药物受体的要求。甲氯芬那酸结构中由于 2,6 位同时有取代基造成位阻作用,使苯环与邻氨基苯甲酸不能共平面的效应更为显著,其活性增强。分子中邻氨基苯甲酸中的氮原子若以其电子等排体 $O,S,CH_2,SO_2,NCH_3$ 置换,则活性降低。若将氨基移到苯核的对位和间位,与水杨酸结构相似性降低而活性消失。

## 双氯芬酸钠(diclofenac sodium)

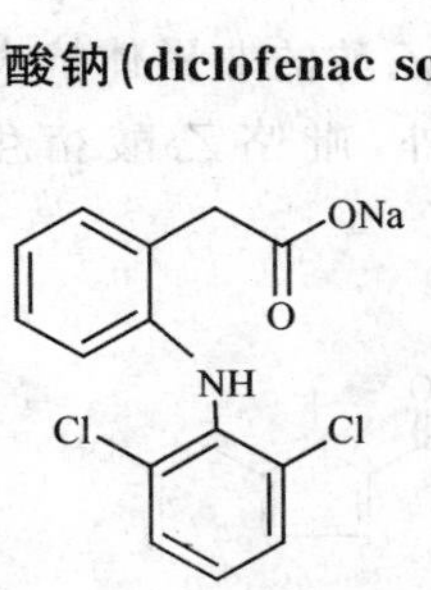

【化学名】  2-[(2,6-二氯苯基)氨基]苯乙酸钠（sodium 2-[(2,6-dichlorophenyl)amino]benzeneacetic acid），又名双氯灭痛。

【理化性质】   本品为白色或类白色结晶性粉末，熔点 283～285℃，游离酸的熔点 156～158℃。略溶于水，易溶于乙醇，在氯仿中不溶。

【合成】   双氯芬酸钠的合成以苯胺与 2,6-二氯苯酚缩合，再与氯乙酰氯进行缩合、水解的方法价格最廉价。

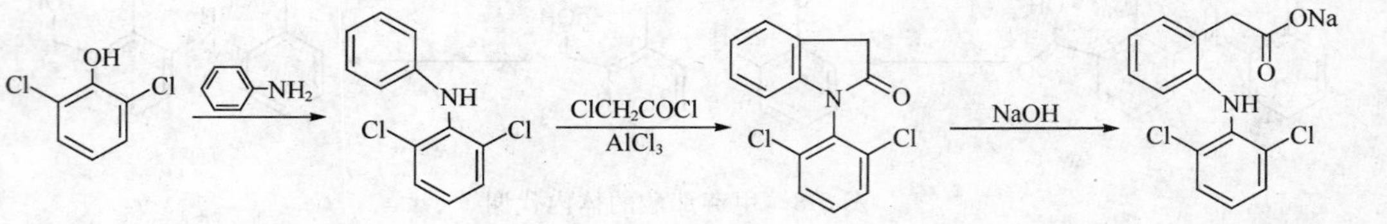

【代谢】   双氯芬酸钠口服吸收迅速而完全，约 1～2h 后血药浓度达峰值，主要在肝脏代谢。主要代谢物有 4 个，基本上为 4'-羟基衍生物，而其他三个衍生物分别是 5-羟基衍生物，3'-羟基和 4',5-二羟基衍生物，代谢物的活性低于双氯芬酸钠，以葡萄糖醛酸或硫酸结合物形式从肾排出。见图 5-9。

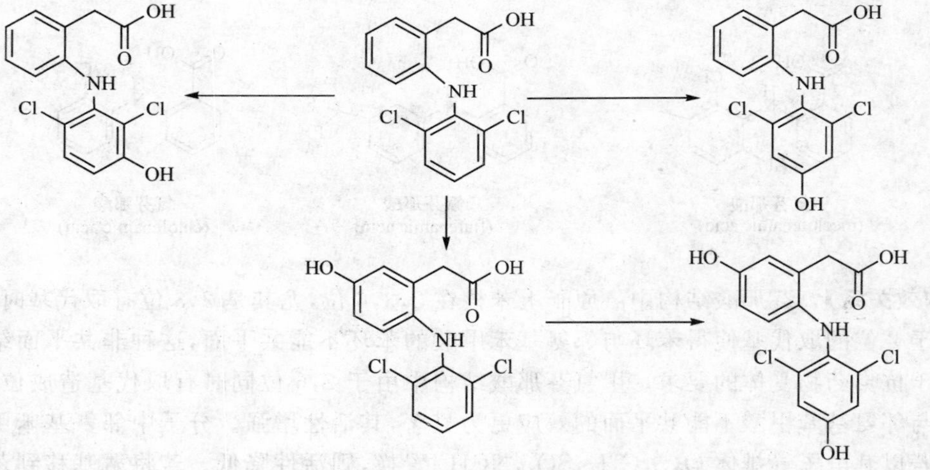

图 5-9   双氯芬酸钠的代谢途径

【应用】   双氯芬酸钠为苯乙酸类抗炎镇痛药，其抗炎、镇痛和解热作用均强于吲哚美辛和阿司匹林。与双氯芬酸钠同属于芳基乙酸的非甾体抗炎类药还有芬氯酸（fenclofenac），其镇痛消炎作用与阿司匹林相似。此外，吡咯乙酸衍生物的托美汀（tolmetin）和佐美酸（zomepirac）也具有较好的抗炎作用。

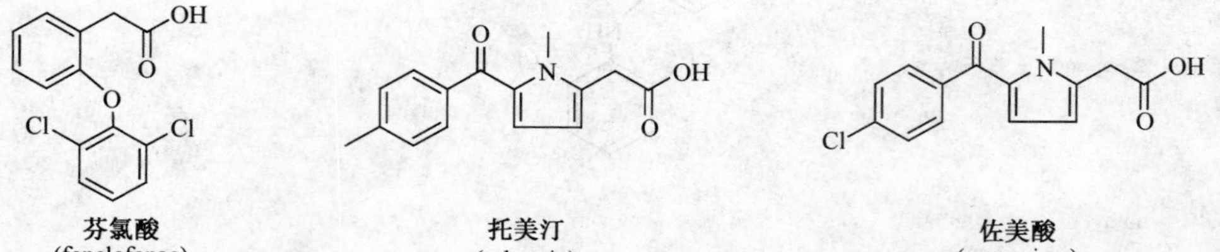

芬氯酸
(fenclofenac)

托美汀
(tolmetin)

佐美酸
(zomepirac)

**【构效关系】** 有关双氯芬酸钠的构效关系研究尚未深入,但显然两个间位氯原子迫使苯胺中的苯环与苯乙酸中的苯环非共平面,此种结构有利于非甾体抗炎药与环氧化酶的活性部分结合。

## 吡罗昔康(piroxicam)

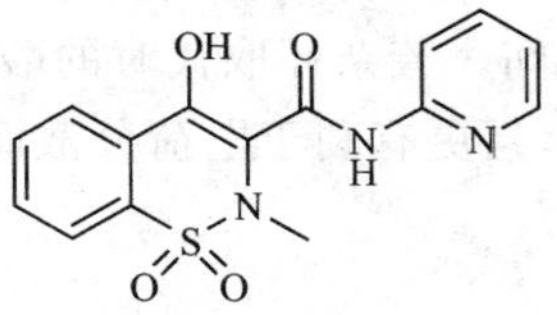

**【化学名】** 2-甲基-4-羟基-N-(2-吡啶基)-2H-1,2-苯并噻嗪-3-甲酰胺-1,1-二氧化物(4-hydroxy-2-methyl-N-2-pyridinyl-2H-1,2-benzothiazine-3-carboxamide-1,1-dioxide),别名炎痛喜康。

**【理化性质】** 本品为类白色或微黄绿色的结晶性粉末,熔点 198～202℃。无臭,无味。易溶于氯仿和丙酮,微溶于乙醇,水中几乎不溶。

**【鉴别反应】** 吡罗昔康的氯仿溶液与三氯化铁反应,显玫瑰红色。

**【合成】** 吡罗昔康的合成是以无水糖精钠为原料,与 α-氯代乙酸乙酯在 DMF 中反应得 N-羧酸乙酯甲基糖精。经 Gabriel-Colman 重排,生成苯并噻嗪衍生物,再用硫酸二甲酯甲基化,生成 2-甲基衍生物,最后用 2-氨基吡啶胺化得本品。

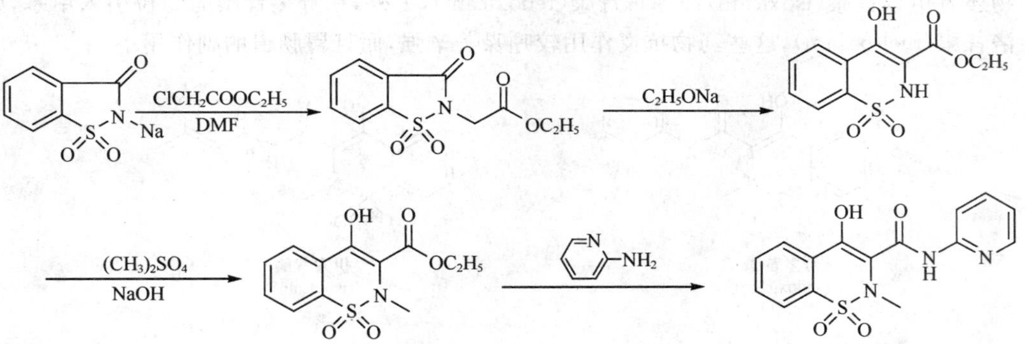

**【体内代谢】** 吡罗昔康人体中主要代谢为在吡啶环上氧化生成羟基化产物及与葡萄糖醛酸结合物,只有小部分为苯核上的羟基化,还有水解、脱羧等产物。所有的代谢物都失去活性(图 5-10)。

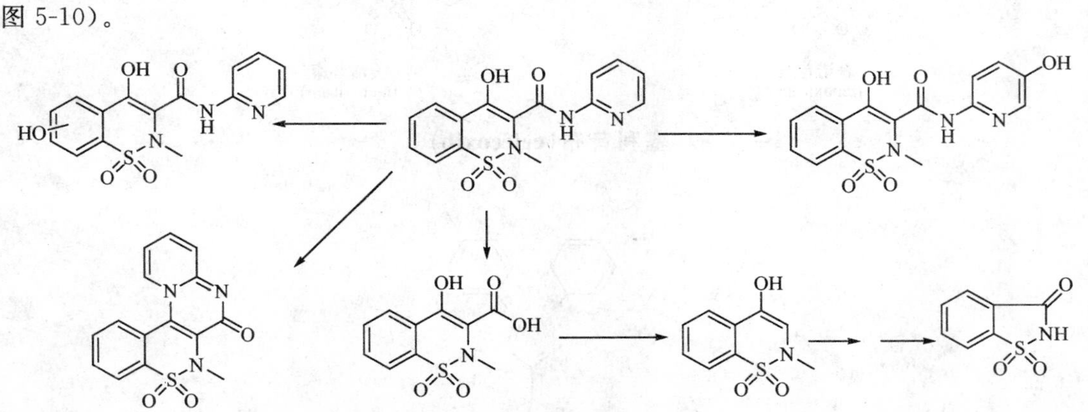

图 5-10 吡罗昔康的代谢

【应用】 抗炎活性比保泰松和萘普生强,略强于吲哚美辛,镇痛作用比布洛芬、萘普生、保泰松强。副作用较小,用于风湿性及类风湿性关节炎的治疗,也可用于术后、创伤后疼痛及急性痛风等治疗。

【构效关系】 昔康类药物(oxicams)结构与活性关系研究表明:R₁ 为甲基时,活性最强,而 R 则可以是芳核或芳杂环。此类药物多显酸性,其 p$K_a$ 值在 4～6 之间。芳杂环取代时的酸性大于芳香核衍生物。这些使得酸性更强,且更有利于电荷分散而稳定。

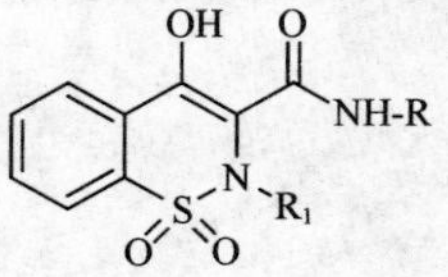

昔康类(oxicams)

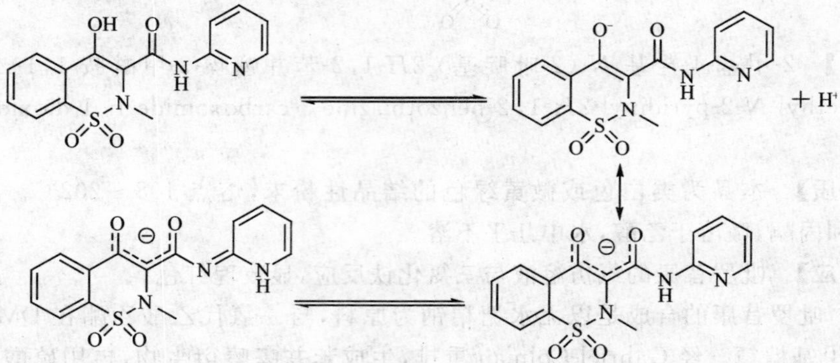

将吡罗昔康分子中的芳杂环 2-吡啶用 2-噻唑代替,便得到舒多昔康(sudoxicam),其他类似的药物还有伊索昔康(isoxicam)和噻吩昔康(tenoxicam),另外,在舒多昔康的 5-位引入甲基,则得到美洛昔康(meloxicam),这些药物抗炎作用较吲哚美辛强,而且胃肠道的副作用小。

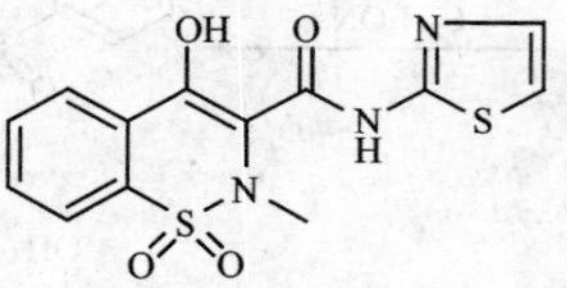

舒多昔康
(sudoxicam)

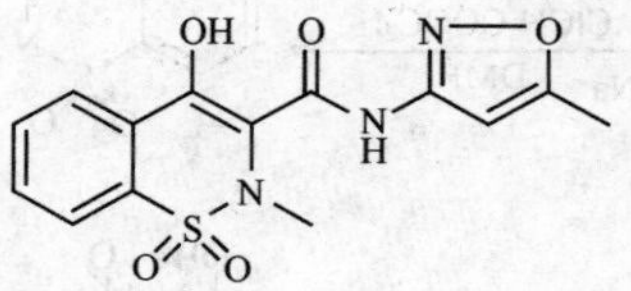

伊索昔康
(isoxicam)

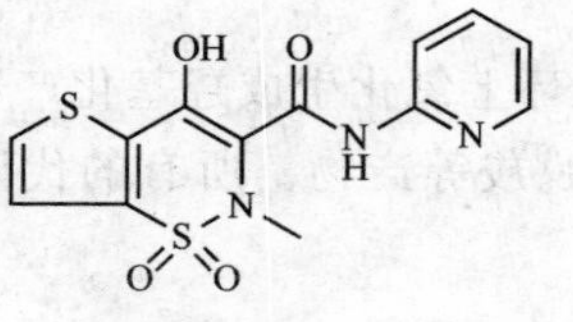

替诺昔康
(tenoxicam)

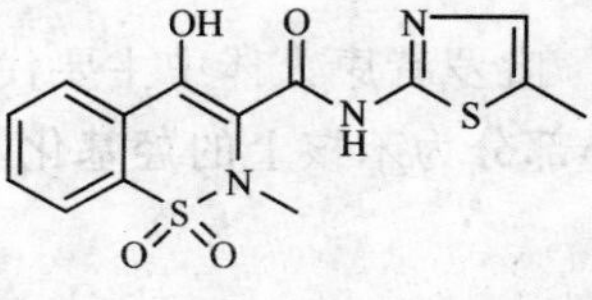

美洛昔康
(meloxicam)

**塞利昔布(celecoxib)**

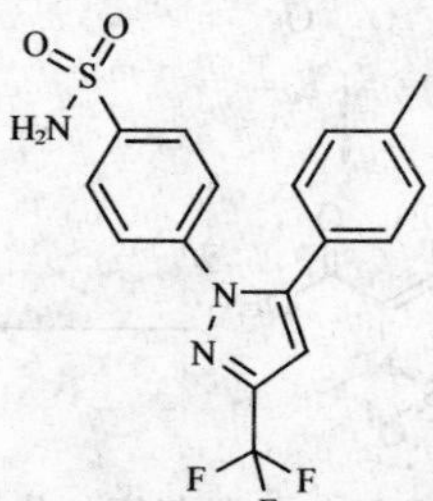

**【化学名】**　4-[-5-（4-甲基苯基）-3-三氟甲基]-1*H*-吡咯-1-基]苯磺酰胺（4-[5-（4-methyiphenyl)-3-(trifluoromethyl)-1*H*-pyrazol-1-yl]benzenesulfonamide），别名西乐葆。

**【理化性质】**　本品为淡黄色固体，熔点 160～163℃。溶于甲醇、二甲亚砜，水中几乎不溶。

**【合成】**　塞利昔布的合成是以 4-甲基苯乙酮为原料，与三氟乙酸甲酯反应，再与 4-氨基磺酰苯肼缩合制得。

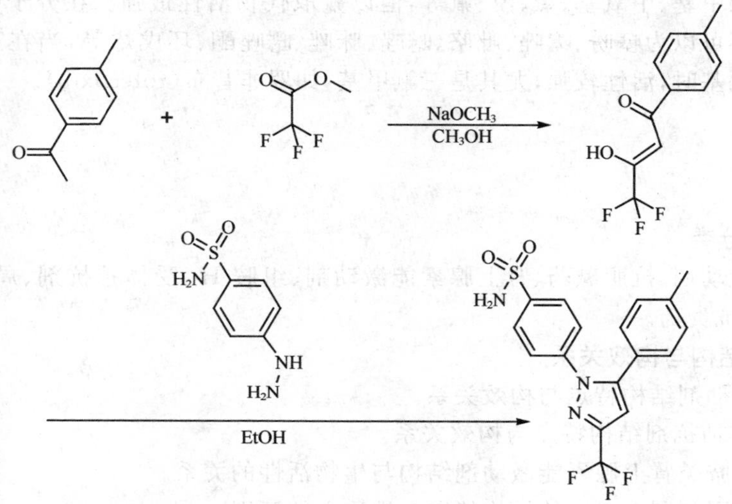

**【体内代谢】**　本品口服吸收快且完全，蛋白结合率高，分布广泛，主要在肝脏中由细胞色素 P450 氧化代谢，即苯环上 4-甲基的羟基化，进一步氧化成羧酸，也可再与葡萄糖醛酸结合。这三种代谢产物经证实均无活性，见图 5-11。

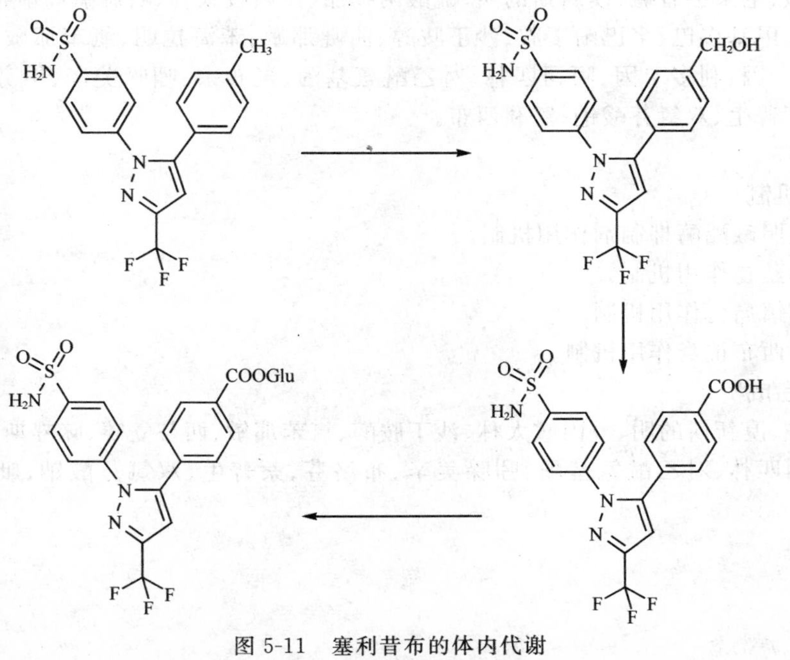

图 5-11　塞利昔布的体内代谢

**【应用】** 塞利西布为一典型的 COX-2 抑制剂,为根据其 COX 酶的特征运用现代药物设计的方法所设计的新药。塞利昔布临床上用于治疗急性或慢性期骨关节炎和类风湿关节炎引起的疼痛。空腹给药塞利昔布吸收良好,约 2~3h 达到血浆峰浓度。而骨关节炎患者每日一次或分两次口服 200mg 塞利昔布后,其临床疗效及安全性相当好。

**【构效关系】** 根据构效关系的研究,发现分子中的两个苯核较为重要,特别是在苯核的 4 位以磺酰胺基或甲磺酰胺基取代活性最强,若其他取代基时,其活性较低。在另一个苯核的对位应有取代基如甲基、甲氧基、氯、溴、氟等,但以氟取代物活性最强。在分子中易变部位为其五元环。五元环可以为噻吩、噻唑、吡咯、噁唑、咪唑、噁唑酮、环戊烯等,当在五元环上存在与其共平面的取代基时,活性较强,尤其是三氟甲基,如罗非昔布(rofecoxib)。

## 本章小结

### 1. 药物的分类

胆碱受体激动剂、抗胆碱药、肾上腺素能激动剂、组胺 $H_1$ 受体拮抗剂、局部麻醉药、解热镇痛药、非甾体抗炎药。

### 2. 药物的结构与构效关系

(1)胆碱激动剂结构特点与构效关系。

(2)M 受体拮抗剂结构特点与构效关系。

(3)苯乙醇胺类肾上腺素能激动剂结构与生物活性的关系。

(4)普鲁卡因与利多卡因的结构特点与结构上的区别。

(5)局麻药物的构效关系。

(6)芬那酸类的结构特点与构效关系。

(7)α-芳基丙酸类的结构特点与构效关系。

### 3. 代表药物及性质

氯贝胆碱、毛果芸香碱、溴新斯的明、硫酸阿托品、溴丙胺太林、右旋氯筒箭毒碱、去甲肾上腺素、麻黄碱、甲基多巴、多巴酚丁胺、沙丁胺醇、曲吡那敏、苯海拉明、氯苯那敏、西替立嗪、咪唑斯汀、普鲁卡因、利多卡因、阿司匹林、对乙酰氨基酚、羟布宗、吲哚美辛、甲芬那酸、吡罗昔康、布洛芬、萘普生、双氯芬酸钠、塞利西布。

### 4. 作用机制

(1)乙酰胆碱酯酶抑制剂作用机制。

(2)局麻药物作用机制。

(3)解热镇痛药作用机制。

(4)塞利西布抗炎作用机制。

### 5. 化学合成

氯贝胆碱、溴新斯的明、溴丙胺太林、沙丁胺醇、氯苯那敏、西替立嗪、咪唑斯汀、普鲁卡因、利多卡因阿司匹林、对乙酰氨基酚、吲哚美辛、布洛芬、萘普生、双氯芬酸钠、吡罗昔康、塞利西布。

【思考与练习】

1. 简述 M 受体拮抗剂的构效关系。
2. 试述抗过敏药物的发展概况及研究进展。
3. 试述苯乙醇胺类肾上腺素能激动剂结构与生物活性的关系。
4. 从结构上分析,利多卡因为何比普鲁卡因作用时间长?
5. 试述局麻药物的构效关系。
6. 阿司匹林中可能含有什么杂质? 说明杂质的来源及检查方法。
7. 简述芳基乙酸类的代表药物吲哚美辛的构效关系。
8. 试用甲苯和丙烯为原料写出布洛芬的合成路线。

(郭　平、王亚军)

# 第6章

# 心、血管系统药物
# Heart and Circulatory System Agents

> **本章要点**
>
> 本章包括抗高血压药、抗心律失常药、抗心绞痛药、调血脂药、抗血栓药及强心药。

　　心、脑血管疾病是国内外最常见的两种严重疾病,临床主要病症表现为高血压、高血脂、心律失常及心肌梗死等。近年来,随着心血管系统疾病发病率的上升,它已成为发达国家人群的第一死因。

　　心血管系统药物主要作用于心脏或血管系统,改进心脏的功能,调节心脏血液的心输出量,改变循环系统各部分的血液分配。近20～30年以来,由于β-受体阻滞剂、钙拮抗剂、血管紧张素Ⅰ转化酶抑制剂等药的问世,完全改变了心脑血管疾病治疗的局面。它们的疗效确切,使用方便,对心血管系统疾病的防治发挥了重要作用。本章重点介绍了临床上常用的抗高血压药、抗心律失常药、抗心绞痛药、调血脂药、抗血栓、强心药。

## 6.1　抗高血压药(Antihypertensive Drugs)

　　高血压是脑卒中、心力衰竭、肾衰竭的主要危险因素,与冠心病和糖尿病关系密切。正常人血压应低于140/90mmHg。一般认为,经不同日的数次测压,血压仍≥150/95mmHg即需治疗。如有以下危险因素中的1～2条,血压≥140/90mmHg就要治疗。这些危险因素为:老年、吸烟、肥胖、血脂异常、缺乏体力活动、糖尿病等。高血压的治疗要强调终生治疗。

　　高血压的发病机制还不甚清楚,但已知体内许多系统与血压调节有关,最主要的有交感神经-肾上腺素系统及肾素-血管紧张素-醛固酮系统(RAS)等,如图6-1所示。

　　抗高血压药分别作用于上述不同环节。血压的高低取决于心输出量和外周血管阻力。直接影响血压的组织和器官有小动脉、小静脉、心脏和肾脏。根据各种药物的作用机制和作用

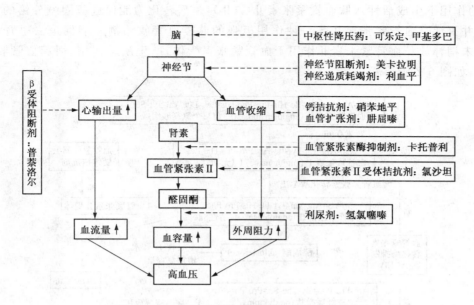

图 6-1　高血压的发生机制及降压药的作用部位

部位将抗高血压药分为：

1. 肾素-血管紧张素系统抑制剂

（1）血管紧张素转换酶抑制剂（ACEI）：如卡托普利等。

（2）血管紧张素Ⅱ受体拮抗剂：如氯沙坦等。

2. 交感神经系统抑制剂

（1）中枢性降压药：如可乐定等。

（2）神经节阻滞剂：如美卡拉明。

（3）肾上腺素受体阻滞剂：如普萘洛尔等。

（4）去甲肾上腺素能神经末梢阻滞剂：如利血平、胍乙啶等。

3. 钙通道阻滞剂：如硝苯地平等。

4. 利尿药：如氢氯噻嗪等。

5. 血管扩张药：如肼屈嗪、硝普钠等。

6. 其他类

其中，第一线抗高血压药为：ACEI、β-受体阻断药、钙拮抗剂和利尿药。临床治疗多采用联合用药。

### 6.1.1　血管紧张素转化酶抑制剂及血管紧张素Ⅱ受体拮抗剂

肾素-血管紧张素-醛固酮（RAS）系统对血压调节有重要影响，其中 ACEI 和血管紧张素Ⅱ受体拮抗剂的发展较快。

肾素-血管紧张素-醛固酮系统是一种复杂、高效调节血流量，电解质平衡以及动脉血压所必需的高效系统。这个系统的两个主要部分是肾素和血管紧张素转移酶。肾素是一种天冬氨酰蛋白酶，它能使在肝脏产生血管紧张素原（453 个氨基酸组成）转化 10 个氨基酸组成的血管紧张素Ⅰ，血管紧张素Ⅰ在血管紧张素Ⅰ转化酶（angiotensin converting enzyme,

ACE)的作用下生成活性八肽血管紧张素Ⅱ（AⅡ），最后转化为能促进醛固酮分泌的血管紧张素Ⅲ并灭活。血管紧张素Ⅱ是一种作用极强的肽类血管收缩剂并能促进去甲肾上腺素从神经末梢释放。血管紧张素Ⅱ作用于血管紧张素受体，产生激动作用，引起血管收缩，血压上升，如图 6-2 所示。

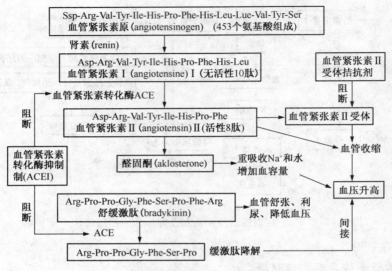

图 6-2　血管紧张素Ⅱ对血压调节作用

另一方面缓激肽在血管紧张素酶作用下转变成无活性的片段。而缓激肽具有血管扩张活性。所以，抑制血管紧张素酶、拮抗血管紧张素Ⅱ受体可以直接或间接降低血压。目前这两类药物成为临床上的一线抗高血压药物。

**1. 血管紧张素转换酶抑制剂（ACEI）**

血管紧张素转换酶抑制剂可用于治疗高血压，特别适用于患有慢性充血性心力衰竭、左心室功能障碍或糖尿病的高血压病人。ACEI 可以单独使用，也可以与其他降压药联合使用。与其他常用的抗高血压药物相比，ACEI 有许多优点：不会像 α-肾上腺素阻滞剂那样引起直立性低血压；长期使用不会产生耐受性；也不会像 β-肾上腺素受体拮抗剂那样停药后血压反弹。此外，ACEI 可使左心室肥厚消退，而左心室肥厚是高血压的重要并发症。

ACEI 的降压效果是肯定的，由于 ACE 对底物的选择性不高，ACEI 在减少血管紧张素Ⅱ生成的同时也抑制了缓激肽和脑啡肽等生物活性肽的灭活，因而产生咳嗽、血管神经性水肿等副作用。

自 1981 年第一个可口服的血管紧张素转换酶抑制剂上市以来，此类药物发展很快，代表药物有卡托普利（captopril）、阿拉普利（alacepril）、依那普利（enalapril）、赖诺普利（lisinopril）、培垛普利（perindopril）和福辛普利（fosinopril）。结构如图 6-3 所示。

从结构上看，该类药物多为脯氨酸的衍生物。卡托普利是脯氨酸与含巯基的烷酰基侧链相连；阿拉普利相当于对卡托普利巯基乙酰化，羧基与苯丙氨酸氨基连接；依那普利和培垛普利是苯丁酸乙酯经丙氨酸与脯氨酸氨基相连；赖诺普利是苯丁酸经赖氨酸连在脯氨酸氮上；福辛普利结构中脯氨酸氮上侧链含次磷酰基。

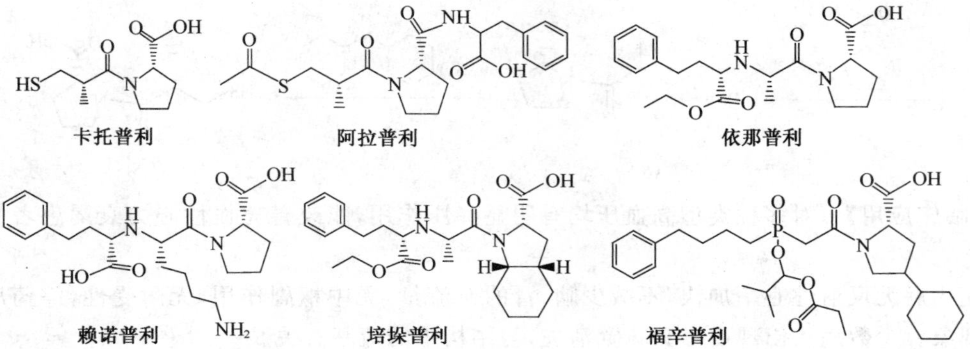

图 6-3　常见的血管紧张素酶抑制剂

## 卡托普利(captopril)

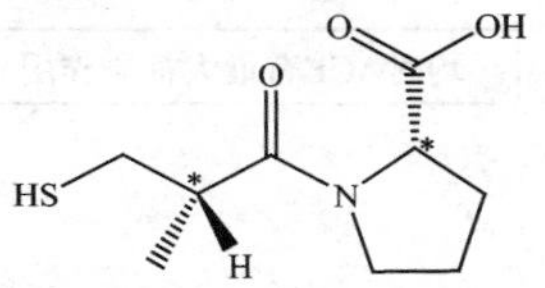

【化学名】　1-[(2S)-2-甲基-3-巯基-1-氧代丙基]-*l*-脯氨酸(1-[(2S)-3-mercapto-2-methyl-1-oxopropyl]-*l*-proline),又名巯甲丙脯酸,开博通。

【理化性质】　本品是一种白色或类白色结晶性粉末,略带有大蒜气味。本品有两种晶型,一种为不稳定型,熔点 87～88℃;另一种为稳定型,熔点 105.2～105.9℃。极易溶于甲醇,溶于无水乙醇、丙酮,略溶于水,难溶于乙醚,不溶于己烷。

卡托普利结构中有两个手性碳,都是 S 构型。比旋度为 $-126°\sim-132°$(2%乙醇)。

本品具有酸性,羧基的酸性强 $pK_a$ 13.7,巯基显弱酸性,$pK_a$ 29.8。结晶固体稳定性好,其甲醇溶液也是稳定的,其水溶液则发生氧化反应,通过巯基双分子缩合成二硫化物。在强烈影响下,酰胺也可水解。氧化反应受 pH 值、金属离子($Cu^{2+}$、$Fe^{3+}$)、本身浓度的影响。

本品与亚硝酸作用,生成亚硝酰硫醇酯,呈红色,可供鉴别反应。

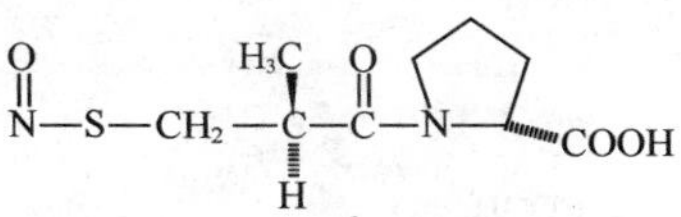

【合成】　以 2-甲基丙烯酸和硫代乙酸进行加成,得到外消旋 2-甲基-3-乙酰巯基丙酸,该酸经氯化反应转化为酰氯,继而与 L-脯氨酸反应生成乙酰卡托普利 R,S 混合物。加入二环己基胺成盐,以其在硫酸氢钾溶液中溶解度的不同达到分离,得到(S,S)体,最后碱水去除保护基得到卡托普利。

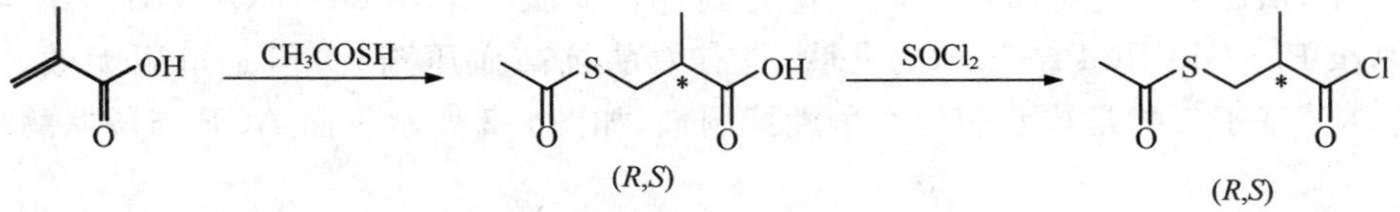

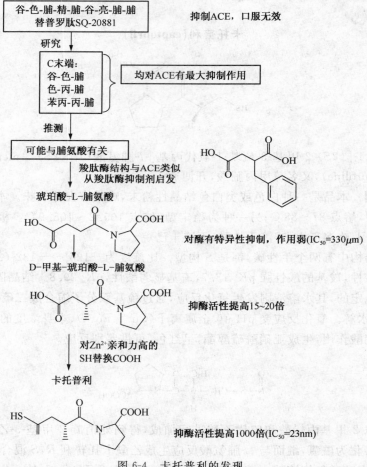

**【临床应用】** 对多种类型高血压均有明显降压作用,能改善充血性心力衰竭患者的心脏功能。

使用后无反射性心率加快,不减少脑、肾的血流量,无中枢副作用,无耐受性,停药后亦无反跳现象。少数病人出现皮疹和味觉消失,与结构中的巯基有关。

**【发现与发展】** 如图 6-4 所示。

图 6-4 卡托普利的发现

第一个 ACE 抑制剂是 Ferreira 在 1965 年从蛇毒中分离得到的多肽(9~30 个氨基酸组成)。1971 年,从巴西毒蛇蛇毒中分离纯化得到替普罗肽(teprotide)(SQ20881),结构为 Glu-Trp-Pro-Arg-Pro-Glu-Ile-Pro-Pro,为九肽,是有效的抗高血压药物,但是口服无效。1973 年早就发现 D-苄基丁二酸是羧肽酶的竞争性抑制剂,如图 6-5 所示。而 ACE 与羧肽酶类似,SQ

20881 末端为脯氨酸(Pro)。综合多方面的因素,合成了琥珀酰-L-脯氨酸(见图 6-4),对酶有特异性抑制作用,但是作用弱($IC_{50}=330\mu m$)。进一步合成了一系列衍生物,并进行构效关系研究,结果发现高抑制活性的结构都具有模拟 C 末端的二肽结构。其中 D-甲基琥珀酰脯氨酸活性增强 $15\sim20$ 倍。推断 ACE 有 $Zn^{2+}$,琥珀酰基中的羧基可能与酶系统的锌离子作用(图 6-6),将其换为羟基、氨基、酰氨基、胍基等,作用并不增强,但如换为巯基,可生成难以解离的硫醇锌盐,与酶的结合更为牢固,抑制作用更强。得到了巯基烷酰基脯氨酸 ACE 抑制剂,其中卡托普利 $IC_{50}=23nm$。

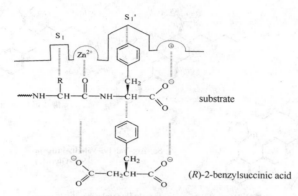

图 6-5　羧肽酶与底物和抑制剂作用示意图

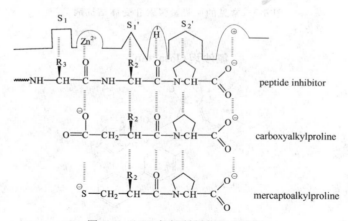

图 6-6　ACE 与抑制剂作用示意图

**【构效关系】**　对卡托普利进行构效关系研究表明:

1) 结构中的脯氨酸为 L 构型活性高,为 D 构型时活性降低。

2) SH、COOH 被酯化后药物脂溶性增强,有利于吸收,降低不良反应。脯氨酸中的 COOH 被其他基团(如—$PO_3H_2$、—$CONHOH$ 等)替换活性减弱。

3) 吡咯环引入双键成平面环保持活性;3 位引入亲脂基团,增强活性,作用时间延长。

卡托普利结构中的巯基引起病人皮疹和味觉消失的副反应,为了克服这种缺点,设计了不含巯基的化合物,如图 6-3 中依那普利,活性比卡托普利强,且上述不良反应发生率低。口服吸收后水解形成二酰胺,可以抑制 ACE。依那普利属于前体药物,故起效慢,但作用持久。

### 2. 血管紧张素Ⅱ受体拮抗剂

ACEI 会使缓激肽积累。缓激肽除有降压作用外,还会引起炎性反应,如干咳、皮疹。

通过 RAS 系统作用机制(图 6-1),血管紧张素Ⅱ(AⅡ)是 RAS 发挥作用的活性物质,阻断 AⅡ与受体结合即可阻断 RAS 的生物效应。AⅡ受体主要有 $AT_1$ 和 $AT_2$ 两种。其中 AⅡ受体拮抗剂是作用最直接的抗高血压药物,而且不影响缓激肽的水平。

代表药有沙拉新、氯沙坦、缬沙坦、坎地沙坦等,见图 6-7 所示。

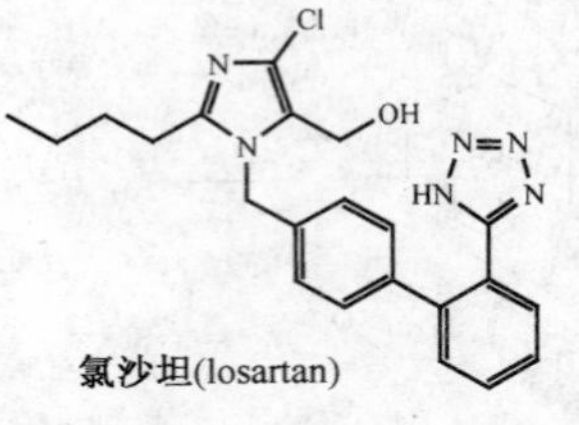

氯沙坦(losartan)

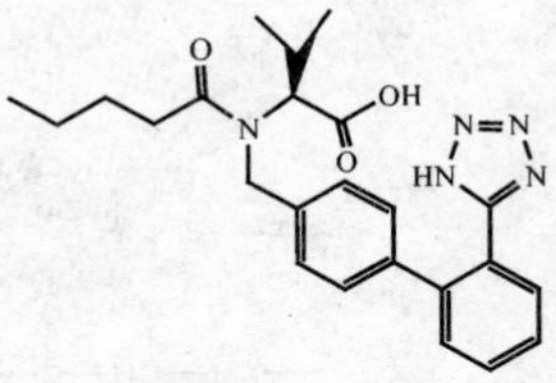

缬沙坦(valsartan)

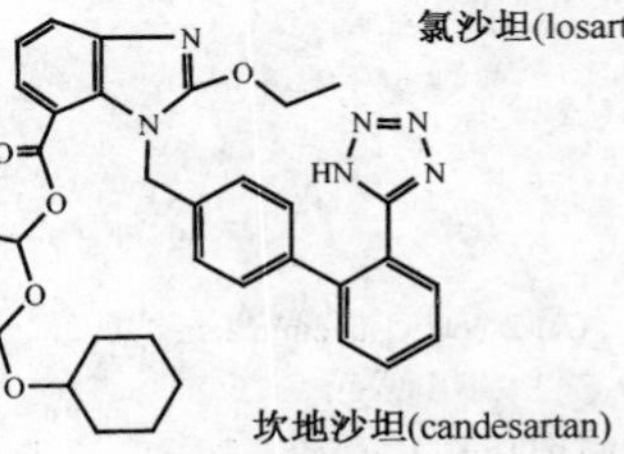

坎地沙坦(candesartan)

Sar-Arg-Val-Tyl-Val-His-Pro-Ala
Sar=Gly(Me)

沙拉新(saralasin)

图 6-7　常见的血管紧张素Ⅱ受体拮抗剂

## 氯沙坦(losartan)

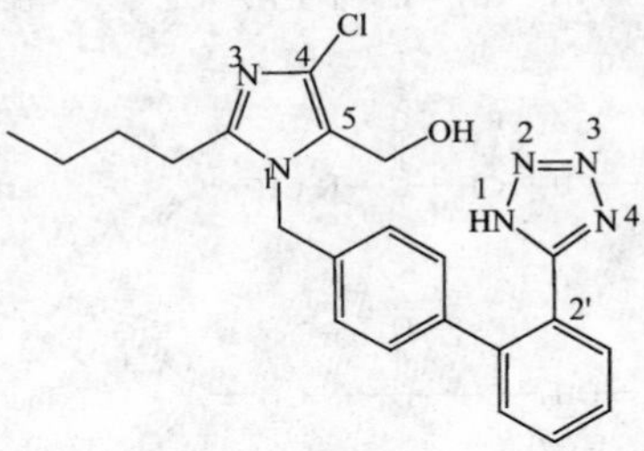

**【化学名】**　2-丁基-4-氯-1-[[2′-(1H-四唑-5-基)[1,1′-联苯]-4-基]甲基]-1H-咪唑-5-甲醇(2-buty-4-chloro-1-[[2′-(1H-tetrazol-5-yl)[1,1′-biphenyl]-4-yl]methyl]-1H-imidazole-5-methanol)。

**【结构特点】**　四氮唑环、联苯、咪唑环。

**【理化性质】**　淡黄色结晶,熔点 183.5～184.5℃。有一定酸性(四氮唑 1 位 N),$pK_a$ 5～6,可与碱成盐。

**【体内代谢】**　口服吸收良好,经肝脏代谢,其中 3-羟甲基被氧化为羧基,该代谢物亦有降压活性。

**【临床应用】**　第一个可以口服的非肽类血管紧张素Ⅱ受体拮抗剂。用于高血压和充血性心力衰竭。

**【发现及发展】**　AⅡ受体拮抗剂是从 20 世纪 70 年代初发展起来的。沙拉新是肽类的拮抗剂,其性质类似 AⅡ,对 AⅡ受体特异性高,但只呈非竞争性抑制,且对 AⅡ受体有部分激动作用，口服无效、作用时间短，临床应用受到很大限制。

武田制药公司发现了一些 *N*-苄基咪唑类化合物具有微弱的、竞争性的 AⅡ受体拮抗作用。这样带动了非肽类拮抗剂的发展。非肽类的结构类型主要有咪唑类和四氢咪唑类。而氯沙坦是第一个口服高效、高选择性、竞争性和高特异性的 ATⅡ受体拮抗剂，作用时间长，无内在拟 ATⅡ活性。

**2. 交感神经系统抑制剂**

(1) 作用于肾上腺素 α 受体药物　肾上腺素受体分为 α 受体和 β 受体。其生理效应如图 6-8 所示。

肾上腺素受体
- α 受体
  - $\alpha_1$ 受体兴奋：收缩血管，血压↑，心率↓，肾血流量↓
  - $\alpha_1$、$\alpha_2$ 受体兴奋：小剂量→兴奋心脏，心输出量↑，收缩压↑，舒张压不变，脉压差↑
    较大剂量→血管强烈收缩→外周阻力↑↑→收缩压↑，舒张压↑，脉压差↓
  - 中枢 $\alpha_2$ 受体兴奋：心率减慢，血管平滑肌松弛，血压↓——→降压
- β 受体
  - $\beta_1$ 受体兴奋：心肌收缩力加强，心率加快，心输出量↑——→强心、抗休克
  - $\beta_2$ 受体兴奋：扩张血管、支气管，并使子宫肌松弛——→平喘、改善微循环

图 6-8　肾上腺素受体分类及生理效应

α 受体兴奋可使皮肤、黏膜的血管收缩、血压升高。与 α 受体有关的降压药分为非选择性 α 受体拮抗剂和 $\alpha_2$ 受体激动剂。

1) 非选择性 α 受体拮抗剂：α 受体拮抗剂选择性阻断了 α 受体，肾上腺素的缩血管作用被取消，而与血管舒张有关的 β 受体不受影响，血管舒张作用充分表现出来，故导致血压下降。

非选择 α 受体拮抗剂分为两类，短效的竞争性 α 受体拮抗剂和长效的非竞争性 α 受体拮抗剂。

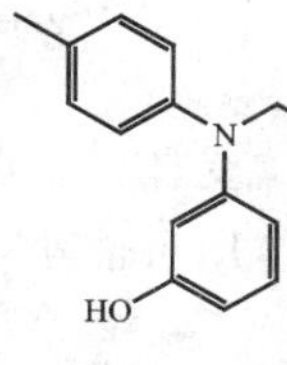


**酚妥拉明**(phentolamine)

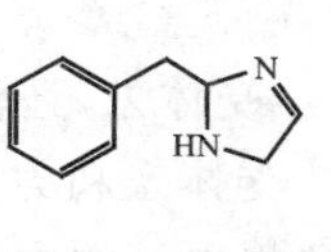


**妥拉唑啉**(uitolazoline)

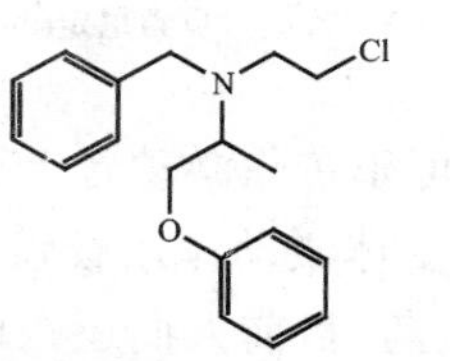


**酚苄明**(phenoxybenzamine)

酚妥拉明和妥拉唑啉属于咪唑衍生物，其结构与去甲肾上腺素有些相似，能阻断 α 受体，但对 $\alpha_1$ 受体和 $\alpha_2$ 受体的选择性不高。由于分子中含有组胺的部分结构，均有较强的组胺样作用。常见皮肤潮红、胃酸分泌增加，易引发溃疡等不良反应。

酚苄明为长效的代表，是一种 β-氯乙胺类衍生物，其结构与抗肿瘤药物氮芥相似，具有较强的烷基化作用。在生理 pH 下，易发生分子内环化，生成具有高度反应活性的乙撑亚胺离子，进而与 α 受体的亲核基团(如巯基、羟基、氨基等)发生烷基化作用，生成稳定的、不被肾上腺素逆转的共价物。所以该药物作用较持久，属非竞争性 α 受体拮抗剂。

2) 选择性 $\alpha_1$ 受体拮抗剂：$\alpha_1$ 受体拮抗剂是不影响 $\alpha_2$ 受体，降低动脉血管阻力，增加静脉容量，增加血浆肾素活性，不易引起反射性心率增加。其最大优点在于，对代谢没有明显不良影响，并对血脂代谢有良好作用。可用于各种程度的高血压治疗。代表药为哌唑嗪

(prazosin)、特拉唑嗪(terazosin)、多沙唑嗪(doxazosin)、吲哚拉明(indoramin)等。

吲哚拉明

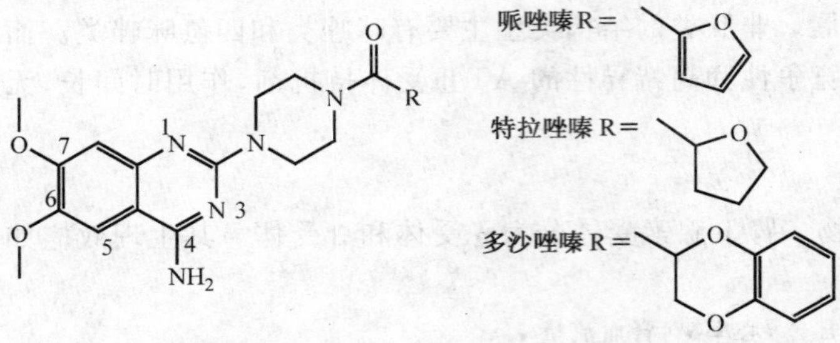

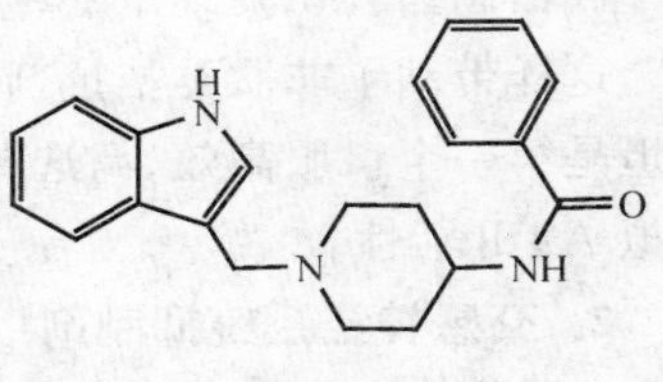

哌唑嗪是第一个被发现的 $\alpha_1$ 受体拮抗剂,后来发现了不少同类药物,如特拉唑嗪、多沙唑嗪、曲马唑嗪等。结构中 4-氨基-6,7 二甲氧基喹唑啉与取代哌嗪环连接。

吲哚拉明结构中有吲哚环,除了阻断 $\alpha_1$ 受体外,还阻断组胺 $H_1$ 受体和 5-羟色胺受体,故用于抗高血压的时候会出现口干、嗜睡和头昏的副作用。

3) $\alpha_2$ 受体激动剂:中枢性降压药主要通过激动中枢的肾上腺素 $\alpha_2$ 受体而产生降压作用。突触后膜 $\alpha_2$ 受体兴奋后,可使去甲肾上腺素释放减少,引起心率减慢,血管平滑肌松弛,血压下降。

此类药物具有较高的脂溶性,可通过血脑屏障,产生中等强度的降压作用。代表药物有可乐定(clonidine)和甲基多巴(methyldopa)。

可乐定(clonidine)

莫索尼定(moxonidine)

利美尼定(rilmenidine)

甲基多巴(methyldopa)

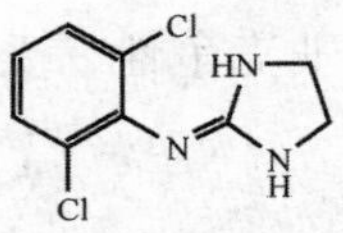

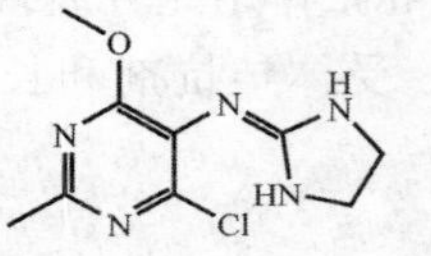

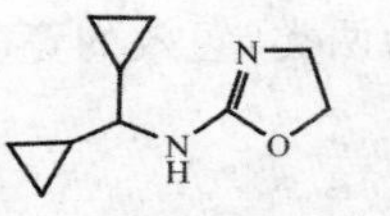

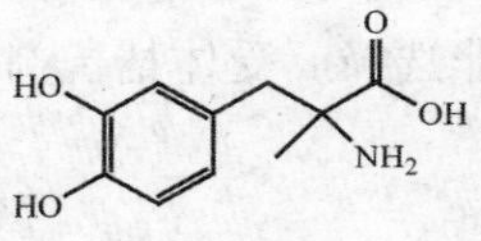

研究表明,可乐定除激动肾上腺素 $\alpha_2$ 受体外,还激动咪唑啉 Ⅰ$_1$ 受体。莫索尼定、利美尼定对咪唑啉 Ⅰ$_1$ 受体激动作用较强,对 $\alpha_2$ 受体亲和力较低,因此副作用可能小,但并不是最理想的中枢性降压药,目前人们还在研发选择更好的中枢性降压药。

甲基多巴是光学活性物质,药用其左旋体。该药为一生物前体药物,在体内经过脱羧和氧化被代谢为甲基去甲肾上腺素和甲基肾上腺素,兴奋中枢突触后膜 $\alpha_2$ 受体,同样使去甲肾上腺素释放减少,而使血管扩张。

## 可乐定(clonidine)

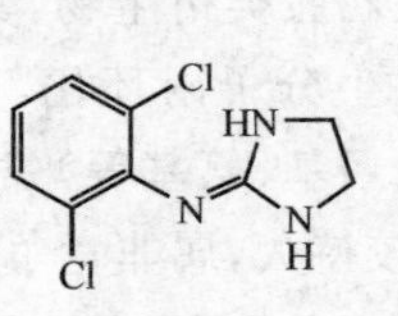

**【结构特点】** 咪唑环,二氯取代苯,亚胺基。氨基型与亚胺型互变异构,以亚胺为主。

【作用机制】

1）主要通过兴奋延髓心血管中枢神经元突触后膜 $\alpha_2$ 受体和延髓嘴端腹外侧核的咪唑啉受体 $I_1$ 亚型受体来实现降压作用。

2）对胆碱受体、阿片受体、多巴胺受体有一定亲和力，故有口干、嗜睡、镇静等许多副作用。

【应用】　适用于治疗中度高血压，不影响肾血流量和肾小球滤过虑。

（2）β-受体阻滞剂　肾上腺素能受体可分为 $\beta_1$ 和 $\beta_2$ 两种亚型。β受体阻滞剂的引入被广泛认为是在人类克服疾病的过程中最具有革命性的概念之一。

β受体阻滞剂可竞争性与β受体结合，拮抗肾上腺素等递质和拟肾上腺素药物的β型作用，使心率减慢、心收缩力减弱、心输出量减少、心肌耗氧量降低。临床上主要用于治疗心律失常、心绞痛、高血压、心肌梗死等心血管疾病，也用于治疗甲状腺功能亢进、偏头痛和青光眼等。

根据β受体阻滞剂与两种亚型受体亲和力的差异，分为非选择性β受体阻滞剂、选择性 $\beta_1$ 受体阻滞剂和非典型的β受体阻滞剂三类。常见的药物有普萘洛尔（propranolol）、纳多洛尔（nadolol）、醋丁洛尔（acebutolol）、阿替洛尔（atenolol）、美托洛尔（metoprolol）、拉贝洛尔（labetalol）等，其结构如图 6-9 所示。普萘洛尔、纳多洛尔、噻吗洛尔、艾司洛尔对 $\beta_1$、$\beta_2$ 受体均有拮抗作用；醋丁洛尔、阿替洛尔、美托洛尔、比索洛尔选择性作用于 $\beta_1$ 受体；而拉贝洛尔阻断β受体的同时还阻断 $\alpha_1$ 受体，临床上多用于治疗中重度高血压，起效快、疗效好。

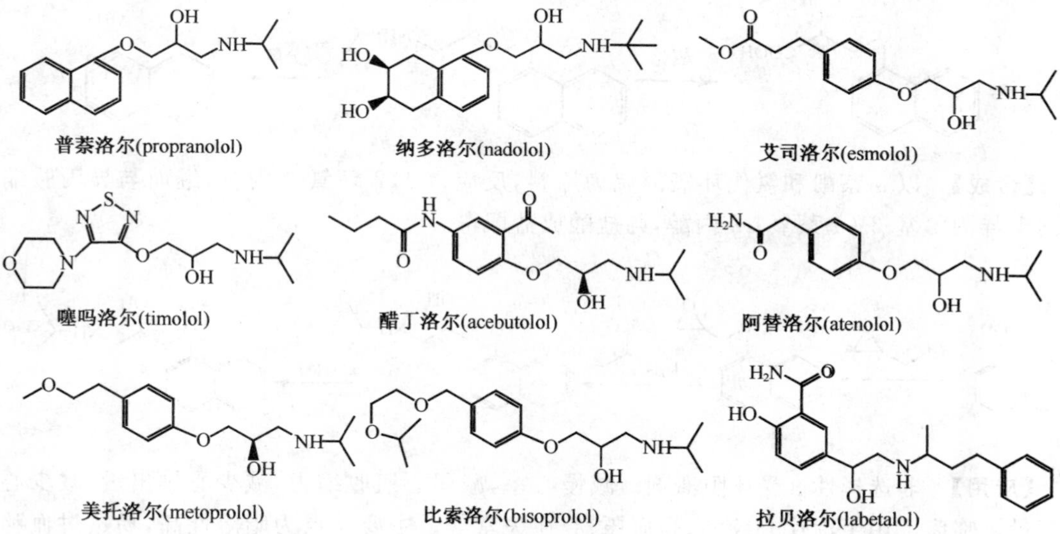

普萘洛尔(propranolol)　　　纳多洛尔(nadolol)　　　艾司洛尔(esmolol)

噻吗洛尔(timolol)　　　醋丁洛尔(acebutolol)　　　阿替洛尔(atenolol)

美托洛尔(metoprolol)　　　比索洛尔(bisoprolol)　　　拉贝洛尔(labetalol)

图 6-9　常见的 β-受体阻滞剂

## 盐酸普萘洛尔（propranolol hydrochloride）

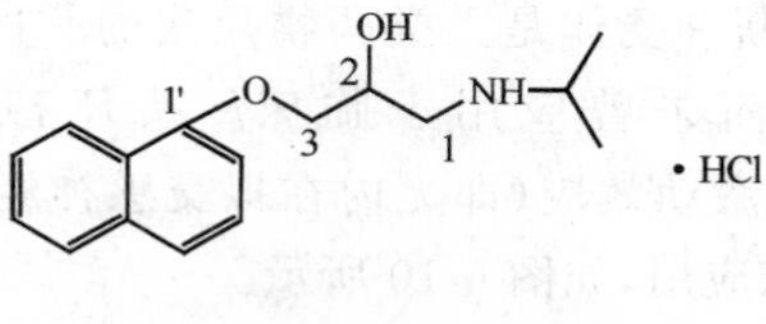

**【化学名】** （±）-1-异丙氨基-3-(1-萘氧基)-2-丙醇盐酸盐（（±）-1-(Isopropylamino)-3-(1-naphthyloxy)-2-propanol hydrochloride)），又名心得安。

**【结构特点】** 含有一个手性碳，左旋体活性强于右旋体，药用品为外消旋体。取代芳环、仲醇（氧代丙醇）、仲胺。

**【理化性质】** 白色或类白色结晶粉末，无臭，味微甜而后苦。遇光易变质。熔点 162～165℃，溶于水、乙醇，微溶氯仿。其水溶液显弱酸性。

对光、酸不稳定，在酸溶液中，侧链容易氧化分解。分解产物 α-萘酚（或未反应完的反应物）与对重氮苯磺酸盐反应呈橙红色，可作为杂质检查反应。

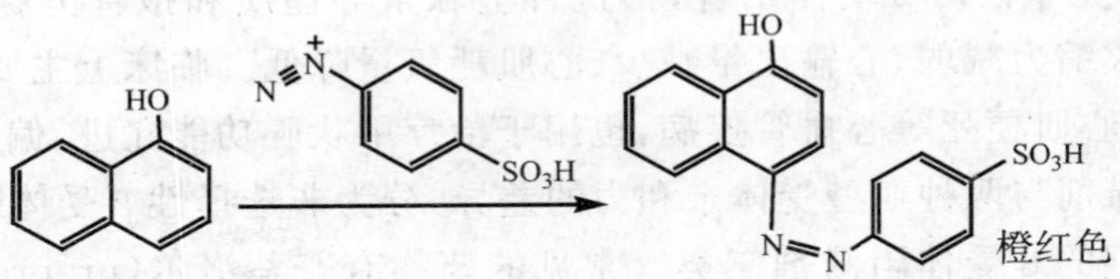

该品水溶液与硅钨酸试液反应呈淡红色沉淀。

**【代谢】** 普萘洛尔主要在肝脏代谢，分解成 α-萘酚或者侧链氧化成酸。α-萘酚以葡萄糖醛酸形式排出。

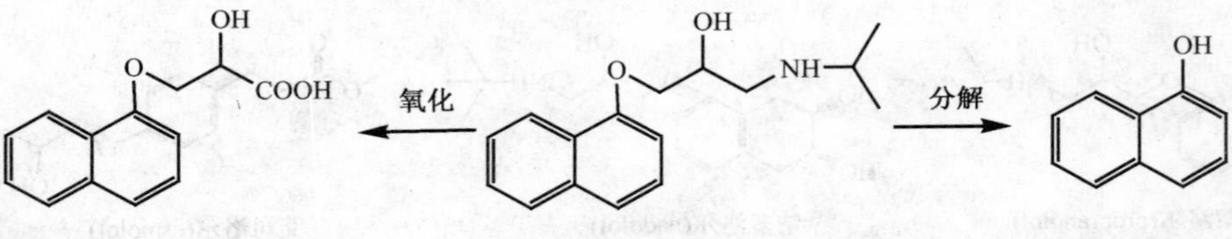

**【合成】** 以 α-萘酚和氯代环氧丙烷为原料，反应得 1,2-环氧-3-丙烷，继而与异丙胺缩合得到 1-异丙氨基-3-(α-萘氧)-2-丙醇，与盐酸成盐即得。

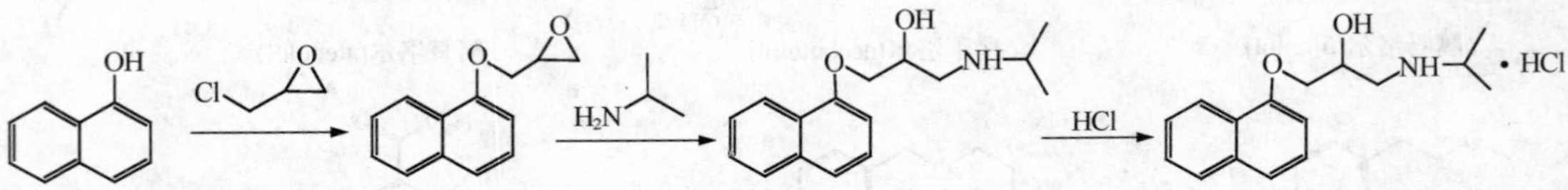

**【应用】** 非选择性 β 受体阻滞剂。减慢心率，减弱心肌收缩力，减少心排出量，减少心肌耗氧量。临床上用于治疗心绞痛、高血压、心律失常等。主要缺点为脂溶性高，易透过血脑屏障，产生中枢效应；可引起支气管痉挛及哮喘。

**【发现与发展】** 1958 年，礼来公司的鲍威尔和斯莱特在寻找一种长效且专一的支气管扩张剂来与异丙肾上腺素竞争拮抗。制备了二氯异丙肾上腺素(dichloroisoproterenal, DCI)，DCI 在高浓度时能阻断肾上腺素能激动剂引起的心脏兴奋和周围血管扩张，但不影响其血管收缩作用。该药可以选择性阻断 β 受体是人类药物疗法的一次显著进步。但是 DCI 有较强的内源性肾上腺素样活性，而未曾应用于临床。萘环替代苯环后得到了丙萘洛尔(pronethalol)，可以使心脏避免激动效应（即无内在拟交感神经活性）。但丙萘洛尔可以引起实验小鼠胸腺肿瘤，也未被临床应用，如图 6-10 所示。

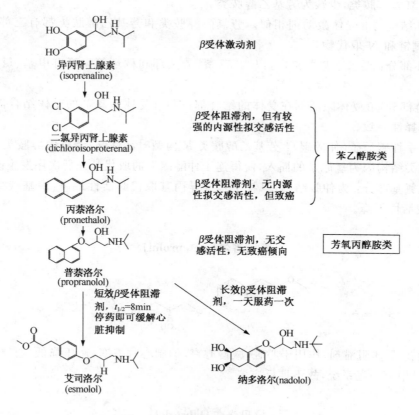

图 6-10　普萘洛尔的发现及发展

　　在改变丙萘洛尔结果中发现,在芳环乙醇结构中插入氧亚甲基(—O—CH₂—)得到芳氧丙醇胺类,其对 β 受体的阻断作用强于芳基乙醇胺类。其中代表药物为普萘洛尔(propranalol)。这类药物一般无拟交感活性、无致癌倾向。普萘洛尔属于非选择性 β 受体阻滞剂,其缺点是对心脏的抑制,对哮喘或慢性阻塞性肺疾病患者诱发哮喘。为了克服此缺点,利用软药原理,在分子中引入易代谢的基团,得到一类超短效 β 受体阻滞剂,如艾司洛尔(esmolol),半衰期仅 8min,适用于室性心律失常和急性心肌局部缺血,一旦发生副作用,停药即可消失。

　　为了适应高血压患者长期服药的特点,研究开发了一类长效 β 受体阻滞剂,如纳多洛尔、塞利洛尔。其长效作用与水溶性有关,所以血浆半衰期较长。纳多洛尔每日只需口服一次,中枢副作用较小。

　　噻吗洛尔是已知作用最强的 β 受体阻滞剂,其作用强度为普萘洛尔的 8 倍,临床上用于治疗高血压、心绞痛和青光眼。特别对原发性开角型青光眼有良好效果,优于传统的降眼压药物。

　　苯环 4 位取代的药物均为特异性 β₁ 受体阻滞剂(见图6-9),其中比索洛尔特异性最强,且强效长效,作用为普萘洛尔的 4 倍,美托洛尔的 5～10 倍。对胰腺受体抑制较轻,所以对于伴有糖尿病的高血压患者更有利。

　　【构效关系】　　自普萘洛尔问世起,β受体阻滞剂的研究飞速发展,开发出许多结构类型,大多数为芳氧丙醇胺类,少数为芳基乙醇胺类。

1)基本结构与β受体激动剂相似。芳氧丙醇胺类和芳基乙醇胺类都有三部分组成:芳环、仲醇胺侧链和 N-取代物。

2)芳环部分:要求不甚严格,可以为苯、萘、芳杂环和稠环等。可有甲基、氯、甲氧基、硝基等取代基。

3)侧链部分:β受体阻滞剂在受体的结合部位与β受体激动剂的受体结合部位相同,它们的立体选择性一致。

侧链上手性碳原子(仲醇碳):芳基乙醇胺类 R 构型时活性强;芳氧丙醇胺类为 S 构型时活性强。此类结构因为氧原子的插入,使得连于仲醇碳上的取代基先后次序发生改变。

侧链上氨基部分:为仲胺结构,以叔丁基或异丙基取代时活性最高,烷基碳少于 3 或 N,N-双取代使活性下降。

## 美托洛尔(metoprolol)

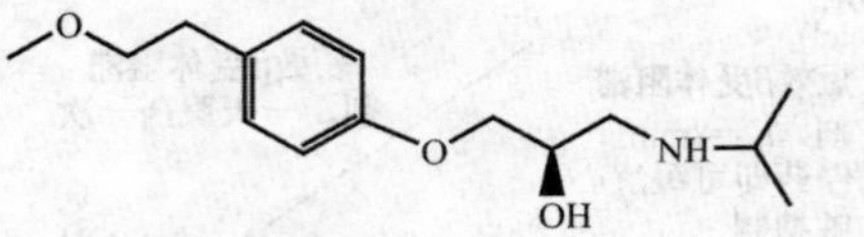

选择性 $\beta_1$ 受体阻滞剂,作用于心脏,减慢心率,抑制心收缩率,血压降低,心衰加重。脂溶性大,易透过中枢神经系统,故不良反应多。

## 拉贝洛尔(labetalol)

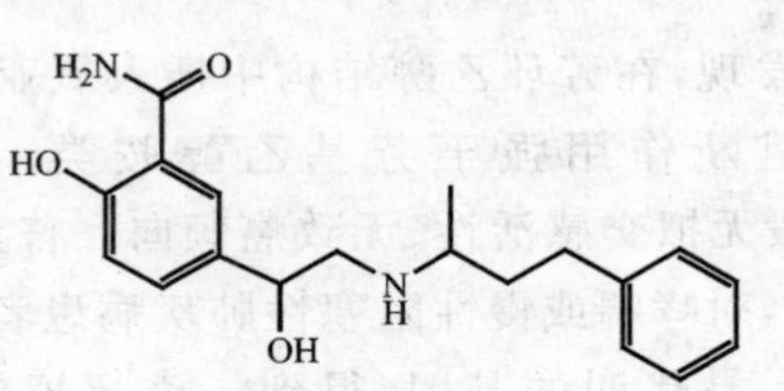

非典型β受体阻滞剂,具有选择性 $\alpha_1$ 受拮抗作用和非选择性β受体拮抗作用,两者均有降压作用,其作用比例为 1:3。对 $\beta_1$ 和 $\beta_2$ 无选择性。

(3)其他 作用于交感神经介质而产生降压作用的还有利血平(reserpine)和胍乙啶(guanethidine)。

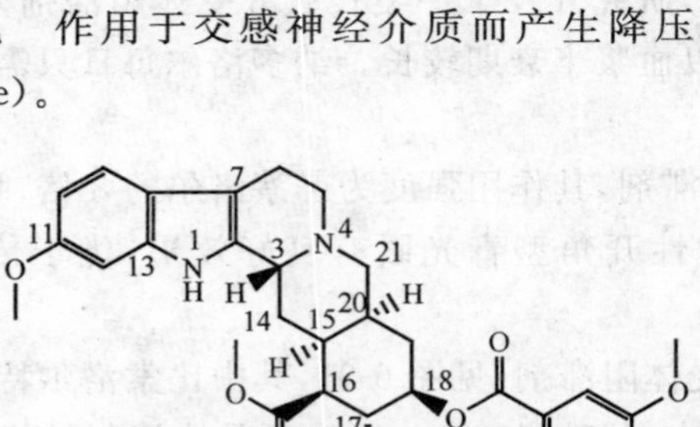

(reserpine)

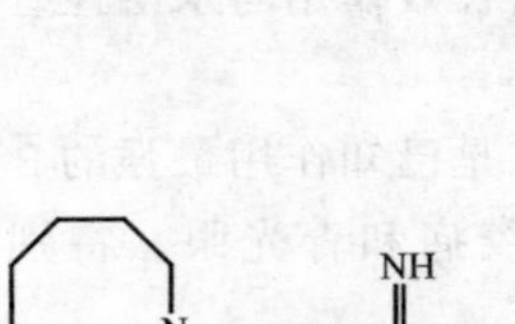

胍乙啶(guanethidine)

1）利血平：可使交感神经末梢囊泡内的神经递质释放增加；同时又阻止交感神经递质进入囊泡，这些作用导致囊泡内的递质减少，并可使交感神经的传导受阻，表现出降压作用，作用较温和、持久。用于治疗轻中度早期高血压。因有安定作用，所以对老年和有精神症状的患者尤为适用。

利血平是从萝芙木树根中提取出来的生物碱之一，是第一个从植物中提取出的有效的抗高血压药物。

**【结构特点】**　结构中具有2个酯键、5个甲氧基、氢化吲哚环。

**【理化性质】**　具有酯键，pH3.0最稳定。在酸性或碱性条件下易水解，生成利血平酸。

光照和加热条件下，3β-H位发生差向异构化，生成3-异利血平（无效物）。

在光和氧的作用下发生氧化。这是引起利血平分解的主要因素。所以要避光保存。先被氧化成3,4-二去氢利血平（黄绿色荧光），继而氧化成3,4,5,6-四去氢利血平（蓝色荧光），再进一步氧化成无荧光的褐色或黄色聚合物。其反应方程如图6-11所示。

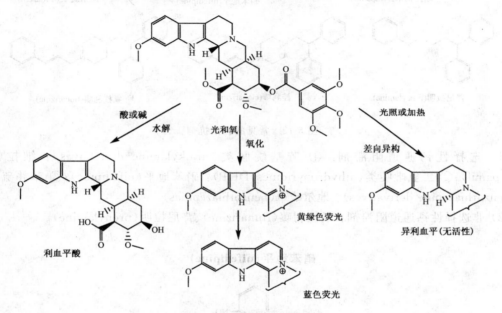

图6-11　利血平的化学性质

具有吲哚环，因而有吲哚类生物碱的呈色反应。与香草醛盐酸液反应，显玫瑰红色；与十二甲基苯甲醛（硫酸和冰醋酸下），先变绿或变红。

2）胍乙啶：具有进入神经细胞囊泡中将去甲肾上腺素取代出来的作用，也起到和利血平相似的耗竭神经递质的作用，故有降压作用。胍乙啶作用较强，用于中重度舒张压高的高血压。但会导致体位性低血压、血流不足等不良反应。

**3. 作用于离子通道的药物**

（1）钙通道阻滞剂（calcium channel blockers）　$Ca^{2+}$是生物细胞的重要信使，参与细胞多种重要功能的调节，其中包括心脏起搏、心肌细胞和骨骼肌以及血管平滑肌的兴奋-收缩耦联。钙拮抗剂是一类选择性阻滞$Ca^{2+}$进入细胞内的药物。在20世纪60年代初，Fleckenstein在动物实验中发现和维拉帕米（verapamil）降低心肌收缩力而不影响其动作电位，类似心肌细胞脱钙现象，使兴奋-收缩脱耦联，这种抑制作用可被$Ca^{2+}$逆转，从而首先提出钙阻滞剂的概念。

　　钙通道阻滞剂（calcium channel blockers）抑制细胞外 $Ca^{2+}$ 内流，导致心肌收缩力减弱、心率减慢、心输出量减少，血管松弛、外周阻力降低，血压下降，降低心肌做功量和耗氧量。临床主要用于抗心绞痛、抗心律失常和抗高血压，是一类治疗缺血性心脏病的重要药物。

　　1987 年世界卫生组织（WHO）根据药物对钙通道的选择性，分为选择性钙通道阻滞剂和非选择性钙通道阻滞剂。结构式如图 6-12 所示。

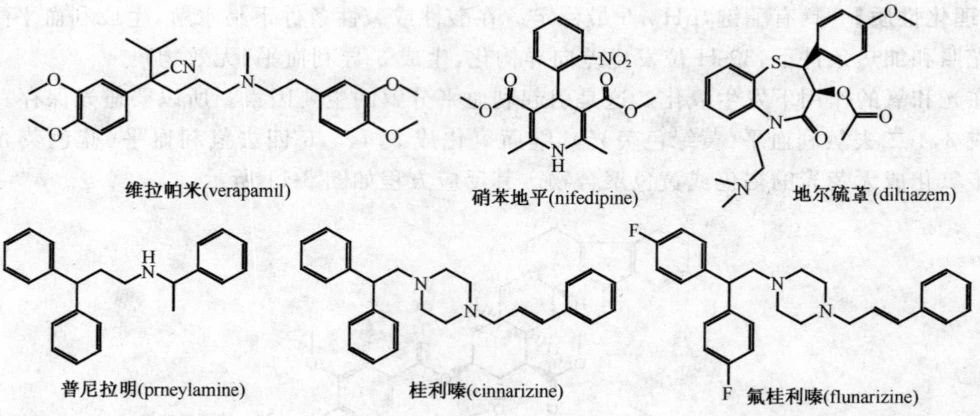

维拉帕米（verapamil）　　硝苯地平（nifedipine）　　地尔硫草（diltiazem）

普尼拉明（prneylamine）　　桂利嗪（cinnarizine）　　氟桂利嗪（flunarizine）

图 6-12　常见的钙拮抗剂

　　1）选择性钙通道阻滞剂：① 芳基烷胺类（aralkylamine derivatives）：维拉帕米（verapamil）；② 二氢吡啶类（dihydropyridines，DHP）：硝苯地平（nifedipine）；③ 苯并硫氮草类（benzothiazepine derivatives）：地尔硫草（benzothiazepines）。

　　2）非选择性钙通道阻滞剂：氟桂利嗪（flunarizine）、普尼拉明（prenylamine）。

## 硝苯地平（nifedipine）

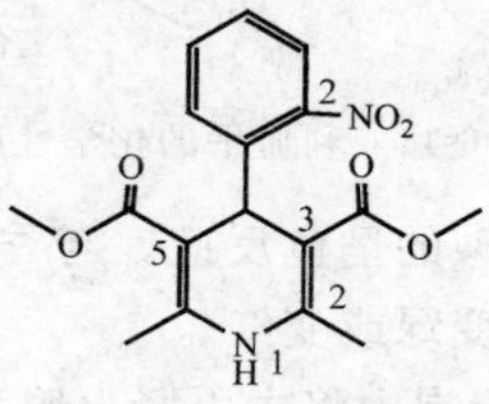

　　【化学名】　1,4-二氢-2,6-二甲基-4-(2-硝基苯基)-3,5-吡啶二甲酸甲酯，(1,4-dihydro-2,6-dimethyl-4-(2-nitrophenyl)-3,5-pyridinedicarboxylic acid dimethyl ester)，又名心痛安、利心平、硝苯吡啶。

　　【结构特点】　1,4-二氢吡啶环。X 晶体衍射表明，苯环与二氢吡啶环在空间上几乎互相垂直。

　　【理化性质】　黄色无臭无味的结晶粉末，熔点 172～174℃。无吸湿性，易溶于丙酮、氯仿，略溶于乙醇，几乎不溶于水。

　　硝苯地平的丙酮溶液，加 20％NaOH 溶液，摇匀显橙红色。

　　硝苯地平遇光不稳定，发生光催化的歧化反应，生成硝基苯吡啶和亚硝基苯吡啶。所以在生产和贮存过程中应避光。

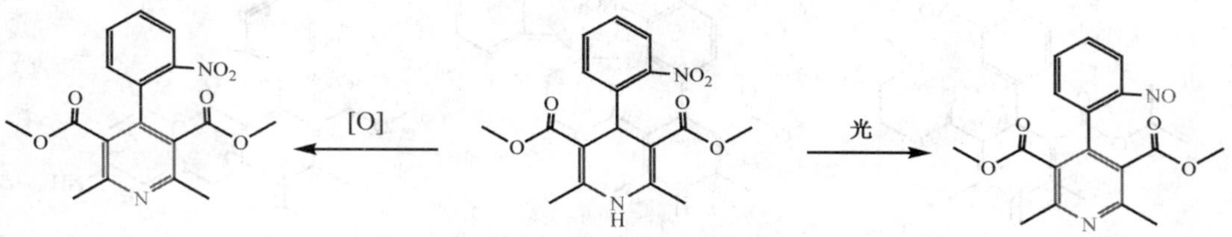

**【体内代谢】**　硝苯地平口服生物利用度为 45％～65％，口服吸收良好，10min 即可起效，1～2h 达到最大血药浓度，维持 6～7h。经肝脏代谢，代谢物均无活性，80％由肾脏排泄。

**【合成】**　由邻硝基苯甲醛和二分子的乙酰乙酸甲酯和过量氨水在甲醇中进行 Hantzsch 反应即可得到。

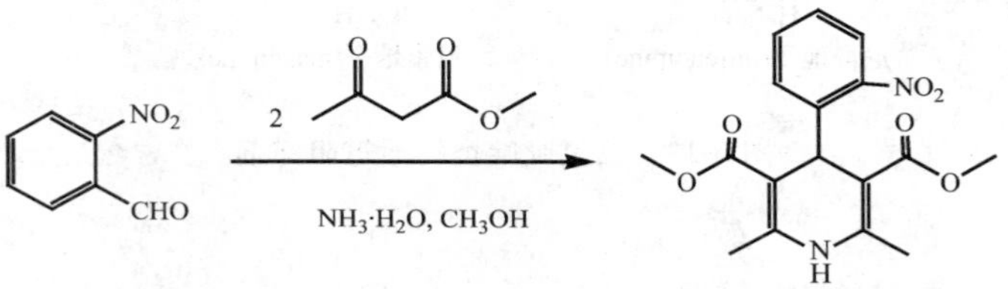

**【应用】**　属于二氢吡啶类钙通道阻滞剂，主要抑制心肌及血管平滑肌细胞膜的 $Ca^{2+}$ 内流，使血压下降和冠状动脉扩张，临床上用于治疗高血压，预防心绞痛等。

**【构效关系】**　对二氢吡啶类钙通道阻滞剂进行体内外药理试验和放射化学配体结合试验表明其构效关系：

① 1,4-二氢吡啶环为活性必需基团，改为吡啶或六氢吡啶活性消失。而且氮上 H 不被取代时活性好。

② 2,6 位为低级烷烃取代。

③ 3,5 位酯基取代活性必需，若换位乙酰基或氰基活性大大降低。

④ 4 位取代基与活性之间的关系：—H＜—CH$_3$＜环烷基＜苯环或取代苯环。取代苯环上邻、间位有吸电子取代基活性较好，对位取代活性下降。

如果 3,5 位为不同酯基时，C4 为手性碳，有立体选择作用。如尼莫地平(nimodipine)，药用品为消旋体，进入体内后能透过血脑屏障，作用于脑血管平滑肌，可以治疗缺血性脑血管疾病。

尼莫地平的这一作用开辟了一类新型的对脑血管疾病有效的钙通道阻滞剂。经结构修饰选择性得到提高。如尼卡地平(nicardipine)、氨氯地平(amlodipine)、尼群地平(nitrendipinne)和尼索地平(nisodipine)。尼卡地平适用于各种缺血性脑血管疾病、风湿性心脏病及各种类型心绞痛，并用于高血压的治疗。氨氯地平起效较慢，但使用持续时间长，适用于高血压和心绞痛。尼群地平可作为脑血管扩张性抗高血压药。尼索地平适于治疗心衰和高血压危象，作用迅速，持续时间长，耐受性好。其结构如图 6-13。

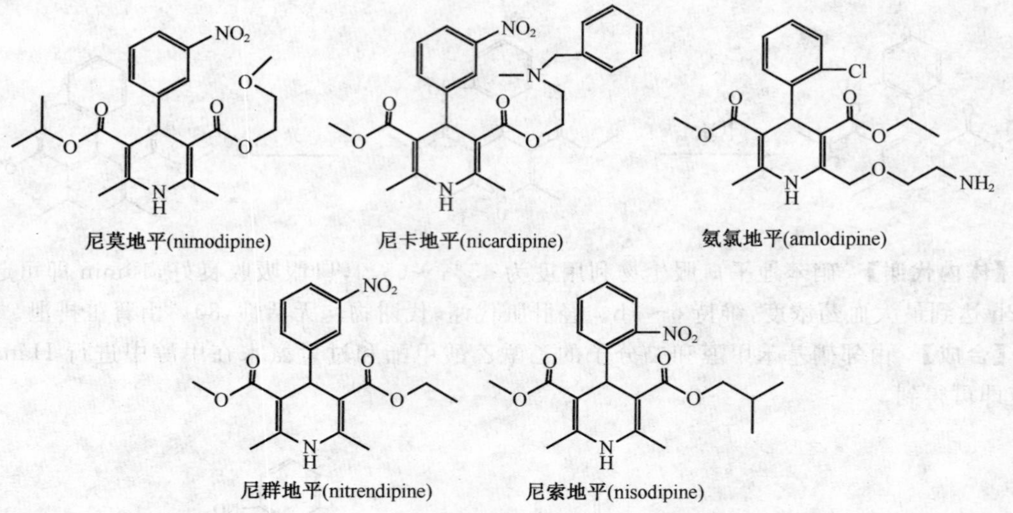

尼莫地平(nimodipine)　　　尼卡地平(nicardipine)　　　氨氯地平(amlodipine)

尼群地平(nitrendipine)　　　尼索地平(nisodipine)

图 6-13　二氢吡啶类钙通道阻滞剂

## 盐酸地尔硫䓬(diltiazem hydrochloride)

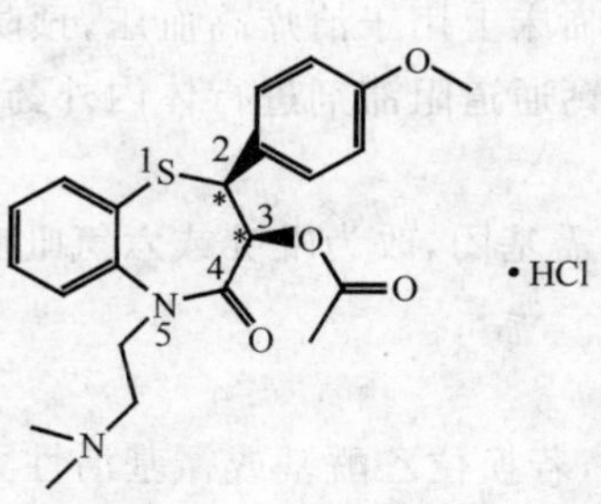

【化学名】　(2S-cis)-3-(乙酰氧基)-5-[2-(二甲氨基)乙基]-2,3-二氢-2-(4-甲氧苯基)-1,5-苯并硫氮杂䓬-4(5H)-酮盐酸盐　((2S-cis)-3-(acetyloxy)-5-[2-(dimethylamino)ethyl]-2,3-dihydro-2-(4-methoxyphenyl)-1,5-benzothiazepin-4(5H)-one hydrochloride)。

【结构特点】　苯并硫氮杂䓬类,2 个手性碳,4 个立体异构体,顺式 d-异构体(2S,3S)活性最高,2R-cis 异构体活性较弱,另两个 trans 异构体几乎无作用。临床用 2S,3S 异构体。

【理化性质】　白色或类白色结晶或结晶性粉末,无臭,味苦。易溶于水、甲醇或氯仿,不溶于乙醚或苯。

【代谢】　口服吸收迅速完全,但有较高的首过效应,导致生物利用度下降,口服后生物利用度为 25%。经肝肠循环,主要代谢途径为脱乙酰基、N-脱甲基和 O-脱甲基化。

【应用】　高度特异性的钙通道阻滞剂,具有扩血管作用,特别是对大的冠状动脉和侧支循环均有较强扩张作用,用于治疗高血压、心绞痛及心律失常。副作用低、无耐药性、疗效好,可长期使用。

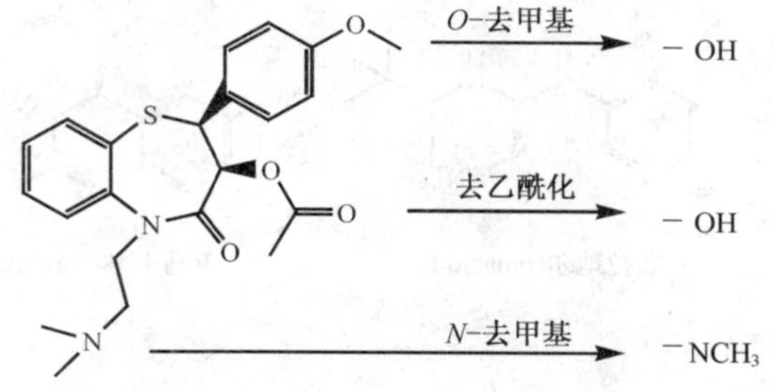

【构效关系】

① 顺式 d-构型是地尔硫䓬发挥强而持久扩大冠状动脉作用的基本因素。

② 2 位苯环对位以甲基、甲氧基取代活性较高。

③ 3 位为乙酰氧基或乙氧羰基活性最高。

④ 5 位 N 无取代无活性，叔胺才具活性，仲胺和季铵无活性。两个 N 之间的烃链长度增加活性下降。末端氨基以甲基取代活性最高。

### 盐酸维拉帕米 (verapamil hydrochloride)

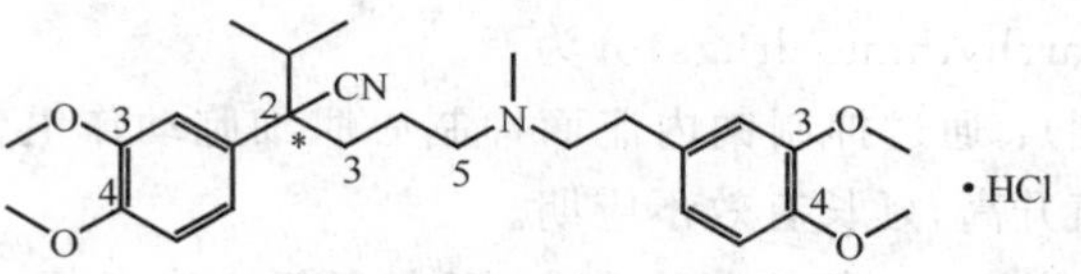

【化学名】　α-[3-[[2-(3,4-二甲氧苯基) 乙基] 甲氨基] 丙基]- 3,4-二甲氧基-α-异丙基苯乙腈盐酸盐(α-[3-[[2-(3,4-diethoxyphenyl) ethyl] methylamino] propyl]-3,4-dimethoxy-α-(1-methylethyl) benzeneacetonitrile hydrochloride)。

【结构特点】　属于苯烷胺类，含有手性碳，右旋体强于左旋体，药用为外消旋体。

【理化性质】　白色粉末，无臭，易溶于水。其游离的维拉帕米为黏稠油状物，淡黄色，溶于己烷、乙酸乙酯和氯仿，不溶于水。

化学稳定性良好，在加热、光化学降解条件，酸、碱水溶液，均能不变。但其甲醇液经紫外线照射 2h 降解 50%。

【代谢】　发生 N-去烷基，N-去甲基、苯环上 O-去甲基化合物。代谢物活性低。

【应用】　抑制血管平滑肌细胞和心肌，用于治疗心绞痛、高血压和心律失常等。抑制非血管平滑肌(如胃肠道)，引起便秘等。

（2）钾通道开放剂　钾通道开放剂作用于 $K^+$-ATP 通道，使细胞膜超极化，从而拮抗神经递质的血管收缩作用，降低钙离子浓度，导致血管舒张和血压下降。钾通道开放剂对正常和高血压动物的降压作用比钙拮抗剂强。其代表药为尼可地尔(nicorandil)、吡拉地尔(pinacidil)、色马卡林(cormakalim)和克罗卡林。这类药物降压时伴有反射性心动过速和心输出量增加。血管扩张作用具有选择性，见于冠状动脉、胃肠道血管和脑血管，不扩张肾和皮肤血管。与利尿药和(或)β 受体阻滞剂合用，可纠正水钠潴留和(或)反射性心动过速的副作用。

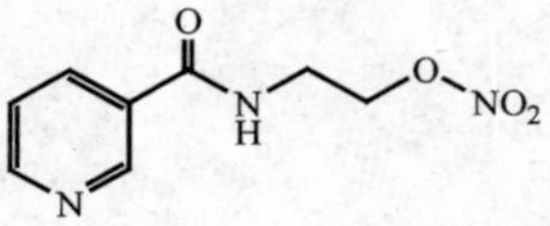

尼可地尔(nicorandil) 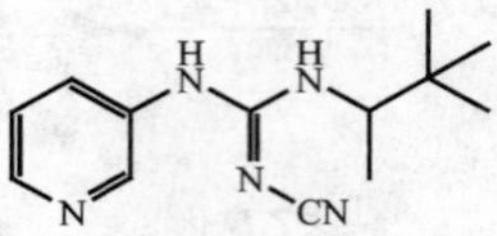　　　吡拉地尔(pinacidil) 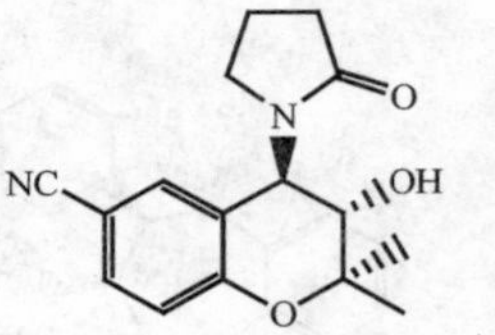　　　色马卡林(cormakalim) 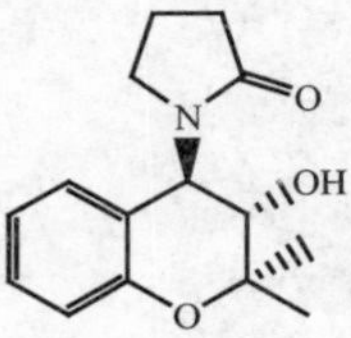　　　克罗卡林

# 6.2　抗心律失常药(Antiarrhythmic Drugs)

心律失常(arrhythmia)指心动频率和节律异常。心律失常时心脏泵血功能发生障碍,影响全身器官的供血。其治疗方式有药物治疗和非药物治疗(起搏器、电复律、导管消融和手术等)。药物治疗的方式发挥了重要作用,但是抗心律失常药物存在致心律失常的副作用,所以必须合理应用抗心律失常药物。

心律失常分为心动过速和心动过缓两种。缓慢型心律失常用 M 受体阻断药和 β 受体激动药治疗。快速型心律失常包括:窦性心动过速、早搏、阵发性心动过速、心房扑动和颤动,是本节主要讨论的内容。

抗心律失常药(antiarrhythmic drugs)分为:

Ⅰ类(钠通道阻滞剂):通过抑制钠内流而抑制心肌细胞动作电位振幅及辐射幅度,使其传导速度减慢,应激阈值升高,延长有效不应期。

Ⅰ$_A$ 类:适度阻钠,对 $V_{max}$ 中等抑制约 30%,延长复极。代表药:奎尼丁(quinidine)、普鲁卡因胺(procainamide)。

Ⅰ$_B$ 类:轻度阻钠,对 $V_{max}$ 抑制小于 10%,传导略减慢或不变,加速复极。代表药:美西律、利多卡因、苯妥英钠。

Ⅰ$_C$:重度阻钠,对 $V_{max}$ 抑制大于 50%,明显减慢传导,对复极影响小。代表药:氟卡尼、普罗帕酮。

Ⅱ类(β 肾上腺受体阻断药):代表药:普萘洛尔、美托洛尔。

Ⅲ类(选择性延长复极药物):主要通过抑制电位依赖性钾通道,延长动作电位时程,表现为延长复极过程而使有效不应期明显延长,从而达到抗心律失常的目的。代表药为胺碘酮、索他洛尔。又称为钾通道阻滞剂(potssium channel blockers)。

Ⅳ类(钙拮抗剂)代表药:维拉帕米、地尔硫䓬。

Ⅱ类和Ⅳ类见抗高血压药。

**钠通道阻滞剂**

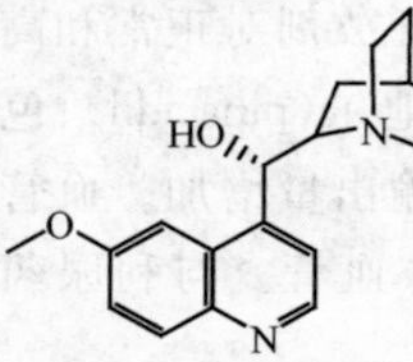

奎尼丁(quinedine) 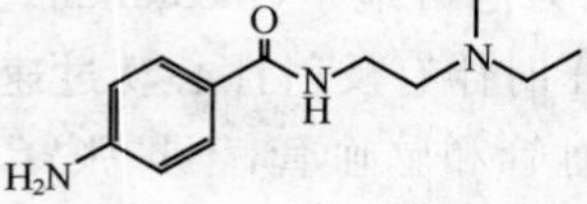　　　普鲁卡因胺(procainamine) 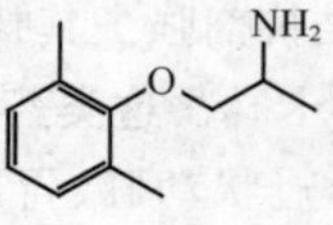　　　美西律(mexiletine) 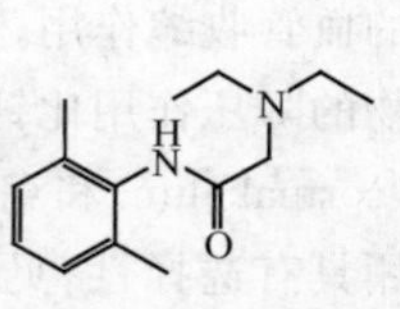　　　利多卡因(lidocaine)

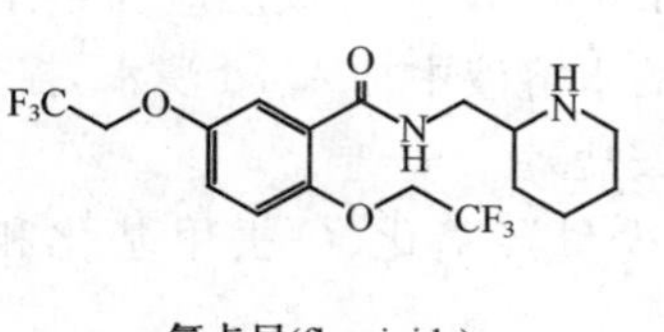

氟卡尼(flecainide) 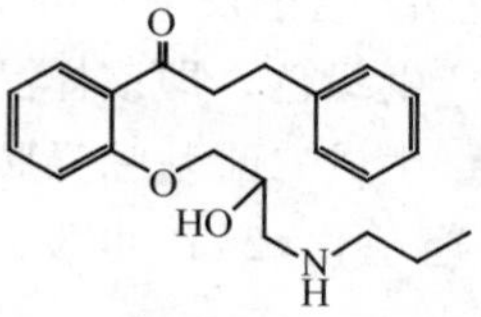　　普罗帕酮(propafenone)

**钾通道阻滞剂**

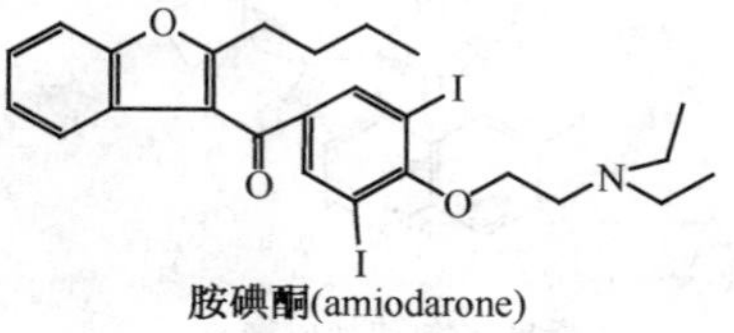

胺碘酮(amiodarone) 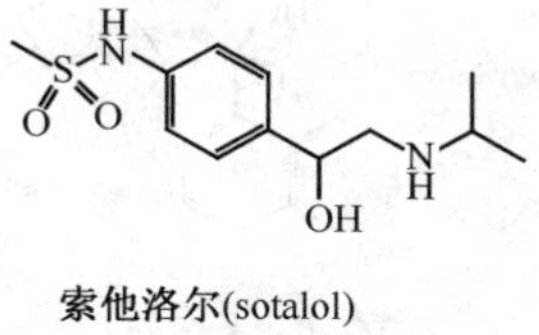　　索他洛尔(sotalol) 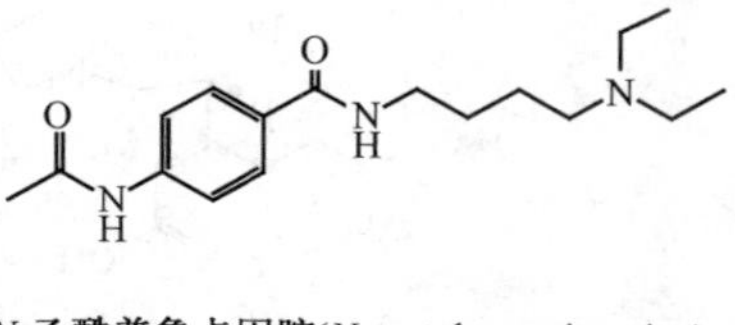　　*N*-乙酰普鲁卡因胺(*N*-acetyl procainamine)

图 6-14　抗心律失常药物

## 6.2.1　钠通道阻滞剂

### 奎尼丁(quinidine)

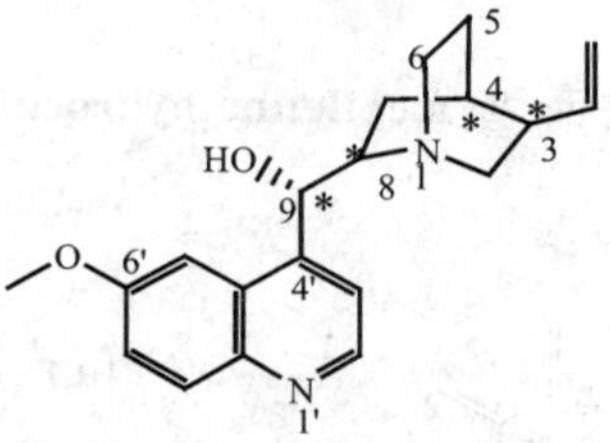

【化学名】　(9$S$)-6′-甲氧基-脱氧辛可宁-9-醇((9$S$)-6′-methoxycinchonan-9-ol)。

【结构特点】　喹核碱、喹啉环、4 个手性碳，构型为 3$R$,4$S$,8$R$,9$S$，为右旋体。喹核碱环有碱性可与硫酸、聚半乳糖醛酸或葡萄糖酸成盐。

【理化性质】　白色细针状结晶，熔点 174～175℃，见光变暗。

奎尼丁是从金鸡纳树皮中提取出的生物碱，同样提取出的生物碱还有奎宁和脱甲氧基衍生物辛可宁和辛可宁丁，其结构如下。

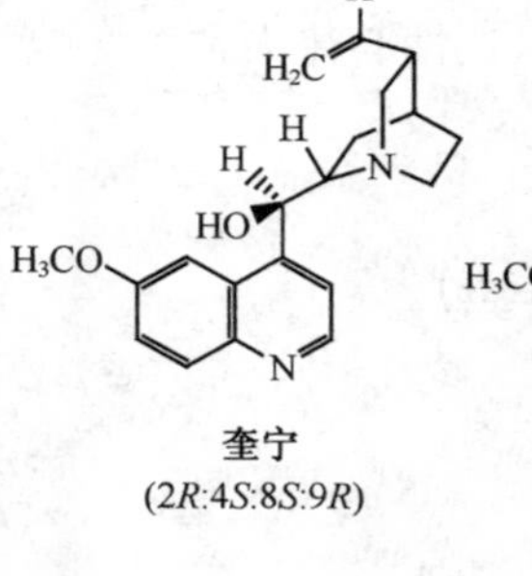

奎宁　　　　　　奎尼丁　　　　　辛可宁　　　　　辛可宁定
(2$R$:4$S$:8$S$:9$R$)　(3$R$:4$S$:8$R$:9$S$)　(3$S$:4$S$:8$R$:9$S$)　(3$R$:4$S$:8$S$:9$R$)

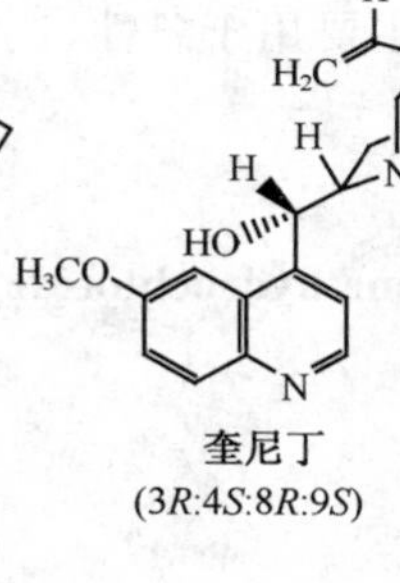

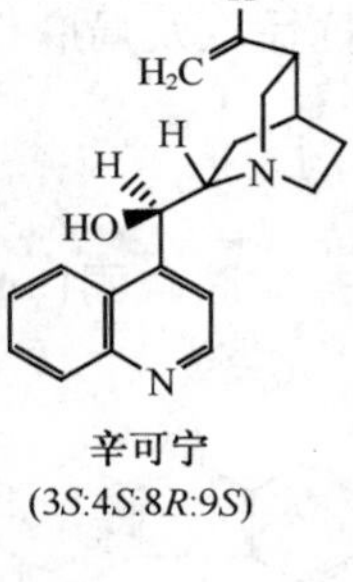

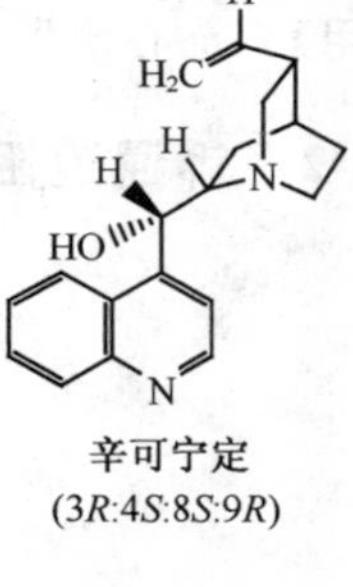

　　奎尼丁硫酸盐溶液有蓝色荧光,能产生绿奎宁反应(thalleioquin 反应),该反应为奎宁生物碱特征鉴别反应。奎宁、二氢奎宁也能产生绿色。即该样品的水溶液中加入 1d 溴水,摇匀,待颜色变黄,加入过量氨溶液后,成翠绿色(生成二醌基吲哚胺铵盐)。

　　【代谢】　奎尼丁的代谢主要是 2 位羟基化,2'位也发出少量羟基化、O-去甲基化和双键加成。

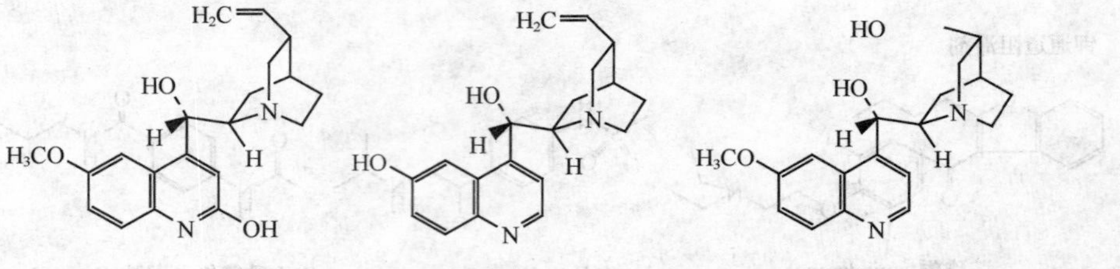

2-羟基奎尼丁　　　　　　　　O-去甲基奎尼丁　　　　　　　乙烯氧化物(或加成物)

　　【应用】　用于治疗心房颤动、阵发性心动过速和心房扑动。大量服用可发生蓄积中毒。

　　奎尼丁和奎宁一样有抗疟疾作用,但它对心脏传导的影响较大,奎尼丁对房颤病人的抗心律失常效力比奎宁和辛可尼定强 2 倍,而辛可宁效力最弱。

　　奎尼丁抑制钠通道的开放,延长通道失活恢复所需时间,降低细胞膜的钠离子通透性而起作用,但不明显影响钾和钙离子的通透。

### 盐酸美西律(mexiletine hydrochloride)

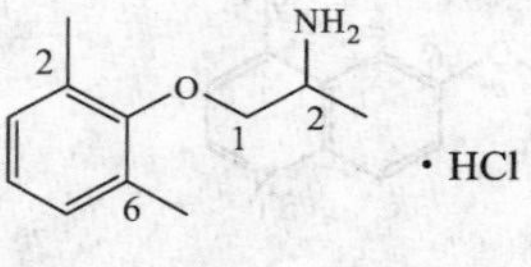

　　【化学名】　1-(2,6-二甲基苯氧基)-2-丙胺盐酸盐 (1-(2,6-dimethylphenoxy)-2-propanamine hydrochloride),又名慢心律、脉律定。

　　【结构特点】　苯氧乙胺类,有 1 个手性碳,药用品为外消旋体。

　　【理化性质】　其水溶液加碘试液生成棕红色沉淀;与四苯硼钠反应生成白色四苯硼烃胺盐沉淀。

　　【代谢】　化学结构属氨基醚类,侧链末端为伯胺,不会发生利多卡因那样的 N-乙基消除的问题,因此可以口服,作用时间 6h 以上。

　　【应用】　抗心律失常、抗惊厥及局麻作用。主要用于急性、慢性心律失常。

## 6.2.2　钾通道阻滞剂

### 盐酸胺碘酮(amiodarone hydrochloride)

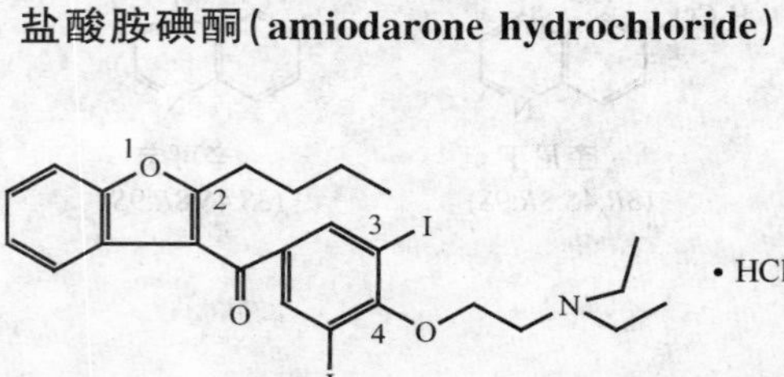

【化学名】　(2-丁基-3-苯并呋喃基)[4-[2-(二乙氨基)乙氧基]-3,5-二碘苯基]甲酮盐酸盐(2-Butyl-3-benzofuranyl)[4-[2-(diethylamine)ethoxy]-3,5-diiodophenyl] methanone hydrochloride),又名乙胺碘呋酮、胺碘达隆。

【结构特点】　甲酮连接苯并呋喃环和苯环,具有氨基醚结构、碘取代。

【理化性质】　白色至微黄色结晶性粉末,无臭无味。易溶于氯仿,溶于乙醇,微溶于丙酮,几乎不溶于水。熔点158~162℃。固态应避光密闭贮藏;水溶液可发生不同程度降解;有机溶液的稳定性好于水溶液。

胺碘酮可与2,4-二硝基苯肼反应生成黄色苯腙沉淀,可作鉴别;结构中含有碘,所以加入硫酸微热,会有紫色碘蒸汽。

【应用】　Ⅲ类抗心律失常药物。临床上用于室上性心律失常、室性早搏、室性心动过速、心室颤动的控制和预防。该药作用持久且安全,但长期使用会出现皮肤色素沉积,眼角膜棕黄色药物颗粒沉着,甲状腺功能紊乱。

# 6.3　抗心绞痛药(Antianginal Drugs)

心绞痛是冠状动脉供血不足,引起心脏急剧、暂时的缺血缺氧引起的心尖部位剧烈的疼痛。也是冠状动脉粥样硬化性心脏病的常见症状。治疗心绞痛的最有效的途径是增加供氧,目前尚无有效增加供氧的药物,通常采用降低心肌耗氧来达到目的。

抗心绞痛药分为:硝酸酯与亚硝酸酯类(nitrites and nitrates),如硝酸异山梨酯;β受体阻断剂(β-adrenergic blocking agents),如普萘洛尔;钙通道阻滞剂(calcium channel blockers),如硝苯地平、维拉帕米、地尔硫䓬、桂利嗪。

后面两种在前面已有介绍,本节主要介绍第一种。

硝酸酯与亚硝酸酯类是最早应用于临床的抗心绞痛药物,均具有硝酸或亚硝酸多元酯结构,脂溶性高,分子中的—O—NO$_2$是发挥疗效的关键结构。本类药物中以硝酸甘油硝酸甘油(nitroglycerin)最为常用,此外还有硝酸异山梨酯(isosorbide dinitrate)、单硝酸异山梨酯(isosorbide mononitrate)和戊四硝酯(pentaerythrityl tetranitrate)等。结构如下:

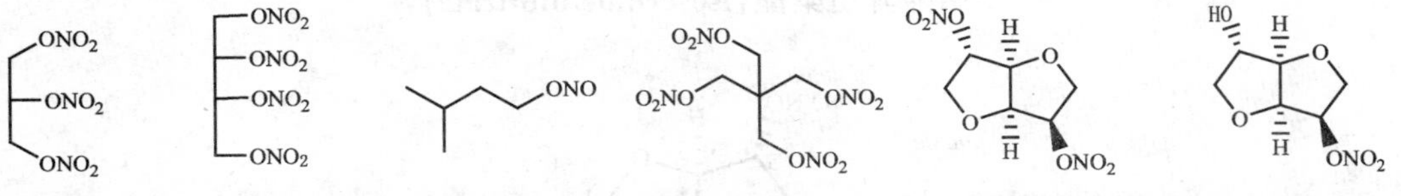

硝酸甘油　　丁四硝酯　　亚硝酸异戊酯　　戊四硝酯　　硝酸异山梨酯　　单硝酸异山梨酯

该类药物能与平滑肌细胞的硝酸酯受体结合,被硝酸酯受体的巯基还原成一氧化氮(NO)或亚硝巯基(SNO)——血管内皮舒张因子,而舒张血管,所以又称为NO供体药物。硝酸酯类药物连续用药可出现耐受性,可能与体内硝酸酯受体中的巯基被耗竭有关,如果补充—SH供体可预防耐受性的发生。

亚硝基异戊酯可缓解心绞痛,吸入后几分钟即可缓解症状;硝酸甘油有三个硝酸酯基,作用时间延长;丁四硝酯和戊四硝酯,硝酸酯基进一步增加,作用持续时间都有延长,但起效慢。硝酸异山梨酯作用持续时间较长。如表6-1所示。

**表 6-1  几种硝酸酯与亚硝酸酯类药物给药方式、起效时间及作用持续时间比较**

| 药物 | 给药方式 | 起效时间(min) | 作用持续时间(h) |
|---|---|---|---|
| 亚硝酸异戊酯 | 吸入 | 10(s) | 2~3(min) |
| 硝酸甘油 | 舌下 | 1 | 30(min) |
| 丁四硝酯 | 口服 | 15 | 3 |
| 戊四硝酯 | 口服 | 20 | 5.5 |
| 硝酸异山梨酯 | 舌下 | 2~3 | ≥4 |
| 单硝酸异山梨酯 | 口服 | | 8 |

## 硝酸甘油(nitroglycerin)

**【化学名】**  1,2,3-丙三醇三硝酸酯(1,2,3-propanetriol trinitrate)。

**【代谢】**  口服首过效应,生物利用度仅 8%,故临床上不予口服用药。脂溶性高,舌下含服极易吸收,含服后 1~2 min 即可起效。硝酸甘油在肝内经谷胱甘肽-有机硝酸酯还原酶还原为水溶性较高的二硝酸代谢物,少量为一硝酸代谢物和无机亚硝酸盐,最后与葡萄糖醛酸结合由肾脏排出。

**【理化性质】**  浅黄色无臭带甜味油状液体,溶于乙醇,混溶于热乙醇、丙酮、乙醚、醋酸等,略溶于水。有挥发性,吸水成塑胶状,遇热或撞击易爆炸。

低温下可凝固为两种固体形式:双菱形晶体熔点 13.5℃;三斜晶体熔点 2.8℃,不稳定可转为稳定晶形。

中性和酸性条件相对稳定,碱性条件下迅速水解。

**【应用】**  用于治疗各种类型心绞痛。起效快、疗效肯定、使用方便、经济。

## 硝酸异山梨酯(isosorbide dinitrate)

**【化学名】**  1,4:3,6-二脱水-d-山梨醇 2,5-二硝酸酯(1,4:3,6-dianhydro-d-glucitol dinitrate),又名消心痛 。

**【理化性质】**  白色结晶性粉末,无臭。易溶于丙酮、氯仿,略溶于乙醇,微溶于水。熔点 68~72℃。具有爆炸性,但远比同类药物硝酸戊四醇酯小。

常温干燥条件下稳定,遇酸、碱、热易水解。加水和硫酸水解成硝酸,缓缓加入硫酸亚铁,界面显棕色。

【代谢】  经肝脏代谢生成异山梨醇-2-单硝酸酯和异山梨醇-5-单硝酸酯,仍具有扩张血管及抗心绞痛作用。

【应用】  具有扩张血管平滑肌作用,口服用于心绞痛的预防和心肌梗死后心衰的长期治疗。作用较持久。

# 6.4  调血脂药(Lipid Regulators)

血浆胆固醇高于 230mg/100ml 和甘油三酯高于 140mg/100ml 统称为高脂血症。血中脂含量尤其是胆固醇含量高时,会沉积在动脉内壁,使血管变厚、硬化及失去弹性,导致动脉粥样硬化病变及冠心病。

血脂包括胆固醇、甘油三酯、磷脂和游离脂肪酸。血脂和载脂蛋白结合形成脂蛋白而溶于血浆中,并进行转运和代谢。血浆中脂蛋白有乳糜微粒(CMV)、极低密度脂蛋白(VLDL)、低密度脂蛋白(LDL)和高密度脂蛋白(HDL)。并不是所有的脂蛋白升高都能促使动脉粥样硬化形成。高血脂主要是 VLDL 和 LDL 增多引起的。而血浆中 HDL 有利于预防动脉粥样硬化。

按作用机制调血脂药可分为:

(1) 主要降低胆固醇和低密度脂蛋白的药物  胆汁酸结合树脂和羟甲戊二酰辅酶 A 还原酶抑制剂,以及植物固醇类。

(2) 主要降低甘油三酯和极低密度脂蛋白的药物  包括烟酸类和苯氧乙酸酯类。

按结构类型调血脂药分为:

(1) 苯氧乙酸类  如氯贝丁酯(clofibrate)、非诺贝特(fenofibrate)等。

(2) 烟酸及其衍生物  如烟酸(nicotinic)、烟酸肌醇酯(inositol niacinate)等。

(3) 羟甲戊二酰辅酶 A 还原酶抑制剂  美伐他汀(mevastatin)、洛伐他丁(lovastatin)、辛伐他汀(simvastatin)、普伐他汀(pravastatin)和氟伐他汀(fluvastatin)等。

## 6.4.1  苯氧乙酸类

苯氧乙酸类

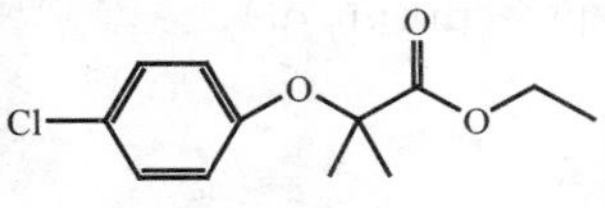

氯贝丁酯 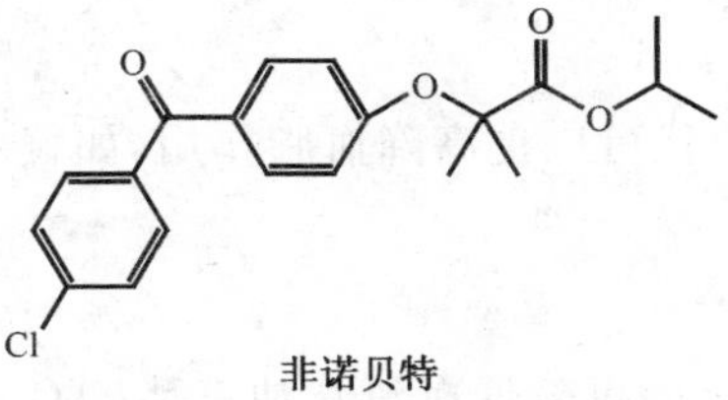              非诺贝特 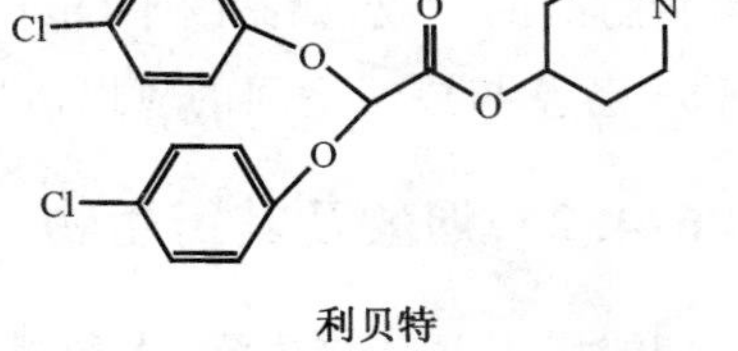                            利贝特

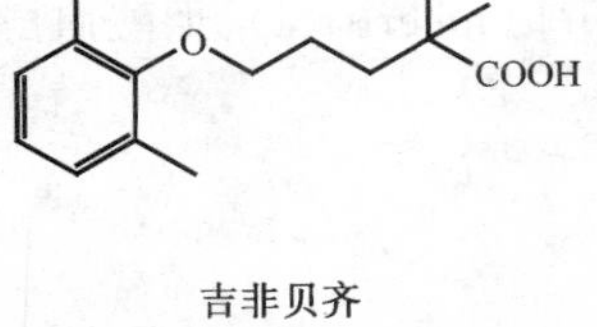

吉非贝齐 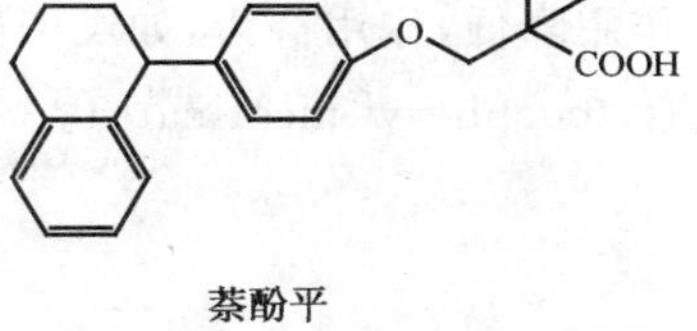              萘酚平 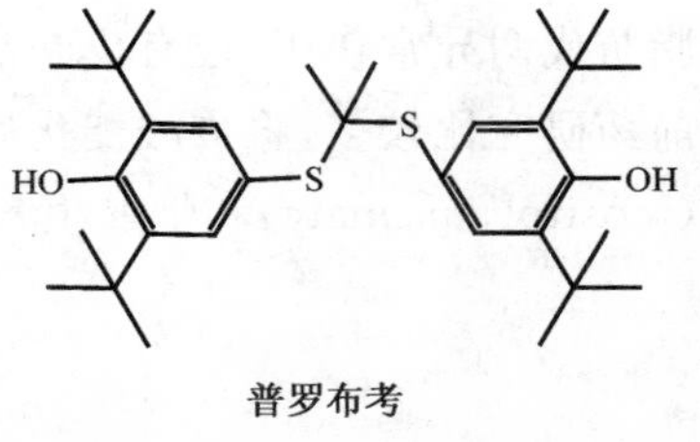                            普罗布考

胆固醇在体内的生物合成以乙酸为起始原料,而研究乙酸衍生物的目的是希望其干扰胆固醇生物合成,降低胆固醇。

**氯贝丁酯(clofibrate)**

【化学名】 2-(4-氯-苯氧基)-2-甲基丙酸乙酯 (2-(4-chlorophenoxy)-2-methylpropnoic acid ethyl ester)。

【理化性质】 无色或微黄色油状液体,有特臭,味初辛辣后变甜。易溶于乙醇、丙酮、氯仿、乙醚或石油醚,不溶于水。

遇光色渐变深,并慢慢分解为对氯苯酚(酚氧化成醌),应避光保存。

具有酯的性质,碱性条件下与羟胺生成异羟肟酸钾,用盐酸酸化后与三氯化铁作用显紫色。

【代谢】 在血浆中被酯酶迅速分解为活性代谢物对氯苯氧丁酸,即氯贝酸。

【应用】 有明显的降低甘油三酯作用,主要降低极低密度脂蛋白。用于治疗高脂血症、尿崩症、可改善糖尿病性视网膜患者的视力和眼底病变。不良反应较多,长期使用后因胆结石造成的死亡率已超过改善冠心病的病死率。目前较少用。

【构效关系】 氯贝丁酯类结构可看成芳基和脂肪酸两部分。

1) 脂肪酸部分:羧基或容易水解的酯基存在为活性必要条件。

苯氧基相连碳上再引入其他芳基或芳氧基,能显著降低甘油三酯,如利贝特(lifibrate)。

2) 芳基部分:该部分保证了亲脂性,如果增加苯基数目,活性会显著增强,如非诺贝特。

苯环对位氯取代并非活性必需,被烷基、烷氧基或三氟甲基取代,活性不变。如吉非贝齐(gemfibrozil),近年来备受关注,是一种非卤代苯氧戊酸衍生物。可以显著降低甘油三酯和总胆固醇。主要降低 VLDL,对 LDL 则较少影响,可提高 HDL。作用比氯贝丁酯强而持久。

芳环对位如果是环烷烃取代,能增强对乙酰辅酶 A 羧化酶的抑制作用,降低或完全控制游离脂肪酸的合成,如萘酚平(nafenopin)。

3) 芳基与羧酸之间的氧以硫取代可以提高降血脂作用,如普罗布考(probucol)。

## 6.4.2 烟酸及其衍生物

烟酸属于 B 族维生素,大剂量烟酸可降低血清甘油三酯(TG),具有很强扩张血管和调节脂肪代谢异常作用,但有皮肤潮红、瘙痒和胃肠不适的副作用。对其结构进行改造。对烟酸的前药研究比较多,将羧酸酯化后副作用降低,作用持久,如戊四硝烟酯(niceritrol)、烟酸肌醇酯(inositol niacinate)和烟酸生育酚酯(tocopheryl nicotinate)。

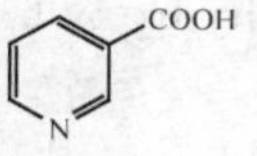

烟酸 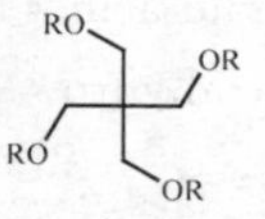　　　戊四硝酯 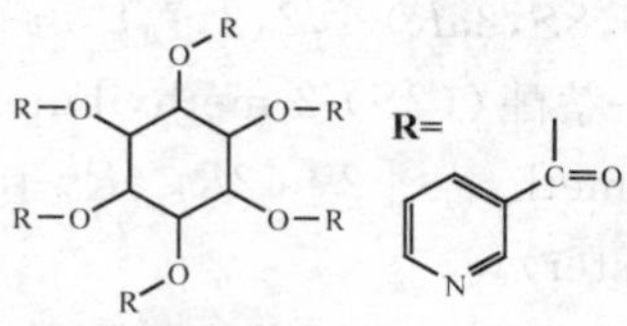　　　烟酸肌醇酯 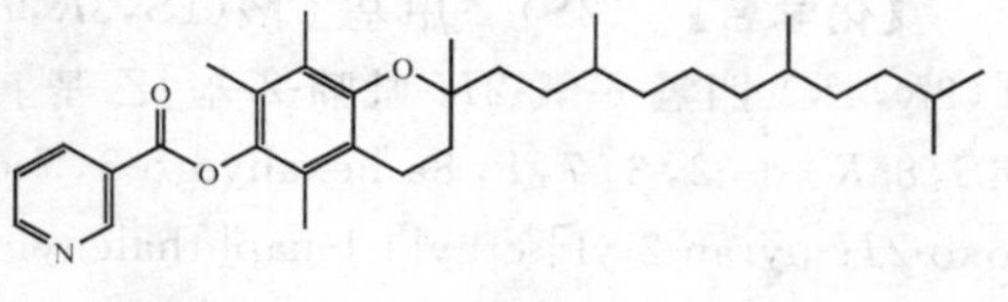　　　　　　　　烟酸生育酚酯

### 6.4.3　羟甲戊二酰辅酶 A 还原酶抑制剂

羟甲戊二酰辅酶 A 还原酶（HMG-CoA）是胆固醇生物合成限速酶。他汀类（statins）药物是 HMG-CoA 还原酶抑制剂，可以有效地抑制内源性胆固醇的合成，用于治疗高胆固醇血症。

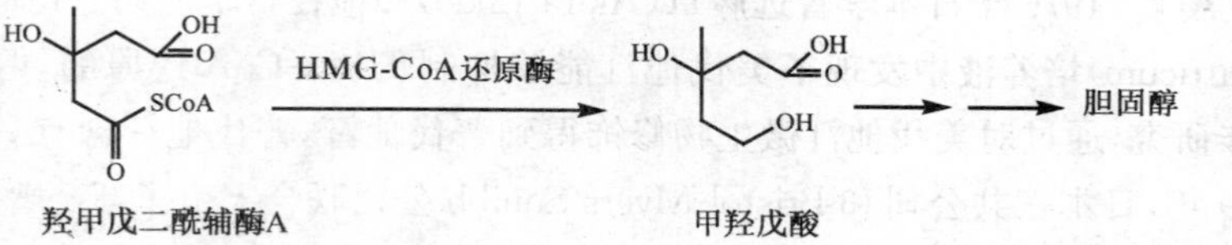

羟甲戊二酰辅酶A　　　　　　　　　　甲羟戊酸

常见的 HMG-CoA 还原酶抑制剂有美伐他汀（mevastatin）、洛伐他汀（lovastatin）、辛伐他汀（simvastatin）、普伐他汀（pravastatin）阿托伐他汀和氟伐他汀（fluvastatin），结果如图 6-15 所示。

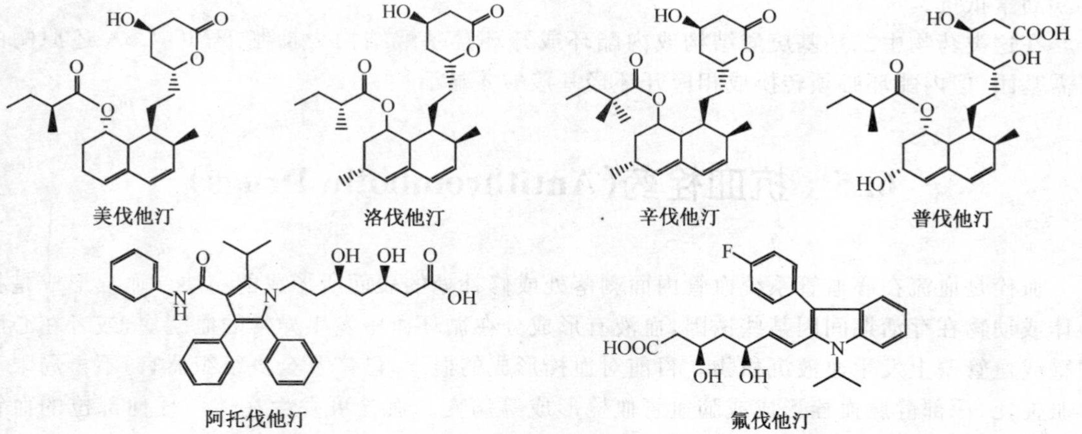

美伐他汀　　　　洛伐他汀　　　　辛伐他汀　　　　普伐他汀

阿托伐他汀　　　　　　　　　　氟伐他汀

图 6-15　常见的他汀类（statins）降血脂药物

### 洛伐他汀（lovastatin）

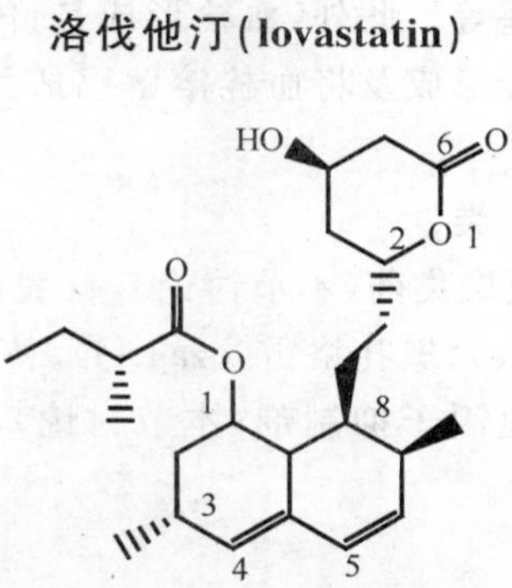

**【化学名】** (2S)-2-甲基丁酸(1S,3R,7S,8S,8aR)-1,2,3,7,8,8a-六氢-3,7-二甲基-8-[2-[(2R,4R)-四氢-6-氧-2H-吡喃-2-基]乙基]-1-萘酯((2S)-2-methylbutanoic acid (1S,3R,7S,8S,8aR)-1,2,3,7,8,8a-hexahydro-3,7-dimethyl-8-[2-[(2R,4R)-tetrahydro-4-hydroxy-6-oxo-2H-pyran-2-yl]ethyl]-1-naphthalenyl ester)。

**【结构特点】** 六氢萘环、四氢吡喃环(六元内酯)、二甲基丁酸酯基。

**【理化性质】** 白色结晶性粉末,不溶于水,略溶于甲醇、乙醇和乙腈。水溶液中内酯环水解成羟基酸衍生物。

**【代谢】** 洛伐他汀是一无活性前药,在体内水解为开环羟基酸而呈现活性。其他代谢物,如 3-羟基、3-亚甲基、3-羟基甲基化物也有一定活性。

**【应用】** 用于治疗高胆固醇血症。

**【发现与发展】** 1976 年日本学者远藤章(Akira Endo)和他在日本三共公司的同事们从桔青霉菌(penicillium citricum)培养液中发现了美伐他汀能够抑制 HMG-CoA 还原酶,但有不良作用而未被应用。进一步研究,通过对美伐他汀微生物修饰得到普伐他汀,普伐他汀含有一个开环的二羟基羧酸侧链。1989 年,日本三共公司和 Bristol-Myers Squibb 公司联合上市了新药普伐他汀。

1976 年,默克公司从成千上万个土壤样品中筛选出一个有效的 HMG-CoA 还原酶抑制剂洛伐他汀,1987 年在美国上市。默克公司还合成了辛伐他汀,比洛伐他汀在侧链上多了一个甲基。其药效是洛伐他汀的 2.5 倍。

阿托伐他汀和氟伐他汀是全合成品。此两者在调血脂的同时,还能抑制血小板聚集和改善胰岛素抵抗。

在这类药物中二羟基庚酸结构或内酯环或开环羟基酸结构为抑制 HMG-CoA 还原酶的必需基团,但内酯环必须转换成相应开环羟基羧酸才显活性。

# 6.5　抗血栓药(Antithrombotic Drugs)

血栓是血流在心血管系统血管内面剥落处或修补处的表面所形成的小块。血栓形成是指人体或动物在存活期间因某些诱因,血液有形成分在循环血中发生异常的血凝块,或者在心脏内壁或血管壁上发生血液沉积物。目前对血栓形成的概念,已广及全身组织器官,不再局限于心肌梗死、深部静脉血栓形成或脑血管血栓形成等病变。血栓可发生在体内任何部位的血管内,静脉血栓发生率高于动脉血栓,两者比例可达 4 : 1。

血栓栓塞性疾病是当前危害人类健康导致病死率最高的原因之一,如心肌梗死、脑血栓形成、深静脉血栓形成脑栓塞、肺栓塞等。此外,血栓形成是许多疾病发病机制中涉及的一种重要病理过程。因此预防和治疗血栓形成及将血栓溶解已成为当前临床上重要的防治方法,其中抗凝治疗是首要的方法。

抗血栓药根据作用机制分为三类:

(1) 抗血小板药　抑制血小板聚集药(本节讨论),代表药为阿司匹林(aspirin)、氯吡格雷(clopidogrel)、噻氯匹定(ticlopidine)、奥扎格雷(ozagrel)、替罗非班(tirofiban)。

(2) 抗凝血药　凝血酶和凝血因子抑制剂(本节讨论),代表药为肝素(heparin)、华法林(warfarin)、双香豆素(dicoumarol)。

（3）溶血栓药（生化药物），如链激酶、尿激酶等。（本节不做介绍）

纤维蛋白溶酶能降解血栓中的纤维蛋白，使血栓溶解；直接或间接激活纤维蛋白溶酶原的药物。

### 6.5.1  抗血小板药

抗血小板药又称血小板抑制剂，即抑制血小板黏附、聚集以及释放。多用于心血管系统疾病如缺血性心脏病及血栓性疾病。如阿司匹林、氯吡格雷等。如图 6-16 所示。

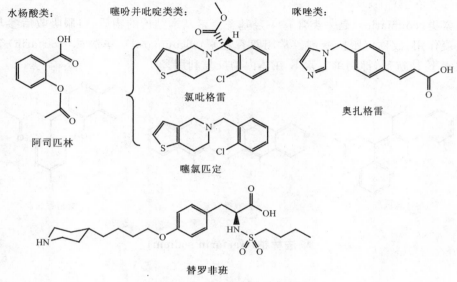

图 6-16  常见的抗血小板药

阿司匹林又称乙酰水杨酸，对胶原、ADP、抗原抗体复合物及某些病毒和细菌引起的血小板聚集有明显抑制，可防止血栓形成。阿司匹林属于环氧合酶抑制剂，有关此药的介绍见第八章。

### 氯吡格雷（clopidogrel）

【化学名】  （＋）-(S)-α-(2-氯苯基)-6,7-二氢噻吩并[3,2-c] 吡啶-5 (4H)-乙酸甲酯（（＋）-(S)-α-(2-chlorophenyl) 6,7-dihydrothieno [3,2-c] pyridine-5(4H)-acetic acid methyl ester）。

【结构特点】  噻吩并四氢吡啶、1 个手性碳，药用 S 构型，右旋体。

【理化性质】  无色油状物，其硫酸盐为白色或类白色结晶性粉末，在中性水液中几乎不溶，但在 pH1 的水液中易溶。

【作用与应用】  本品为前药，体外无活性，口服后经肝细胞色素 $P_{450}$ 酶系转化为活性代谢物，与血小板膜上二磷酸腺苷（ADP）受体结合，抑制 ADP 诱导的血小板膜表面纤维蛋白原受体(PⅡb/Ⅲa)活化,导致纤维蛋白原无法与该受体发生粘连而抑制血小板聚集。

临床上用于预防缺血性脑卒中、心肌梗死及外周血管病等,其疗效强于阿司匹林。

### 6.5.2  抗凝血药

抗凝血药是通过影响凝血因子,阻止血液里凝固过程的药物,主要用于防治静脉血栓形成和肺栓塞症,如华法林、双香豆素、肝素。

肝素因最初得自肝,故名。肝素为 $D$-葡糖胺、$L$-艾杜糖醛酸交替组成的黏多糖硫酸酯,其分子量为 $5\sim30$ kD。

香豆素类(coumarins)是一类含有 4-羟基香豆素基本结构的物质,口服吸收后参与体内代谢参与抗凝作用,故称口服抗凝剂。常用双香豆素(dicoumarol)、华法林(warfarin)等香豆素类是维生素 K 拮抗剂,抑制维生素 K 在体内的反复利用。

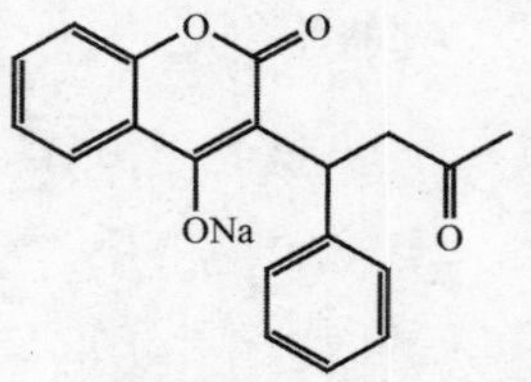

华法林钠 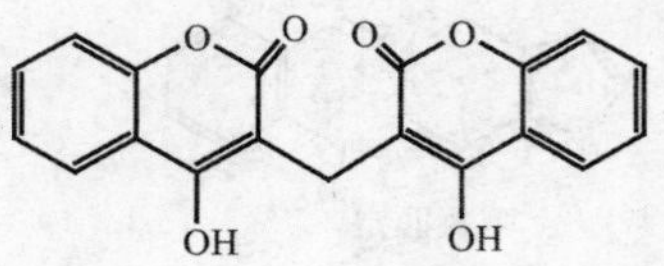                         双香豆素 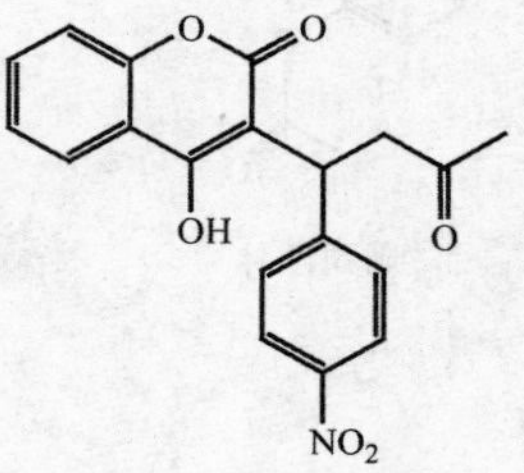                        醋硝香豆素

### 华法林钠(warfarin sodium)

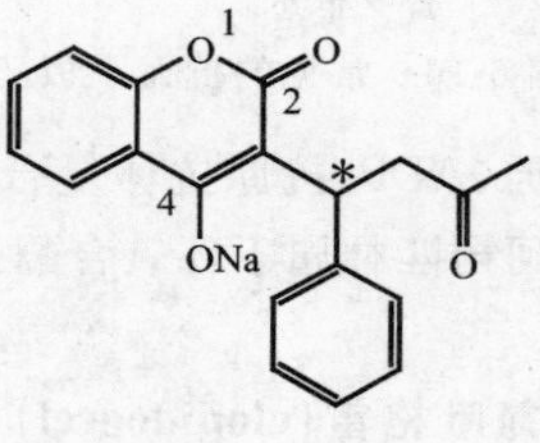

【化学名】  4-羟基-3-(3-氧代-1-苯基丁基)-2$H$-1-苯并吡喃-2-酮钠盐(sodium 4-hydroxy-3-(3-oxo-1-phenylbutyl)-2$H$-1-benzopyran-2-one),又名华法令;苄丙酮香豆素。

【结构特点】  含有一个手性碳,药用外消旋体。

【理化性质】  结晶性粉末,无臭。极易溶于水,易溶于乙醇,几不溶于氯仿或乙醚。加水溶解后,加硝酸过滤,滤液中加重铬酸钾试液,振荡,几分钟后显淡绿蓝色。

【代谢】  华法林有一手性中心,临床应用是由 $S$-华法林和 $R$-华法林构成的消旋体,$S$-华法林比 $R$-华法林在体内清除快,但其抗凝作用是 $R$-华法林的 3 倍以上。

【应用】  通过抑制维生素 K 依赖的凝血因子而发挥凝血作用。主要口服用于防治血栓栓塞性疾病及心肌梗死等。作用时间较长,但显效慢,作用过于持久,不易控制。在防治静脉血栓和肺栓塞时一般先用肝素(作用快),再用华法林维持。

# 6.6　强心药(Cardiac Agents)

随着心血管系统疾病发病率的增高以及人口老龄化，心力衰竭的发病率逐渐增高，致残率和病死率也都较高。目前药物治疗是心衰的主要治疗手段。

强心药(cardiac agents)是增强心肌收缩力的药物，又称正性肌力药(inotropic agents)，用于治疗心力衰竭。按化学结构可以分为强心苷类和非强心苷类。

(1) 强心苷类(cardiac glycosides) 可以抑制 $Na^+/K^+$-ATP 酶，使钠泵失灵，细胞内 $Na^+$ 浓度升高，兴奋 $Na^+$-$Ca^{2+}$ 交换系统，使 $Na^+$ 外流增加，$Ca^{2+}$ 内流增加，结果为细胞内 $Ca^{2+}$ 增多，增强心肌收缩力。代表药为地高辛(digoxin)。

(2) 非强心苷 (nonclycoside cardiac agents) 磷酸二酯酶抑制剂 (inhibitors of phosphodiesterase)通过抑制磷酸二酯酶Ⅲ而明显提高心肌细胞内 cAMP 含量，而 cAMP 在心肌细胞内通过激活蛋白激酶 A(PKA)使钙通道磷酸化、促进钙内流而增加了细胞内钙浓度，发挥增强心肌收缩力的作用的。其代表药为米力农(milrinone)、氨力农(armrinone)、依诺昔酮(enoximone)、维司力农(vesnarinone)

β-受体激动剂(β-adrenergic agonists)，如多巴酚丁胺(dobutamine)、地诺帕明(denopamine)等。

钙敏化药(calcium sensitizers)：提高心肌细胞对细胞内 $Ca^{2+}$ 的敏感性，使心肌收缩力增强。这种机制不增加 $Ca^{2+}$，从而避免因 $Ca^{2+}$ 过多引起的心律失常和细胞损伤。其代表药为匹莫苯(pimobendan)。如图 6-17 所示。

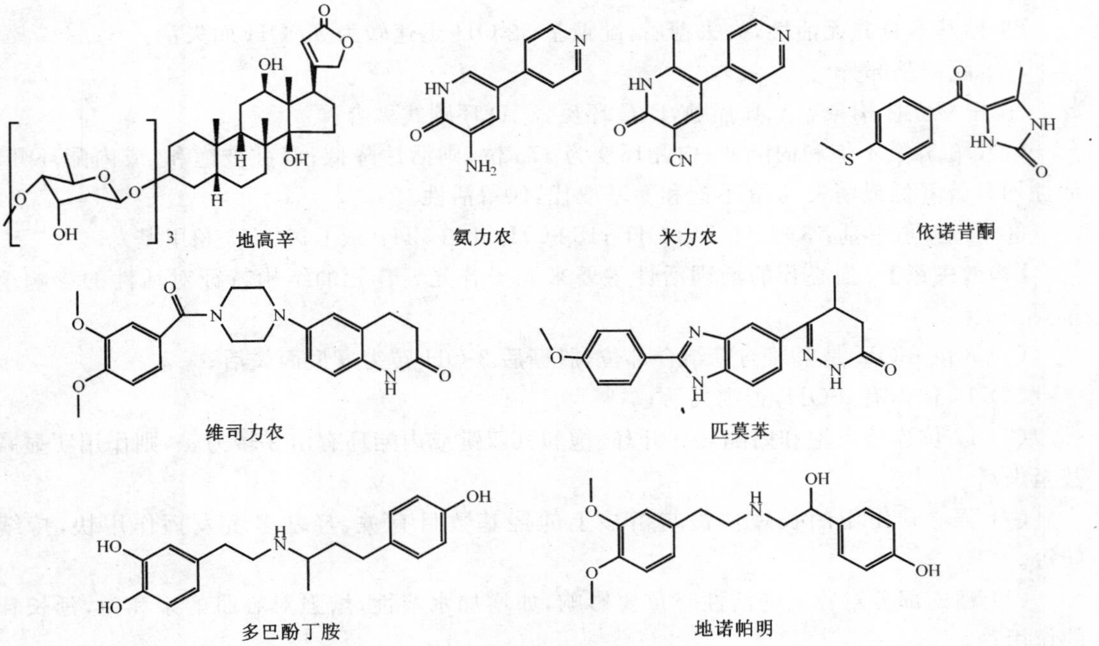

图 6-17　常见的强心药

## 地高辛（digoxin）

**【化学名】**　3β-[(*O*-2,6-二脱氧-β-*d*-核-己吡喃糖基-(1→4)-*O*-2,6-二脱氧-β-*d*-核-己吡喃糖基-(1→4)-2,6-二脱氧-β-*d*-核-己吡喃糖基)-氧代]-12β,14β-二羟基-5β-心甾-20(22)烯内酯（3β，5β，12β）-3-[(*O*-2，6-dideoxy-β-*d*-ribo-hexopyranosyl-(1→4)-*O*-2,6-dideoxy-β-*d*-ribo-hexopyranosyl-(1→4)-2,6-dideoxy-β-*d*-ribo-hexopyranosyl) oxy]-12,14-dihydroxycard-20(22)-enolide），又名狄戈辛，异羟基洋地黄毒苷。

**【结构特点】**

（1）由糖苷基与配糖基两部分组成。

（2）糖苷基部分。

① 以 1,4-糖苷键与 3β-OH 连接；

② 糖基本身并无活性，失去糖后，配糖基 3β-OH 迅速转为 3α-OH 而失活。

（3）配糖基部分

① 甾核立体构象：A、B 环顺，B、C 环反，C、D 环顺式稠合。

② 17β-五员不饱和内酯环；内酯环变为 17α 位，则活性降低；双键被饱和，或内酯环开环，活性均显著降低或消失；α,β 不饱和氰基取代，保留活性。

③ 羟基、角甲基：3β-OH、14β-OH；18β-CH₃、19β-CH₃（或 C10、C13 角甲基）。

**【构效关系】**　强心苷的药理活性主要来源于苷元。苷元的结构特征对活性的影响至关重要。

（1）3 位 β-OH 是甾核与糖结合部位，脱糖后 3-OH 转为 α 型而失活；

（2）14 位需有 β-OH，否则失活；

（3）17 位连接不饱和内酯环。开环、饱和其双键或内酯环有由 β-转为 α-,则作用明显减弱甚至失活。

（4）强心苷作用的长短快慢与甾核上的羟基数目有关，羟基多者发挥作用快，持续时间短。

（5）糖的部分对苷元的活性有重要影响，如增加水溶性，增强对心肌的亲和力，延长苷元的作用等。

**【应用】**　抑制心肌细胞膜上 Na⁺/K⁺-ATP 酶活性；膜内 Ca²⁺增加，产生正性肌力作用。用于各种充血性心力衰竭，尤其对心房颤动及阵发性室上性心动过速者有利。安全范围小，有效剂量与中毒剂量接近。最严重、最危险的不良反应为心脏反应(心律失常)，以苯妥因或利多卡因救治。

【发现与发展】　强心苷多源于植物，最常用的含有强心苷的植物有紫花洋地黄和毛花洋地黄，故强心苷又称为洋地黄类药物。

洋地黄强心苷是在 18 世纪 80 年代由英国医生维特宁(Villiam Withering,1741—1799)引入并普及开的。

至今为止，在自然界发现了 400 多种强心苷。洋地黄的主要成分包括地高辛和洋地黄毒苷，这些成分可以从毛地黄植物的叶子中分离出。这类药物的作用性质基本相似，不同在于起效速度、作用强度和作用持续时间。主要的缺点是安全范围小，强度不够大。为了保证活性且降低毒副作用，合成了数千种强心苷类似物。其中氨糖洋苷的作用比地高辛强 3 倍，但疗效与毒性分离程度仍不够理想。甲基地高辛(mehtyldigoxin)活性同于地高辛，但毒性减小。

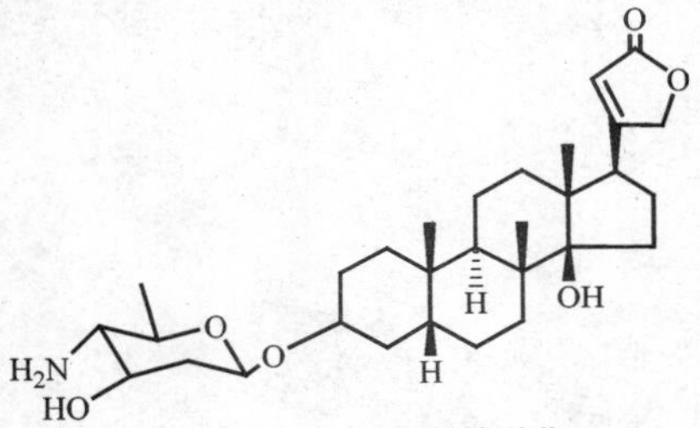

氨糖洋苷 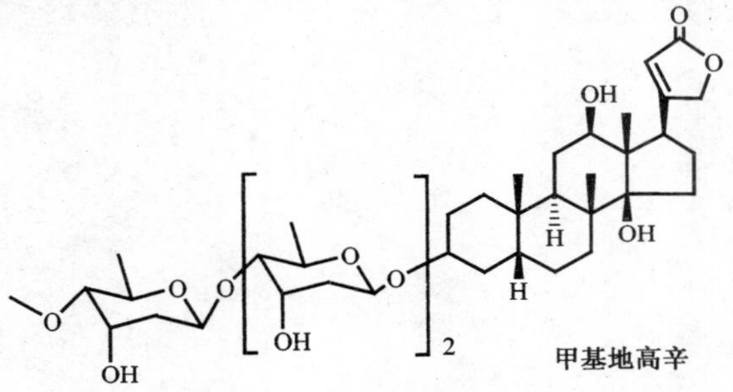　　　　　　　　　　　　　　　　　甲基地高辛

## 本章小结

### 1. 药物的分类

抗高血压药物、交感神经系统抑制剂、β-受体阻滞剂、α 阻滞剂、钙拮抗剂、抗心律失常药、抗心绞痛药、调血脂药、抗血栓药、强心药。

### 2. 药物的结构与构效关系

(1) 卡托普利类药物的构效关系。

(2) 盐酸普萘洛尔类药物的结构特点与构效关系。

(3) 二氢吡啶类钙拮抗剂的结构特点与构效关系。

(4) 地尔硫䓬的结构特点与构效关系。

(5) 氯贝丁酯的结构特点与构效关系。

(6) 地高辛类药物的结构特点、构效关系。

### 3. 代表药物及性质

卡托普利、氯沙坦、缬沙坦、可乐定、盐酸普萘洛尔、美托洛尔、拉贝洛尔、利血平、胍乙啶、硝苯地平、地尔硫䓬、维拉帕米、硫酸奎尼丁、盐酸美西律、盐酸胺碘酮、硝酸甘油、硝酸异山梨酯、氯贝丁酯、洛伐他汀、氯吡格雷、华法林钠、地高辛。

### 4. 作用机制

(1) 卡托普利抗高血压的作用机制。

(2) 氯沙坦抗高血压的作用机制。

（3）钙拮抗剂药物抗高血压的作用机制。

（4）羟甲戊二酰辅酶 A 还原酶抑制剂调血脂作用机制。

**5. 化学合成**

卡托普利、盐酸普萘洛尔、硝苯地平。

【思考与练习】

1. 以 captopril 为例，简要说明 ACEI 类抗高血压药的作用机制及为克服 captopril 的缺点及对其进行结构改造的方法。

2. 以卡托普利为例，试述合理药物设计的方法。

（叶发青、刘剑敏）

# 第7章

## 消化系统药物
## Digestive System Agents

**本章要点**

本章主要介绍消化系统药物,包括抗溃疡药、止吐药、促动力药及肝胆疾病辅助治疗药物。掌握药物的分类、消化系统药物的作用机制。重点掌握抗溃疡药、止吐药的结构特征及其典型药物的化学结构、理化性质、用途、代谢及其中一些药物的合成方法、构效关系。

消化系统的疾病种类多并且常见,用药繁杂。根据治疗目的药物主要分为抗溃疡药、止吐药和催吐药、助消化药、泻药和止泻药、肝病辅助治疗药、胆病辅助治疗药等。

## 7.1 抗溃疡药(Anti-ulcer Agents)

消化性溃疡主要指发生在胃幽门和十二指直肠的慢性溃疡,即胃溃疡和十二指肠溃疡。在正常情况下,胃不会被胃液消化而形成消化性溃疡。形成溃疡的主要原因是胃酸、胃蛋白酶和幽门螺旋杆菌等攻击因子增强,胃黏膜屏障、黏膜血流及其上皮再生等防御因子减弱,造成胃壁消化,继而引起溃疡。因此,溃疡的防治也从两方面考虑:减弱攻击因子和增强防御因子。治疗溃疡的传统方法是用抗酸药,如氢氧化铝、氧化镁和碳酸钙等弱碱性无机化合物。该类药物的作用机理是中和胃酸、降低胃内容物酸度来缓解胃灼热、疼痛等症状,但是该类药物的副作用较大,有时会引起碱中毒。在近代由于揭示了胃酸分泌的机制,相继出现了新的抗溃疡药。

胃酸分泌的机制如图 7-1 所示。

在壁细胞膜上存在三种促胃酸分泌的受体,即组胺 $H_2$ 受体、乙酰胆碱受体或胃泌素受体。阻断其中任何一个受体都可抑制胃酸分泌。研究认为,胃酸的分泌分为三个步骤:第一步,通常情况下,这些受体接受相应的刺激后引起第二信使 cAMP 或钙离子的增加;第二步,第二信使 cAMP 或钙离子的增加,使刺激由细胞内向细胞顶端传递;第三步,H⁺ 在壁细胞内经质子泵,即 $H^+/K^+$-ATP 酶(又名胃质子泵)移至分泌性胃管,将氢离子从胞浆泵向胃腔,与从胃腔进入胞浆的钾离子交换,氢离子与顶膜转运至胃腔的氯离子形成盐酸(即胃酸的主要成分)。

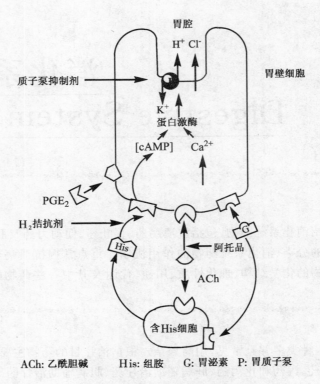

图 7-1 胃壁细胞泌酸过程

在整个过程中,由组胺刺激增加而最终导致胃酸分泌增加的程度比由乙酰胆碱和胃泌素刺激的作用大得多,故组胺 $H_2$ 受体拮抗剂是最常用的抑制胃酸分泌抗溃疡药之一。另外,$H^+/K^+$-ATP 酶作为胃酸分泌的最后一步,用质子泵抑制剂抑制该酶的活性,可以完全阻断任何刺激引起的胃酸分泌。根据药物的作用机制,抗溃疡药可分为中和过量胃酸的抗酸药;从不同环节抑制胃酸分泌的抗胆碱药,$H_2$ 受体拮抗剂,抗胃泌素药和质子泵抑制剂;另一类基于增强防御因子的药物,也研发了许多加强胃黏膜抵抗力的黏膜保护药,如:PG-E₁(前列腺素)衍生物、吉法酯、替普瑞酮、麦滋林-S 颗粒等,为消化性溃疡的治疗开辟了另一条途径。

近 20 年来,随着消化性溃疡发病机制和临床治疗学研究的进展,特别是 1983 年澳大利亚两位科学家从人胃黏膜中分离出幽门螺杆菌以后,人们对消化性溃疡的病因及药物治疗学有了很多新的认识。

本节只介绍最常用的抑制胃酸分泌的 $H_2$ 受体拮抗剂和质子泵抑制剂。

### 7.1.1 $H_2$ 受体拮抗剂

20 世纪 60 年代,企图通过对组胺结构的改变,期望获得能阻断 $H_2$ 受体的治疗消化性溃痰的药物。保留组胺的咪唑环，改变侧链取代，在早期合成的约 200 多个组胺衍生物中发现侧链端基胍的类似物 $N^a$-胍基组胺（$N^a$-guanylhistamine）有拮抗 $H_2$ 受体的作用，从而提供了寻找 $H_2$ 受体拮抗剂的线索，将注意力集中在侧链的改变上，发现将侧链端基换成碱性较弱的甲基硫脲，将侧链增长为四个碳原子，得到咪丁硫脲（burimamide），比最先得到的 $N^a$-胍基组胺拮抗作用强一百倍，选择性好，成为第一个 $H_2$ 受体拮抗剂，但口服无效。

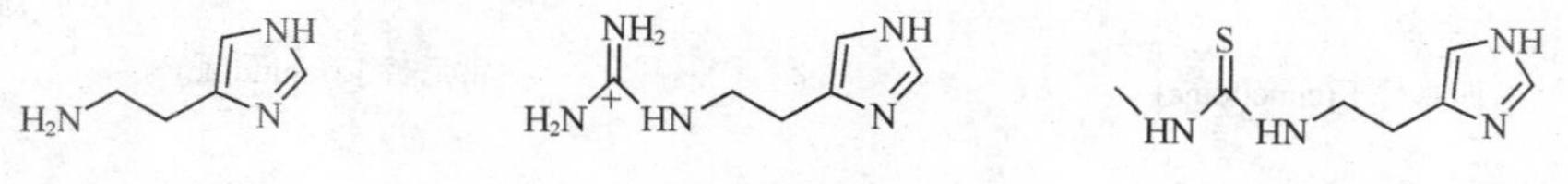

组胺　　　　　　$N^a$-胍基组胺　　　　　　咪丁硫脲

采用动态构效分析方法（dynamic structure activity analysis）发现：在生理 pH 条件下，咪唑衍生物以阳离子和两个不带电荷的[1,4]和[1,5]互变异构体三种状态存在。环上取代基 R 的变化会影响各化学质点的相应比例。咪丁硫脲的主要质点之一是阳离子（分子数为 40%），[1,4]互变异构体最少；而组胺的主要质点是[1,4]互变异构体（近 80%），阳离子只占少部分（约 3%）。研究认为，如果拮抗剂的活性质点主要是[1,4]互变异构体，即与组胺的相同，则拮抗作用可能增强，如图 7-2 所示。

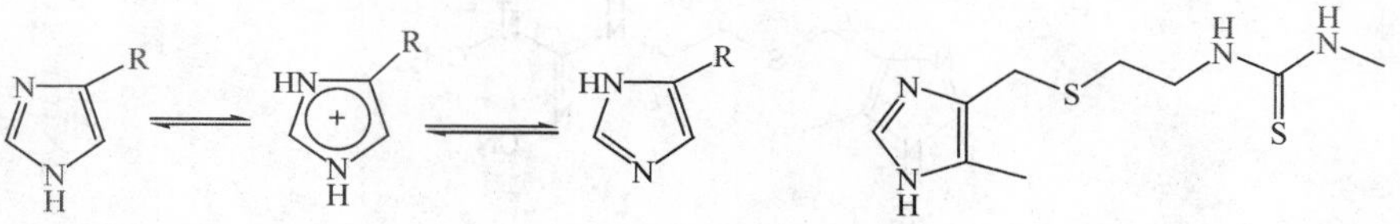

[1,4]异构体　　　阳离子　　　[1,5]异构体　　　甲硫咪脲
　　　　　　　　　　　　　　　　　　　　　　（metiamide）

图 7-2　咪唑衍生物质点平衡与甲硫咪脲的结构

根据上述假定，将咪丁硫脲侧链用电负性较大的硫原子替换侧链中一个次甲基，形成含硫四原子链，同时在咪唑环的 5 位连上供电子的甲基，得到甲硫咪脲（metiamide）。在生理 pH 条件下，结构的改造使其[1,4]异构体占优势。体外试验结果，其拮抗性比咪丁硫脲强 8～9 倍；体内试验中，对抗组胺或五肽内泌素引起的胃酸分泌作用强 5 倍。但在初步的临床研究中，观察到肾损伤和粒细胞缺乏症，分析可能与甲硫咪脲分子中存在硫脲基有关。后用硫脲的电子等排体取代胍替换硫脲基，在胍的亚氨基氮上引入吸电子的氰基，减小碱性，使阳离子减少，成功制得了第一个 $H_2$ 受体拮抗剂药物西咪替丁。1976 年西咪替丁在英国率先上市。

$H_2$ 受体拮抗剂西咪替丁的问世，开辟了寻找治疗溃疡药物的新领域。曾一度假定，咪唑环是该类药物与 $H_2$ 受体识别的必要结构，但未得到比西咪替丁更优秀的侧链变化的药物。雷尼替丁的问世突破了这一假定，用呋喃环代替了组胺的咪唑环，为了保持碱性，在呋喃环上引入二甲氨基亚甲基，并以硝基甲叉基置换了西咪替丁侧链末端的氰基亚氨基，成了第二个上市（1983 年）的 $H_2$ 受体拮抗剂。

1986 和 1988 年相继上市了具有噻唑环母核的法莫替丁（famotidine）和尼扎替丁（nizatidine）。与西咪替丁相比，有作用强、副作用少及具有优秀的药代动力学性质等特点。

自 1976 年第一个 $H_2$ 受体拮抗剂西咪替丁上市以来，此类药物发展很快，典型药物有西咪替丁(cimetidine)、雷尼替丁(ranitidine)、法莫替丁(famotidine)和奥美替丁(oxmetidine)等药物。

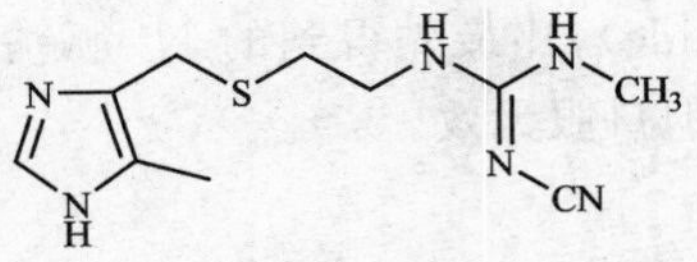

西咪替丁(cimetidine)

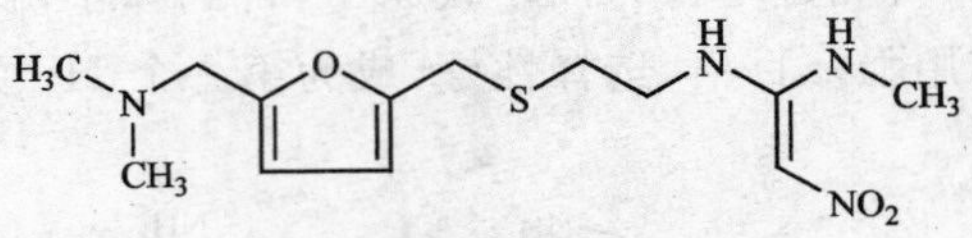

雷尼替丁(ranitidine)

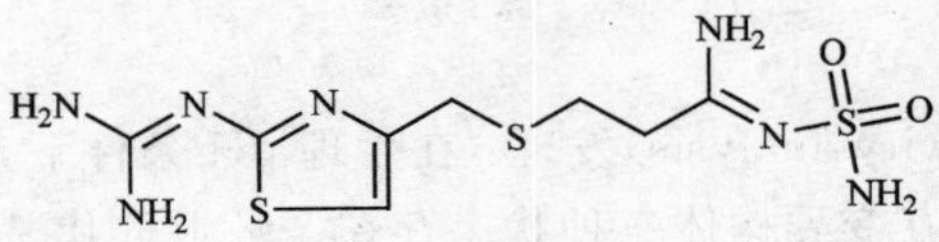

法莫替丁(famotidine)

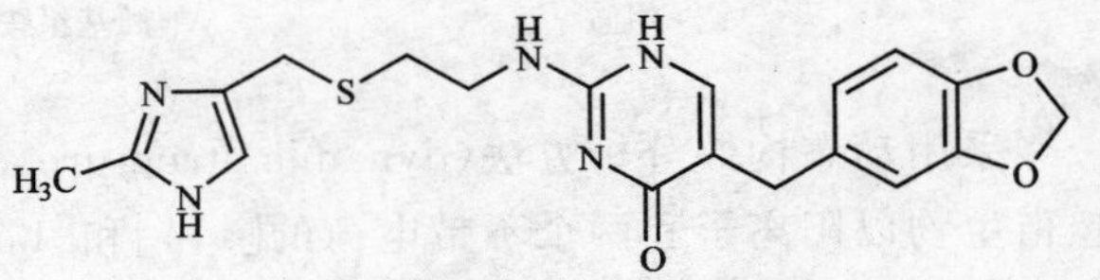

奥美替丁(oxmetidine)

## 西咪替丁(cimetidine)

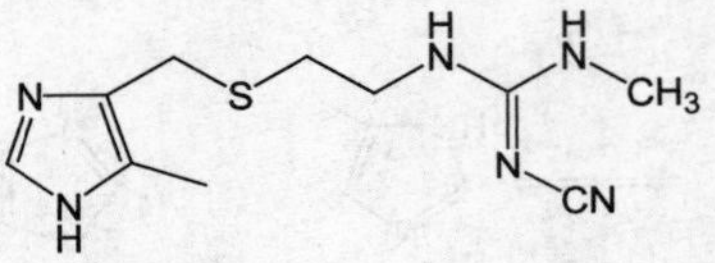

【化学名】 $N'$-甲基-$N''$-[2-[[(5-甲基-1$H$-咪唑-4-基)甲基]硫代]-乙基]-$N$-氰基胍(2-cyano-1-methyl-3-[2-[[(5-methylimidazol-4-yl)methyl]thio]ethyl]guanidine),又名甲氰咪呱,泰胃美,Tagament。

【理化性质】 本品为白色粉末,熔点 140～146℃。味微苦。微溶于水,易溶于乙醇,在乙醚中不溶,稀矿酸中溶解。

本品对湿、热稳定。在过量稀盐酸中氰基缓慢水解生成氨甲酰胍,加热则进一步水解成胍。

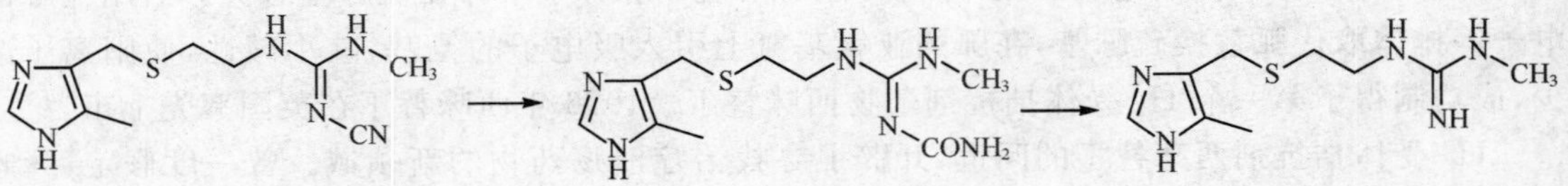

【鉴别反应】 铜离子结合生成蓝灰色沉淀,可与一般胍类化合物区别;本品经灼热,放出硫化氢,能使醋酸铅试纸显黑色。这是含硫化合物的鉴别反应。

【合成】 西咪替丁的合成是用乙酰乙酸乙酯与二氯亚砜反应,生成氯代产物,再与甲酰胺环化生成 5-甲基-4-咪唑甲酸乙酯,在四氢呋喃(THF)中用硼氢化钾/三氯化铝还原为醇,产物在醋酸中与半胱胺盐缩合制成硫醚化合物,与氰亚胺磺酸二甲酯缩合,再用甲胺缩合得到西咪替丁。

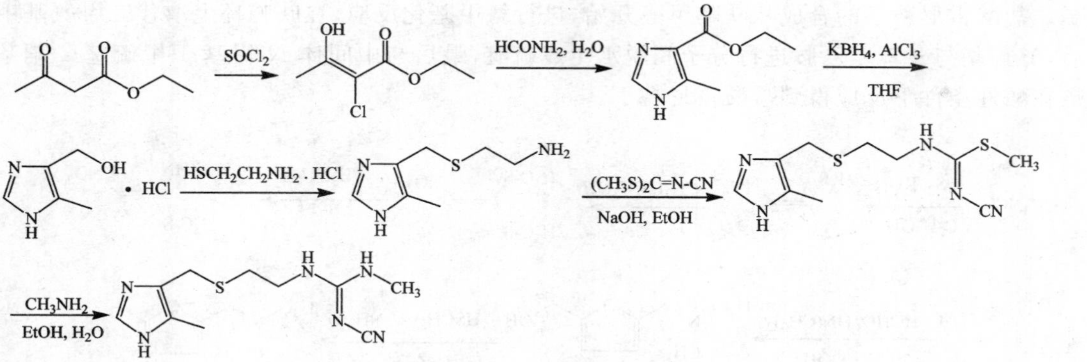

【代谢】 本品分子具有较大的极性,口服吸收良好,生物利用度为静脉注射量的 70%。服用药物的大部分以原形经肾随尿排出。主要代谢产物为 $S$-氧化物。

【药理与应用】 本品为 $H_2$ 受体拮抗剂。主要作用于壁细胞上的 $H_2$ 受体,由于结构与组胺相似,竞争性地抑制组胺的作用,从而抑制胃酸的分泌。也抑制由食物、五肽胃泌素、咖啡因与胰岛素等刺激所诱发的胃酸分泌,使酸分泌量和酸度均降低。本品对因胆盐、乙醇等刺激引起的腐蚀性胃炎有预防和保护作用,对阿司匹林及其他非甾体抗炎药所致的胃黏膜损伤和应激性胃溃疡和上消化道出血也有明显疗效。

本品用于治疗十二指肠溃疡、胃溃疡、上呼吸道出血等。对胃溃疡疗效不及十二指肠溃疡。临床应用中发现中断用药后复发率高,需维持治疗。

由于本品在体内分布广泛,药理作用复杂,故不良反应较多。如本品具有抗雄性激素作用,用药剂量较大(每日在 1.6 g 以上)可产生男子乳腺发育和阳痿,妇女溢乳等副作用,停药后即可消失。另外本品的咪唑环与 P450 酶结合可降低药酶活性,为该酶的抑制剂,可能影响许多药物的代谢速率,合并用药时需加注意。

### 盐酸雷尼替丁(ranitidine hydrochloride)

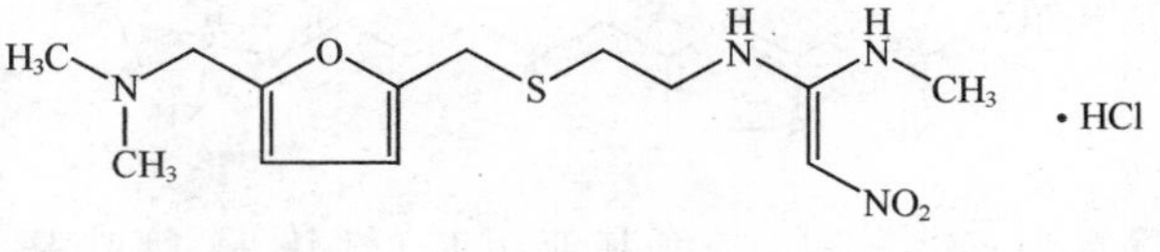

【化学名】 $N'$-甲基-$N$-[2[[5-(二甲氨基)甲基-2-呋喃基]甲基]硫代]乙基]-2-硝基-1,1-乙烯二胺盐酸盐($N$-[2-[[[5-[(dimethylamino)methyl]-2-furanyl]methyl]thio]ethyl]-$N'$-methyl-2-nitro-1,1-ethenediamine hydrochloride),又名甲硝呋胍、呋喃硝胺。

【理化性质】 本品为类白色至浅黄色粉末,有异臭,味微苦带涩。极易潮解,吸潮后颜色变深。

【鉴别反应】 本品经灼热,产生硫化氢气体,能使湿润的醋酸铅试纸显黑色,这是含硫化合物的鉴别反应。

【合成】 盐酸雷尼替丁的合成是首先合成中间体 $N$-甲基-1-甲硫基-2-硝基乙烯。利用硝基甲烷和二硫化碳反应,再进行甲基化,与甲胺反应得到中间体 N-甲基-1-甲硫基-2-硝基乙烯。盐酸雷尼替丁的合成从呋喃甲醇开始,进行氨甲基化反应,在呋喃环上取代二氨基甲基后,醇羟基与 β-巯基乙胺进行分子间脱水生成硫醚,最后与中间体 N-甲基-1-甲硫基-2-硝基乙烯在酸性条件下反应得到盐酸雷尼替丁。

【代谢】  本品在胃肠道里迅速被吸收,2～3h 达到高峰。约 50% 发生首过代谢。肌注的生物利用度约为 90%～100%。代谢物为氮氧化物、硫氧化物和去甲基雷尼替丁。口服的 30% 和肌注的 70% 在 24h 内以原形从尿中排出。

【药理与应用】   本品为选择性的 $H_2$ 受体拮抗剂。能有效地抑制组胺、食物、五肽胃泌素刺激所诱发的胃酸分泌,降低胃酸和胃酶的活性,但对胃泌素及性激素的分泌无影响。临床上主要用于治疗十二指肠溃疡、良性胃溃疡、术后溃疡、反流性食管炎等。本品的作用较西咪替丁强 5～8 倍,对胃及十二指肠溃疡疗效高,且有速效和长效的特点。其副作用较西咪替丁小,与其他药物的相互作用也较小。

## 法莫替丁 (famotidine)

【化学名】   N-氨磺酰基-3-[[[2-[(二氨基亚甲基)氨基]-4-噻唑基]甲基]硫基]丙脒(3-[[[2-[(diaminomethylene) amino]-4-thiazoly]methyl]thio]-$N^2$-aminosulfonyl propylamidine)。

【理化性质】   白色针状结晶,无臭,难溶于水和一般有机溶剂。

【药理与应用】   高度选择性的 $H_2$ 受体拮抗剂,属于噻唑类的代表药,亦称作第三代 $H_2$ 受体拮抗剂。对 $H_1$ 受体、胆碱 M 和 N 受体、肾上腺素 α 和 β 受体以及 5-HT 受体均无影响。其抑制胃酸分泌的作用是西咪替丁的 50 倍,比雷尼替丁强约 10 倍。尤为特殊的是,法莫替丁在低浓度时对 $H_2$ 受体有竞争性的拮抗作用,在高浓度时产生不可逆的拮抗。没有雄激素的副作用。

【$H_2$ 受体拮抗剂构效关系】   从西咪替丁、雷尼替丁、法莫替丁等的结构来看,$H_2$ 受体拮抗剂都是由三个部分组成：碱性芳杂环或碱性基团取代的芳杂环、柔性链、平面极性基团。

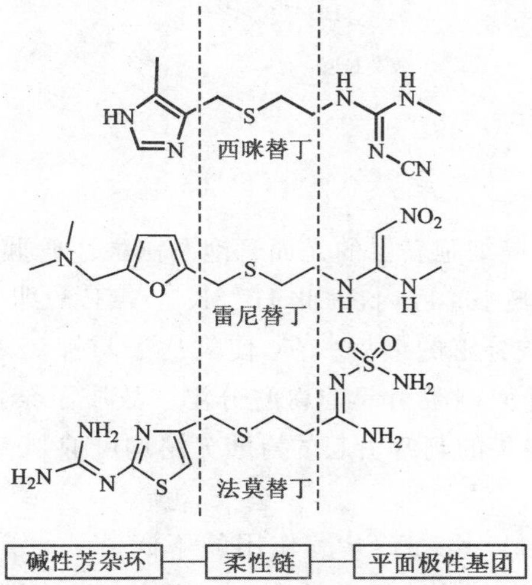

（1）碱性芳杂环或碱性基团取代的芳杂环 连有给电子基团的咪唑、呋喃、噻唑、吡啶等。若为异噻唑或噁唑，因碱性下降而活性降低。

（2）柔性链 一般为含有一个硫原子的四原子直链。链延长或缩短活性均下降，若全为碳原子活性也下降。

（3）平面极性基团 一般为强吸电子基团取代的胍或脒，例如，氰基胍、氨基磺酰脒或为硝基乙烯二胺。平面极性基团上连有强吸电子基团，使其产生偶极，以防止在生理 pH 条件下的离子化，同时保持一定的亲水性，可使活性增强。

### 7.1.2 质子泵抑制剂

20 世纪 80 年代 $H^+/K^+$-ATP 酶抑制剂问世，为消化性溃疡的治疗提供重要途径。质子泵抑制剂比组胺 $H_2$ 受体拮抗剂的抑酸作用强大而持久，是目前作用最强的抑制胃酸分泌的药物。

1972 年，在研究抗病毒药物吡啶硫代乙酰胺时发现该化合物具有抑制胃酸分泌的作用，随后进行以降低其毒副作用为目标的结构改造工作，发现苯并咪唑环的衍生物替莫拉唑和吡考拉唑。不断深入的研究发现，苯并咪唑化合物具有弱碱性，容易通过细胞膜，在到达胃壁细胞的酸性环境后，与氢离子作用，离子化后的活性化合物对 $H^+/K^+$-ATP 酶有抑制作用。在对质子泵抑制剂的广泛研究中，人们发现对 $H^+/K^+$-ATP 酶有抑制作用的化合物，分子中要同时具有吡啶环、亚磺酰基、苯并咪唑环三个部分。经过近十年的研究，最终得到了抑制胃酸分泌作用强，对治疗确实有效，副作用较小的奥美拉唑（omeprazole）。根据这一思想，对奥美拉唑进行结构进一步改造，得到了兰索拉唑（lansoprazole）、泮托拉唑（pantroprazole）、雷贝拉唑（rabeprazole）等一系列的质子泵抑制剂。

吡啶硫代乙酰胺          替莫拉唑                      吡考拉唑

### 1. 作用机制

$H^+/K^+$-ATP 酶位于胃壁细胞表层的光面管泡及泌酸小管膜上,能与钾离子交换而主动将细胞内的氢离子泵出到分泌小管腔内,因此 $H^+/K^+$-ATP 酶即质子泵。介绍胃酸分泌过程时,$H^+/K^+$-ATP 酶作为胃酸分泌的最后一步,使氢离子与钾离子交换。质子泵抑制剂抑制该酶的活性,可以完全阻断任何刺激引起的胃酸分泌。故质子泵抑制剂比 $H_2$ 受体拮抗剂的作用面广,对各种作用于第一步的刺激引起的胃酸分泌均可抑制。

### 2. 分类

根据质子泵抑制剂与 $H^+/K^+$-ATP 酶作用的不同方式,分为可逆型和不可逆型两大类。不可逆型质子泵抑制剂为弱碱性化合物,由于与 $H^+/K^+$-ATP 酶以共价二硫键结合,产生不可逆的抑制,被称为不可逆的质子泵抑制剂。不可逆型的研究开发相对较成熟,已有多个新药上市。不可逆的质子泵抑制剂奥美拉唑、兰索拉唑等药物,由于抑酶作用强,持续时间长,长期用药后易引起胃酸缺乏,会诱发胃窦反馈机制,导致高胃泌素血症,形成胃癌,故该类药物在临床上不宜长期连续使用。在对 $H^+/K^+$-ATP 酶的研究中发现,$H^+/K^+$-ATP 酶的钾离子部位有两个,一个是由与钾离子结合而活化的部位(钾离子高亲和性部位);另一个是与氢离子交换而输出钾离子的部位(钾离子低亲和性部位)。已发现一些化合物与 $H^+/K^+$-ATP 酶的钾离子高亲和性部位作用,而抑制酶的活性。由于该类化合物与酶的结合不同于奥美拉唑类药物的二硫键结合,对酸的抑制作用可逆,称可逆的质子泵抑制剂。可逆的质子泵抑制剂将成为抑制胃酸分泌药物的重要研究对象。

### 3. 典型药物

奥美拉唑(omeprazole)、兰索拉唑(lansoprazole)、泮托拉唑(pantoprazole)和雷贝拉唑(rabeprazole)等药物。

奥美拉唑(omeprazole)          兰索拉唑(lansoprazole)

泮托拉唑(pantoprazole)          雷贝拉唑(rabeprazole)

## 奥美拉唑（omeprazole）

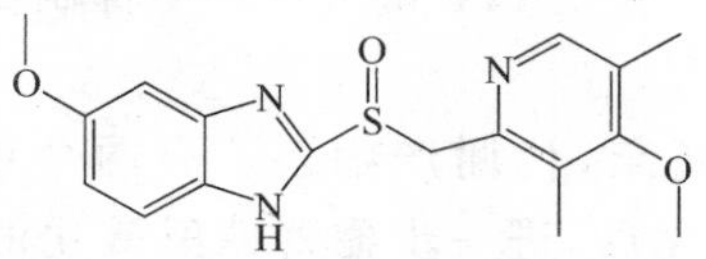

【化学名】　5-甲氧基-2-(4-甲氧基-3,5-二甲基-吡啶-2-基-甲基亚磺酸基)-1*H*-苯并咪唑
(5-methoxy-2-[[(4-methoxy-3,5-dimethyl-2-pyridinyl)methyl]sulfinyl]-1*H*-benzimidazole)，
又名洛赛克、奥克、Losec。

【理化性质】　白色或类白色结晶，熔点 156℃。易溶于二甲基甲酰胺(DMF)，溶于甲
醇，难溶于水。具弱碱性和弱酸性。本品在水溶液中不稳定，对强酸也不稳定，应低温避光
保存。

【合成】　奥美拉唑的化学结构由苯并咪唑环、吡啶环和联结这两个环系的亚磺酸基构成。
其制备是以 3,5-二甲基吡啶为起始原料，甲基锂对其反应生成 2,3,5-三甲基吡啶。氧化生成
吡啶 N-氧化物，有利于在吡啶环上的亲电或亲核反应。再进行硝化反应可以得到较高收率的
2,3,4-三甲基-4-硝基吡啶-N-氧化物。后者再可以发生亲核取代，经乙酐酰化、水解、卤代反应
生成关键中间体 2-氯代甲基-3,5-二甲基-4-甲氧基吡啶。然后和 2-巯基-5-甲氧基苯并咪唑反
应，再经过酸氧化生成奥美拉唑。

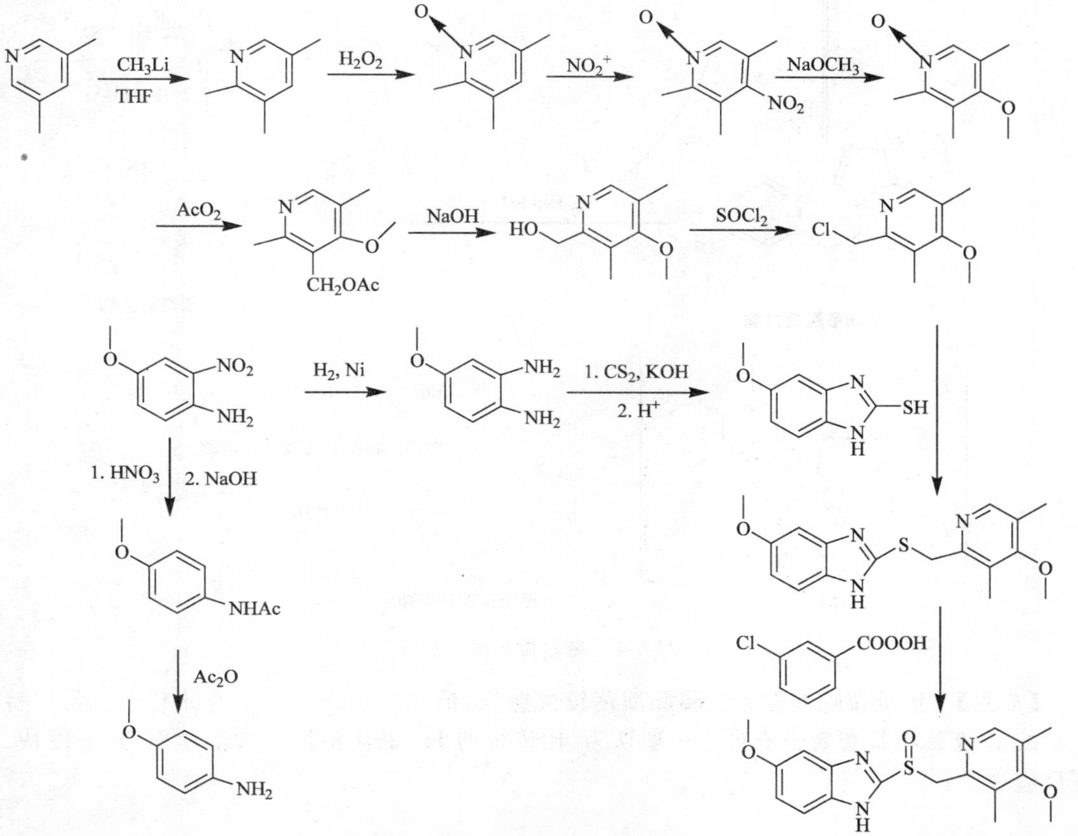

**【代谢】** 奥美拉唑在体外无活性,进入胃壁细胞在氢离子的影响下,依次转化成螺环中间体、次磺酸和次磺酰胺等形式。次磺酰胺是奥美拉唑的活性代谢物,与 $H^+/K^+$-ATP 酶上的巯基共价结合形成二硫键,使 $H^+/K^+$-ATP 酶失活产生抑制作用。由此奥美拉唑成了次磺酰胺的理想前药(图 7-3)。

奥美拉唑在体内的代谢较复杂,代谢产物多。有两个甲氧基经氧化脱甲基的代谢产物;有其苯并咪唑环 6 位上羟基化后,进一步葡萄糖醛酸化的产物;还有吡啶环上甲基经羟基化的代谢产物,还有进一步氧化生成二羧酸的代谢产物。在肝脏代谢后,很快通过肾脏排出。

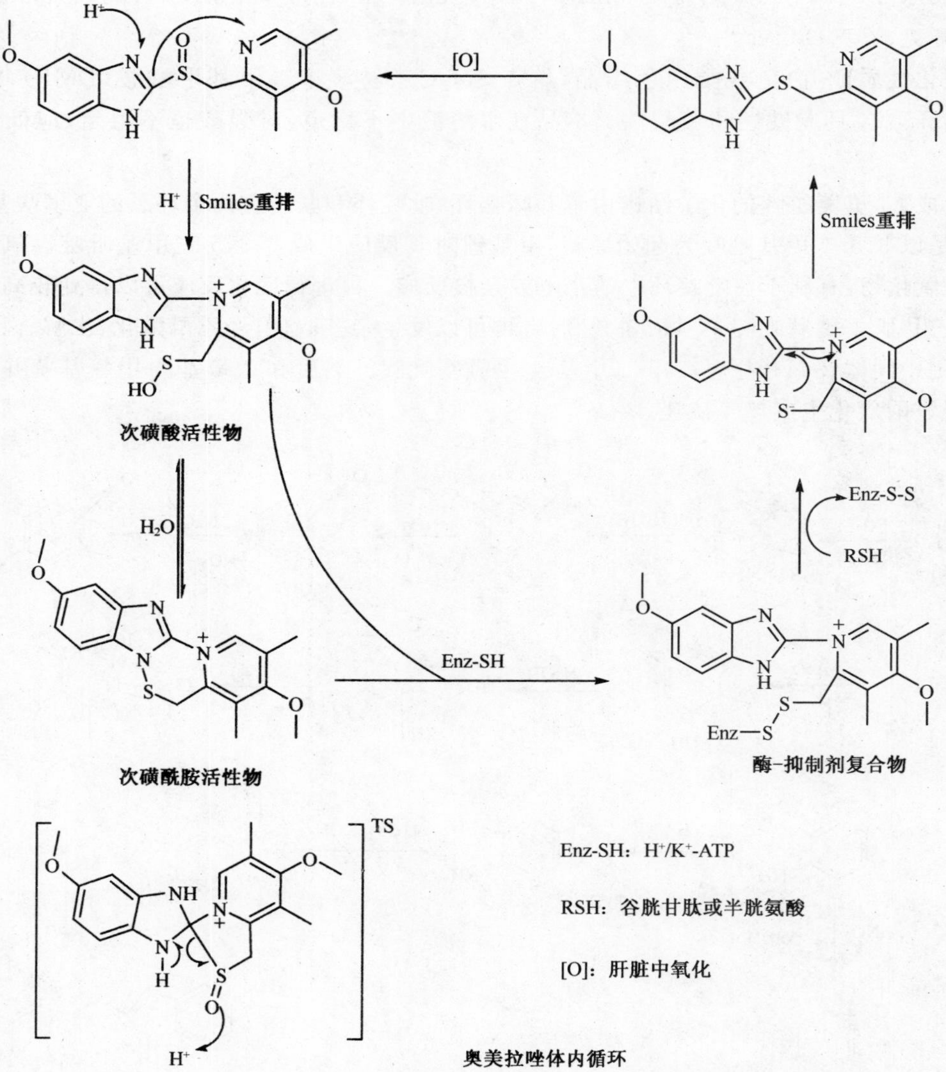

图 7-3  奥美拉唑体内循环

**【应用】** 奥美拉唑能使十二指肠溃疡较快愈合,治愈率较高。对用西咪替丁或雷尼替丁无效的卓-艾综合征患者也有效。一般认为,比传统的 $H_2$ 受体拮抗剂的治愈率高、速度快、不良反应少。

【**构效关系**】 苯并咪唑类质子泵抑制剂的分子结构一般由三部分组成：吡啶环；连接链；苯并咪唑。

1）吡啶环：取代基与活性关系密切。若取代基能促使吡啶环氮原子保持碱性（p$K_a$≥4）或亲核性，则有利于体内的活化，活性升高。例如，2，4 位连有给电子基团（甲基、烷氧基等）。6 位取代因空间位阻，不利于体内的活化，活性下降。

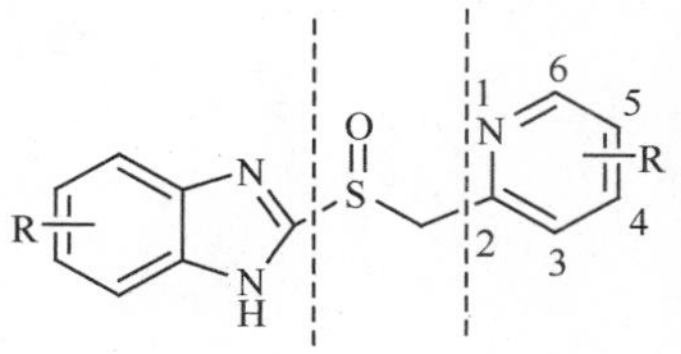

2）连接链：以亚甲基亚砜为最佳，且需连接在吡啶环的 2 位。若连接在其他位置或换成其他取代基，则活性下降或消失。

3）苯并咪唑环：取代基对活性的影响较小，给电子且亲脂性的取代基有利于提高药物的活性。对苯并咪唑环上氮原子进行酰化，可制成前药。进行烃化则失去活性。

# 7.2　止吐药(Antiemetic)

呕吐系多种疾病所引起，妊娠、癌症病人的放射治疗和药物治疗等也可引起恶心呕吐。虽然呕吐是人体的一种保护性反应，可以将胃内的有害物质排除。但频繁而剧烈的呕吐可能妨碍饮食，造成人体的生理平衡失调，导致营养障碍，甚至发生食管贲门黏膜裂伤等并发症，在临床上还需进行对症治疗。

止吐药能阻断呕吐的神经反射环，该神经反射环受多种神经递质影响。传统的止吐药以其拮抗的受体分为：① 抗组胺受体止吐药；② 抗乙酰胆碱受体止吐药；③ 抗多巴胺受体止吐药；④ 5-HT$_3$ 受体拮抗剂。其中抗胆碱药可有效地治疗运动性地恶心、呕吐，但对预防癌症病人化疗引起地恶心、呕吐的作用很弱。多巴胺神经元大量分布在化学感受器触发带的肠道，是化疗引起的恶心、呕吐的传入部位。已从多巴胺受体抑制剂中得到了很强的止吐药。

典型药物有昂丹司琼（ondansetron）、格拉司琼（granisetron）、盐酸地芬尼多（difenidol hydrochloride）、马来酸硫乙拉嗪（thiethylperazine maleate）等药物。

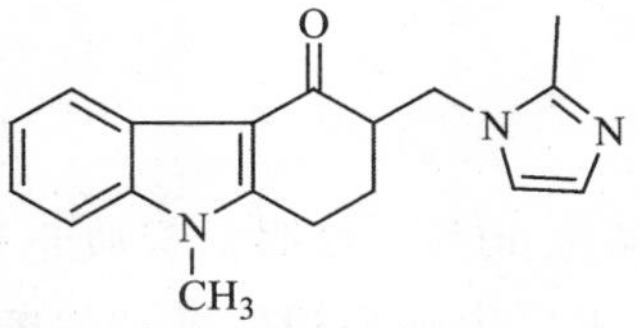

昂丹司琼
(ondansetron)

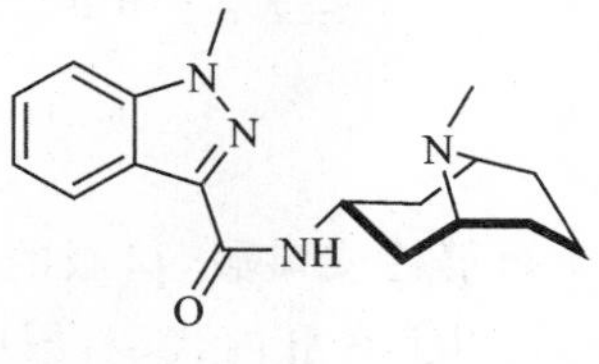

格拉司琼
(granisetron)

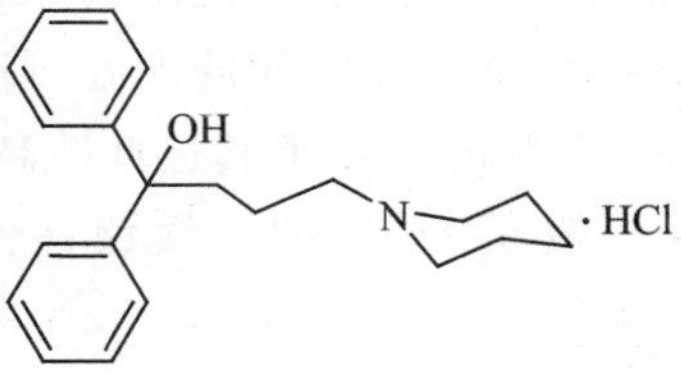

盐酸地芬尼多
(difenidol hydrochloride)

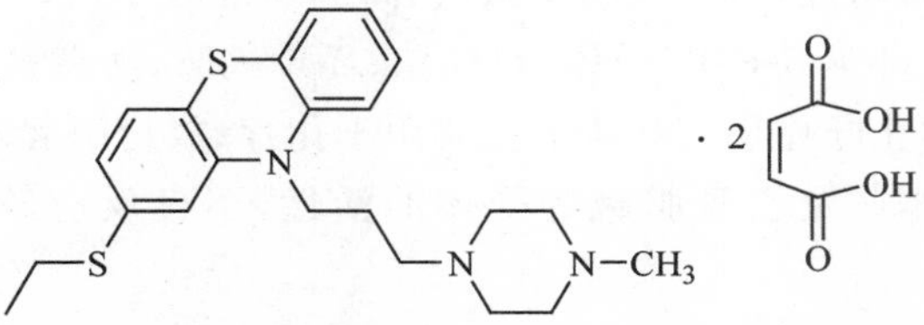

马来酸硫乙拉嗪
(thiethylperazine maleate)

### 7.2.1　5-HT$_3$ 拮抗剂

**昂丹司琼(ondansetron)**

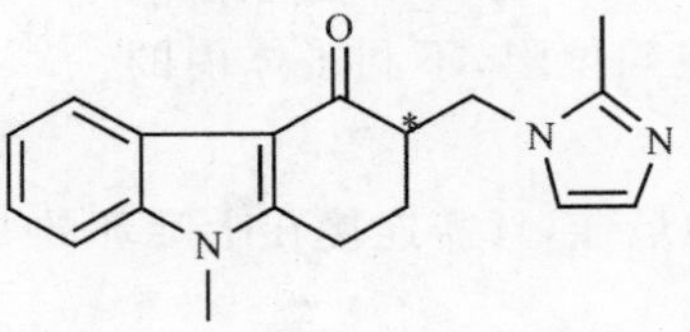

【化学名】　1,2,3,9-四氢-9-甲基-3-[(2-甲基-1$H$-咪唑-1-基)甲基]-4$H$-咔唑-4-酮(1,2,3,9-tetrahydro-9-methyl-3-[(2-methyl-1$H$-imidazol-1-yl)methyl]-4$H$-carbazol-4-one)，又名奥丹西龙、枢复宁、Zofran。

【理化性质】　本品为白色或类白色粉末，熔点 178.5～179.5℃。碱基的 p$K_a$(HB$^+$)7.4。昂丹司琼的咔唑环上的 3 位碳具有手性，其中 R 体活性最大，临床上用外消旋体。

【合成】　从邻溴苯胺出发，用经典的咔唑酮合成方法得到三环的咔唑酮-4，然后进行氨甲基化(曼尼希反应)，接上二甲氨基甲基，季铵化后，连上咪唑环，最后成盐酸盐。其合成路线如下：

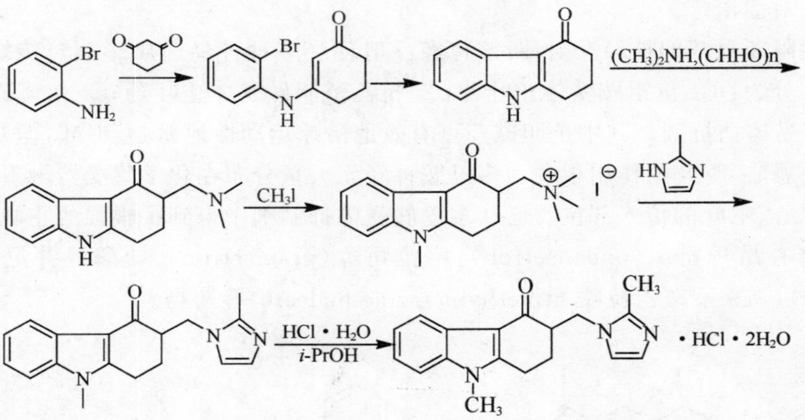

【代谢】　昂丹司琼可静注或口服，口服的生物利用率为 60%。口服后吸收迅速，分布广泛，半衰期为 3.5h。90% 以上在肝内代谢，尿中代谢产物主要为葡萄糖醛酸及硫酸酯的结合物，也有少量羟基化和去甲基代谢物。

【药理与应用】　本品为强效、高选择性的 5-HT$_3$ 受体拮抗剂。能选择性阻断中枢及迷走神经传入纤维 5-HT$_3$ 受体，对顺铂、环磷酰胺、阿霉素等化疗药及放疗引起的呕吐可产生迅速而强大的止吐作用。临床上主要用于化疗、放疗引起的恶心与呕吐。由于其选择性高，不改变多巴胺、组胺及乙酰胆碱等受体的活性，不良反应较轻，一般不产生嗜睡、烦躁和锥体外系反应。

【发现与发展】　20 世纪 70 年代初，在研究临床上用甲氧氯普胺(metoclopramide)治疗癌症化疗引起的呕吐时,发现只有高剂量的甲氧氯普胺可对抗抗癌药顺铂引起的呕吐,深入研究揭示了抗癌药物的致吐机制和 5-HT$_3$ 受体拮抗剂的对抗药物导致呕吐的作用机制。随后对止吐药的研究集中在 5-HT$_3$ 受体拮抗剂方面。通过改变氨基侧链,或同时改变苯环上的取代基,得到了一些新的苯甲酰胺类化合物,但在控制化疗引起的呕吐的疗效上未能超过甲氧氯普胺。以 5-HT 即吲哚环结构的 5-HT$_3$ 受体拮抗剂中,昂丹司琼是 20 世纪 90 年代初上市的,是在近代生理生化研究基础上得到的一类优秀止吐药中的代表。以后陆续上市的 5-HT$_3$ 受体拮抗剂还有格拉司琼(granisetron)、托烷司琼(tropisetron)等。

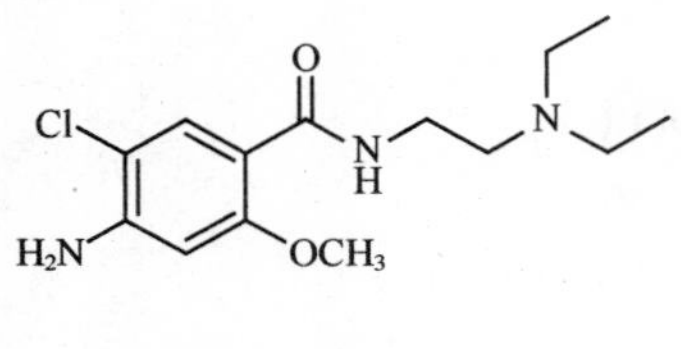

甲氧氯普胺 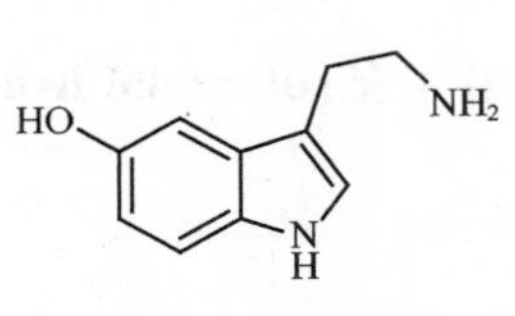　　　　　　　　　　　　5-羟色胺 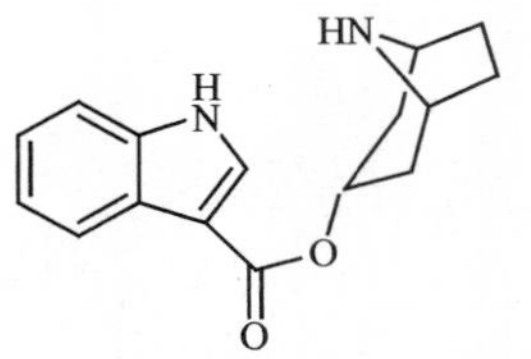　　　　　　　　　　　　托烷司琼

**【构效关系】**　　由于在 20 世纪 80 年代后期出现较多的 5-HT$_3$ 受体拮抗剂研究的报道,使 5-HT$_3$ 受体拮抗剂构效关系的研究得以深入进行。M. F. Hilbert 等人用图形模拟的计算机软件对搜集了已知的 5-HT$_3$ 受体拮抗剂的数据进行研究。认为 5-HT$_3$ 受体拮抗剂的基本药效结构(pharmacophore)含有一个与芳环(吲哚)共平面的羰基和碱基中心(图 7-4)。他们以此为模型,设计并合成了一个相对简单的具有上述基本结构的化合物。试验结果该化合物有较强的拮抗 5-HT$_3$ 受体的作用。

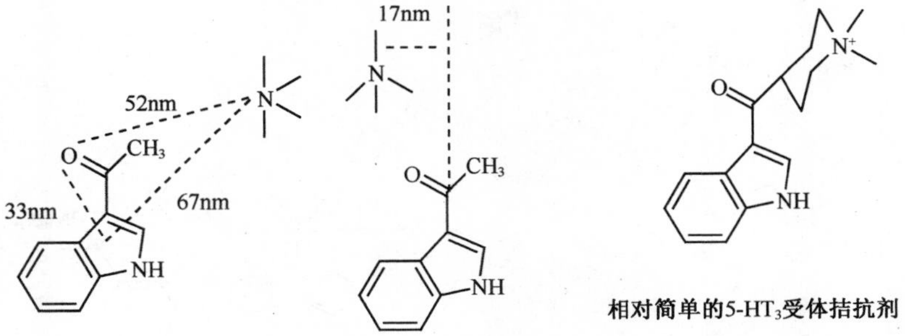

相对简单的5-HT$_3$受体拮抗剂

图 7-4　5-HT$_3$ 受体拮抗剂的基本药效模型

现已公认,芳环、羰基和碱基中心是 5-HT$_3$ 受体拮抗剂的必要组成部分。也有学者认为,羰基只是一接受氢质子的化学结构,可用其他结构代替。虽有一些支持的实验数据,但是未能依此得到较昂丹司琼、格拉司琼等更好的 5-HT$_3$ 受体拮抗剂。

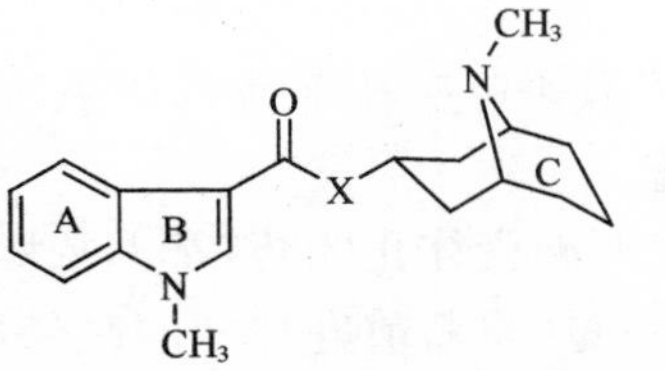

　　A 环为芳环,是活性必需基团,与受体疏水区相结合。氮原子上有甲基取代,亲脂性增加,与受体亲和力增强。

　　B 环不是结合所必需,起空间分割作用,可以是吡咯、咪唑或吡唑。羰基与芳环共平面,X 起连接作用,可以是—O—,—NH—,—CH₂—。

　　C 环可以是托品、咪唑等含氮杂环。碱性中心是位于环内的氮原子,多为叔胺,可质子化形成阳离子与受体结合。

### 7.2.2　其他止吐药

**盐酸地芬尼多(difenidol hydrochloride)**

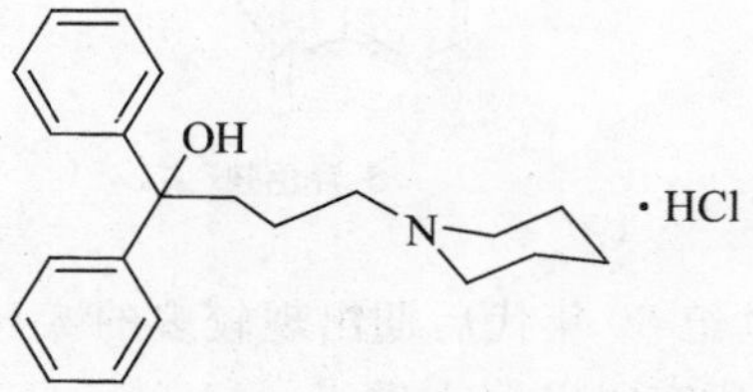

　　【化学名】　α,α-二苯基-1-哌啶丁醇盐酸盐(α,α-diphenyl-1-piperidinebutanol hydrochloride),又叫眩晕停(vontrol)。

　　【理化性质】　本品为白色结晶性粉末,熔点 217～222℃。无臭,味涩;易溶于甲醇,溶解于乙醇,微溶于水中或氯仿中。本品因味涩,常做成糖衣片。

　　【鉴别反应】　将本品在含枸橼酸的醋酐液中加热,显玫瑰红色。这是叔胺类鉴别的特征反应。

　　【合成】　本品的合成路线如下:

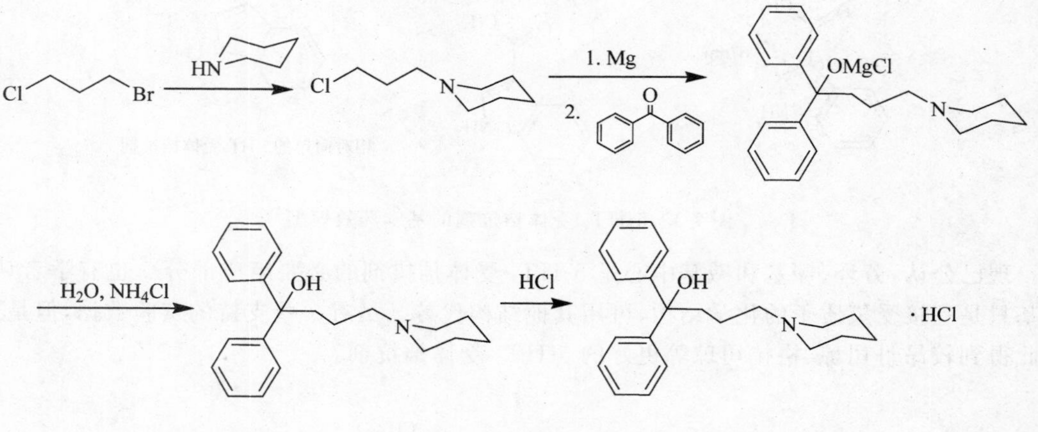

　　本品的主要杂质是 1,1-二苯基-4-哌啶-1-丁烯的衍生物,原因是在合成中叔醇基可能脱水形成。可用紫外光谱做限量检查。

　　【药理与应用】　本品为乙酰胆碱受体止吐药,常称抗胆碱药,是强效抗晕止吐药,能扩张已痉挛的血管,增加椎底动脉血流量,阻断前庭神经的眩晕性冲动,抑制呕吐中枢和(或)延髓催吐化学感应区。用于各种原因引起的眩晕、恶心、呕吐等症状。

### 马来酸硫乙拉嗪(thiethylperazine maleate)

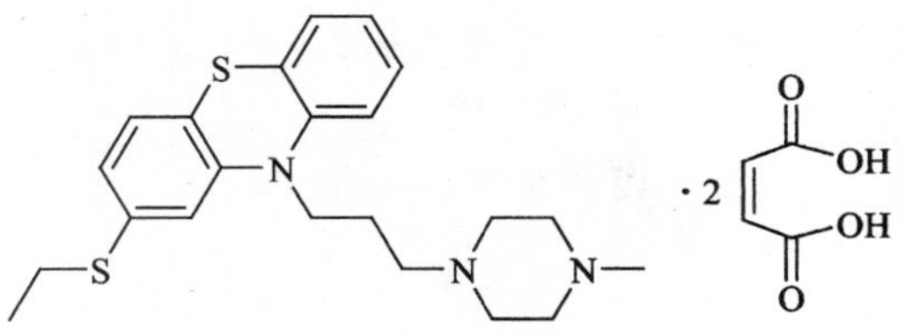

【化学名】　2-乙硫基-10-[3-(4-甲基哌嗪-1-基)丙基]-10H-吩噻嗪马来酸盐(1∶2)((2-ethylthio)-10-[3-(4-methyl-1-piperazinyl)propyl]phenothiazine maleate)(1∶2)),又名吐来抗。

【理化性质】　本品为黄色粉末,无臭,味苦。熔点183℃(分解),相应的游离碱熔点62~64℃。在水,乙醇中微溶,不溶于乙醚和氯仿。本品易氧化,需密封避光保存。

【鉴别方法】　将本品与硫酸甲醛反应,呈淡红色-淡绿色或与钼酸铵反应呈(蓝)绿色。

【药理与应用】　本品为多巴胺受体止吐药,能抑制催吐化学敏感区 $D_2$ 受体产生镇吐作用,用于治疗全身麻醉或眩晕所致的恶心和呕吐。本品的安定和镇静作用较小,和吩噻嗪类抗精神病类药物类似,有锥体外系兴奋症状的副反应。

# 7.3　促动力药(Prokinetics)

促胃肠动力药是能增加胃肠推进性蠕动的一类药物。胃动力低下时,胃内容物排空滞迟,可引起许多胃肠疾病,表现为恶心、呕吐、胃灼热、饭后不适及消化不良等,并可引起胃、食管反流,导致食管溃疡。胃肠推进性蠕动受神经、体液诸因素调节,其中乙酸胆碱、多巴胺、5-羟色胺等神经递质起重要作用。近年来,发现某些止吐药的作用机制在于阻滞多巴胺受体或 5-羟

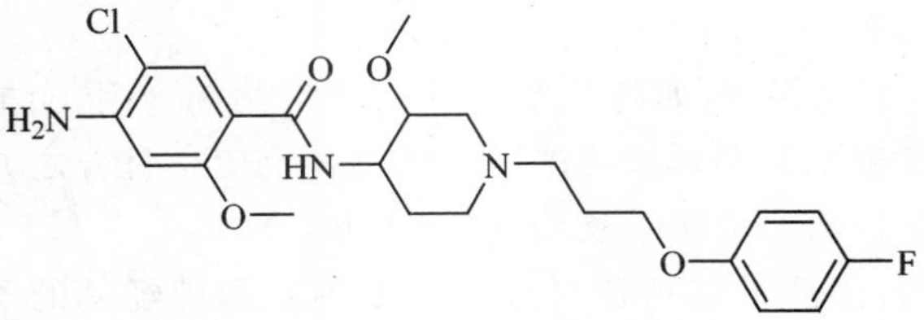

西沙必利(cisapride)

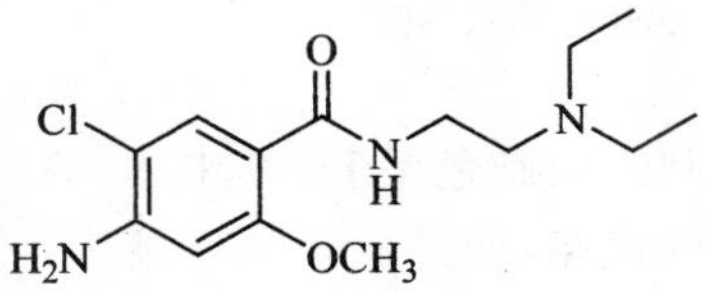

甲氧氯普胺(metoclopramide)

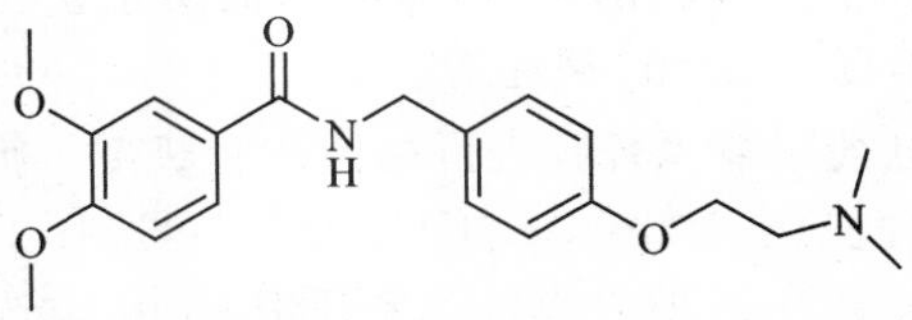

伊托必利(itopride)　)

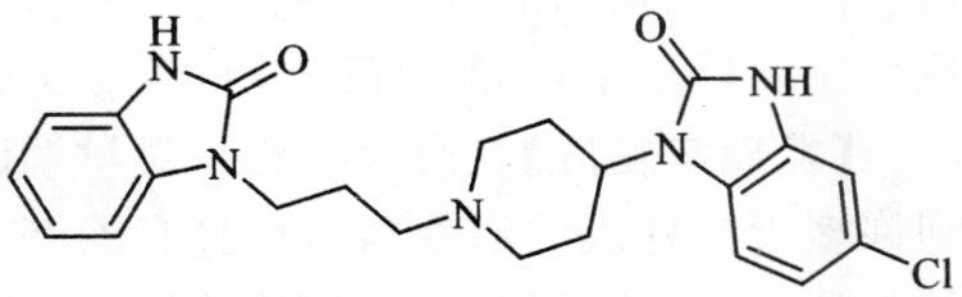

多潘立酮(domperidone)

色胺受体,它们也有增加胃肠推进性蠕动的作用,因而将它们用作胃动力药。而使用红霉素后经常发生胃肠道不良反应,引发了学者对红霉素模拟胃动力作用的实验,促进了胃动素(motilin)胃动力作用的研究。一些通过胃动素作用机制的促胃肠动力药正在开发研制中。

促胃肠动力药的典型药物有西沙必利(cisapride)、伊托必利(itopride)、甲氧氯普胺(metoclopramide)、多潘立酮(domperidone)等药物。

## 西沙必利(cisapride)

**【化学名】** (±)顺式-4-氨基-5-氯-N-[1-[3-(4-氟苯氧基)丙基]-3-甲氧基-4-哌啶基]-2-甲氧基苯甲酰胺水合物(cis-4-amino-5-chloro-N-[1-[3-(4-fluorophenoxy) propyl]-3-methoxy-4-piperidinyl]-2-methoxybenzamide),又名普瑞博斯、Preputsid。

**【理化性质】** 本品是白色或类白色结晶性粉末,熔点 140℃。无臭。易溶于冰醋酸或 N、N-二甲基甲酰胺,溶于二氯甲烷,难溶于乙醇和乙酸乙酯,几乎不溶于水。

**【代谢】** 西沙必利口服后,在胃肠道被迅速吸收,在肝脏里发生首过效应。主要的代谢途径为氮上的去烃基化反应和芳环上的羟基化反应,得到去烃基西沙必利和羟基化西沙必利。

去烃基西沙比利

羟基西沙比利

西沙必利经细胞色素 P450 中的 3A4 进行氧化代谢,如与其他 CYP3A4 抑制剂合用,会抑制西沙必利的代谢,使其血浆水平显著升高,发生 QT 期延长等严重心脏不良反应。百分之九十以上的剂量以代谢形式从尿和粪便中近等量排出。消除半衰期在 7～10h 之间。

**【药理与应用】** 西沙必利为全肠道动力药,主要通过可选择性地刺激肠肌间神经丛的乙酰胆碱释放,促进食管、胃、肠道的动力作用。其效应较甲氧氯普胺强 10～100 倍。可增强食道、胃及十二指肠的收缩及蠕动,改善胃窦部和十二指肠的协调作用,从而防止食物滞留与反流。主要适用于胃-食管反流,非溃疡性消化不良、胃轻瘫、便秘等。

**【发现与发展】** 西沙必利是对早期的止吐药甲氧氯普胺进行结构改造获得。研究者考虑到许多天然合成的活性物质均具有乙醇胺的片段(—NH—CH₂CH₂—O—),选择了 3 位氧代的哌嗪衍生物对甲氧氯普胺的侧链进行替换。并在初步的构效关系研究后,从中选择了西沙必利[L=(4-氟苯氧基)丙基,OR=Cis-甲氧基]和另一个化合物(L=乙酰丙基,OR=Cis-甲氧基)作为促动力药物进行开发,最终得到了促动力药西沙必利。

在上市后的不良反应监测中,发现西沙必利所延长心脏 QT 间隔可导致罕见的、可危及生命的心室心律失常。在 2000 年,美国和英国的药政部门权衡了利弊,决定取消该药品的上市许可,待进一步研究后再重新审查。

西沙必利在化学上以取代的苯甲酰胺为结构特征,具有类似化学结构的同类药物还有近年来上市的伊托必利(itopride)、莫沙必利(mosapride)等,也作为促动力药使用。伊托必利在 30 倍西沙必利的剂量下不导致 QT 间期延长和室性心律失常,而且其代谢不依赖细胞色素 P450。莫沙必利没有与相似的导致尖端转性室性心动过速的电生理特性。

## 甲氧氯普胺(metoclopramide)

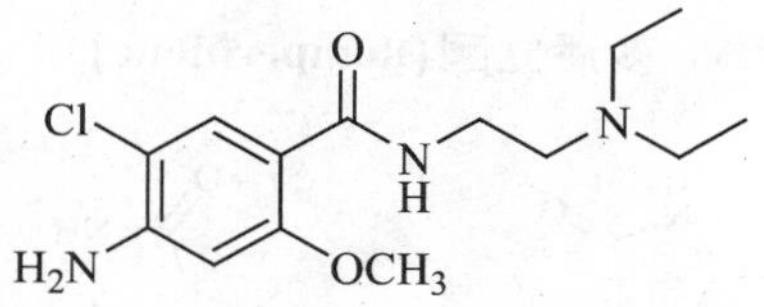

**【化学名】**　*N*-[(2-二乙氨基)乙基]-4-氨基-2-甲氧基-5-氯-苯甲酰胺(4-amino-5-chloro-*N*-[(2-diethylamino)ethyl]-*O*-anisamine),又名胃复安、灭吐灵。

**【理化性质】**　本品为白色结晶性粉末,熔点 147~151℃。无臭,味苦。在氯仿中溶解,乙醇、丙酮中微溶,在乙醚中极微溶解,在水中几乎不溶,在酸性溶液中溶解。结构中含叔胺和芳伯胺结构具有碱性。

**【鉴别反应】**　本品与硫酸共热显紫黑色,加水有绿色荧光,碱化后消失。因含芳伯氨基,可发生重氮反应,用于鉴定;可用亚硝酸钠溶液永停滴定法测定含量。

**【合成】**　甲氧氯普胺的合成路线如下:

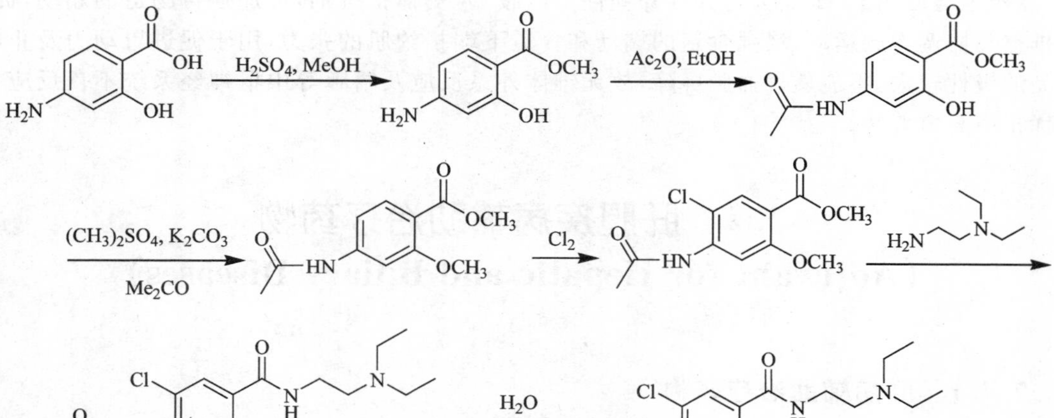

**【代谢】**　口服后自胃肠道吸收,吸收部位主要在小肠。有明显的首关效应。由于本品促进胃排空,故吸收和起效迅速,静脉注射后 1~3min,口服后 30~60min,肌内注射后 10~

15min 生效。日服量的 85% 以游离型、结合型或代谢产物自尿中排泄,也可自乳汁排出。

【药理与应用】　本品是第一个用于临床的促动力药,在 20 世纪 60 年代即上市。可通过阻滞多巴胺受体而作用于延脑催吐化学感应区,具有强大的中枢性镇吐作用。本品还可加强胃及上部肠段的运动,抑制胃平滑肌松弛,使胃肠平滑肌对胆碱能的反应增加,促进胃、小肠蠕动和排空,松弛幽门窦和十二指肠,从而提高食物通过率,这些作用也可增强本品的镇吐效应。对中枢神经系统其他部位的抑制作用轻微,故较少引起催眠作用。本品能刺激催乳素的分泌,故有一定的催乳作用。本品可改善糖尿病性胃轻瘫和特发性胃轻瘫的胃排空速率,对非溃疡性消化不良亦有效;对反流病效果不佳;大剂量时用作吐药。现发现多巴胺 $D_2$ 受体和 5-$HT_3$ 受体有相似的分布,大剂量使用多巴胺 $D_2$ 受体拮抗剂实际起着 5-$HT_3$ 受体拮抗剂的作用。本品有中枢神经系统的副作用(锥体外系症状),常见嗜睡和倦怠。

**多潘立酮(domperidone)**

【化学名】　5-氯-1-[1-[3-(2,3-二氢-2-氧代-1$H$-苯并咪唑-1-基)丙基]-4-哌啶]-2,3-二氢-1$H$-苯并咪唑-2-酮(5-chloro-1-[1-[3-(2,3-dihydro-2-oxo-1$H$-benzimidazol-1-yl) propyl]-4-piperidinyl]-2,3-dihydro-1$H$-benzimidazol-2-one)。

【理化性质】　本品为白色或类白色粉末,几不溶于水,溶于 $N$,$N$-二甲基甲酰胺(DMF),微溶于乙醇和甲醇。熔点 242.5℃。

【代谢】　本品口服吸收迅速,生物利用度较低,半衰期约 8h;代谢主要在肝脏,以无活性的代谢产物随胆汁排出。

【药理与应用】　本品为选择性外周性多巴胺 $D_2$ 受体拮抗剂,可加强胃肠道的蠕动,促进胃排空与协调胃肠运动,增强食道的蠕动和食道下端括约肌的张力,用于促进胃动力及止吐。本品的极性较大,不能透过血脑屏障,故无锥体外系反应及嗜睡等中枢神经系统不良反应,此点优于甲氧氯普胺。

# 7.4　肝胆疾病辅助治疗药物
## (Adjuvant for Hepatic and Biliary Diseases)

### 7.4.1　肝病辅助治疗药物

肝病辅助用药是指一些具有保护和滋养肝细胞、促进肝细胞再生和功能恢复、减少肝脏结缔组织增生、防止肝硬化的药物。由于很多肝脏疾病的病因或发病机制尚未完全清楚,目前还没有特效的治疗药物来减轻肝脏的损伤、坏死或促进肝细胞再生。国家非处方药目录仅收载了肝病辅助用药,包括葡醛内酯(肝泰乐)、肌苷和齐墩果酸(扶正女真素,又称庆回素、石竹素）。这些药物仅有辅助治疗作用,不能治愈肝病。

肝病辅助治疗药物的典型药物有联苯双酯、水飞蓟宾:

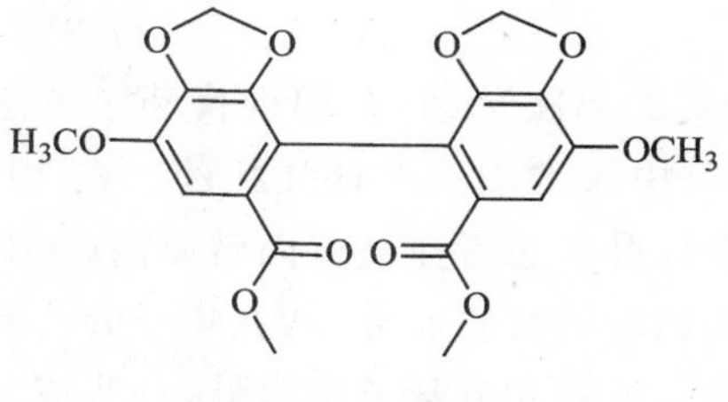

联苯双酯(bifendate) 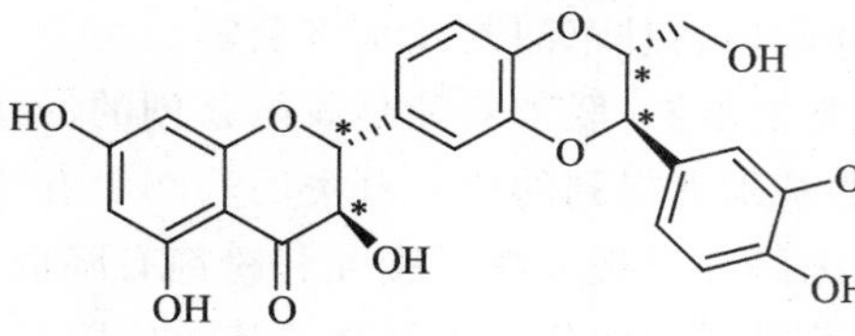　　　　　　　　水飞蓟宾(silibinin)

## 联苯双酯(bifendate)

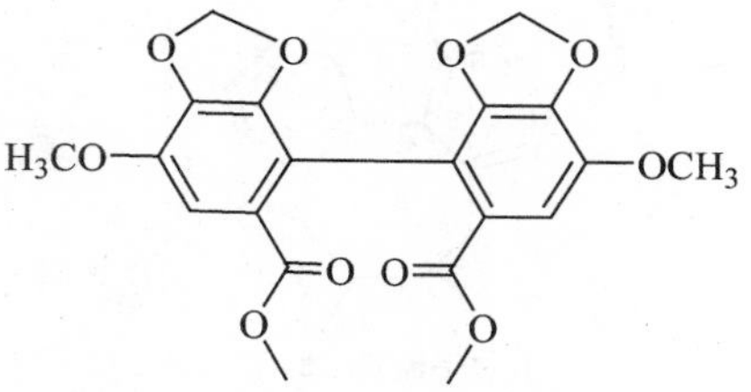

**【化学名】** 4,4′-二甲氧基-5,6,5′,6′-二次甲二氧-2,2′-二甲酸甲酯联苯(4,4′-dimethoxy-5,6,5′,6′-dimehtylenedioxy-2,2′-dimethoxycarboxyl-biphenyl)。

**【理化性质】** 本品为白色结晶性粉末,有两种晶型,在测定时需预热到 130℃再放入熔点管,熔点 180～183℃(两种晶型的药理作用相同)。无臭无味。在氯仿中易溶,在乙醇或水中几乎不溶解。

**【鉴别反应】** 本品的异羟肟酸铁盐试验显暗紫色,分子中的亚甲二氧基在浓硫酸作用下产生甲醛,后者能与变色酸形成紫色的产物。本品具联苯的分子骨架,有联苯的特征紫外吸收带 278±1nm,用于定性和定量分析。

**【合成】** 本品以联苯为基本骨架,具有对称的化学结构,合成的路线较为简单,从没食子酸甲酯出发,其路线如下:

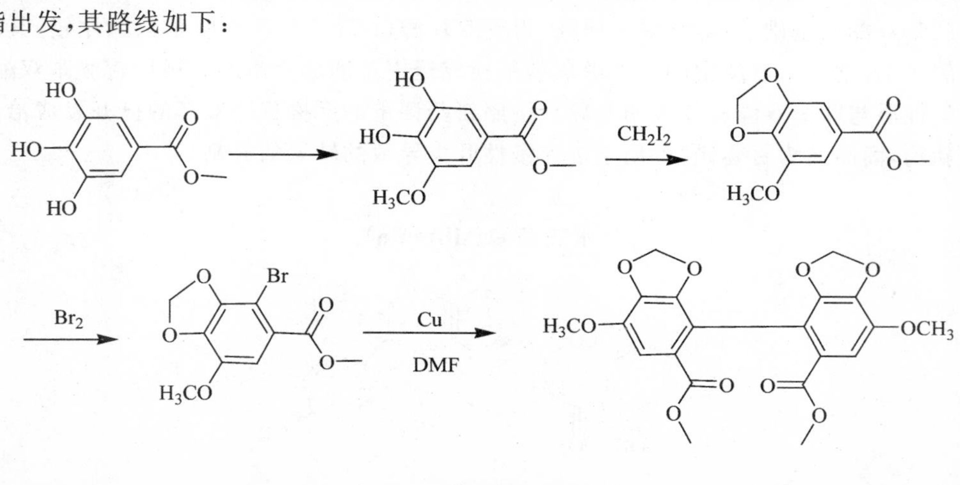

**【应用】** 本品能降低谷丙转氨酶,促进肝细胞再生并保护肝细胞,从而增强肝脏的解毒功能和肝保护作用。临床适用于急、慢性肝炎及长期谷丙转氨酶异常患者。其不足之处是远期疗效不巩固,停止服药后部分病人的血清转氨酶可上升,但继续服药仍有效。本品的疗效优于类似的保肝药物新甘草甜素及水飞蓟宾。

**【发现与发展】** 联苯双酯是我国首创的治疗肝炎的降酶药物,在用现代药学方法研究中药五味子的基础上得到的治疗肝炎的药物。五味子是中医常用的滋补强壮药。在 20 世纪 70 年代初,临床研究发现五味子蜜丸和粉剂有降低病毒性肝炎患者血清谷丙转氨酶(sGPT)的作用,并能改善患者的症状。为寻找五味子中降谷丙转氨酶的有效成分,从五味子的乙醇提取物中分离到七种单体成分,均为木脂素类似物。药理实验证明除五味子甲素外,这些成分在不同程度上,都能使四氯化碳引起的小鼠高谷丙转氨酶降低。这些成分以五味子乙素含量最高,实验室里也积累了一定的数量。随后进行了 7 例慢性肝炎的治疗试验,疗效较好。

五味子乙素　　　　　　五味子丙素α体　　　　　　五味子丙γ素

在七种单体中,五味子丙素为新分离出的单体,有较好的降谷丙转氨酶的作用,可是在五味子中其含量仅占 0.08%。为确证其化学结构,并进行药理研究,开展了五味子丙素的全合成的研究。全合成确证了五味子丙素的化学结构为五味子丙素 α 体,即其同分异构体,后命名为五味子丙素 γ 体的结构,由于五味子丙素的全合成难度较大,无法提供样品做药理研究,只好把全合成工作中得到的中间体和类似物共 31 个,进行初步的药理研究。其中有 16 个化合物表现出肯定的降酶活性,苯环上有次甲二氧基的有效物质占 15 个,支持了次甲二氧基与降酶作用有关的假设。化学结构较为简单、合成容易、几无毒性、尽管生物活性不是很高的联苯双酯,被发展为新的保肝药物。用了整整十年时间。经上万病例的使用,于 20 世纪 80 年代初在我国上市,在 1995 年载入中国药典。

在联苯双酯的基础上,继续深入研究,得到双环醇(bicyclol)。与联苯双酯比较,其结构仅有很小的区别,把原来双酯中的一个甲氧羰基换成羟甲基即成。本品的极性较联苯双酯大,药代动力学性质与联苯双酯有较大的差异。按照新药评审的严格程序双环醇已开发成治疗乙肝的专利新药,商品名为百赛诺,可用于治疗慢性肝炎导致的转氨酶升高。

**水飞蓟宾(silibinin)**

【化学名】　2-[2,3-二氢-3-(4-羟基-3-甲氧基苯基)-2-(羟基甲基)-1,4-苯并二噁烷-6-基]-2,3-二氢-3,5,7-三羟基-4$H$-1-苯并吡喃-4-酮（2-[2,3-dihydro-3-(4-hydroxy-3-methoxyphenyl)-2-hydroxymethyl-1,4-benzodioxin-6-yl]-2,3-dihydro-3,5,7-trihydroxy-4$H$-1-benzopyran-4-one），又名益肝灵。

【理化性质】　本品为类白色结晶性粉末,熔点 167℃。无臭,味微苦,有吸湿性;溶于丙酮、乙酸乙酯,略溶于醇,不溶于水,在稀碱液中溶解。

【应用】　本品有改善肝功,稳定肝细胞膜的作用。适用于急、慢性肝炎,早期肝硬化,肝中毒等症。

【发现与发展】　本品是从菊科水飞蓟属植物水飞蓟草（silybum marianum）果实中提取分离而得的一种黄酮类化合物。我国已于 20 世纪 70 年代从德国引进种植了该药用植物。为改善其溶解性,可做成水飞蓟素葡甲胺盐（silybiin-$N$-methylglucamine）,即由 silibinin 与葡甲胺（1-甲氨基-1-去氧山梨醇）结合而成。该品为黄色结晶性粉末。溶于水,其吸收速度及疗效均优于不溶于水的 silibinin。除片剂外还可以做成针剂。

### 7.4.2　胆病辅助治疗药

胆汁中的胆固醇、胆酸及磷脂按一定的比例组成水溶性胶质颗粒。当胆固醇过高,或比例不当时,从胆汁中析出而形成结石,它会导致胆汁排出受阻。利胆药可刺激肝脏增加胆汁的分泌,使排出量增加,有利于胆系疾患的治疗。胆病辅助治疗药物还可用于急慢性肝炎的治疗。典型药物为熊去氧胆酸（ursodeoxycholic acid）。

**熊去氧胆酸(ursodeoxycholic acid)**

【化学名】　3$\alpha$,7$\beta$-二羟基-5$\beta$-胆甾烷-24-酸（(3$\alpha$,5$\beta$,7$\beta$)-3,7-dihydroxycholan-24-oic acid）,存在于胆汁中。

【理化性质】　本品为白色粉末,熔点 200～204℃。无臭,味苦。在乙醇中易溶,在冰醋酸中易溶,在氢氧化钠溶液中溶解。本品的 p$K_a$ 值约为 6.0。

【鉴别方法】　本品为甾体化合物,系胆酸的类似物。遇硫酸甲醛试液,生成蓝绿色悬浮物,可作为胆酸类药物的一般鉴别方法。

【合成】　因本品的天然来源——熊的胆汁较少,现多用天然来源较丰富的牛羊的胆酸或鹅去氧胆酸为原料,半合成制备。因鹅去氧胆酸是熊去氧胆酸的 C-7 光学活性异构体,可在 C-7 位氧化成酮基,再还原成羟基,使其 7$\alpha$-羟基换成 7$\beta$-羟基,两步即可。如从胆酸出发,则需先除去其 C-12 羟基,成鹅去氧胆酸后,再按前述方法进行。其合成路线如下:

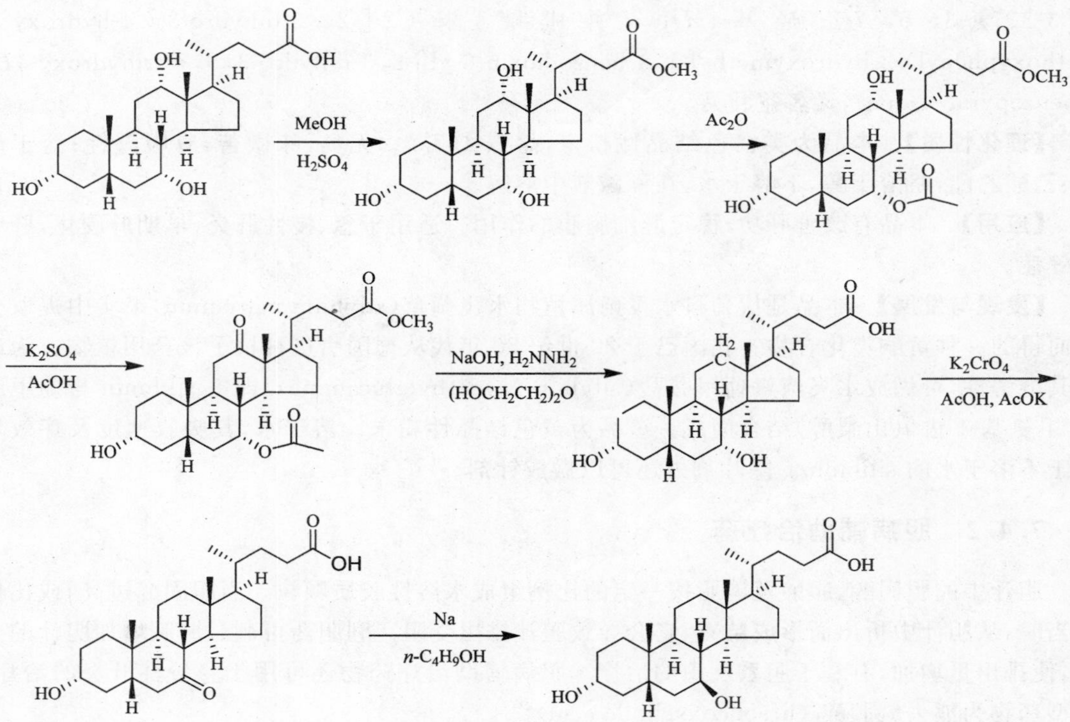

**【应用】** 本品有利胆作用,用于治疗胆固醇结石,及预防药物性结石形成。被认为疗效优于鹅去氧胆酸,副作用小于鹅去氧胆酸。熊去氧胆酸与鹅去氧胆酸仅在 C-7 光学活性不同,但其分布、代谢和消除有很大区别,这导致了两药在药效的区别。鹅去氧胆酸因由首过代谢,剂量较大,耐受性较差,腹泻发生率高,且对肝脏有一定毒性,目前已少用。

## 本章小结

**1. 药物的分类**

抗溃疡药物、止吐药物、促动力药物及肝胆疾病辅助治疗药物。

**2. 药物的结构与构效关系**

(1)$H_2$ 受体拮抗剂药物的基本结构与构效关系。

(2)质子泵抑制剂药物的结构特点与构效关系。

(3)5-$HT_3$ 受体拮抗剂药物的基本结构与构效关系。

**3. 典型药物及性质**

西咪替丁、奥美替丁、雷尼替丁、法莫替丁、奥美拉唑、兰索拉唑、泮妥拉唑、雷贝拉唑、昂丹司琼、盐酸地芬尼多、马来酸硫乙拉嗪、西沙必利、伊托必利、甲氧氯普胺、多潘立酮、联苯双酯、水飞蓟宾、熊去氧胆酸。

**4. 作用机制**

(1)$H_2$ 受体拮抗剂药物作用机制。

（2）质子泵抑制剂药物作用机制。

（3）5-HT₃ 受体拮抗剂药物作用机制。

## 5. 化学合成

西咪替丁、雷尼替丁、奥美拉唑、昂丹司琼、盐酸地芬尼多、甲氧氯普胺、联苯双酯、熊去氧胆酸。

---

**【思考与练习】**

1. 以西咪替丁为例，简要说明 $H_2$ 受体拮抗剂的构效关系。

2. 以联苯双酯的发现为例，叙述如何从传统中药发现新药？

3. 为什么质子泵抑制剂抑制胃酸分泌的作用强，而且选择性强？

4. 分析多潘立酮和甲氧氯普胺较少中枢副作用的原因？

5. 简述止吐药的分类和作用机制。

6. 简要说明质子泵抑制剂的构效关系。

7. 简要说明 5-HT₃ 受体拮抗剂药物的基本结构与构效关系。

（王亚军）

# 第8章

## 合成降血糖药及利尿药
## Diuretics and Synthetic Hypoglycemic Drugs

> ➡ **本章要点**
>
> 　　本章主要介绍合成降糖药和利尿药两部分，掌握合成降糖药和利尿药的分类及作用机制，重点掌握磺酰胺类、双胍类降糖药物和典型利尿药物的化学结构、理化性质、代谢、构效关系及合成方法。
>
> 　　从化学结构的角度来看，合成降糖药和利尿药主要是磺酰胺类的化合物，虽然磺胺类药物作为抗菌药在临床上少用，但作为磺酰胺类合成降糖药和利尿药正广泛使用，因而，将此两类药编为一章。

## 8.1　合成降血糖药
## （Synthetic Hypoglycemic Drugs）

糖尿病是由于不同病因引起胰岛素分泌不足或作用减低，导致碳水化合物、脂肪及蛋白质代谢异常，以慢性高血糖为主要表现的一组综合征。

　　糖尿病已经成为世界发病率和死亡率最高的五种疾病之一。糖尿病分为Ⅰ型，胰岛素依赖性糖尿病（insulin-dependent diabetes mellitus，IDDM），和Ⅱ型，非胰岛素依赖性糖尿病（non-insulin-dependent diabetes mellitus，NIDDM）。其中Ⅰ型至少占患者总数的90%以上。

　　Ⅰ型糖尿病是由于胰岛β细胞破坏，引起胰岛素绝对缺乏。必须用胰岛素治疗。Ⅰ型糖尿病。病因复杂，与遗传因素有关。多数经严格控制饮食或用口服降血糖药。其病因主要是胰岛素抵抗而致血糖水平升高，可用化学药物治疗，以此促使β细胞分泌更多的胰岛素或改善靶细胞对胰岛素的敏感性。

目前,NIDDM 的主要口服用药,根据其作用位点主要有三大类：① 胰岛素促泌剂(sulphonyl-ureas,SU)。主要为磺脲类口服降血糖药物,如常用的甲磺丁脲(D860)、氯磺丙脲、优降糖、吡磺环己脲、甲磺吡脲(达美康)、克糖利、糖适平,和瑞格列耐类,如诺和龙。② 胰岛素增敏剂。主要为双胍类降糖药物(biguanides),如降糖灵、二甲双胍、格华止、力克糖、美迪康、迪化糖锭等;和噻唑烷二酮类,如曲格列酮、匹格列酮、罗格列酮(文迪雅)等。③ α-葡萄糖苷酶抑制剂,如拜糖苹。见图 8-1。

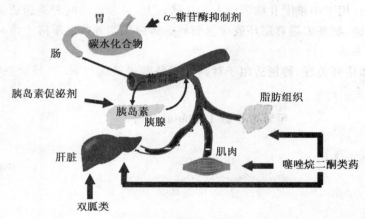

图 8-1　口服降糖药物的作用位点

以下为常用的口服降糖药物结构(见图 8-2)。

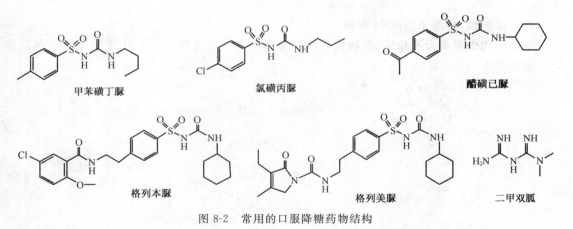

图 8-2　常用的口服降糖药物结构

## 8.1.1　胰岛素促泌剂

Ⅱ型糖尿病患者常伴有继发性的 β 细胞功能缺陷,使胰岛素分泌不足。胰岛素分泌促进剂可使胰岛 β 细胞分泌更多的胰岛素以降低血糖水平。胰岛素促泌剂可分为磺酰胺类和非磺酰胺类。

**1. 磺酰胺类**

自甲苯磺丁脲广泛用于临床以来,陆续研制出一大批降糖药物,第一代口服磺酰脲类降糖药还有氯磺丙脲、醋磺己脲等。

第二代作用更好、副作用更少，且用量较小，如格列本脲、格列吡嗪、格列齐特、格列波脲等。20 世纪 80 年代出现了第三代，如格列美脲。

磺酰脲类口服降糖药均具有苯磺酰脲的基本结构，不同之处在于，苯环和脲基上取代基不同。而这些取代基导致药物的作用强度和作于持续时间的差异。第一代磺酰脲类的主要代谢方式是苯环磺酰基对位的氧化。

格列本脲是第二代的第一个代表药物。第二代总体上比第一代吸收更快，作用更强，毒性更低，属于强效降糖药，用于中重度Ⅱ糖尿病人。在结构上，第二代磺酰脲类药物，苯环磺酰基的对位引入较大的侧链，脲基末端有脂环或含氮脂环。体内代谢方式上不同于第一代的是，主要是脂环氧化羟基化失活。

第三代降糖药，如格列美脲，特别适用于对其他磺酰脲失效的患者，降糖效果与格列本脲相似，但用量小，更安全。

### 甲苯磺丁脲（tolbutamide）

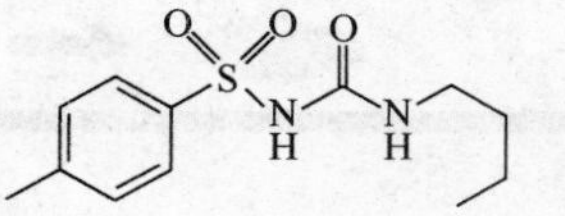

【化学名】 4-甲基-N-[（丁胺基）羰基]苯磺酰胺。

【理化性质】 白色结晶或结晶性粉末，无臭无味，易溶于丙酮或氯仿，溶于乙醇，几乎不溶于水。

有一定酸性，可溶于 NaOH 溶液。

本品结构中脲部分不稳定，在酸性溶液中受热易水解。此性质可被用于甲苯磺丁脲的鉴定。见图 8-3。

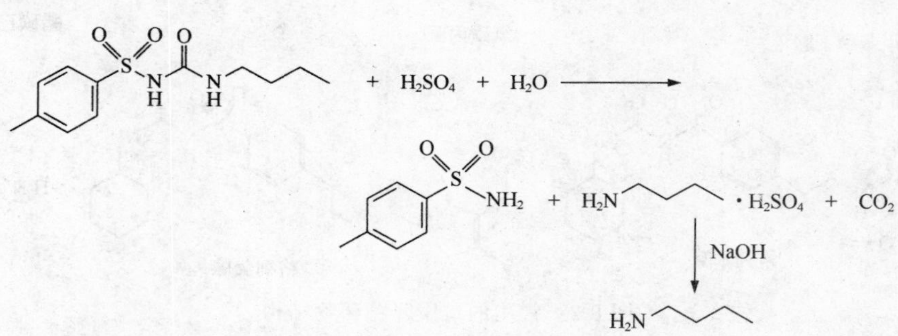

图 8-3　甲苯磺丁脲的水解

【代谢】 口服后迅速由胃肠道吸收，30min 即可在血中检出，2～3h 达到血浆浓度峰值，持效 6～12h，半衰期约 6h，属于速效磺酰脲类降糖药。在体内与血浆蛋白结合，在肝脏降解 4-甲基氧化成为羧基或羟甲基而失活，主要经肾脏排出。

【作用】 刺激胰岛素分泌，同时减少肝脏对胰岛素的清除。长期使用磺酰脲类，还可改善外周组织胰岛素的敏感性，增加胰岛素受体数量和增强胰岛素与其受体结合。

【合成】 甲苯磺酰脲（tolbutamide）可由正丁醇氯化、胺化、成盐后，与对甲苯磺酰脲缩合来制备，见图 8-4。

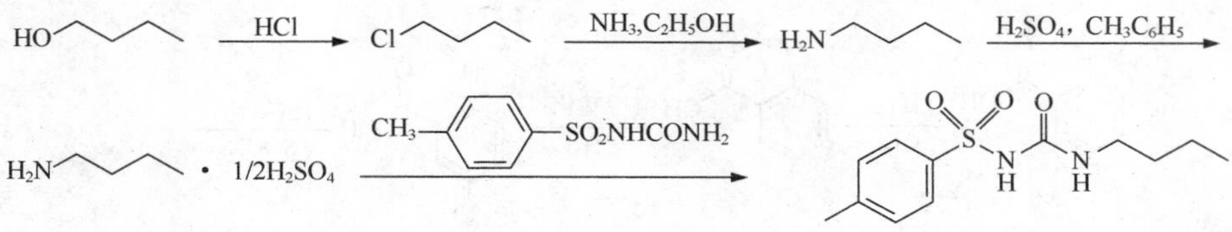

图 8-4 甲苯磺酰脲的合成

【应用】 甲苯磺丁脲降糖作用较弱,但安全有效,用于治疗轻中度Ⅱ型糖尿病,尤其是老年患者。肝肾功能不良者忌用。

## 格列本脲(glibenclamide)

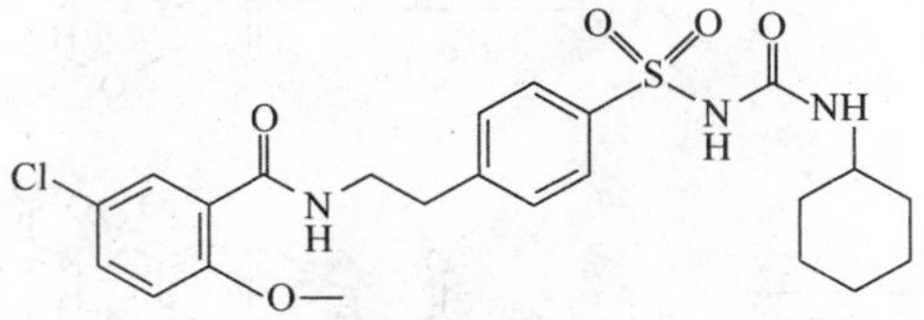

【化学名】 *N*-[2-[4-[[[(环己基氨基)羰基]氨基]磺酰基]苯基]乙基]-2-甲氧基-5-氯苯甲酰胺。

【理化性质】 白色结晶性粉末,无臭无味,略溶于氯仿,微溶于甲醇或乙醇,不溶于水或乙醚。

正常条件下贮存较稳定,但对湿度较敏感,会水解。见图 8-5。

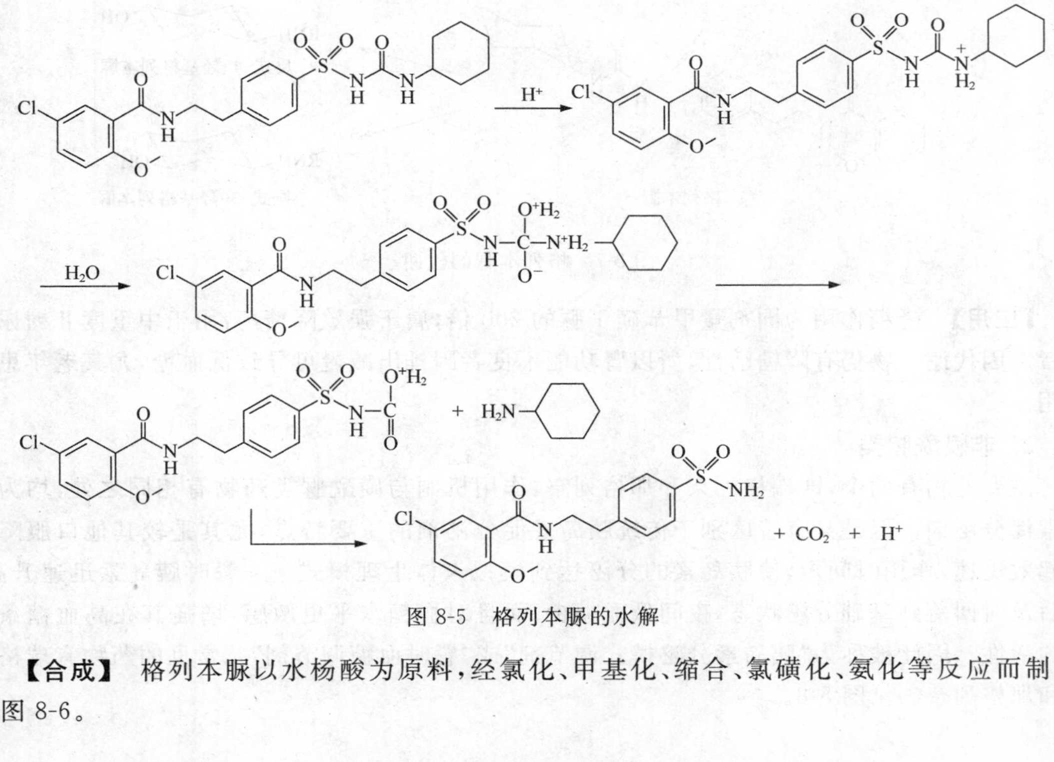

图 8-5 格列本脲的水解

【合成】 格列本脲以水杨酸为原料,经氯化、甲基化、缩合、氯磺化、氨化等反应而制得。见图 8-6。

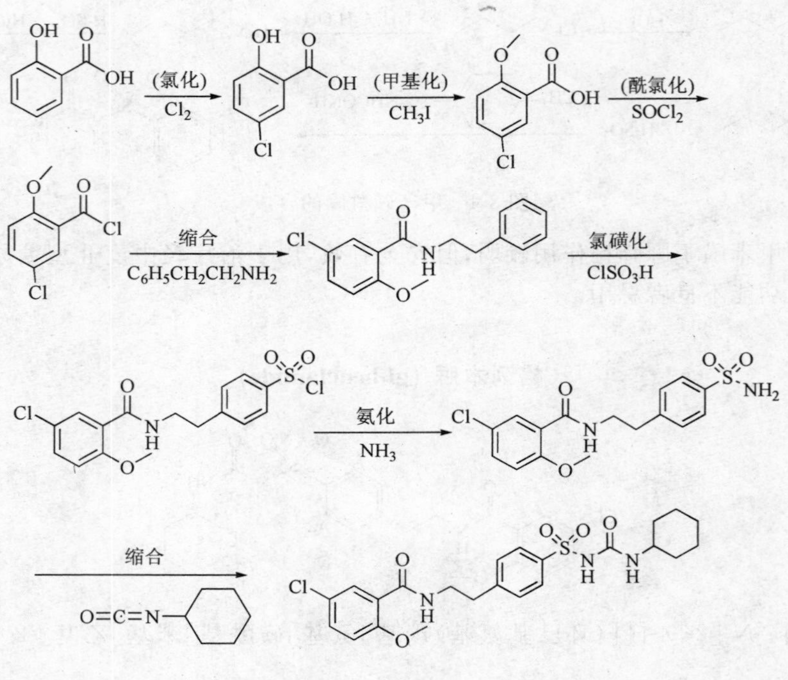

图 8-6 格列本脲的合成

【代谢】 主要代谢产物为反式-4-羟基格列本脲和顺式 3-羟基格列本脲,仍有活性。代谢产物一半由胆汁经肠道排泄,一半由肾脏排泄。见图 8-7。

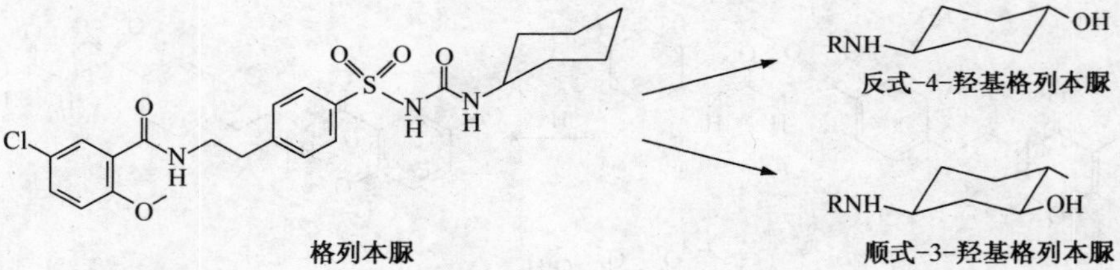

图 8-7 格列本脲的代谢

【应用】 降糖作用为同剂量甲苯磺丁脲的 200 倍,属于强效降糖药,用于中重度 Ⅱ 糖尿病患者。因代谢产物仍有降糖活性,所以肾功能不良者因排出减慢可导致低血糖,尤其老年患者慎用。

**2. 非磺酰胺类**

主要药物有两个,即瑞格列奈和那格列奈,作用机制与磺酰脲类药物有相同之处,均为胰岛素促分泌剂。但是又有着区别于传统胰岛素促分泌剂的重要特点,尤其是较其他口服降糖药起效迅速,作用时间短,使胰岛素的分泌达到模拟人体生理模式——餐时胰岛素迅速升高,餐后及时回落到基础分泌状态,夜间低血糖少;而且对血糖水平更敏感,增强其在高血糖条件下的活性。因此被称为"胰岛素分泌模式调节剂"或"餐时血糖调节剂"。常见的药物有瑞格列奈和那格列奈。见图 8-8。

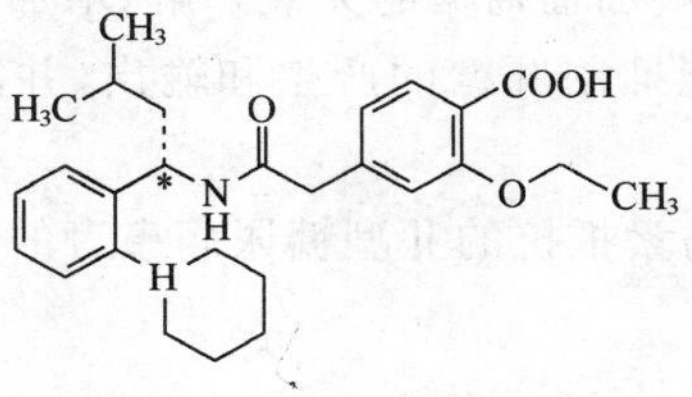

瑞格列奈 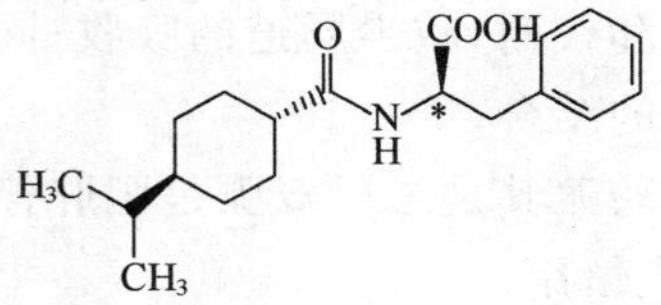　　　　　　　　　　　　　　　　　那格列奈

图 8-8　瑞格列奈和那格列奈的结构

## 8.1.2　胰岛素增敏剂

近年来研究表明,胰岛素抵抗在Ⅱ型糖尿病发病过程中起重要作用。胰岛素抵抗是指糖尿病发生并不是由于胰岛分泌胰岛素不足造成的,而是由于机体对胰岛素的敏感性下降所致。因此,开发了胰岛素增敏剂,主要有噻唑烷二酮类和双胍类。

**1. 噻唑烷二酮类**

噻唑烷二酮类是近年来上市的新型口服胰岛素增敏剂,主要药物有马来酸罗格列酮和吡格列酮等。见图 8-9。

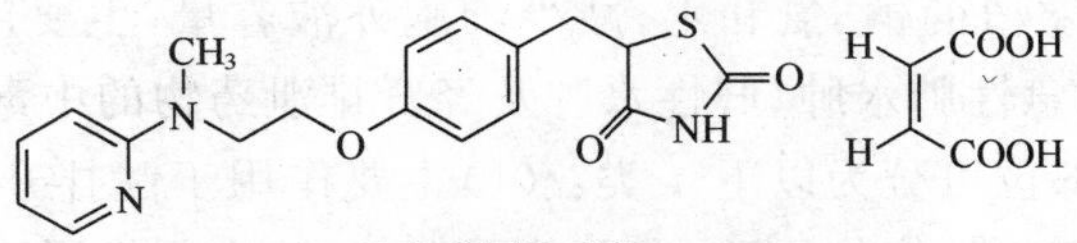

**马来酸罗格列酮**

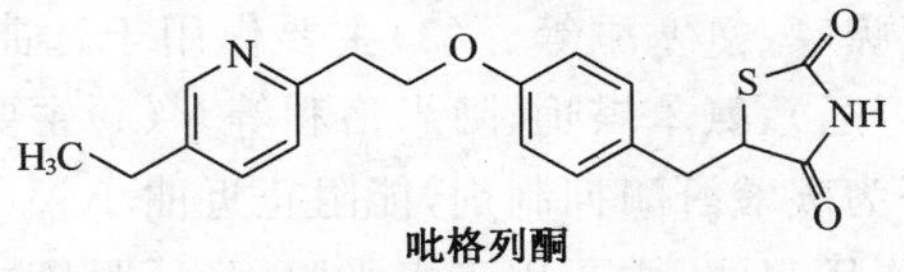

**吡格列酮**

图 8-9　马来酸罗格列酮和吡格列酮的结构

**2. 双胍类**

此类药物作用机制可能主要是增强胰岛素作用,所以对于胰岛功能完全丧失的糖尿病患者仍有降血糖作用,但对正常人无降血糖作用,而且对胰岛素细胞无刺激作用。主要有二甲双胍。

### 盐酸二甲双胍（melformin hyrochloride）

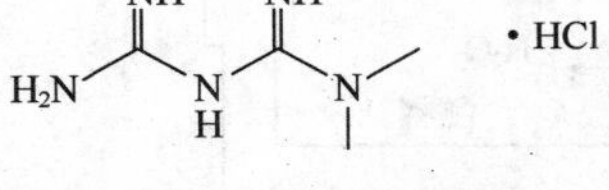

【化学名】　1,1-二甲基双胍盐酸盐。

【理化性质】　白色结晶或结晶性粉末,无臭。易溶于水,溶于甲醇,微溶于乙醇,不溶于丙酮、乙醚和氯仿。

二甲双胍具有强碱性,pKa12.4。1%盐酸盐水溶液 pH6.68。

【代谢】　吸收快,半衰期短,很少在肝脏代谢,几乎全部以原形由尿排出。

【应用】 降糖机制与磺酰脲类不同,主要是增加葡萄糖的无氧降解,增加骨骼肌和脂肪组织的葡萄糖氧化和代谢,减少肠道的吸收;同时能抑制肝糖的产生和输出,并能改善外周组织胰岛素与其受体的结合。

双胍类降糖药尤其是二甲双胍是肥胖伴胰岛素抵抗的Ⅱ型糖尿病患者的首选。肾功能损害者禁用,老年人慎用。

### 8.1.3  α-葡萄糖苷酶抑制剂

α-葡萄糖苷酶抑制剂通过抑制小肠各种 α-葡萄糖苷酶,减慢淀粉类分解为麦芽糖并进而分解为葡萄糖的速度,以及蔗糖分解为葡萄糖的速度,减缓了糖吸收,减低餐后血糖。主要包括阿卡波糖、伏格列波糖和米格列醇。

# 8.2  利尿药
## (Diuretics)

利尿药(diuretics)是作用于肾脏,增加电解质及水排泄,使尿量增加的药物。应用利尿药的目的是为了排除体内潴留的钠、氯和水,减少细胞外液容量,主要用于治疗高血压、心力衰竭、肾衰竭、肾病综合征、急性肺水肿、肝性水肿及经肾排泄药物的中毒等。

根据利尿药的作用部位可分为以下 4 类:(1)主要作用于髓袢升支髓质部和皮质部的利尿药(高效利尿药),有呋噻咪、依他尼酸、布美他尼等。(2)主要作用于远曲小管近段(皮质部)的利尿药(中效利尿药),有氢氯噻嗪、氯塞酮等。(3)主要作用于远曲小管及集合管的利尿药(低效利尿药),有螺内酯(安体舒通)、氨苯蝶呤、阿米洛利等。(4)主要作用于近曲小管的利尿药(弱效利尿药),有乙酰唑胺等为碳酸酐酶抑制剂,能阻止近曲小管和眼房对碳酸氢钠的重吸收,对远曲小管无作用,故利尿作用很弱,主要用于青光眼(降低眼压)。见图 8-10。

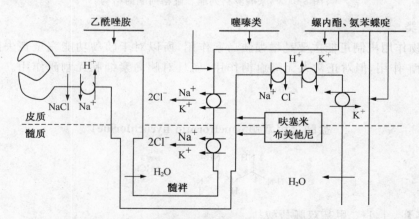

图 8-10  肾小管各段功能和利尿药作用部位

根据化学结构分类:

(1)多羟基化合物,如甘露醇、山梨醇。

(2)有机汞类化合物,如汞撒利。

（3）磺酰胺类化合物，如氢氯噻嗪、呋塞米、乙酰唑胺等。

（4）含氮环状化合物，如氨苯蝶啶。

（5）苯氧乙酸类化合物，如依他尼酸、替尼酸。

（6）甾环类化合物，如螺内酯。

其主要代表药结构如图 8-11 所示。

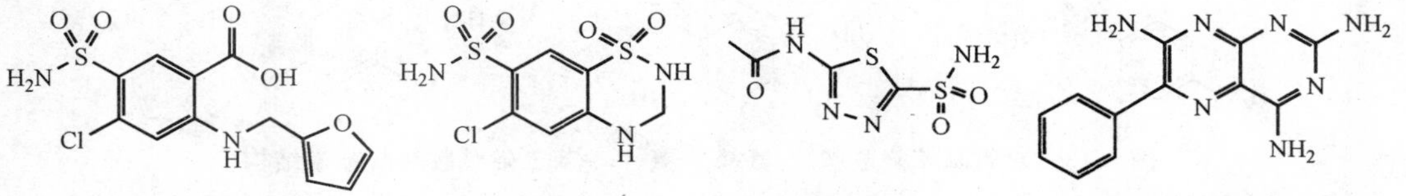

| 呋塞米 | 氢氯噻嗪 | 乙酰唑胺 | 氨苯蝶啶 |

图 8-11　主要代表药结构

### 8.2.1　主要作用于髓袢升支髓质部和皮质部的利尿药（高效利尿药）

在髓袢升支粗段再吸收 25%～35% 的钠。此段的重吸收主要 $Na^+ - K^+ - ATP$ 酶的作用下，通过管腔膜 $Na^+ - K^+ - 2Cl^-$ 同向转运系统，将 $Na^+$、$K^+$、$Cl^-$ 按 $1:1:2$ 的比例主动转运重吸收，此段另一个特点是对水通透性很低，水几乎不被吸收，因此，随着电解质被重吸收，管腔内滤液被稀释成低渗溶液，即称为肾脏的稀释功能。

抑制 $Na^+ - K^+ - 2Cl^-$ 同向转运系统，可以减少 $Na^+$、$K^+$、$Cl^-$ 的重吸收，从而干扰肾脏的稀释功能和浓缩功能，表现出强的利尿作用。此类药物有呋噻米（磺酰胺类），依他尼酸（苯氧乙酸类）

### 呋塞米（Furosemide）

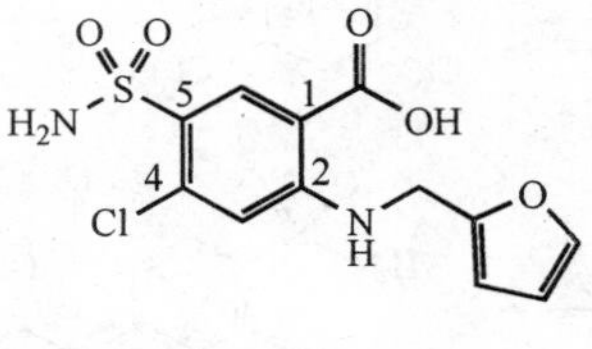

【化学名】　2-[（2-呋喃甲基）氨基]-5-（胺磺酰基）-4-氯苯甲酸，（5-(aminosulfonyl)-4-chloro-2-[(2-furanylmethyl)amino] benzoic acid），又称速尿，利尿磺胺，呋喃丙胺酸。

发现：1937 年人们便观察到服用磺胺类药物的病人会产生碱性尿和代谢性酸血症，发现这是因磺胺类药物抑制了肾脏碳酸酐酶活性，引起 $Na^+$、$HCO_3^-$ 和 $H_2O$ 的排出量增加，即产生利尿作用所致，经过对磺胺类药物的利尿作用进行深入研究，于 1953 年发现乙酰唑胺，为碳酸酐酶抑制剂，见图 8-12。

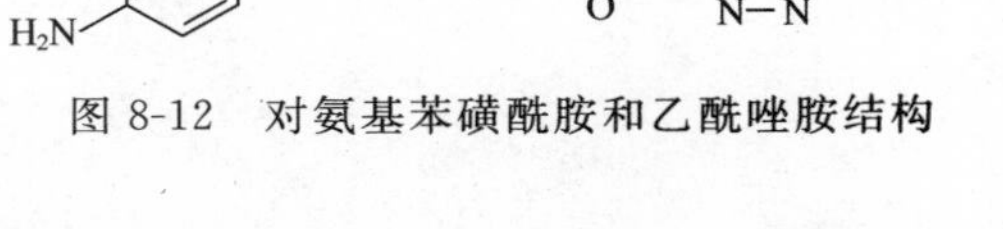

图 8-12　对氨基苯磺酰胺和乙酰唑胺结构

在 $SO_2NH_2$ 的间位再引入第二个 $SO_2NH_2$，又在第二个 $SO_2NH_2$ 的邻位引入一个 $NH_2$，得到 4-氨基-6-氯-1,3-苯二磺酰胺，利尿作用明显增强。一个 $SO_2NH_2$ 用 COOH 取代，又得到一系列具有利尿作用的化合物，其中活性最好的是 $NH_2$ 上的一个氢被 2-甲基呋喃基取代即得呋噻米，见图 8-13。

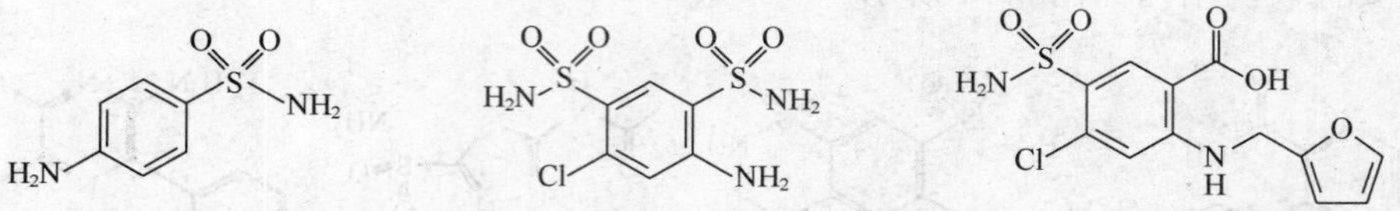

图 8-13 对氨基苯磺酰胺、4-氨基-6-氯-1,3-苯二磺酰胺和呋噻米结构

【理化性质】 白色或类白色结晶性粉末，无臭无味，不溶于水，可溶于甲醇、乙醇、丙酮及碱性溶液。具有酸性（$pKa3.9$）。

钠盐水溶液，加 $CuSO_4$ 试液生成绿色沉淀。

其醇液加对-二甲氨基苯甲醛后显红色。

水解后，可进行重氮化-偶合反应，见图 8-14。

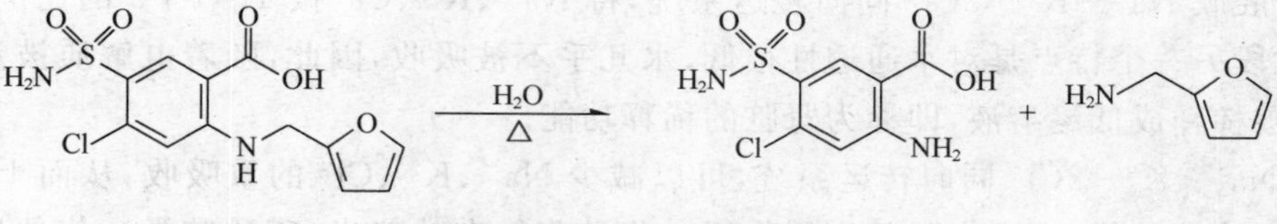

图 8-14 呋噻米的水解

【合成】 呋噻米以 2,4-二氯苯甲酸为原料，经磺酰化、氨解等反应制得（图 8-15）。

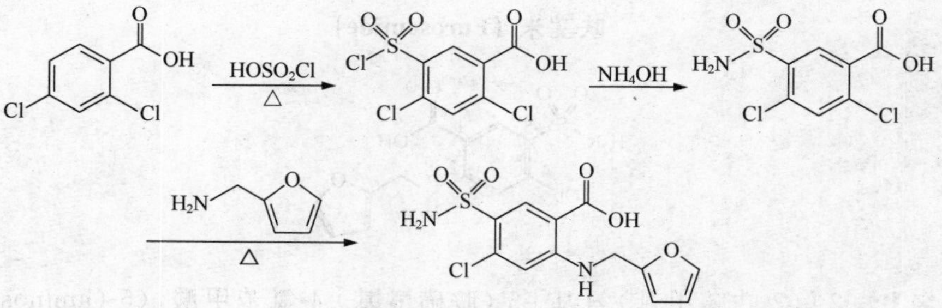

图 8-15 呋噻米的合成

【代谢】 大部分以原药排泄，其次与葡萄糖醛酸结合，少量代谢为 5-磺酰胺基-4-氯-邻氨基苯甲酸。

【作用】 呋塞米的促 NaCl 排泄作用为噻嗪类利尿药的 8 到 10 倍。作用时间则较短为 6～8h，呋塞米不但有排泄 $Na^+$ 和 $Cl^-$ 的作用而且还有排泄 $K^+$、$Ca^{2+}$、$Mg^{2+}$ 和 $CO_3^{2-}$ 的作用

【应用】 用于急性左心衰、肺水肿、脑水肿、高血压及慢性肾功能不全。长期服用导致低钾血症、低氯血症。

## 依他尼酸（ethacrynic acid）

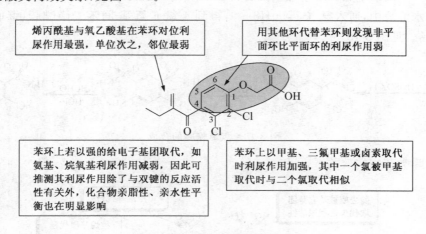

【化学名】　2,3-二氯-4-(2-亚甲基丁酰)苯氧乙酸,又名利尿酸。

【理化性质】　白色结晶粉末。无臭。熔点 118～123℃。溶于醇和冰醋酸,不溶于水。显酸性,pKa 为 3.5。

本品的钠盐水溶液在 pH 为 7 和室温下相对稳定,在较高的 pH 或较高温度下不稳定,其钠盐注射液需临用时配制。本品的溶液不可与 pH<5 的溶液配伍。

本品的分子中因具有 α、β 不饱和酮的结构,在水溶液中不稳定,加入氢氧化钠试液煮沸时,其支链上的亚甲基易分解产生甲醛,与变色酸在硫酸溶液中反应,呈深紫色。

【作用】　本品抑制 $Na^+$-$K^+$-$2Cl^-$ 同向转运系统,为高效利尿药,利尿作用强而迅速,时间较短。必须小心使用,随时调整剂量,以免引起低盐综合征。

【临床作用】　适用于各种类型水肿,尤适用于急需消除水肿的紧急情况,如肾性水肿、急性肺水肿等。不良反应与呋塞米相似,胃肠道反应比呋塞米更为常见。对耳的毒性较呋塞米重,一般是暂时性的,偶见难恢复者。可引起肝功能异常、黄疸、皮疹、血尿酸及血糖增高,还可见到粒细胞减少和血小板减少等。

苯氧乙酸类构效关系,见图 8-16。

> 烯丙酰基与氧乙酸基在苯环对位利尿作用最强,单位次之,邻位最弱

> 用其他环代替苯环则发现非平面环比平面环的利尿作用弱

> 苯环上若以强的给电子基团取代,如氨基、烷氧基利尿作用减弱,因此可推测其利尿作用除了与双键的反应活性有关外,化合物亲脂性、亲水性平衡也在明显影响

> 苯环上以甲基、三氟甲基或卤素取代时利尿作用加强,其中一个氯被甲基取代时与二个氯取代相似

图 8-16　苯氧乙酸类构效关系

## 8.2.2　主要作用于远曲小管近段（皮质部）的利尿药（中效利尿药）

该类抑制远曲小管近端 $Na^+$-$Cl^-$ 共同转运,抑制 NaCl 重吸收,只干扰肾脏稀释功能,中效利尿,如噻嗪类、氯噻酮。

## 氢氯噻嗪（hydrochlorothiazide）

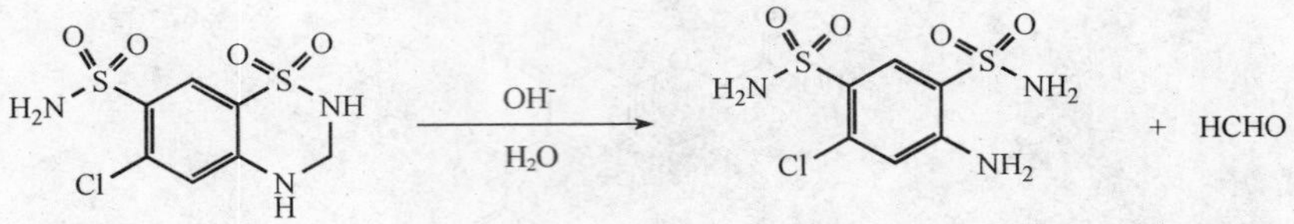

【化学名】  6-氯-3,4-二氢-2$H$-1,2,4-苯并噻二嗪-7-磺酰胺-1,1-二氧化物。

【理化性质】  白色结晶性粉末，无臭，味微苦。几乎不溶于水、氯仿、乙醚，微溶于乙醇，易溶于二甲基甲酰胺和碱溶液。

固体室温贮存稳定，5 年未见显著降解，对日光稳定，但不可强光下曝晒。

2,7 位为酸性基团，pK$a$ 分别为 7.9 和 9.2，可溶于碱液，慢慢分解。见图 8-17。

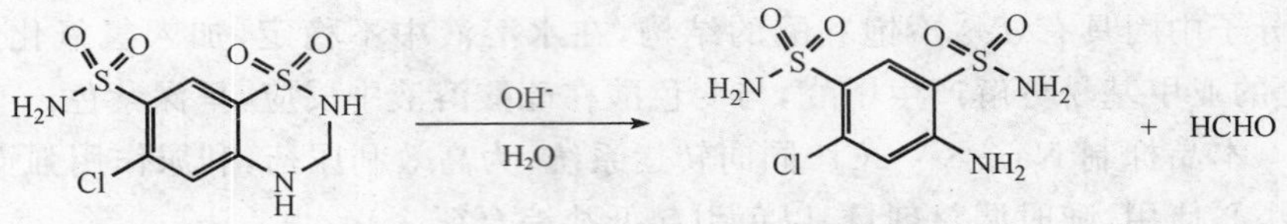

图 8-17  氢氯噻嗪的水解

【代谢】  氢氯噻嗪很少经肝脏代谢，主要以原形由肾小管排泄。

【作用】  主要通过抑制髓袢升支粗段皮质部和远曲小管前段，对 $Na^+$、$Cl^-$ 和 $H_2O$ 的重吸收而发挥作用。对碳酸酐酶作用很弱。

【合成】  以间氯苯胺和过量氯磺酸进行氯磺酰化，生成 4-氯-5-氨基-间苯二磺酰胺氯，然后再氯化铵水溶液中，通入氨气，至 pH8～9，得到 4-氯-6-氨基-间苯二磺酰胺，继而与甲醛缩合，即得本品。见图 8-18。

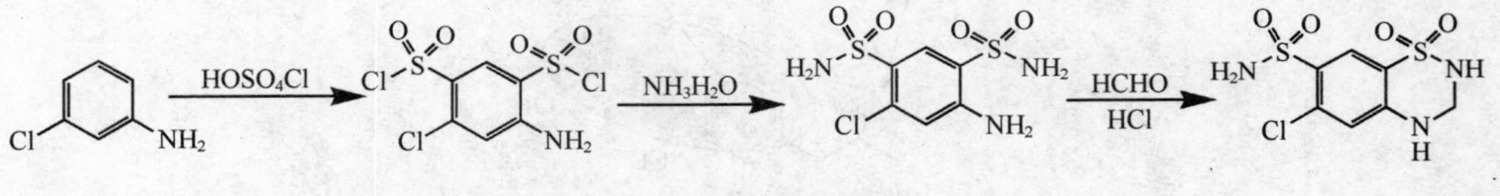

图 8-18  氢氯噻嗪的合成

氢氯噻嗪类药物构效关系，见图 8-19。

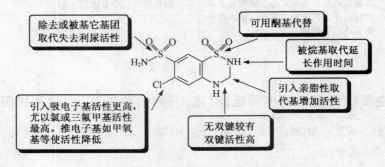

图 8-19  氢氯噻嗪类药物构效关系

(1) 磺酰胺基为利尿作用的必需基团,且在 7 位疗效最好。如果磺酰胺基上的 H 被取代,疗效降低。

(2) 6 位取代基对利尿作用至关重要。为—Cl、—CF$_3$ 等基团,可增强疗效;为—CH$_3$、—Br、—NO$_2$,活性下降;为—OCH$_3$、—NH$_2$,活性丧失。为—CF$_3$ 取代时,脂溶性升高,可在远曲小管被动重吸收,排泄缓慢,作用时间延长。

(3) 3,4 位饱和,疗效增强。

(4) 3 位以烷基或硫醚取代,作用增强;如果为芳基取代,活性降低。

### 8.2.3  主要作用于远曲小管及集合管的利尿药(低效利尿药)

该类药物主要作用于远曲小管、集合管,如甾体类药物螺内酯竞争醛固酮受体,抑制 K$^+$—Na$^+$ 交换;含氮环状化合物氨苯蝶啶、阿米洛利在远曲小管、集合管阻滞 Na$^+$ 通道,抑制 K$^+$—Na$^+$ 交换,而产生低效利尿作用,此类药物为留钾利尿药。

氨苯蝶啶、阿米洛利结构,见图 8-20。

氨苯蝶啶                                                                         阿米洛利

图 8-20  氨苯蝶啶、阿米洛利结构

## 螺内酯 (spironolactone)

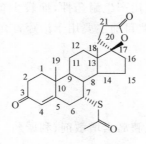

【化学名】  17-羟基-7α-乙酰巯基-3-氧-17α-孕甾-4-烯-21-羧酸-γ-内酯,又名安体舒通。

【理化性质】  本品为白色或类白色的细微结晶性粉末,稍有轻微硫醇臭。溶于三氯甲烷、苯、乙醇,不溶于水,熔点:203～209℃。

螺内酯在空气中稳定,室温放置 7d 未见变色,现仅只发现螺内酯可降解为坎利酮(canrenone)和 dienone,降解在一般药剂中和化学纯产品中很少产生。据测定,在 46℃条件放置 5 年,只有 1% 或更少的坎利酮生成。

与硫酸反应,可呈现红色,并有硫化氢特臭气体产生,颜色的产生与硫酸对甾核氧化而形成大的共轭系统有关。

与异烟肼缩合生成可溶性黄色产物。

**【作用机制】** 螺内酯,醛固酮受体拮抗剂,有抑制排钾和重吸收钠的作用,从而具有利尿作用。

**【代谢】** 该药口服后约 70% 经胃肠道吸收,因药物本身无明显药理作用,需经肝脏代谢为有活性的烯睾丙内酯(坎利酮)(见图 8-21)后才有作用,药物起效慢,用药后需 2~3d 才能达到作用高峰。烯睾丙内酯 $t_{1/2}$ 约 18h,所以作用时间长,停药后作用仍继续维持 2~3d。因个体差异大,应根据患者的具体情况调整剂量。

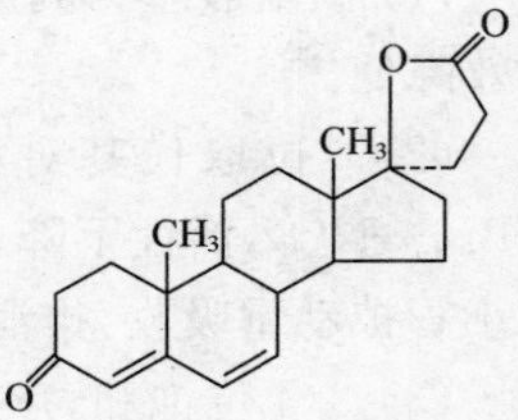

图 8-21  坎利酮结构

### 8.2.4  主要作用于近曲小管的利尿药(弱效利尿药)

该类药物主要作用于近曲小管,如乙酰唑胺、双氯非那胺等为碳酸酐酶抑制剂,能阻止近曲小管和眼房对碳酸氢钠的重吸收,对远曲小管无作用,故利尿作用很弱。

#### 乙酰唑胺 (acetazolamide)

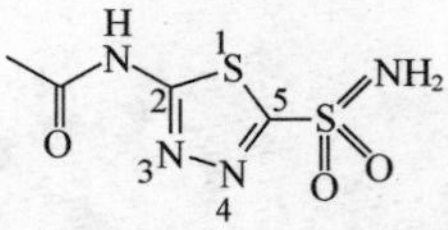

**【化学名】** $N$-[5-(磺酰胺基)-1,3,4-噻二唑-2-基]乙酰胺。

**【理化性质】** 白色针状结晶或结晶性粉末,无臭,味微苦。易溶于碱液,微溶于水和乙醇,不溶于乙醚和氯仿。

可形成钠盐并能与重金属盐形成沉淀,如与硝酸汞试剂成白色沉淀,与硫酸铜试剂生成蓝绿色沉淀,可以此进行鉴定。

**【应用】** 乙酰唑胺是 1953 年用于临床的第一个非汞利尿药,碳酸酐酶抑制剂,利尿作用弱,会造成代谢性酸血症,且长期服用产生耐药性,而较少单独用于利尿。但可使青光眼患者眼房水生成减少而降低眼内压,因此目前主要用于治疗青光眼。

### 本章小结

**1. 药物的分类**

口服降血糖药、胰岛素促泌剂、胰岛素增敏剂、利尿药。

**2. 药物的构效关系**

(1)苯氧乙酸类利尿药基本结构与构效关系。

(2)氢氯噻嗪类利尿药基本结构与药物构效关系。

**3. 典型代表药及性质**

甲苯磺丁脲、格列本脲、盐酸二甲双胍、呋塞米、依他尼酸、氢氯噻嗪、螺内酯、乙酰唑胺。

**4. 作用机制**

(1)胰岛素促泌剂的作用机制。(2)胰岛素增敏剂的作用机制。(3)高效利尿药的作用机制。(4)中效利尿药的作用机制。(5)低效利尿药的作用机制。

**5. 化学合成**

甲苯磺丁脲、格列本脲、呋塞米、氢氯噻嗪。

【思考与练习】

1. 简述利尿药分类(列举三种)并写出临床上常用的利尿药的名称和结构。
2. 简述高效利尿药的作用机制,并写出 1~2 个代表药的结构。
3. 简述中效利尿药的作用机制,并写出 1~2 个代表药的结构。
4. 简述低效利尿药的作用机制,并写出 1~2 个代表药的结构。
5. 苯氧乙酸类利尿药基本结构与构效关系?

(叶发青)

# 第 9 章

# 抗菌药物
# Antibacterial Agents

→ **本章要点**

本章包括磺胺类抗菌药和抗菌增效剂、喹诺酮类药物、抗结核药物、氯霉素类抗生素、抗真菌药物、β-内酰胺类抗生素、大环内酯类抗生素、四环素类和氨基糖苷类抗生素。从分类、结构特点、作用机制和构效关系、发展等方面对抗菌药物进行叙述。

## 9.1　磺胺类抗菌药物和抗菌增效剂
## （Antimicrobial Sulfonamides and Antibacterial Synergists）

### 9.1.1　磺胺类抗菌药物

磺胺类药物按照作用时间的长短分为短效磺胺类,如磺胺甲噁唑(sulfamethoxzole);中效磺胺类,如磺胺嘧啶(sulfadiazine);长效磺胺类,如磺胺地索辛。磺胺类药物的发现和应用,开创了化学治疗的新纪元,尤其是作用机制的阐明,开辟了代谢拮抗寻找新药的途径,推动了药物化学的发展。

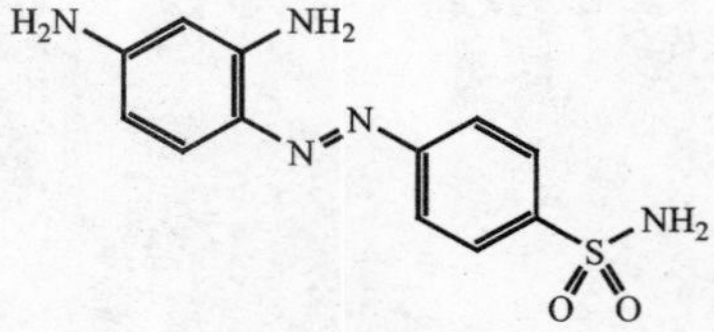

百浪多息 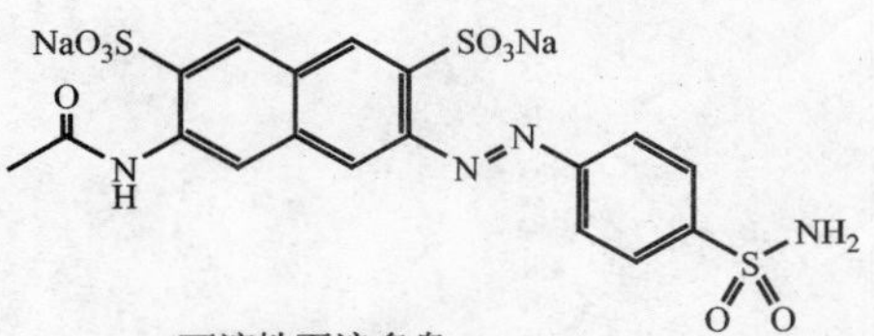　　　　　　　　　　　可溶性百浪多息

对氨基苯磺酰胺(sulfanilamide)又称磺胺,早在 1908 年就被合成,但当时仅作为合成偶氮染料的中间体。1932 年,Domagk 发现百浪多息(prontosil)可使鼠、兔不受链球菌和葡萄球菌感染。后报道了用百浪多息治疗葡萄球菌引起的败血症,引起世人瞩目。百浪多息水溶性

小,毒性大,后合成了可溶性百浪多息(prontosil soluble)。在此基础上,合成了一系列偶氮化合物。曾认为偶氮基即为抑菌有效基团。但后来研究结果表明,磺酰胺基才是生效基团。因为含有磺酰胺基偶氮物才有抗链球菌的作用,没有磺酰胺基的偶氮物并没有抗链球菌的作用。此后,磺胺类药物得到了迅速发展,到 1946 年先后就合成了 5500 多种磺胺类化合物,其中有 20 多种应用于临床。主要有磺胺醋酰(sulfacetamide)、磺胺嘧啶(sulfadiazine)、磺胺噻唑(sulfathiazole)。1962 年磺胺甲噁唑(sulfamethoxazole)问世,1970 年合成了磺胺乙基胞嘧啶(sulfa-1-ehtyl-cytosine)、柳氮磺胺嘧啶(salazosulfapyridine)(见图 9-1)。

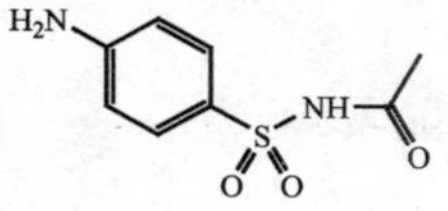
磺胺醋酰

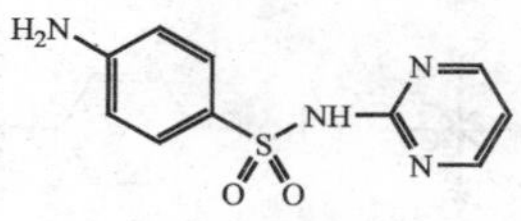
磺胺嘧啶

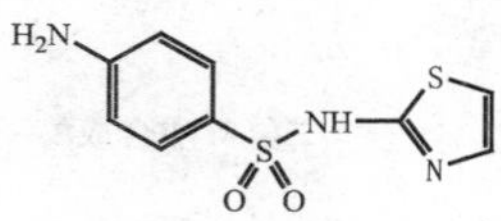
磺胺噻唑

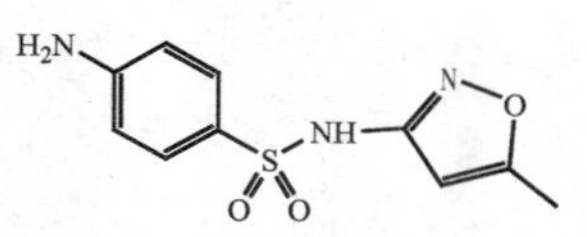
磺胺甲噁唑

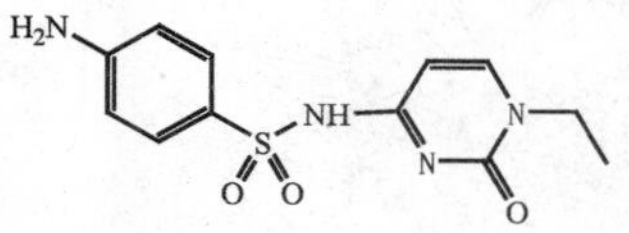
磺胺乙基胞嘧啶

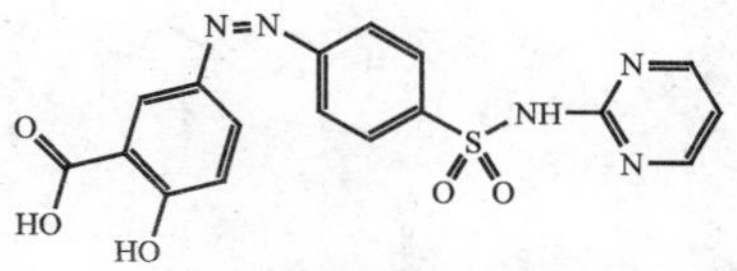
柳氮磺胺嘧啶

图 9-1　常见的磺胺类抗菌药物

对磺胺类药物的深入研究,从其毒副作用的研究中发现了具有磺酰胺结构的利尿药和降血糖药。

**1. 构效关系**

1948 年 Northey 通过对大量磺胺类化合物结构-活性的研究,总结如下:

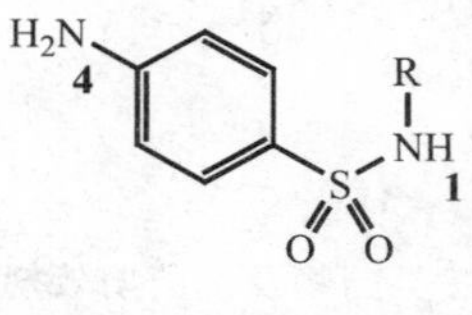

(1) 对氨基苯磺酰胺是必需的结构。两个取代基处于对位,如果为邻位或间位均无抑菌作用。

(2) $N_4$-氨基(或潜在氨基)为抑菌作用的关键。潜在氨基(如 RCONH—、R—N═N—、$—NO_2$、$—NHCH_3$ 等)在体内可被代谢为游离氨基,所以具有不同程度的抑菌作用。如果氨基被$—CH_3$、—OH、$—SO_3H$、$—C_6H_5$ 取代则无效。

(3) 苯环被其他芳环置换,或者苯环除 1,4 位外引入取代基,活性降低甚至消失。

(4) $N_1$-氨基有一个取代基时抑菌作用较强,特别是杂环取代时,抑菌作用明显增强,如磺胺嘧啶、磺胺甲噁唑等,疗效好且毒副作用小。$N_1$-氨基双取代物一般丧失活性。

**2. 作用机制**

Wood-Fields 学说得到公认,并被实验证实。该学说认为磺胺类药物能与细菌生长繁殖所必需的对氨基苯甲酸(PABA)产生竞争性拮抗,干扰细菌的酶系统对 PABA 的利用,使其蛋白质合成受阻。

叶酸是微生物生长必需的物质,也是构成体内叶酸辅酶的基本原料,而 PABA 是叶酸的

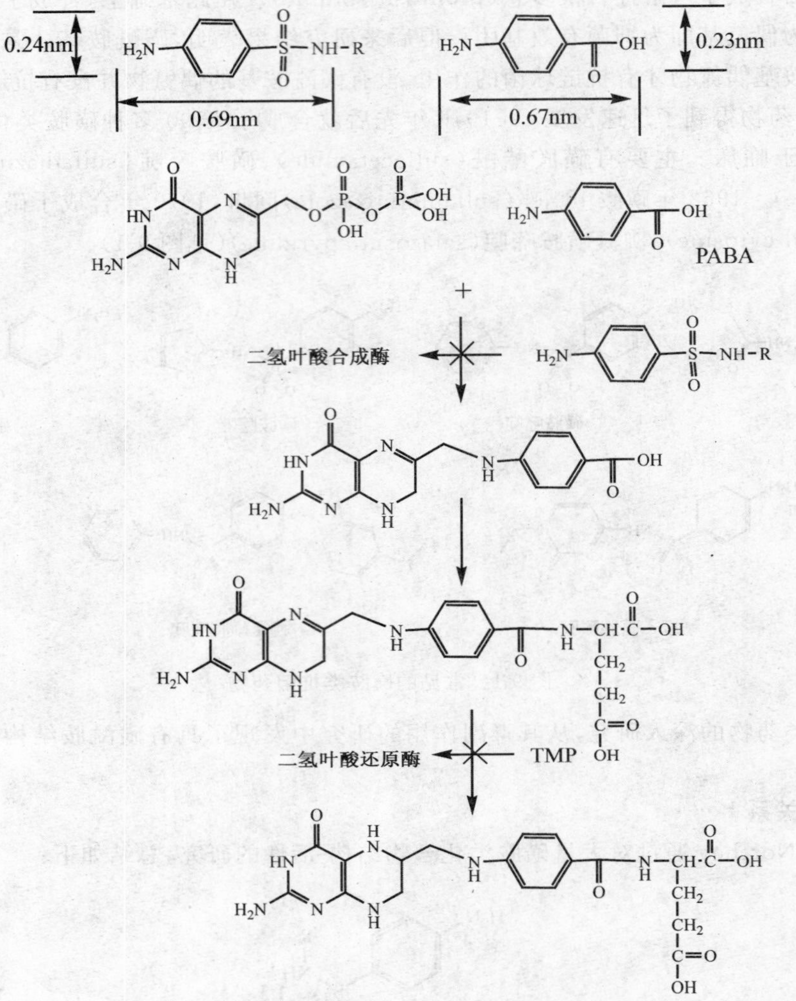

0.24nm

$H_2N$—〔苯环〕—$SO_2$—NH—R

0.69nm

0.23nm

$H_2N$—〔苯环〕—$COOH$

0.67nm

PABA

$H_2N$—〔苯环〕—$COOH$

+

二氢叶酸合成酶

$H_2N$—〔苯环〕—$SO_2$—NH—R

TMP

二氢叶酸还原酶

图 9-2　磺胺类药物及抗菌增效剂的作用机制

重要组成结构。磺胺类药物与 PABA 分子形状、大小及电荷分布十分近似(图 9-2)。这样在细菌合成二氢叶酸($FAH_2$)时,磺胺类药物替代对氨基苯甲酸与酶结合,使细菌合成二氢叶酸受阻而抑制细菌生长。抗菌增效剂甲氧苄啶等可逆性抑制二氢叶酸还原酶,使二氢叶酸还原为四氢叶酸($FAH_4$)受阻,影响辅酶 F 的形成。当磺胺类药物与磺胺增效剂合用使细菌的合成代谢受到双重阻断,抑菌作用成倍增长。临床上多用两者的复方制剂。

　　人体可以从食物中摄取二氢叶酸,因此不受磺胺类药物的影响,凡需自身合成二氢叶酸的微生物均对磺胺类药物敏感。

　　Wood-Fields 学说开辟了从代谢拮抗寻找新药的途径,这是磺胺类药物在药物化学理论研究方面的巨大贡献。所谓代谢拮抗就是设计与生物体内基本代谢物的结构有某种程度相似的化合物,使之与基本代谢物竞争性或干扰基本代谢物的被利用,或掺入生物大分子的合成之中形成伪生物大分子,导致致死合成(lethal synthesis),从而影响细胞的生长。抗代谢物的设计多采用生物电子等排原理(bioisosterism)。代谢拮抗概念已广泛应用于抗菌、抗疟及抗癌药物等设计中。

**磺胺甲噁唑（sulfamethoxazole，SMZ）**

**【化学名】**　4-氨基-*N*-(5-甲基-3-异噁唑基)-苯磺酰胺，曾用名新诺明(sinomine)。

**【理化性质】**　白色结晶性粉末，无臭，味苦。熔点 168～172℃，几乎不溶于水、氯仿、乙醚，略溶于乙醇，易溶于丙酮。

具有酸碱两性，易溶于稀盐酸、氢氧化钠和氨试液。

可经重氮化偶合生成橙红色沉淀。

钠盐可与硫酸铜生成草绿色沉淀，与硝酸银生成白色银盐沉淀。

**【应用】**　1962 年问世的磺胺药物，半衰期为 11h，抗菌作用较强。主要用于尿路、呼吸道感染、外伤及软组织感染等。常与甲氧苄啶（TMP）合用，其复方制剂为复方新诺明，两者按 5∶1 比例配伍，其抗菌作用可增强数倍至数十倍，应用范围也扩大，临床用于泌尿道和呼吸道感染及伤寒、布氏杆菌病等。

**磺胺嘧啶（sulfadiazine，SD）**

**【化学名】**　4-氨基-N-2-嘧啶基-苯磺酰胺 (4-amino-*N*-2-pyrimidinyl benzene-sulfonamide)

**【理化性质】**　白色或类白色结晶性粉末，无臭无味，遇光色渐变暗。熔点 252～258℃（分解），几乎不溶于水、苯、氯仿和乙醚，微溶于乙醇、丙酮。易溶于稀酸、稀碱。

与硝酸银反应生成磺胺嘧啶银，具有抗菌作用和收敛作用。对绿脓杆菌有抑制作用，用于烧伤、烫伤创面的感染。磺胺嘧啶锌作用同磺胺嘧啶银（SD-Ag）。

**【作用】**　抗菌作用较好，血中浓度较高，血清蛋白结合率低，易通过血脑屏障进入脑脊液，为治疗和预防流脑的首选药物。

### 9.1.2　磺胺增效剂

**甲氧苄啶（trimethoprim）**

**【化学名】**　5-[(3,4,5-三甲氧基苯基)-甲基]-2,4-嘧啶二胺 (5-[[3,4,5-trimethoxyphenyl] methyl]-2,4-pyrimidinediamine)，别名甲氧苄氨嘧啶。

**【理化性质】**　本品为白色或类白色结晶性粉末；无臭，味苦。在氯仿中略溶，在乙醇或丙酮中微溶,在水中几乎不溶;在冰醋酸中易溶。熔点 199～203℃。

【合成】 以没食子酸为原料,碱性条件下与硫酸二甲酯反应,生成三甲氧基苯甲酸,在硫酸催化下与甲醇酯化得到 3,4,5-三甲氧基苯甲酸甲酯,再与水合肼反应生成 3,4,5-三甲氧基苯甲酰肼;再在氨碱性溶液中,以铁氰化钾氧化得到 3,4,5-三甲氧基苯甲醛;在甲醇钠存在下,与甲氧丙腈缩合,得到 β-甲氧基-α-(3,4,5-三甲氧基苯甲叉基)-丙腈;最后在甲醇钠作用下,与硝基胍环合得到甲氧苄啶(图 9-3)。

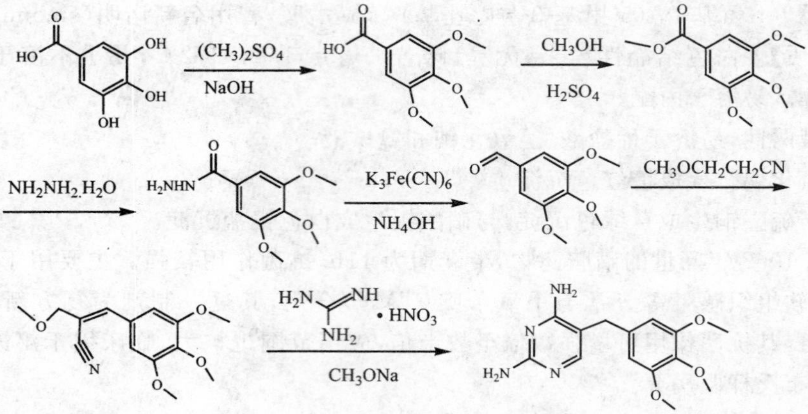

图 9-3 甲氧苄啶的合成路线

【作用】 该药是在研究 5-取代苄基-2,4-二氨基嘧啶类化合物对二氢叶酸还原酶的抑制作用时发现的广谱抗菌药。它对革兰氏阳性菌和革兰氏阴性菌具有广泛的抑制作用。其作用机制为可逆性抑制二氢叶酸还原酶,使二氢叶酸还原为四氢叶酸的过程受阻,影响辅酶 F 的形成,从而影响微生物 DNA、RNA 及蛋白质的合成,使其生长繁殖受到抑制。与磺胺类药物联用,使细菌代谢受到双重阻断,从而使抗菌作用增强数倍至数十倍,同时,使对细菌的耐药性减少。

除与磺胺类药物合用外,还可增强多种抗生素(如四环素、庆大霉素)的抗菌作用。其抗菌谱与磺胺类药物类似。最低抑菌浓度低于 10mg/L。单用时易引起细菌的耐药性。

人和动物辅酶 F 的合成过程与微生物相同,因此,甲氧苄啶对人和动物的二氢叶酸还原酶的亲和力要比对微生物的二氢叶酸还原酶的亲和力弱 10000～60000 倍,所以,它对人和动物的影响很小,其毒性也较弱。

【应用】 甲氧苄啶常与磺胺甲噁唑或磺胺嘧啶合用,治疗呼吸道感染、尿路感染、肠道感染、脑膜炎和败血症等。对伤寒、副伤寒疗效不低于氨苄西林,也可以与长效磺胺类药物合用,用于耐药恶性症的防治。

# 9.2　喹诺酮类抗菌药物
# (Quinolone Antimicrobial Agents)

自从磺胺类作为合成抗菌药物盛极一时之后,由于抗生素的出现,其临床价值日渐衰落,随后合成抗菌药如硝基呋喃类、异喹啉类,它们的应用亦未形成优势局面。1962 年发现一种具有新的结构类型的抗菌药——萘啶酸(nalidixic acid)之后,至 1978 年以来,从已经合成的十多万个化合物中,开发出十多种最常用的喹诺酮类药物,其中一些抗菌作用完全可与优良的半合成头孢菌素媲美。

从抗菌作用活性角度,喹诺酮类药物可以分为三类(图 9-4)。

(1) 抗革兰氏阴性菌药物　如奥索利酸(oxolinic acid)、吡咯酸(piromidic acid)。其抗菌谱窄,易形成耐药性,作用时间短,中枢副作用较大,现已少用。

(2) 抗革兰氏阳性菌药物　如西诺沙星(cinoxacin)、吡哌酸(pipemidic acid)。其中一些对尿路及肠道感染也有作用,副作用较少,在体内较稳定,药物以原形从尿中排出。

(3) 抗革兰氏阳性与阴性菌药物　对支原体、衣原体、军团菌及分支菌有作用。它们为一系列氟代喹诺酮化合物如环丙沙星(ciprofloxacin),药代动力学参数及吸收、分布代谢状况均佳,是当前最常用的合成抗菌药。

从化学结构分类,它们可分为:

(1) 萘啶酸类(naphthyridinic acides);

(2) 噌啉羧酸类(cinnolinic acids);

(3) 吡啶并嘧啶羧酸(pyridopyrimidinic acids);

(4) 喹啉羧酸类(quinolinic acids)。

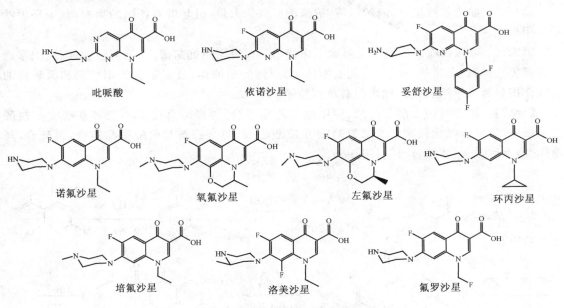

图 9-4　常见的喹诺酮类药物

**吡哌酸(pipemidic acid)**

·3H₂O

【化学名】　8-乙基-5,8-二氢-5-氧-2-(1-哌嗪基)吡啶并[2,3-d]嘧啶-6-羧酸(8-ethyl-5,8-dihydro-5-oxo-2(1-piperazinyl))pyrido[2,3-d]pyridine-6-carboxylic acid)。

**【理化性质】** 本品为微黄色或淡黄色结晶性粉末；无臭，味苦。在甲醇或二甲基甲酰氨中微溶，水或氯仿中极微溶解，乙醇、乙醚或苯中不溶，在氢氧化钠溶液中或冰醋酸中易溶。含 3 个结晶水。熔点 251～256℃。本品对光不稳定，遇光色渐变为污黄色。

**【结构特点】**

1）分子是吡啶和嘧啶并合组成的母核。

2）羧基和哌嗪基团的存在使其具有酸性和碱性，故为可以溶于酸性和碱性溶液，而在中性溶液中溶解度较少。

3）体内代谢稳定，尿中 24h 回收率为 90％，原药占 50％以上。

**【作用机制】** 喹诺酮类的药物通过抑制细菌 DNA 回旋酶（gyrase）和拓扑异构酶 Ⅳ（topoisomerase Ⅳ），使细菌处于一种超螺旋状态，防止细菌复制。

**【发展】** 第一代：1962 年，萘啶酸由美国的 Lesher 等发现，是第一个喹诺酮类药物。

第二代：吡哌酸为 1974 年由大日本制药公司开发上市的喹诺酮类药物：以吡哌酸为代表，在分子中引入碱性的哌嗪基团，使得整个分子的碱性和水溶性增加，从而使其抗菌活性增加，这主要归于哌嗪基团能与 DNA 促旋酶 B 亚基之间相互作用，从而增加此药对 DNA 促旋酶的亲和力。

第三代：如诺氟沙星、环丙沙星等，抗菌谱广抗菌力强，引起世界各国的重视，其中环丙沙星作用最强。

第四代：第四代喹诺酮类抗菌药除了保持第三代喹诺酮抗菌谱广、抗菌活性强、组织渗透性好等优点外，抗菌谱进一步扩大到衣原体，支原体等病原体，且对革兰氏阳性菌和厌氧菌的活性作用显著强于第三代。代表药有莫西沙星。

**【合成】** 尿素与丙二酸二乙酯、原甲酸三乙酯缩合，再经环合得 2,4-二羟基嘧啶-5-羧酸乙酯，经三氯氧磷氯化得到 2,4-二氯嘧啶-5-羧酸乙酯，与 β-乙胺基丙酸甲酯缩合，再环合，经溴代、消除后，与哌嗪缩合得到（图 9-5）。

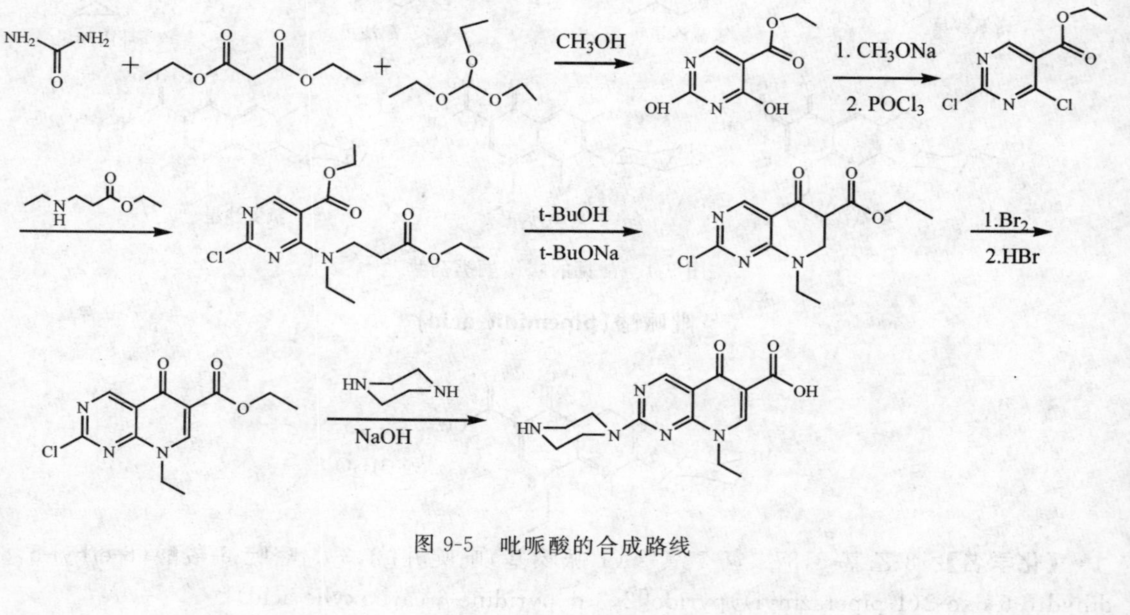

图 9-5 吡哌酸的合成路线

## 诺氟沙星（norfioxacin）

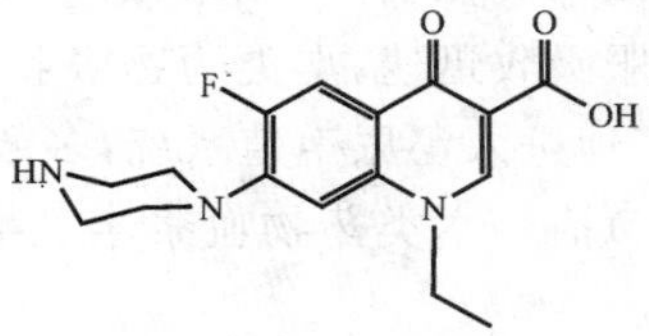

【化学名】　1-乙基-6-氟-4-氧代-1,4-二氢-7-(1-哌嗪基)-3-喹啉羧酸（1-ethyl-6-fluoro-4-oxo-1,4-dihydro-7-(piperazin-1-yl)quinoline-3-carboxylicacid），别名氟哌酸。

【理化性质】　白色或淡黄色结晶性粉末；无臭，味微苦；熔点 218～224℃。在空气中能吸收水分，在室温下相对稳定，但对光照分解，可检出分解产物（图 9-6）。在 2mol/L 盐酸中回流50h，可生成 69％脱羧物。在二甲基甲酰胺中略溶，水或乙醇中微溶，在醋酸、盐酸或氢氧化钠液中易溶。

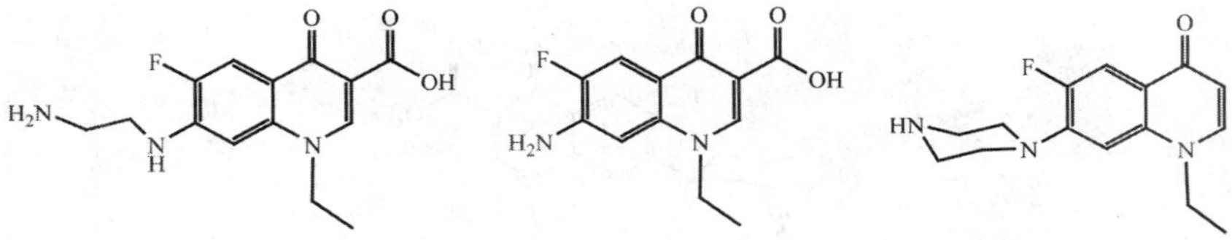

图 9-6　诺氟沙星的分解产物

【构效关系】　诺氟沙星的问世是喹诺酮类抗菌药的重要进展，并且对此类药物的构效关系有了进一步的认识。二氢吡啶酮部分是药效基本结构，与吡哌酸相比，嘧啶部分已由苯环取代。而氟原子及哌嗪基也成为必不可少的取代基。

在喹诺酮类药物分子中母核所有位置几乎都可以进行取代基的置换，加上母核杂原子的变化，经过排列组合，可合成出成千上万的新化合物，通过对成百株细菌的体外筛选，获得的能开发出有效药物的大量数据，充实了药物化学理论。

通过对喹诺酮类药物结构和生物活性的研究，可将其构效关系归为如下几点，

1）N-1 位若为脂肪烃基取代时，以乙基或与乙基体积相似的乙烯基、氟乙基抗菌活性最好。

N-1 位若为脂环烃取代时，其抗菌作用最好的取代基为环丙基、而且其抗菌活性大于乙基衍生物。N-1 可以为苯基或其他芳香基团取代，若为苯取代时，其抗菌活性与乙基相似。

2）2 位引入取代基活性消失或减弱。

3）3-羧基，4-羰基为活性必需基团，被其他基团取代活性消失，与 $Fe^{3+}$、$Al^{3+}$、$Ca^{2+}$ 等络合产生副作用。

4）二氢吡啶酮为药效基本结构，且需与芳环或芳杂环骈合活性好。

5）5-氨基或甲基取代抗革兰氏阴性菌活性增加。

6）6-取代基对活性影响重要，其中 F 取代活性较好。F＞Cl＞CN≥$NH_2$≥H。

7）7 位取代活性增强，大小顺序为：哌嗪基＞二甲氨基＞甲基＞卤素＞氢。其中哌嗪最佳。

8）8 位上的取代基可以为 H、Cl、NO₂、NH₂、P，其中以氟为最佳，若为甲基、乙基、甲氧基和乙氧基时，其对活性贡献的顺序为甲基＞H＞甲氧基＞乙基＞乙氧基。在 1 位和 8 位间成环状化合物时，产生光学异构体，以（S）异构体作用最强。

【代谢】　喹诺酮类抗菌药口服吸收迅速，本类药物吸收后，在体内分布较广，保持浓度以依诺沙星为最佳，诺氟沙星能较好地进入泌尿生殖系统，多数药物能保持尿中浓度高于对多数病原微生物的最小抑制浓度（MIC）值。本类药物血浆半衰期较长，如诺氟沙星为 4h，多数药物可以 8～12h 间隔给药。

大多数喹诺酮类抗菌药的代谢物是：3 位羧基和葡萄糖酸结合物。哌嗪环很容易被代谢，其代谢物活性减少，而且其代谢物结构差别较大。如，依诺沙星其代谢主要发生在哌嗪环上，培氟沙星主要发生 N-去甲基化反应；培氟沙星（pefloxacin）、诺氟沙星、环丙沙星（ciprofloxacin）和依诺沙星（enoxacin）可发生哌嗪顶端 N 旁碳原子上的羟化反应，再进一步氧化成酮；诺氟沙星和环丙沙星又可发生哌嗪顶端 N 氧化及哌嗪开环等反应。

## 环丙沙星（ciprofloxacin）

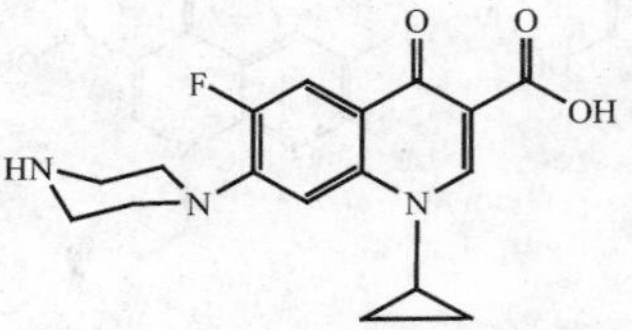

【化学名】　1-环丙基-6-氟-1，4-二氢-4-氧-7-（1-哌嗪基）-3-喹啉羧酸（1-cyclopropyl-6-fluoro-1，4-dihydro-4-oxo-7-(piperazin-1-y1)-3-quinolinecarboxylic acid），别名环丙氟哌酸。

【理化性质】　微黄色或黄色的结晶粉末，熔点 255～257℃。几乎不溶于水或乙醇，溶于冰乙酸或稀酸中。

【合成】　2,4-二氯氟苯与乙酰氯反应，在经过氧化得到 2,4-二氯-5-氟苯甲酸，酰氯化后再乙醇镁作用下，与丙二酸二乙酯缩合，生成酰基丙二酸二乙酯，继而在对甲苯磺酸催化下，水解脱羧，得到 2,4-二氯-5-氟苯甲酰醋酸酯，与原甲酸三乙酯缩合，得到 2-（2,4-二氯-5-氟苯甲酰）-3-羧酸，最后在二甲亚砜中与哌嗪缩合得到环丙沙星，如图 9-7 所示。

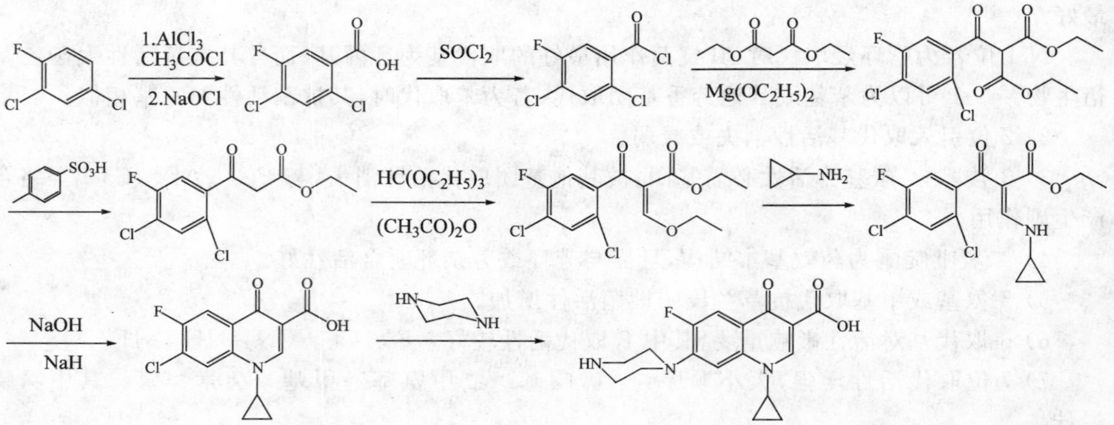

图 9-7　环丙沙星的合成

# 9.3　抗结核药物(Anti-tuberculous Drug)

抗结核药物根据化学结构分为:

(1) 合成抗结核药　异烟肼、对氨基水杨酸、乙胺丁醇。

(2) 抗结核抗生素　氨基糖苷类的链霉素、卡那霉素、利福霉素、环丝氨酸、紫霉素、卷曲(卷须)霉素等。

## 异烟肼(isoniazid)

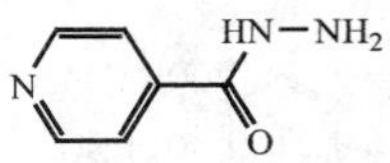

**【化学名】**　4-吡啶甲酰肼( 4-pyridinecarboxylic acid hydrazide),别名:雷米封(rimifon)。

**【理化性质】**　无色结晶或白色结晶性粉末,无臭,味先微甜后苦,遇光渐变质,在水中易溶,在醇中微溶。熔点 170～173℃。临床上使用的剂型有片剂和针剂两种。

1) 异烟肼可与铜离子、铁离子、锌离子等金属离子络合,如与铜离子在酸性条件下生成一分子螯合物,呈红色,在 pH7.5 时,生成两分子螯合物见(图 9-8),故配制时,应避免与金属器皿接触。

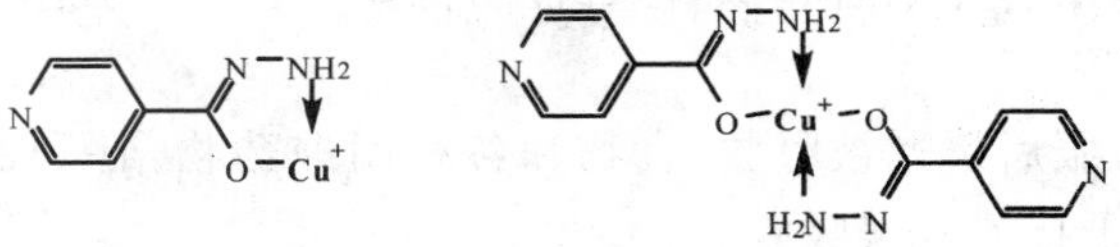

图 9-8　异烟肼与 $Ca^{2+}$ 的络合物

2) 本品受光、重金属、温度、pH 等因素影响变质后,分解出游离肼,使毒性增大,所以变质后不可药用。

3) 本品在碱性溶液中,在有氧气或金属离子存在时,可分解产生异烟酸盐、异烟酰胺及二异烟酰双肼等(图 9-9)。

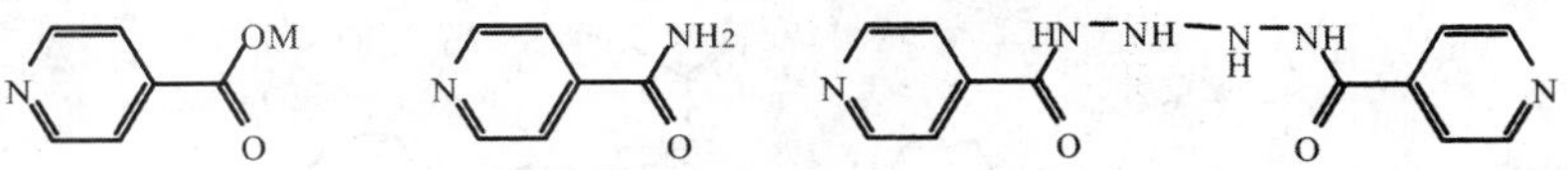

图 9-9　异烟肼碱性条件下的几种分解产物

4) 异烟肼分子中含有肼的结构,具有还原性。弱氧化剂如溴、碘、溴酸钾等在酸性条件下,均能氧化本品,生成异烟酸,放出氮气。与硝酸银作用,也被氧化为异烟酸,析出金属银。

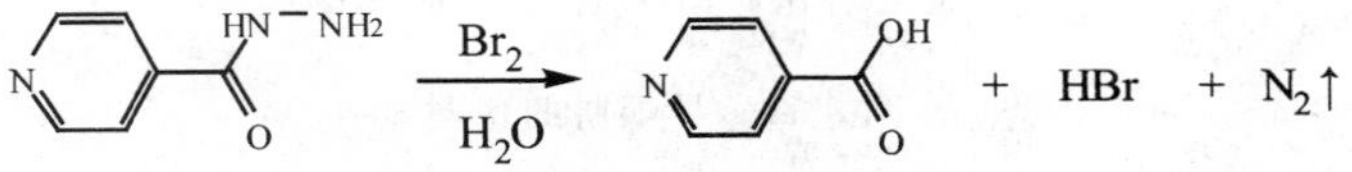

**【作用机制】** 人们对异烟肼的作用机制还不十分清楚。一种说法为异烟肼被转换为异烟酸,异烟酸作为烟酸的抗代谢物,异烟酸代替烟酸被结合到 $NAD^+$ 中,受到"欺骗"的 $NAD^+$ 则不能催化正常的氧化还原反应。

另一种说法是通过阻断去饱和酶的作用,异烟肼抑制 $C_{24}$ 和 $C_{26}$ 饱和脂肪酸转换到 $C_{24}$ 和 $C_{26}$ 不饱和脂肪酸,而这些不饱和脂肪酸极有可能是霉菌酸的前体,霉菌酸则是细菌细胞壁的一种关键成分,抑制霉菌酸的生物合成,则使细菌的耐酸性丧失,这种机制充分说明了异烟肼对结核杆菌的细胞壁作用的选择性。

**【结构改造】** 当发现异烟肼的抗结核活性后,人们转向其结构与活性关系的研究。

1) 异烟肼的肼基上的质子可以被烷基和芳基取代,某些衍生物具有抗结核活性,另一些衍生物则无抗结核活性(图 9-10)。

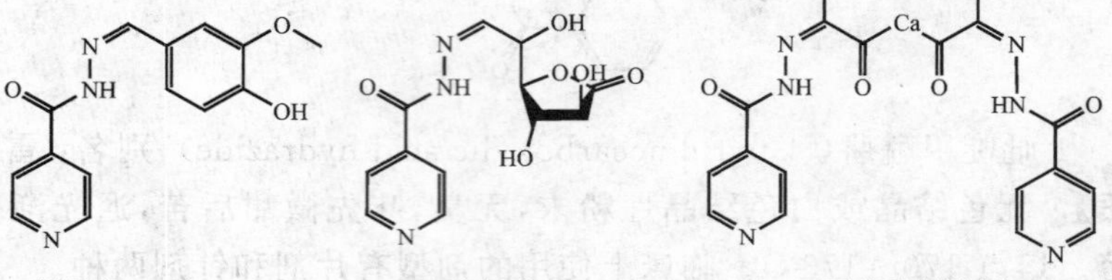

异因腙            葡烟腙            丙酮酸异烟腙钙

图 9-10  异烟肼的结构修饰物

2) 肼基与醛缩合生成腙。如异烟腙在胃肠道中不稳定,释放出异烟肼具有抗结核活性。这些衍生物的抗结核作用与异烟肼相似,但毒性略低,不损害肝功能,常与乙胺丁醇、乙硫酰胺合用。

**【代谢】** 异烟肼口服后迅速被吸收,食物和各种耐酸药物,特别是含有铝的耐酸药物,例如氢氧化铝凝胶,可以干扰或延误吸收。

异烟肼的主要代谢物为 $N$-乙酰异烟肼,占服用量的 $50\%\sim90\%$,并由尿排出,$N$-乙酰异烟肼的抗结核活性仅为异烟肼的 $1\%$,对乙酰化速度较快的病人需要调节使用剂量。

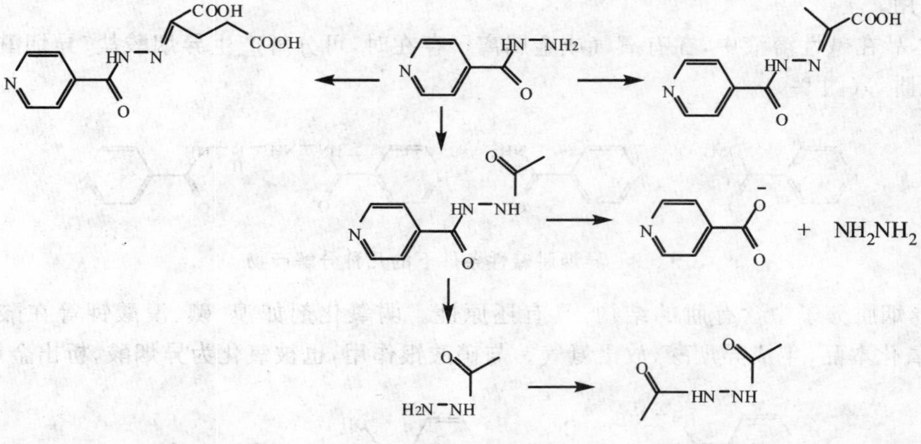

图 9-11  异烟肼的代谢

如图 9-11 所示,异烟肼的另一种代谢物为异烟酸和肼,异烟肼与甘氨酸结合被排出,异烟酸也可能是乙酰异烟肼水解的产物。

水解的另一种产物应为乙酰肼,乙酰肼被 N-乙酰化转移酶酰化成二异酰肼。在使用异烟肼治疗中,乙酰肼的存在始终与肝毒性相伴,乙酰肼被认为是微粒体 P450 的底物。它可以导致可引起肝坏死的乙酰肝蛋白的形成。

与异烟肼结构类似的抗结核药物如图 9-12:

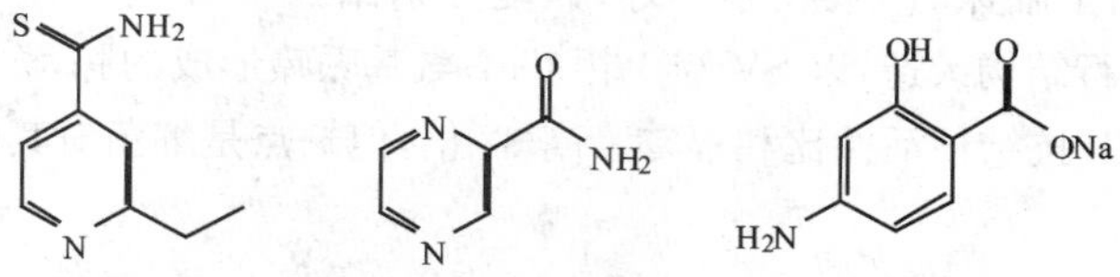

乙硫酰胺　　　　　　吡嗪酰胺　　　　　　对氨基水杨酸钠

图 9-12　异烟肼的结构类似物

## 利福平(rifampin)

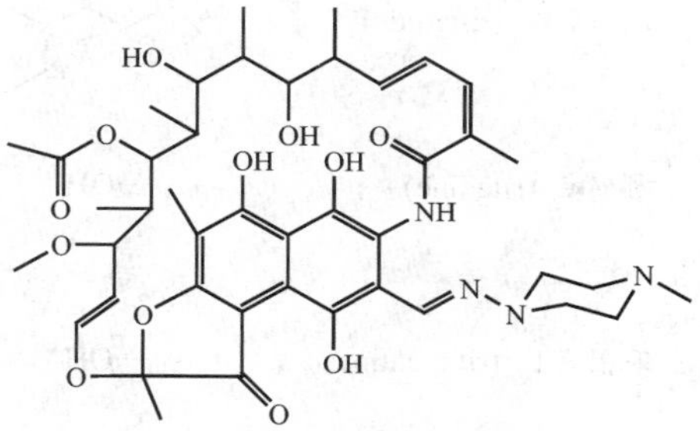

【化学名】　3-[[(4-甲基-1-哌嗪基)亚氨基]甲基]利福霉素(3-[[(4-methy-1-piperazinyl)lmlno]methyl] rifamycin),别名甲哌利福霉素。

【结构特点】　利福霉素是由链丝菌(Streptomyces mediterranci)发酵液中分离出的利福霉素 A、B、C、D、E 等物质。它们均为碱性,性质不稳定,仅利福霉素 B 分离得到纯品,利福霉素的化学结构为 27 个碳原子的大环内酰胺,环中含一个萘核,它是一平面芳香核与一立体脂肪链相连所成桥环的大环内酰胺类抗生素。

【理化性质】

1) 本品为鲜红或暗红色结晶性粉末,经不同溶剂重结晶得两种晶型,1-型结晶稳定性较好,抗结核活性也高。

2) 本品无臭,无味。在氯仿中易溶,甲醇中溶解,水中几乎不溶。其 1% 水混悬液的 pH 为 4～6.5。

3) 本品遇光易变质,水溶液易氧化损失效价。利福平分子中含 1,4-萘二酚结构,在碱性条件下易氧化成醌型化合物。其醛缩氨基哌嗪在强酸中易在 C ═N 处分解,成为缩合前的醛基和氨基哌嗪两个化合物。故本品酸度应在 pH 4～6.5 范围内。

【作用机制】　利福平是抑制细菌 DNA 依赖 RNA 聚合酶(DDRP),并且对细胞内外的结核杆菌均显较高的活性。利福平对革兰氏阳性菌和革兰氏阴性菌的 DDRP 都有较强的抑制作用,DDRP 的抑制导致在 RNA 起始链的阻断。

**【结构改造】**

1) 利福霉素 B 的抗菌作用很弱,经氧化、水解、还原得利福霉素 SV(rifamycins SV)对革兰氏阴性菌和结核杆菌的作用较利福霉素 B 强,已用于临床,但口服吸收较差,对革兰氏阴性菌的作用弱。

2) 将利福霉素 B 的羧基衍化成酯、酰胺和酰肼等时,发现利福米特(rifamide)的效果与利福霉素 SV 相似,已用于临床,但吸收亦不好,只能注射给药。

3) 对利福霉素进行结构改造,以 SV 与 1-甲基-4-氨基哌嗪形成的腙,称为利福平(rifampin),因而它是半合成抗生素,其抗结核活性比利福霉素高 32 倍,但缺点是细菌对其耐药性出现较快。

| | $R_1$ | $R_2$ |
|---|---|---|
| 利福霉素 B (rifamycin) B | —O—CH$_2$COOH | —H |
| 利福霉素 SV (rifaymcin) SV | —OH | —H |
| 利福平 (rifapin) | —OH | (结构式) |
| 利福米特 (rifamide) | —O—CH$_2$CON(C$_2$H$_5$)$_2$ | —H |
| 利福定 (rifadine) | —OH | (结构式) |
| 利福喷丁 (rifapentine) | —OH | (结构式) |

4) 以利福平为基础,进一步合成出利福定(rifandin)和利福喷丁(rifapentine)。利福定的抗菌谱与利福平相似,对结核杆菌和麻风杆菌有良好的抗菌活性。当其用量仅为利福平的1/3时,可获得近似于或高于利福平的疗效,且与利福平相比口服吸收好,毒性低的利福喷丁的抗菌谱与利福平相似,但其抗结核杆菌作用比利福平强 2~10 倍。

通过对天然利福霉素及其衍生物结构和活性关系的研究,得出如下规律:

① 在利福平的 6,5,17 和 19 位应存在自由羟基。

② 这些基团在一个平面上,并且对与 DDRP 结合有着十分重要的作用。

③ 利福平的 C-17 和 C-19 乙酰物无活性。

④ 在大环上的双键被还原后,其活性降低。

⑤ 将大环打开也将失去其抗菌活性。

⑥ 在 C-8 上引进不同取代基往往使抗菌活性增加,亚胺基、肟、腙等取代基的引入使抗菌活性显著提高。

**【代谢】** 体内主要代谢为 C-21 的酯键水解,生成脱乙酰基利福霉素,它虽然仍有抗菌活性,但仅为利福平的 1/8~1/10。在尿中发现去乙酰化物与葡萄糖醛酸的结合物。

另一个代谢物为其水解物-3-醛基利福平 SV。它虽然有抗菌活性,但比利福平低。

利福平是酶的诱导剂,会增强代谢活性,促进水解。因此,最初 1 周内连续服药可导致进行性血药浓度下降和 $t_{1/2}$ 缩短,但经一定时间后,血药浓度即能相对稳定。本品代谢物具有色素基团,因而尿液、粪便、唾液、泪液、痰液及汗液常呈橘红色。

# 9.4 抗真菌药物(Antifungal Drugs)

真菌感染是一种常见病,按真菌感染肌体的部位可分为:浅表真菌感染(皮肤、毛发、指甲)、深部真菌感染(内脏器官)。

临床上使用的抗真菌药物按结构不同可分为① 抗真菌抗生素;② 唑类抗真菌药物;③ 其他抗真菌药物。

## 9.4.1 抗真菌抗生素

抗真菌抗生素分为:

(1) 多烯类 主要对深部真菌有效,如两性霉素 B、制霉菌素、曲古霉素等。

(1) 非多烯类 主要对浅表真菌有效,如灰黄霉素(griseofulvin)和癣可宁(siccanin)。

多烯类抗生素,其分子内都含有 4~7 个共轭双键的亲脂大环内酯环,且连有一个氨基糖,多烯类抗生素在水和一般有机溶剂中的溶解度较小,只是在二甲基甲酰胺、二甲基亚砜、吡啶等极性溶剂中溶解度较大。

**两性霉素 B(amphotericin B)**

【理化性质】 本品为橙黄色针状或柱状结晶,无臭无味。不溶于水、无水乙醇、醚、苯及甲苯,微溶于 DMF、甲醇,溶于 DMSO。熔点＞170℃(分解),本品有引湿性,在日光下易被破坏失效。本品结构中有一氨基和羧基,故兼有酸碱两性。本品在 pH 4~10 时稳定,对热和光不稳定。100 $\mu g/mL$ 溶液经 121℃ 加热 5 min 失活,水溶液在 10℃ 时可保存活力 7 天左右,一4℃ 时本品可在血清中保存 8~9 个月而活力不减。

【作用机制】 多烯类抗生素主要用于深部真菌感染,与真菌细胞膜上的甾醇结合,损伤膜的通透性,导致细菌细胞内钾离子、核苷酸、氨基酸等外漏,破坏正常代谢而起抑菌作用。

本品对真菌细胞膜通透性的影响可导致一些药物易于进入细胞而产生协同作用。

本品口服后在胃肠道的吸收少而不稳定。不良反应较多,有寒颤、高热、恶心、呕吐等。和其他抗真菌药物相比,基于其药效和安全性考虑,在治疗皮肤真菌感染时很少使用多烯类抗生素。制霉菌素(nystatin)被推荐用于治疗由白色念珠菌引起的艾滋病患者的鹅口疮和食管炎。

同样,两性霉素可单独使用或与 5-氟胞嘧啶合用,治疗由新型隐球菌引起的艾滋病患者的脑膜炎。

### 9.4.2　唑类抗真菌药物

唑类抗真菌药为近年发展起来的一类合成抗真菌药,克霉唑和咪康唑为这类药物的先驱。随后,大量的唑类药物被开发,不仅可以治疗浅表性真菌感染,而且还可口服治疗全身性真菌感染。

**硝酸益康唑(econazole nitrate)**

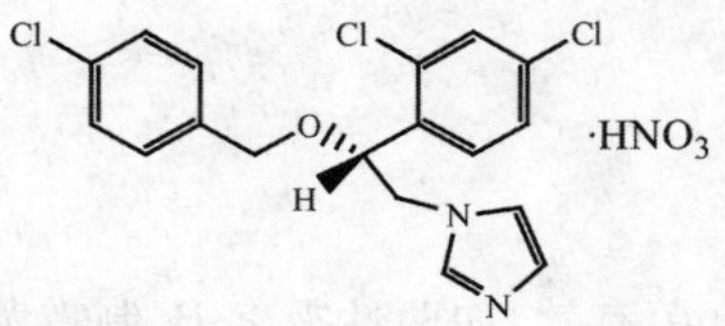

**【化学名】**　1-[2-[(4-氯苯基)甲氧基]-2-(2,4-二氯苯基)乙基]-1$H$-咪唑硝酸盐(1-[2-[(4-chlorophenyl) methoxy]ethyl]-1$H$-imidazolemitrate)。

**【结构特点】**　益康唑的化学结构特点可以看作为乙醇的取代物,其中羟基为氯苯醚,C-1被二氯苯基取代,C-2通过 N 与咪唑基联结,因而 C-1 是手性碳,药物应具有旋光性,临床使用消旋体。

**【理化性质】**　本品为白色结晶性粉末,极微溶于水,溶于多种有机溶剂。熔点 164~165℃。

**【作用机制】**　益康唑及其他唑类抗真菌药物通过抑制真菌细胞色素 P450,抑制真菌细胞内麦角甾醇的生物合成而起作用。

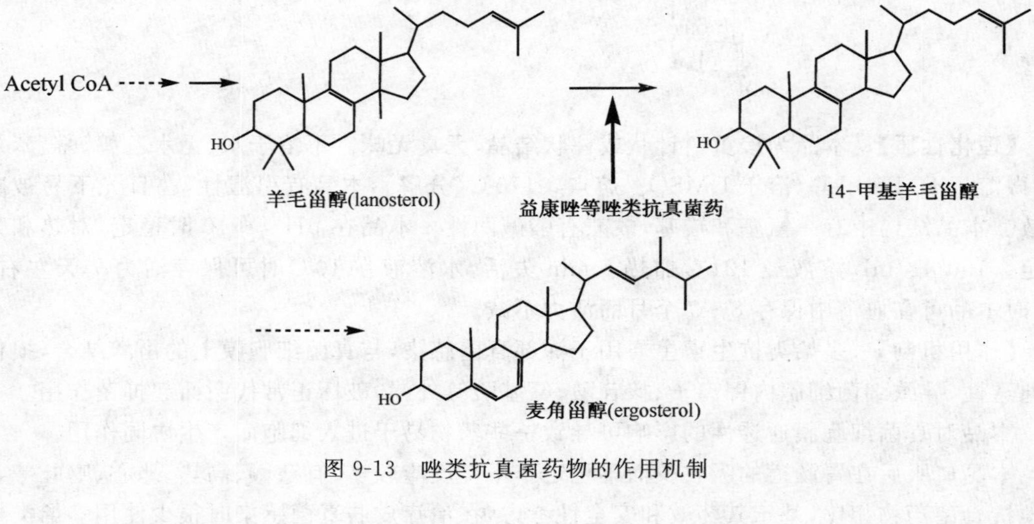

图 9-13　唑类抗真菌药物的作用机制

**氟康唑（fluconazole）**

**【化学名】** 2-(2,4-二氟苯基)-1,3-双-(1*H*-1,2,4-三氮唑基-1)-2-丙醇（2-(2,4-difiurophenyl)-1,3-bis-(1*H*-1,2,4-triazole-y1)-2-propanol)。

**【理化性质】** 本品为白色或类白色结晶性粉末；熔点 137～141℃。无臭或微带特异臭，味苦，在甲醇中易溶，在乙醇中溶解，在二氯甲烷、水或醋酸中微溶，在乙醚中不溶。

**【药理作用】** 氟康唑是根据咪唑类抗真菌药物构效关系研究结果，以三氮唑替换咪唑环后，得到的抗真菌药物。它与蛋白结合率较低，且生物利用度高并具有透入中枢的特点。与氟康唑同为三氮唑类的抗真菌药物，还有伊曲康唑（ltraconazole）和特康唑（terconazole）。

**【作用机制】** 氟康唑对真菌的细胞色素 P450 有高度的选择性，它可使真菌细胞失去正常的甾醇，而使 14α-甲基甾醇在真菌细胞内蓄积，起到抑制真菌的作用。

# 9.5　氯霉素类抗生素
# (Chloramphenicol Antibiotics)

氯霉素是 1947 年由委内瑞拉链霉菌（streptomyces venezuelae）培养滤液中得到，确立分子结构后次年即用化学方法合成，并应用于临床。

**氯霉素（chloramphenicol）**

**【化学名】** *D*-苏式-(—)-*N*-[α-(羟基甲基)-β-羟基对硝基苯乙基-2,2-二氯乙酰胺]（*D*-threo-(—)-*N*-[α-(hydroxymethyl)-β-hydroxy-p-nitrophenethyl-2,2-dichloroacet amine)。

**【理化性质】** 本品为白色或微带黄绿色的针状、长片状结晶或结晶性粉末，味苦；熔点 149～152℃。本品在甲醇、乙醇、丙酮或丙二醇中易溶，水中微溶。本品在无水乙醇中呈右旋性，比旋度＋18.5°～＋21.5°；在醋酸乙酯中呈左旋性，比旋度－25.5°。

本品性质稳定，能耐热，在干燥状态下可保持抗菌活性 5 年以上，水溶液可冷藏几个月，煮沸 5h 对抗菌活性亦无影响。

在中性、弱酸性(pH4.5~7.5)较稳定,但在强碱性(pH9以上)或强酸性(pH2以下)溶液中都可引起水解。酸水解后生成的对硝基苯基-2-氨基-1,3-丙二醇与过碘酸作用,氧化生成对硝基苯甲醛,再与2,4-二硝基苯肼缩合,生成苯腙。

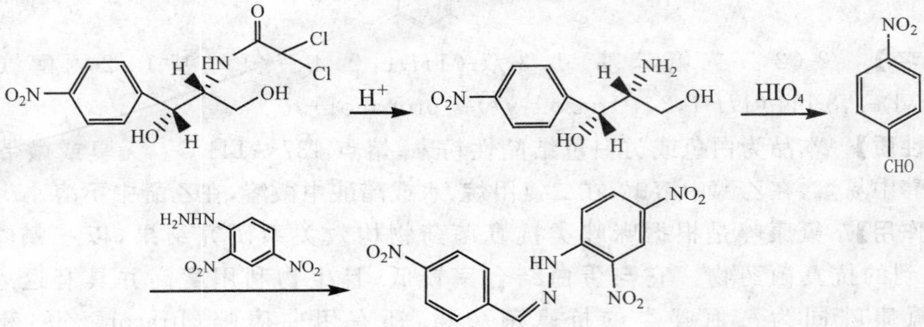

本品分子中硝基经氯化钙和锌粉还原成羟胺衍生物,在醋酸钠存在下与苯甲酰氯进行苯甲酰化,再在弱酸性溶液中与高铁离子生成紫红色的络合物。

化学结构中含有对硝基苯基、丙二醇及二氯乙酰胺基,后者与抗菌活性有关。

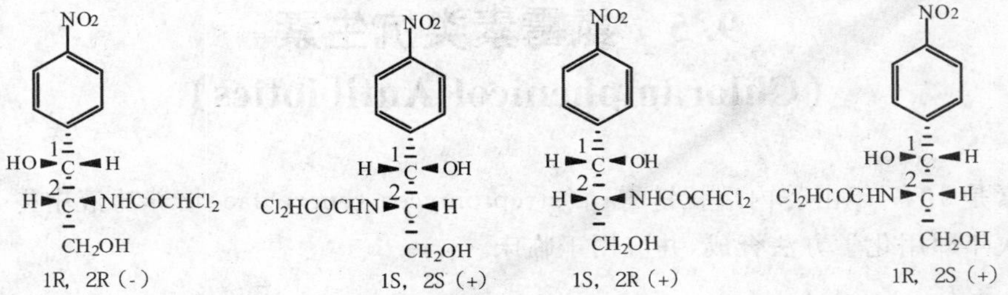

1R, 2R (-)          1S, 2S (+)          1S, 2R (+)          1R, 2S (+)

本品含有两个手性碳原子有四个旋光异构体。其中仅1R,2R(-)或D(-)苏阿糖型(threo)有抗菌活性,为临床使用的氯霉素。合霉素(syntomycin)是氯霉素的外消旋体,疗效为氯霉素的一半。

**【作用】** 氯霉素对革兰氏阴性及阳性细菌都有抑制作用,但对前者的效力强于后者。临床上主要用以治疗伤寒、副伤寒、斑疹伤寒等。其他如对百日咳、沙眼、细菌性痢疾及尿道感染等也有疗效。但若长期和多次应用可损害骨髓的造血功能,引起再生障碍性贫血。

**【作用机制】** 因氯霉素的结构与5'-磷酸尿嘧啶核苷相似,可与mRNA分子中的5'-磷酸尿嘧啶核苷竞争核糖体上的作用部位,使mRNA与核糖体的结合受到抑制,从而阻止蛋白质的合成。氯霉素还可抑制转肽酶使肽链不能增长,因转肽酶可催化键合作用。大环内酯抗生素的作用机制与此相似。

**【化学性质】** 为了避免氯霉素的苦味,增强抗菌活性,延长作用时间或减少毒性,合成了它的酯类和类似物。

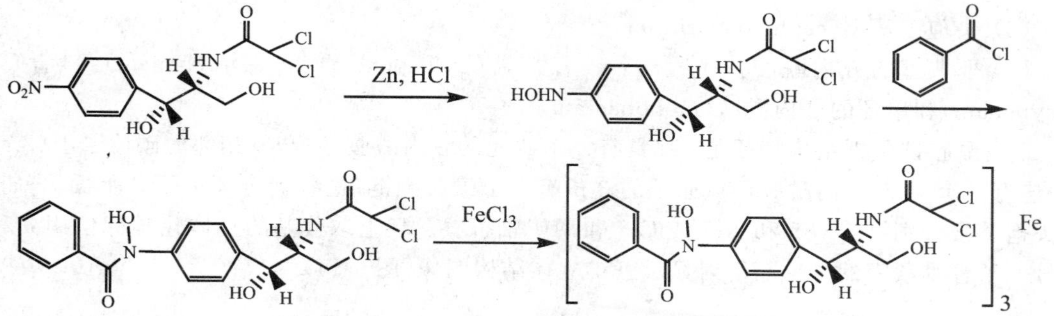

琥珀氯霉素是氯霉素的丁二酸单酯,可用氯霉素与丁二酸酐作用制得。

甲砜霉素是氯霉素结构中的硝基用强吸电子基甲砜基的取代物,抗菌活性增强。

【合成】　对硝基苯乙酮溴化得到对硝基-α-溴代苯乙酮,与环六次甲基四胺成盐后,经盐酸水解得到对硝基-α-氨基苯乙酮盐酸盐,用醋酐乙酰化再与甲醛缩合,羟甲基化,得到对硝基-α-乙酰胺基-β-羟基苯丙酮,以异丙醇铝还原,盐酸水解脱去乙酰基,碱中和后得到(±)-苏阿糖型-1-对硝基苯基-2-乙酰胺基丙二醇(氨基物),用诱导结晶法进行拆分,得到 D(-)-苏阿糖型氨基物,最后经二氯乙酰化得到。

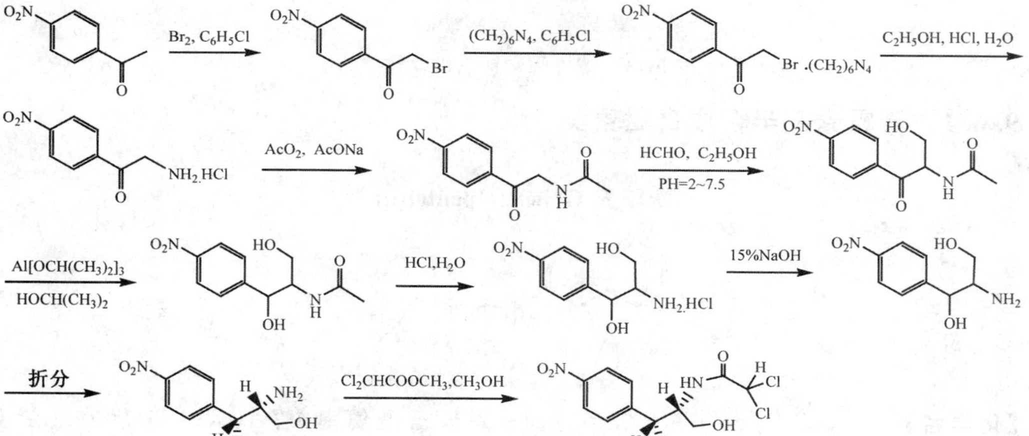

# 9.6　β-内酰胺类抗生素(β-lactam Antibiotics)

β-内酰胺抗生素是指分子中含有由四个原子组成的 β-内酰胺环的抗生素。β-内酰胺环是该类抗生素发挥生物活性的必需基团,在和细菌作用时,内酰胺环开环,与细菌发生酰化作用,抑制细菌的生长。由于 β-内酰胺是由四个原子组成,分子张力比较大,使其化学性质不稳定易发生开环导致失活。

根据 β-内酰胺环是否连接其他杂环及所连接杂环的化学结构,β-内酰胺抗生素又可被分为:

(1) 青霉素类(penicillins);

(2) 头孢菌素类(cephalosporins);

(3) 非典型的 β-内酰胺抗生素类:碳青霉烯(carbapenem)、青霉烯(penem)、氧青霉烷(oxypenam)和单环的 β-内酰胺(monobactam)。

β-内酰胺抗生素结构特征是:都具有一个四元的 β-内酰胺环;与氮相邻的碳原子上(2 或 3 位)连有一个羧基;β-内酰胺环氮原子的 3 位有一个酰胺侧链;这些稠合环都不共平面,青霉素和头孢菌素分别沿着 C-5 和 N-1 或 C-6 和 N-1 轴折叠。环上取代基的立体化学标位用 α 和 β 符号。苄青霉素钾的×单晶衍射显示三维立体结构图像(图 9-14)。

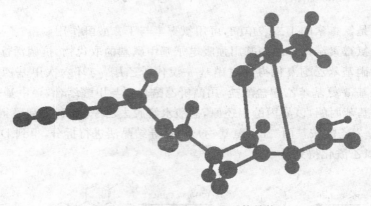

图 9-14　苄青霉素钾三维立体结构

### 9.6.1　青霉素及半合成青霉素类

**青霉素 G(benzylpenicillin)**

【化学名】　(2S,5R,6R)-3,3-二甲基-6-(2-苯乙酰氨基)-7-氧代-4-硫杂-1-氮杂双环[3.2.0]庚烷-2-甲酸((2S,5R,6R)-3,3-dimethyl-6-(2-denzylacetamido)-7-oxo-4-thia-1-azabicyclo[3.2.0]heptane-2-carboxylic acid),又称为苄青霉素,青霉素 G(penicillin G)。

【结构特征】由 β-内酰胺环、四氢噻唑环及酰基侧链构成,也可以看成由 Cys、Val 及侧链构成。

【理化性质】　游离的青霉素是一个有机酸(pK2.65~2.70),不溶于水,可溶于有机溶媒(醋酸丁酯)。临床上常用其钠盐或钾盐,以增强其水溶性,青霉素 G 钾盐或钠盐为白色结晶性粉末,临床上通常用青霉素钠盐或钾盐的粉针,注射前用注射用水现配现用。

青霉素类化合物的母核是由 β-内酰胺环和五元的氢化噻唑环骈合而成,两个环的张力都比较大,另外青霉素 G 结构中 β-内酰胺环中羰基和氮原子的孤对电子不能共轭,易受到亲核性或亲电性试剂的进攻,使 β-内酰胺环破裂,当进攻试剂来自细菌则产生药效,当进攻试剂来自其他情况则导致青霉素 G 失效。

　　1) 在酸性条件下不稳定,发生的反应比较复杂。在强酸条件下或氯化高汞的作用下,发生裂解,生成青霉酸(penicilloic acid)和青霉醛酸(penaldic acid)。青霉醛酸不稳定,释放出二氧化碳,生成青霉醛(penilloaldehyde)。

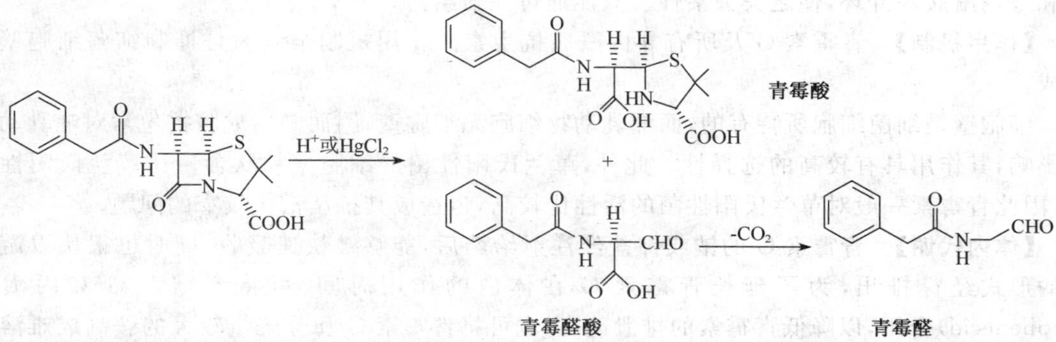

　　2) 在稀酸溶液中(pH4.0)室温条件下,侧链上羰基氧原子上的孤对电子作为亲核试剂进攻 β-内酰胺环,生成中间体,再经重排生成青霉二酸(penillicacid),青霉二酸可经进一步分解生成青霉胺(penicillamine)和青霉醛(penilloaldehyde)。

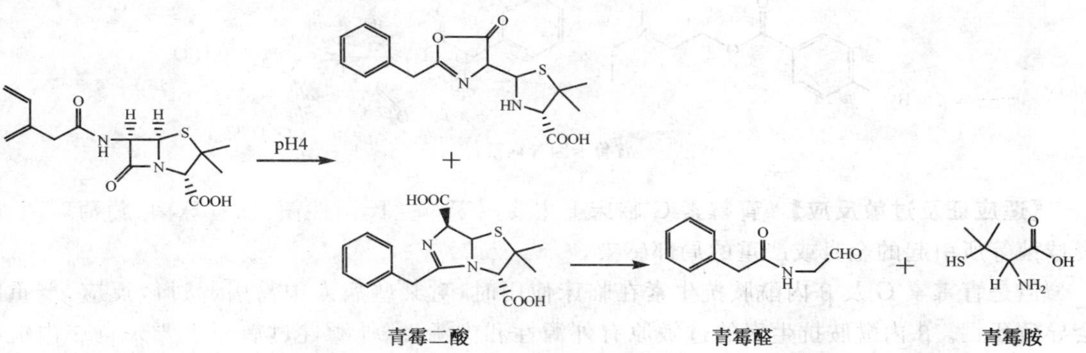

　　3) 在碱性条件下,或在某些酶(例如 β-内酰胺酶)的作用下,碱性基团或酶中亲核性基团向 β-内酰胺环进攻,生成青霉酸(penicilloic acid),青霉酸加热时易失去二氧化碳,生成青霉噻唑酸(penilloicacid),遇氯化高汞青霉噻唑酸进一步分解生成青霉胺(penicillamine)和青霉醛(penilloaldehyde)。

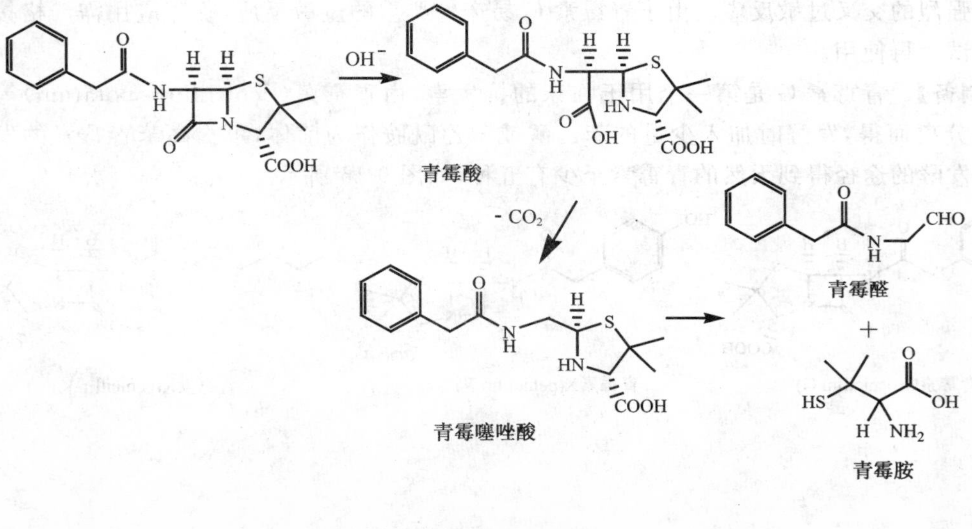

4）青霉素 G 遇到胺和醇时，胺和醇也同样会向 β-内酰胺环进攻，生成青霉酰胺（amide of penicilloic acid）和青霉酸酯（esterof penicilloic acid）。

5）从临床角度来看，青霉素 G 不能经口服给药，因胃中强的胃酸会导致酰胺基的侧链水解和 β-内酰胺环开环，使之失去活性。只能通过注射给药。

**【作用机制】** 青霉素 G 及所有 β-内酰胺抗生素的作用机制被认为是抑制细菌细胞壁的合成。

细胞壁是细菌细胞所特有的，而哺乳动物细胞无细胞壁，因而 β-内酰胺抗生素对哺乳动物无影响，其作用具有较高的选择性。此外，革兰氏阳性菌的细胞壁粘肽含量比革兰氏阴性菌高，因此青霉素一般对革兰氏阳性菌的活性比较高，也造成其抗菌谱比较窄的问题。

**【体内代谢】** 青霉素 G 的钠或钾盐经注射给药后，能够被快速吸收，同时也很快以游离酸的形式经肾排出，为了延长青霉素 G 在体内的作用时间，可将青霉素 G 和丙磺舒（probenecid）合用，以降低青霉素的排泄速度；也可将青霉素 G 和分子量较大的胺制成难溶性盐，维持血中有效浓度较长的时间，如普鲁卡因青霉素（procaine benzylpenicillin）和苄星西林（bicillin）；也可将青霉素 G 的羧基酯化，使在体内缓慢释放苄青霉素。

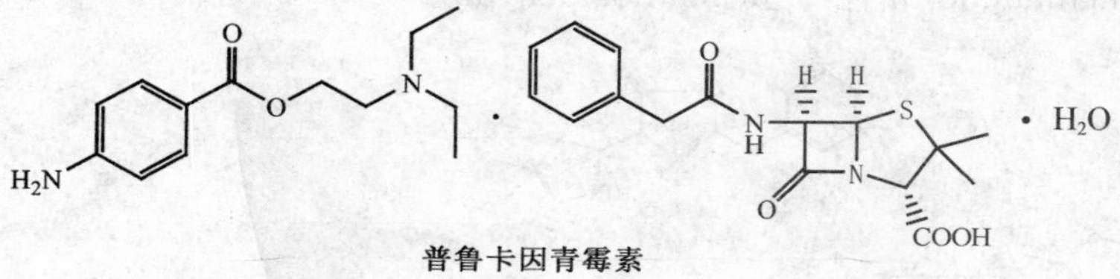

普鲁卡因青霉素

**【适应证及过敏反应】** 青霉素 G 临床上主要用于革兰氏阳性菌，如链球菌、葡萄球菌、肺炎球菌等所引起的全身或严重的局部感染。

但是青霉素 G 及 β-内酰胺抗生素在临床使用时，对某些病人中易引起过敏反应，严重时会导致死亡。β-内酰胺抗生素的过敏原有外源性和内源性，外源性过敏原主要来自 β-内酰胺抗生素在生物合成时带入的残留量的蛋白多肽类杂质；内源性过敏原可能来自于生产、贮存和使用过程中 β-内酰胺环开环自身聚合、生成的高分子聚合物。另外，β-内酰胺抗生素在临床使用中常发生交叉过敏反应，研究认为青霉素 G 中过敏原的主要抗原决定簇是青霉噻唑基，由于不同侧链的青霉素都能形成相同结构的抗原决定簇青霉噻唑基，因此青霉素类抗生素之间能发生强烈的交叉过敏反应。由于青霉素 G 易产生严重的过敏反应，临床应用需严格按要求进行皮试后再使用。

**【制备】** 青霉素 G 是第一个用于临床的抗生素，由青霉菌（penicillium notatum）等的培养液中分离而得，发酵时加入少量的苯乙酸或苯乙酰胺作为前体，可提高苄青霉素的发酵产量。从发酵的途径得到天然的青霉素至少有五种，如图 9-15 所示。

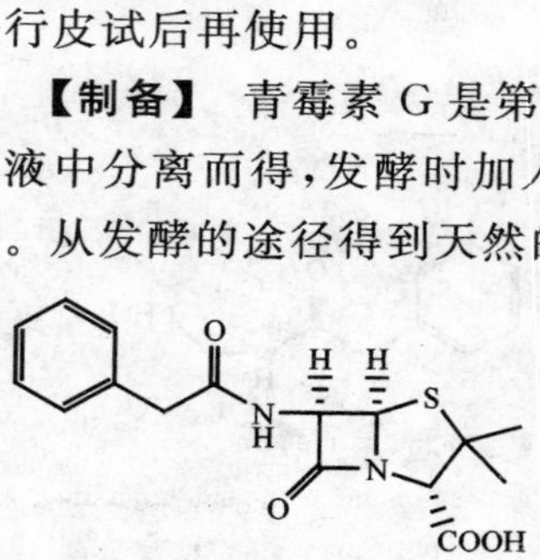

青霉素 G(penicillin G) 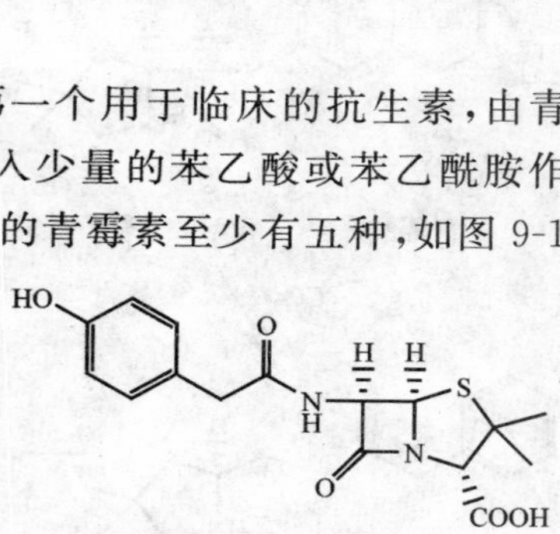          青霉素 X(penicillin X) 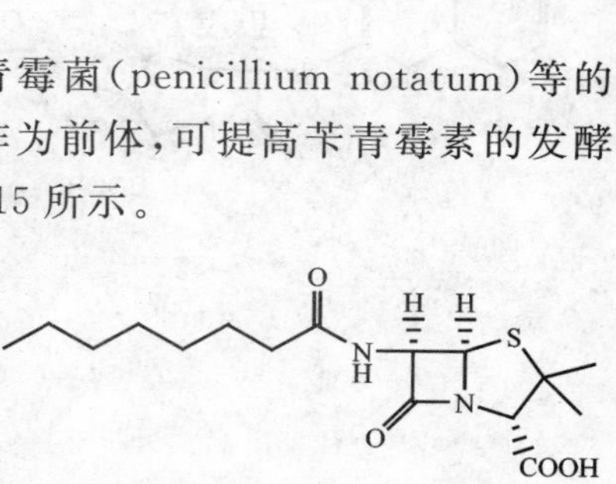          青霉素 K(penicillin K)

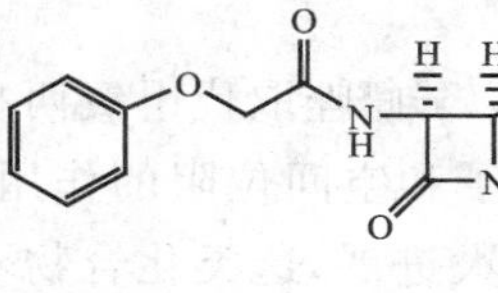

青霉素V(penicillin V) 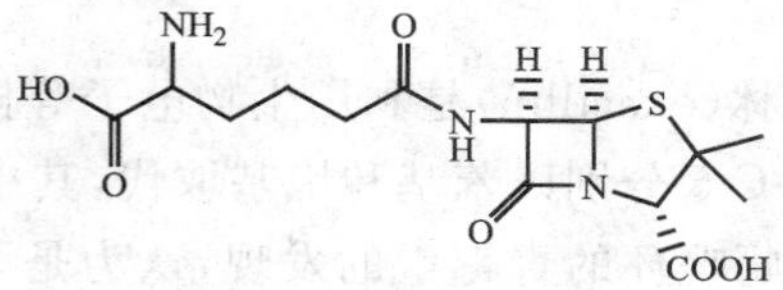          青霉素N(penicillin N)

图 9-15　天然的青霉素

在五种天然青霉素中,青霉素 G 含量最高,疗效最好。青霉素 V 是在青霉素的发酵液中加入人工合成的前体苯氧乙酸而得到的天然青霉素。在青霉素 V 的侧链结构中,引入电负性的氧原子,从而阻止了侧链羰基电子向 β-内酰胺环的转移,增加了对酸的稳定性。不易被胃酸破坏可供口服。临床上常用其钾盐,口服吸收率为 60%,血中有效浓度维持时间也比较长。其抗菌谱、抗菌作用、适应证、不良反应等和青霉素 G 相同。

青霉素 G 在长期临床应用中,暴露出许多缺点,如对酸不稳定,只能注射给药,不能口服;抗菌谱比较狭窄,在使用过程中,细菌逐渐产生耐药性;有严重的过敏性反应。为了克服诸多缺点,自 20 世纪 50 年代开始,人们对青霉素进行结构修饰,合成出数以万计的半合成青霉素衍生物,找到了一些临床效果较好的可口服的耐酸青霉素、广谱的和耐酶青霉素,取得一些重大进展。

1) 耐酸青霉素:青霉素 V 的发现,使人们对耐酸青霉素类的结构特征有了较为充分的认识。在这类耐酸的半合成青霉素衍生物结构中,6 位侧链的 α 碳上都具有吸电性的取代基。相类似的耐酸青霉素有非奈西林、丙匹西林和阿度西林。

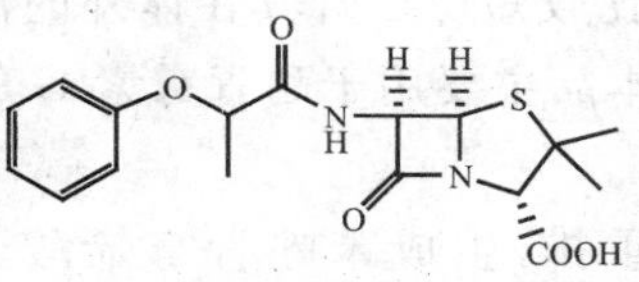

非奈西林(phenethillin) 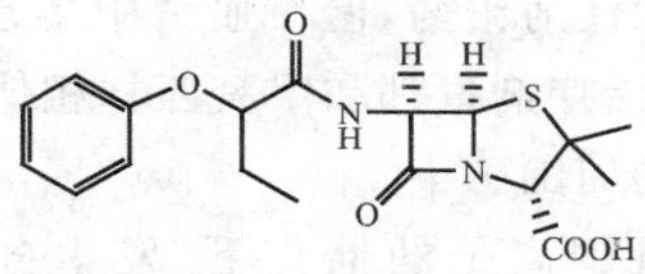          丙匹西林(propicillin) 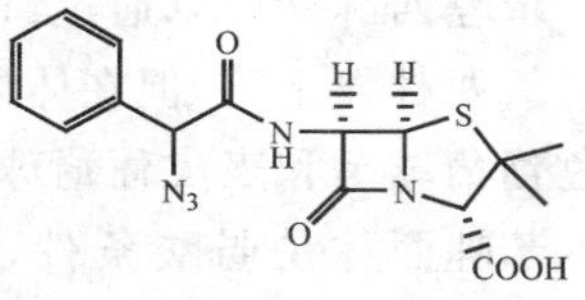          阿度西林(azidocillin)

2) 耐酶青霉素:伴随青霉素 G 的广泛使用,出现了对该抗生素不敏感的葡萄球菌,这一结果的产生是由于葡萄球菌产生了所谓的 β-内酰胺酶或青霉素酶,使青霉素被分解失活所致。

(1) 在研究青霉素类似物的过程中,人们发现侧链含三苯甲基时,对青霉素酶稳定。原因可能是由于三苯甲基有较大的空间位阻,阻止了化合物与酶活性中心的结合。限制酰胺侧链 R 与羰基间的单键旋转,从而降低了青霉素分子与酶活性中心作用的适应性。加之 R 基比较靠近 β-内酰胺环,也可能有保护作用。甲氧西林(meticillin)及其一批耐酶抗生素都是根据这一设想而设计和合成的,是第一个用于临床的耐酶青霉素。

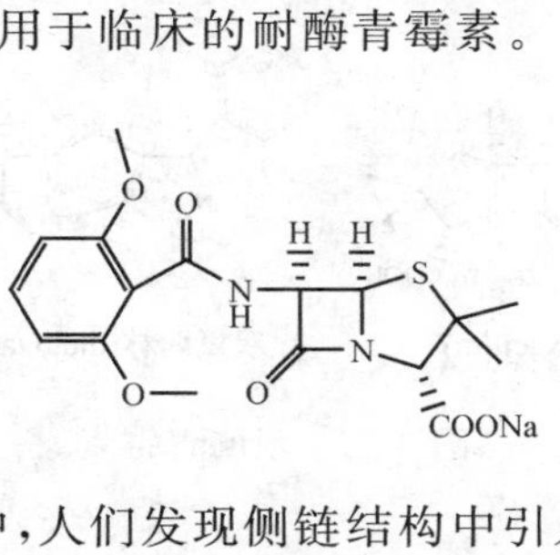

(2) 在对耐酶青霉素的研究中,人们发现侧链结构中引入苯甲噁唑基团,可以提高药物的

耐酶活性。

　　苯唑西林(oxacillin)是利用生物电子等排原理发现的。以异噁唑取代甲氧西林的苯环,同时在 C-3 和 C-5 分别以苯基和甲基取代,其中苯基兼有吸电子和空间位阻的作用。因此侧链含有苯甲异噁唑环的青霉素的发现,认为是耐酶青霉素的一大进展,这类化合物不仅能耐酶,还能耐酸,抗菌作用也比较强。

## 苯唑西林(oxacillin)

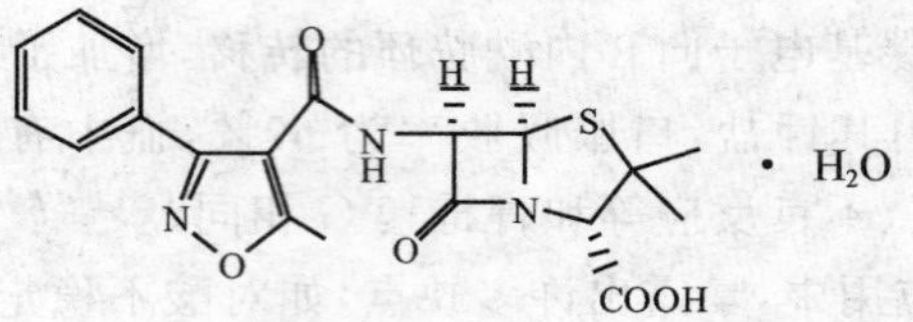

　　**【化学名】**　(2S,5R,6R)-3,3-二甲基-6-(5-甲基-3-苯基-4-异噁唑甲酰胺基)-7-氧代-4-硫杂-1-氮杂双环[3.2.0]庚烷-2-甲酸钠盐一水合物((2S,5R6R)-3,3-Dimethyl-6-(5-methyl-3-phenyl-4-isooxazoleformamide)-7-oxo-4-thia-1-azabicyclo[3.2.0]heptane-2-carboxylicacid sodium monohydrate)。

　　**【理化性质】**　本品为白色粉末或结晶性粉末,无臭或微臭;在水中易溶,在丙酮或丁酮中极微溶解,在醋酸乙酯或石油醚中几乎不溶。水溶液 pH 5.0～7.0,游离酸的 $pK_a$ 为 2.8。

　　苯唑西林钠可以通过口服和注射给药,但在血清中半衰期比较短。尽管其在体外的活性比甲氧西林强十倍,但在体内的治疗剂量都和甲氧西林相似。本品主要用于耐青霉素 G 的金黄色葡萄球菌和表皮葡萄球菌的周围感染。

　　苯唑西林在弱酸条件,微量铜离子的催化下,发生分子重排,生成苯唑青霉烯酸。在339nm 波长处有最大吸收峰。

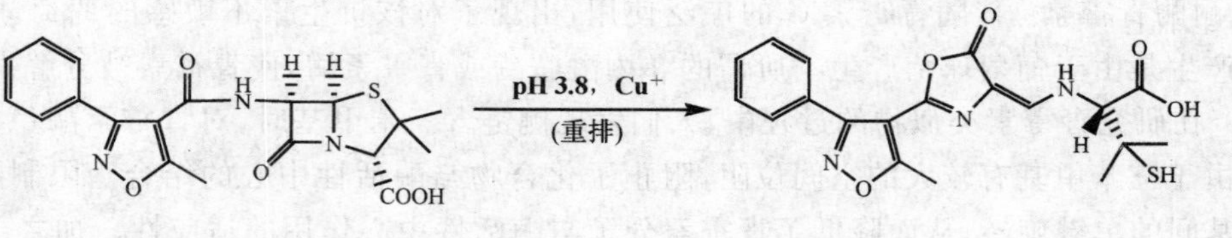

　　其他一些耐酶的半合成青霉素衍生物。

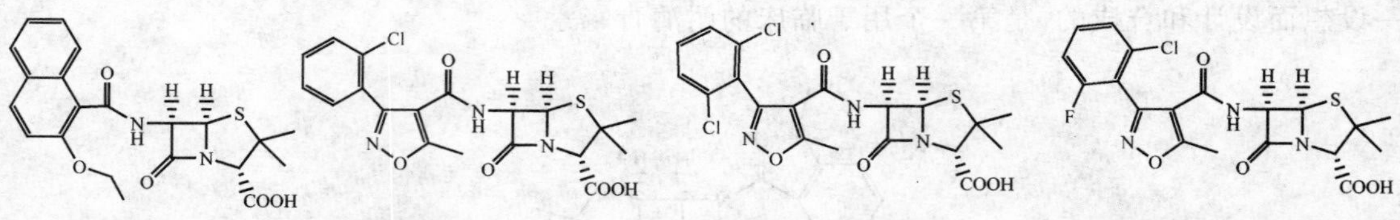

奈夫西林(nafcillin)　　　氯唑西林(cloxacillin)　　　双氯西林(dicloxacillin)　　　氟氯西林(flucloxacillin)

图 9-16　耐酶青霉素

### 3. 广谱青霉素

阿莫西林等广谱的半合成青霉素的发现源自于对天然青霉素 N 的研究。青霉素类对革兰氏阳性菌的作用比较强，对革兰氏阴性菌的效用较差。但青霉素 N 对革兰氏阳性菌的作用远低于青霉素 G，但对革兰氏阴性菌的效用则优于青霉素 G。进一步的研究表明，青霉素 N 的侧链氨基是产生对革兰氏阴性菌活性的重要基团。在此基础上，设计和合成了一系列侧链带有氨基的半合成青霉素类，从中发现活性较好的氨苄西林和阿莫西林。

**阿莫西林（amoxicillin）**

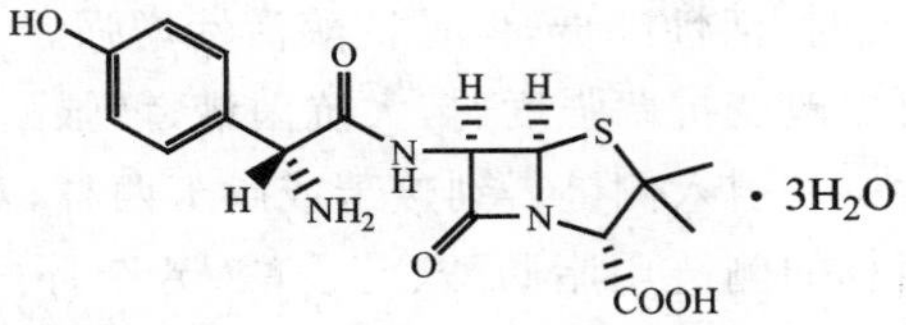

**【化学名】**　（2S,5R,6R)-3,3-二甲基-6-[(R-(－)-2-氨基-2-(4-羟基苯基)乙酰氨基)-7-氧代-4-硫杂-1-氮杂双环[3.2.0]庚烷-2-甲酸三水合物((2S,5R,6R)-3,3-dimethyl-6[(R)-(－)-2-amino-2-(4-hydroxyphenyl) acetamido)-7-oxo-4-thialazabicvclo [3.2.0] heptane-2-carboxylicacidtrihydrate)，又名羟氨苄青霉素。

**【理化性质】**　本品为白色或类白色结晶性粉末，味微苦，微溶于水，不溶于乙醇。阿莫西林的 $pK_a$ 为 2.4，7.4 和 9.6。其 0.5% 水溶液的 pH 3.5～5.5。本品的水溶液在 pH6 时比较稳定。

阿莫西林及其他含有氨基侧链的半合成 β-内酰胺抗生素，由于侧链中游离的氨基具有亲核性可以直接进攻 β-内酰胺环的羰基，引起聚合反应。

聚合的速度随结构不同而不同，影响因素主要有 β-内酰胺环的稳定性、游离氨基的碱性（$pK_a$ 值）、空间位阻等。

其中阿莫西林的聚合速度最快，因为侧链结构中酚羟基的存在催化聚合反应的进行，其聚合速度比氨苄西林快 4.2 倍。

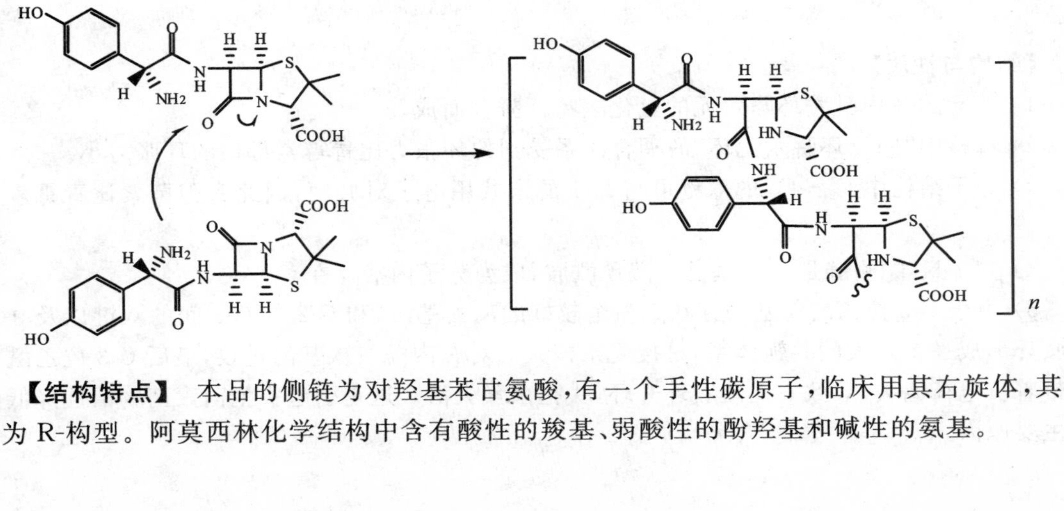

**【结构特点】**　本品的侧链为对羟基苯甘氨酸，有一个手性碳原子，临床用其右旋体，其构型为 R-构型。阿莫西林化学结构中含有酸性的羧基、弱酸性的酚羟基和碱性的氨基。

**【药理作用】** 阿莫西林和氨苄西林具有相同的抗菌谱,对革兰氏阳性菌的抗菌作用与青霉素相同或稍低,对革兰氏阴性菌如淋球菌、流感杆菌、百日咳杆菌、大肠杆菌、布氏杆菌等的作用较强,但是使用后易产生耐药性。临床上主要用于泌尿系统、呼吸系统、胆道等的感染。

**【构效关系】**

1）四元环与五元环骈合为活性必需。

2）2-羧基为活性必需。

3）2-、5-、6-三个手性碳为活性必需。

4）6 位取代基为结构改造的关键之处,尤其是 6-氨基。

6-H 为甲基或甲氧基取代时,活性降低,但是抗酶活性增强。

6-氨基酰化侧链修饰,可以改变抗菌强度、扩大抗菌谱、增强耐酸性和耐酶性。

① 用羧基或磺酸基代替氨基引入侧链得到羧苄或磺苄西林,对绿脓杆菌有较强的作用;

② 将氨苄西林或阿莫西林的侧链用脂肪酸、芳香酸、芳杂环酰化时,可显著扩大抗菌谱,尤其对绿脓杆菌有效。

③ 如果将氨苄西林或阿莫西林的羧基进行酯化,使其制备成前药,可明显改变吸收效果,在体内水解成活性青霉素衍生物。

④ 引入大体积的基团可以提高对抗酶活性。大体积的基团能够阻碍酶活性中心靠近 β-内酰胺四元环。

⑤ 引入吸电子的基团可以提高青霉素类抗生素的耐酸性,如叠氮西林、菲奈西林等。

## 9.6.2 头孢菌素及半合成头孢菌素类

**头孢菌素 C(cephalosporin C)**

头孢菌素 C 是由与青霉素近缘的头孢菌属(cephalosporium)真菌所产生的天然头孢菌素之一。

**【结构与性质】**

1）四元的 β-内酰胺环与六元的氢化噻嗪环骈合而成。

2）母核中"四元环骈六元环"的稠合体系受到的环张力比青霉素母核的环张力小。

3）分子结构中 $C_2 \sim C_3$ 的双键可与 N-1 的未共用电子对共轭,因此头孢菌素比青霉素更稳定。

4）其 7-NH$_2$ 侧链是 α-氨基己二酸单酰胺,成为分子内盐存在。

5）由于 C-3 位乙酰氧基的存在是一个较好的离去基团,和 C-2 与 C-3 间的双键以及 β-内酰胺环形成一个较大的共轭体系,易接受亲核试剂对 β-内酰胺羰基的进攻,最后 C-3 位乙酰氧基带着负电荷离去,导致 β-内酰胺环开环,头孢菌素失活。这是引起头孢菌素药物活性降低的最主要原因。

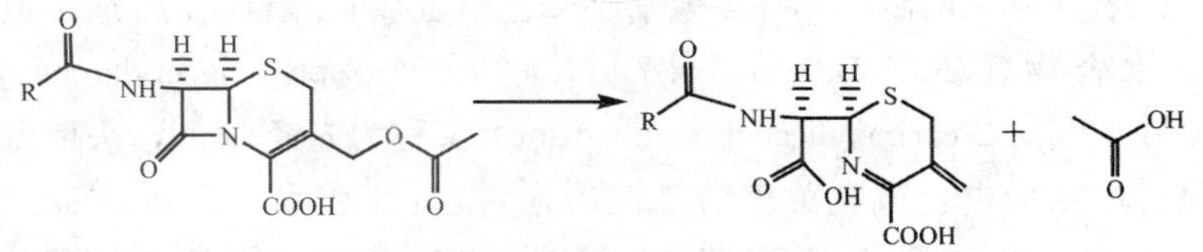

因此如果头孢菌素类药物配成水溶液注射剂后,常需保存在冰箱中,使用前取出使用。为改变头孢菌素的这一性质,多在 C-7 位侧链取代基和 C-3 位取代基进行改造,来提高其稳定性。

由于亲水性的 α-氨基己二酰胺侧链所致,头孢菌素 C 的抗菌效力比较低。

可能是头孢菌素 C 对酸都比较稳定,可以口服,但口服吸收差,毒性比较小,与青霉素很少或无交叉过敏反应。此外,头孢菌素能抑制产生青霉素酶的金黄色葡萄球菌,对革兰氏阴性菌具有活性,引起人们的注意。因此,对头孢菌素类进行结构改造,旨在提高其抗菌能力,扩大抗菌谱,已取得较好的进展。

头孢菌素 C-3 位的乙酰氧基进入体内后,易被体内的酶水解,而代谢失活。生成活性较小的 C-3 羟基化合物(3-hydroxycephalosporin),3-hydroxycephalosporin 的 C-3 羟基和 C-2 位的羧基处于 C-2 与 C-3 间的双键的同一侧,这一特定的空间位置使 C-3 羟基易和 C-2 羧基形成较稳定的内酯环(cephalosporinlactone)。在 penicillins 作用机制中已介绍 β-内酰胺抗生素结构中 C-2 的游离羧基是作用的必需基团,而头孢菌素内酯中没有游离的羧基存在,因此没有活性。

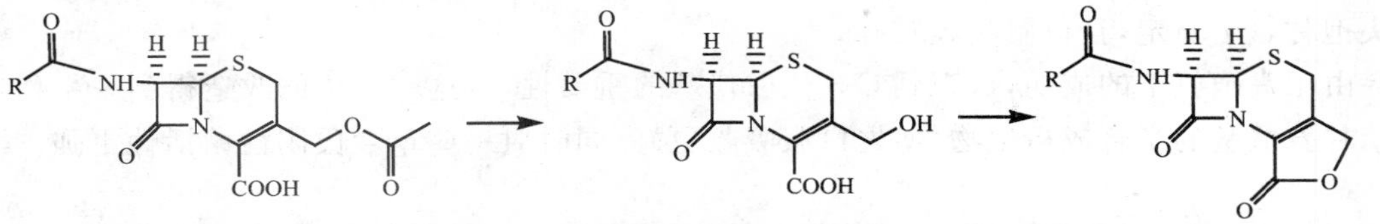

由 7-ACA 进行半合成的 β-内酰胺抗生素的研究是发展得比较迅速的一个领域。从头孢菌素类的结构出发,可进行结构改造的位置有四处:

① 7-酰氨基部分:是抗菌谱的决定性基因;

② 7-α 氢原子:能影响对 β-内酰胺酶的稳定性;

③ 环中的硫原子:对抗菌效力有影响;

④ 3-位取代基:能影响抗生素效力和药物动力学的性质;

和青霉素相比,头孢菌素类药物的可修饰部位比较多。上市的半合成头孢菌素药物也比较多。

头孢菌素 C 也可以通过裂解方法得到 7-氨基头孢烷酸(7-ACA),其裂解方法有两种,化学裂解法和酶水解法。化学方法比较复杂,收率低;酶法难度比较大,尽管其原理和青霉素 G 裂解原理相似,但由于头孢菌素 C 的侧链结构的特点,使其不易被酶所水解。

### 头孢氨苄(cefalexin)

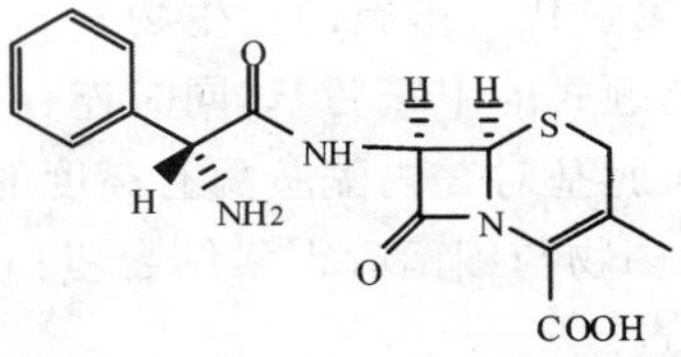

【化学名】 (6R,7R)-3-甲基-7-[(R)-2-氨基-2-苯乙酰氨基]-8-氧代-5-硫杂-1-氮杂双环[4.2.0]辛-2-烯-2-甲酸一水合物((6R,7R)-3-methyl-7-[(R)-2-amino-2-phenylacetylamino]-8-oxo-5-thia-1-azabicyclo[4.2.0]oct-2-ene-2-carboxylicacidmonohydrate),又称为先锋霉素Ⅳ,头孢力新。

【理化性质】 本品为白色或乳黄色结晶性粉末,微臭。在水中微溶,在乙醇、氯仿或乙醚中不溶。pK$_a$为2.5、5.2和7.3,水溶液的pH为3.5～5.5。固态比较稳定,其水溶液在pH8.5以下较为稳定,但在pH9以上则迅速被破坏。

从青霉素类的结构改造中得到的经验用于头孢类的研究,从而得到了许多新的半合成头孢菌素化合物。阿莫西林、氨苄西林的侧链-苯甘氨酸是一个很好的半合成β-内酰胺化合物侧链。

将苯甘氨酸和7-ACA相接后,得到第一个用于口服的半合成头孢菌素类头孢甘氨。但是头孢甘氨在体内易迅速代谢转化成活性很差的去乙酰氧基代谢产物,因此在临床上已不再使用。根据头孢甘氨易代谢失活的特点,将C-3位的乙酰氧基甲基换成甲基从而得到头孢氨苄。比头孢甘氨更稳定,且口服吸收较好。

由于头孢氨苄的成功,认识到C-3位取代基的重要性,若这一部位的改造得到一系列含7-位苯甘氨酰基的半合成衍生物,使之口服吸收更好,同时对一些革兰氏阴性菌活性更强。

## 头孢噻肟钠(cefotaxime sodium)

【化学名】 (6R,7R)-3-[(乙酰氧基)甲基-7-[(2-氨基-4-噻唑基)-(甲氧亚氨基)乙酰氨基-8-氧代-5-硫杂-1-氮杂双环[4.2.0]-辛-2-烯-2-甲酸钠盐((6R,7R)-3-[(acetyloxy)methy1]-7-[((2Z)-2-amino-4-thiazolyl)-(methoxyimino) acetylamino],8-oxo-5-thia-1-azabicyclo[4.2.0]oct-2-ene-2-carboxylicacidsodium)。

【理化性质】 本品为白色、类白色或淡黄白色结晶;无臭或微有特殊臭。易溶于水,微溶于乙醇,不溶于氯仿。

【结构特点】 头孢噻肟属于第三代头孢类的衍生物。

1) 在其7位的侧链上,α位是顺式的甲氧肟基,同时连有一个2-氨基噻唑的基团。头孢类衍生物的构效关系研究表明,甲氧肟基对β-内酰胺酶有高度的稳定作用。

2) 2-氨基噻唑基团可以增加药物与细菌青霉素结合蛋白的亲和力,这两个有效基团的结合使该药物具有耐酶和广谱的特点。

　　3）结构中的甲氧肟基通常是顺式构型（cis），顺式异构体的抗菌活性是反式异构体（trans，结构如下）的 40～100 倍。在光照的情况下，顺式异构体会向反式异构体转化，其钠盐水溶液在紫外光照射下 45min 有 50％转化为反式异构体，4h 后，可达到 95％的损失。因此本品通常需避光保存，在临用前加注射水溶解后立即使用。

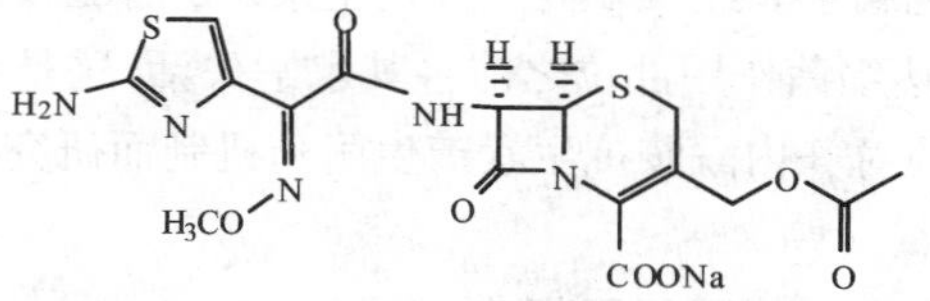

　　4）头孢噻肟结构中 C-3 位上的乙酰氧基在血清中也很容易被水解，因此在此基础上设计了一些 7 位侧链相同，而在 3 位取代基不同的药物如头孢唑肟、头孢曲松、头孢甲肟等。

　　5）头孢类比青霉素类过敏反应发生率低，且彼此不引起交叉过敏反应。研究认为，由于头孢类过敏反应中没有共同的抗原簇，因 β-内酰胺环开裂后不能形成稳定的头孢噻嗪基，而是生成以侧链（R）为主的各异的抗原簇，这表明各个头孢类药物之间，或头孢和青霉素之间，只要侧链（R）不同就不可能发生交叉过敏反应。

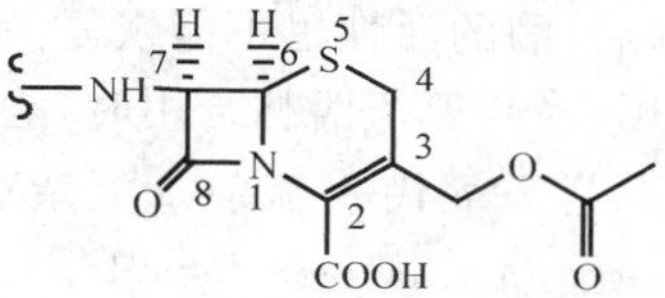

　　【构效关系】　头孢类在构效关系某些方面与青霉素类极为相似，归纳有下述几个方面：

　　1）母核四元环与六元环非共平面。6 位和 7 位碳原子为手性碳原子，绝对构型为 6R，7R。H 均为 α 构型。头孢类母核的硫原子被氧原子或次甲基取代后，其活性不会显著降低，其中氧原子取代的头孢类为氧头孢烯类，是非天然的内酰胺抗生素，这也为全合成新的衍生物开辟了一条新路。拉氧头孢（latamoxef, moxalactam）是一个上市的氧头孢烯类药物，在其 7 位有一个甲氧基，因此该药物具有与第三代头孢类相似的活性，是强效的广谱抗生素。不仅对内酰胺酶稳定，血药浓度也比较高而持久。分析其结构，可能是氧原子的体积和两面角均比硫原子小，而使母核环张力增大，增强其抗菌活性。

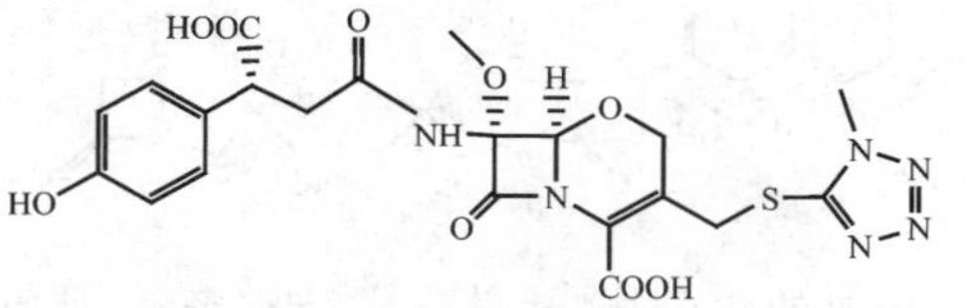

拉氧头孢（latamoxef)）

　　2）$C_2$，$C_3$ 双键移位活性消失。2-羧基被酯化可以改善药代动力学性质。

　　3）3 位乙酰氧甲基被 $CH_3$、Cl 或含氮杂环取代，活性增强。

　　4）5-S 被 O 或 $CH_2$ 取代有活性，广谱耐酶长效。

　　5）7-H 被甲氧基取代即头霉素。酶稳定性增加而活性降低；7β-$NH_2$ 酰化侧链影响抗菌强度、抗菌谱、耐酶、耐酸。如果引入吸电子基团，可以增强耐酸性；引入大体积基团，可增强耐酶性；引入极性基团（如 OH、$NH_2$、COOH、$SO_3Na$），可以扩大抗菌谱。其中 7-引入肟基，顺式甲氧基阻止酶的靠近,可以增强耐酶性,并扩大抗菌谱(如头孢噻肟)。

### 9.6.3  非经典的 β-内酰胺抗生素及 β-内酰胺酶抑制剂

前面已经提及碳青霉烯、青霉烯、氧青霉烷和单环 β-内酰胺抗生素通常称为非经典的 β-内酰胺抗生素。β-内酰胺酶抑制剂也属于非经典 β-内酰胺抗生素。β-内酰胺酶是细菌产生的保护性酶,使某些 β-内酰胺抗生素在未到达细菌作用部位之前将其水解失活,这是细菌产生耐药性的主要机制。β-内酰胺酶抑制剂是针对细菌对 β-内酰胺抗生素产生耐药机制而研究发现的一类药物。

#### 舒巴坦(sulbactam)

舒巴坦(sulbactam)为不可逆竞争性 β 内酰胺酶抑制剂。舒巴坦和 β-内酰胺酶发生不可逆的反应使酶失活,当抑制剂去除后,酶的活性也不能恢复。其作用比较显著。舒巴坦对革兰氏阳性菌和革兰氏阴性菌都有作用,当与氨苄西林合用时,能显著提高抗菌作用。

【化学名】  (2$S$,5$R$)-3,3-二甲基-7-氧代-4-硫杂-1-氮杂双环[3.2.0]庚烷-2-甲酸-4,4-二氧化物((2$S$,5$R$)-3,3-dimethyl-7-oxo-4-thia-1-azabicyclo[3.2.0]heptane-2-carboxylicacid-4,4-dioxide),又称为青霉烷砜。

【理化性质】  临床常用其钠盐,为白色或类白色结晶性粉末,溶于水,在溶液中有一定的稳定性。

舒巴坦口服吸收很少,通常将其与氨苄西林以 1:2 的形式混合,形成易溶于水的粉末供注射使用。但这种混合物不太稳定,极易破坏失效。为了改变其口服吸收能力,将氨苄西林与舒巴坦以 1:1 的形式以次甲基相连形成双酯结构的前体药物,称为舒它西林(sultamicillin)。舒他西林口服后可迅速吸收,在体内非特定酯酶的作用下使其水解,给出较高的血清浓度的氨苄西林和舒巴坦。

【合成】  舒巴坦为人工合成的化合物,从其化学结构来看,比 6-APA 少 6 位的氨基。工业生产上用 6-APA 为原料,经重氮化,溴代氧化得到 6,6-二溴青霉烷酸(6,6-dibromopenicillanic acid),再经催化氢化得到舒巴坦。

在舒巴坦的化学结构基础上,进行进一步研究发现其 2-位甲基被取代后可以得到一系列新结构的化合物,这些化合物的活性更强,其中他唑巴坦(tazobactam)已经正式上市。

**克拉维酸(clavulanic acid)**

【化学名】 (Z)-(2S,5R)-3-(2-羟乙烯基)-7-氧代-4-氧杂-1-氮杂双环[3.2.0]庚烷-2-甲酸((Z)-(2S,5R)-3-(2-hydroxyethylidene)-7-oxo-4-oxa-1-azabicyclo[3.2.0]heptane-2-carboxylic acid),又称为棒酸。

【理化性质】 本品钾盐,为白色针状结晶,易溶于水,水溶液不稳定,会分解变色。在碱性条件下极易降解,其降解速度比青霉素快 5 倍。

【结构特点】 从结构上来看,克拉维酸是由 β-内酰胺和氢化异噁唑骈合而成,且在氢化异噁唑氧原子的旁边有一个 sp² 杂化的碳原子,形成乙烯基醚结构,C-6 无酰胺侧链存在。由此可见克拉维酸的环张力比青霉素要大得多。因此易接受 β-内酰胺酶结构中亲核基团的进攻。当亲核试剂进攻 β-内酰胺环时,导致其开环,形成亚胺结构。

克拉维酸是从链霉菌(streptomyces clavuligerus)得到的非经典的 β-内酰胺抗生素,仅有微弱的抗菌活性,但可与多数 β-内酰胺酶牢固结合,生成不可逆的结合物,是有效的 β-内酰胺酶抑制剂,对革兰氏阳性菌或革兰氏阴性菌产生的 β-内酰胺酶均有效。本品单独使用无效,常与青霉素类药物联合应用以提高疗效。临床上使用克拉维酸和阿莫西林组成的复方制剂称为奥格门汀(augmentin),用于治疗耐阿莫西林细菌所引起的感染。

西司他丁(cilastatin)

亚胺培南(imipenem)

**氨曲南(aztreonam)**

【化学名】 [2S-[2α,3β(Z)]]-2-[[[1-(2-氨基-4-噻唑基)-2-[(2-甲基-4-氧代-1-硫代-3-氮杂环丁烷基)氨基]-2-氧代亚乙基]氨基]氧代]-2-甲基丙酸([2S-[2α,3β(Z)]]-2-[[[1-(2-Amino-4-thiazolyl)-2-[(2-methyl-4-oxo-1-sulfo-3-azetidinyl) aminol-2-oxoethylidene] amino]oxy]-2-methylpropanoic acid)。

属单环 β-内酰胺抗生素。

单环 6-内酰胺抗生素的发展是由于诺卡霉素(nocardicins)的发现而开始。尽管诺卡霉素

只含有单个 β-内酰胺环,但对酸、碱都比较稳定,这是其他天然 β-内酰胺抗生素所不具备的特点。诺卡霉素对各种 β-内酰胺酶都很稳定,但抗菌作用差,至今未用于临床,主要是利用其母核 3-氨基诺卡霉素(3-ANA)进行结构修饰,制备多种衍生物。氨曲南是在此基础上得到的第一个全合成单环 β-内酰胺抗生素。

诺卡霉素(nocardicins A)

在氨曲南的结构 N 原子上连有强吸电子磺酸基团,更有利于 β-内酰胺环打开。C-2 位的 α-甲基可以增加氨曲南对 β-内酰胺酶的稳定性。

氨曲南耐受性好,副作用发生机会少。此外氨曲南未发生过敏性反应,而且与青霉素和头孢类不发生交叉性过敏反应,从而为寻找真正无过敏性反应的、高效、广谱 β-内酰胺抗生素的一个新的方向。

# 9.7    大环内酯类抗生素
## (Macrolide Antibiotics)

大环内酯类抗生素是由链霉菌产生的一类弱碱性抗生素,其结构特征为分子中含有一个内酯结构的十四元或十六元大环。通过内酯环上的羟基和去氧氨基糖或 6-去氧糖缩合成碱性苷。这类药物主要有:红霉素(erythromycin)、麦迪霉素(midecamycin)、螺旋霉素(spiramycin)等。

这类抗生素在微生物合成过程中往往产生结构近似、性质相仿的多种成分。当菌种或生产工艺不同时,常使产品中各成分的比例有明显不同,影响产品的质量。这类抗生素对酸、碱不稳定,在体内也易被酶分解(苷键水解、内酯环开环或脱去酰基),都可丧失或降低抗菌活性。为了克服这些缺点,对这类抗生素的结构进行了研究和改造。发现大环内酯环或去氧糖分子中的羟基酰化后,性质可显著改变,例如能增加其对酸的稳定性,增高血药浓度,延长作用时间或降低毒性。如近年来应用的乙酰螺旋霉素(acetyl spiramycin)、双乙酰麦迪霉素(diacetyl spiramycin)以及早期的红霉素乙酯(erythromycin estolate)等。这主要由于酰基的引入,可能因空间障碍,阻止内酯环的破裂,或整个分子的亲脂性增强,易被吸收和穿透细菌的细胞膜而较好地发挥抗菌作用。作用机制主要是抑制细菌蛋白质的合成。

这类抗生素的抗菌谱和抗菌活性相近似,对革兰氏阳性菌和某些阴性菌、支原体等有较强的作用。与临床常用的其他抗生素之间无交叉耐药性,但细菌对同类药物仍可产生耐药性;毒性较低,无严重不良反应。

## 红霉素（erythromycin）

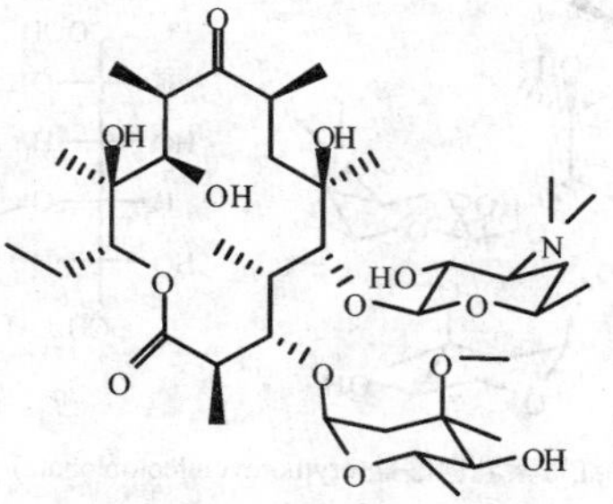

【理化性质】 本品为白色或类白色的结晶或粉末；无臭；味苦；微有引湿性。本品的水合物熔点为 128℃，而无水物为 193℃。易溶于甲醇、乙醇或丙酮，微溶于水。无水乙醇（20mg/m1）中比旋度为 -71°～-78°。

1）红霉素（erythromycin）是由红色链丝菌（streptomyceserythreus）产生的抗生素，包括红霉素 A、B 和 C。三者的差别在于 C-10 及红霉糖中的 C-3′位取代基的变化：A：C-10＝—OH /C-3′＝—CH₃；B：C-10＝—H /C-3′＝—CH₃；C：C-10＝—OH /C-3′＝—H。红霉素 A 为抗菌主要成分，其他两个组分 B 和 C 则被视为杂质。

红霉素 A 是由红霉内酯（erythronolide）与去氧氨基糖（Desosamine）和红霉糖（Cladinose）缩合而成的碱性苷。

2）由于在红霉素的结构存在多个羟基以及在其 9 位上有一个羰基，因此红霉素在酸性条件下不稳定，易发生分子内的脱水环合。

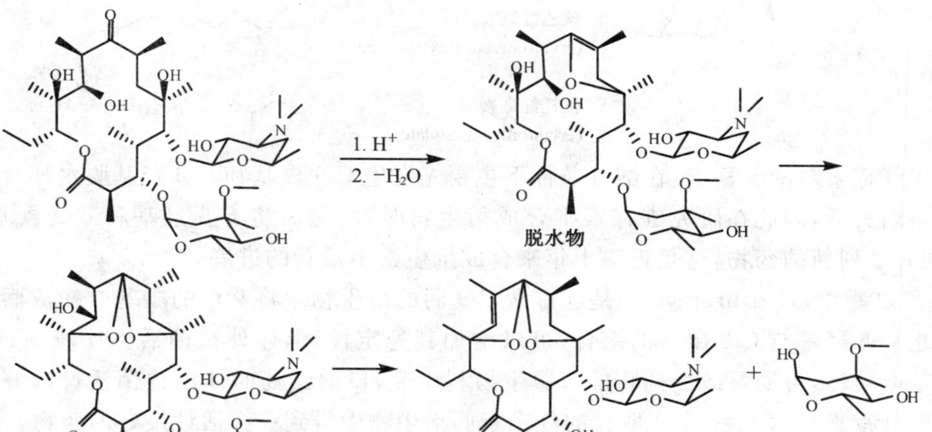

螺旋酮(anhydroerythromycinA-6,9-9,12-spiroketal)　　　　　　　克拉定塘(cladinose)

红霉素对各种革兰氏阳性菌有很强的抗菌作用，对革兰氏阴性百日咳杆菌、流感杆菌、淋球菌、脑膜炎球菌等亦有效，而对大多数肠道革兰氏阴性杆菌则无活性。红霉素为耐药的金黄色葡萄球菌和溶血性链环菌引起的感染的首选药物。

红霉素水溶性较小，只能口服，但在酸中不稳定，易被胃酸破坏。为了增加其在水中的溶解性，用红霉素与乳糖醛酸成盐，可供注射使用。

红霉素乳糖酸盐(erythomycinlectoblonate)

**【结构改造】**

1) 为增加红霉素的稳定性和水溶性,将 5 位的氨基糖 2″氧原子上制成各种酯的衍生物,如红霉素碳酸乙酯(erythromycin ethylcarbonate)可配制混悬剂供儿童服用,红霉素硬脂酸酯(erythromycin stearate)和依托红霉素(erythromycin estolate)两者不溶于水,在酸中较红霉素稳定,适于口服;琥乙红霉素(erythromycin ethylsuccinate)无味,在水中几乎不溶。到体内水解后释放出红霉素而起作用。因无味,且在胃中稳定,可制成不同的口服剂型,供儿童和成人应用。

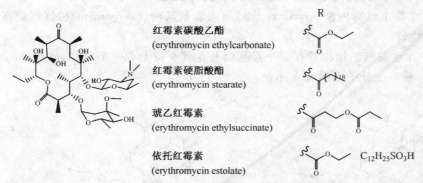

红霉素碳酸乙酯
(erythromycin ethylcarbonate)

红霉素硬脂酸酯
(erythromycin stearate)

琥乙红霉素
(erythromycin ethylsuccinate)

依托红霉素
(erythromycin estolate)

由于红霉素对酸不稳定,在酸性条件下主要先发生 C-9 羰基和 C-6 羟基脱水环合,导致进一步反应而失活,因此在研究红霉素半合成衍生物时,均考虑将 C-6 羟基和 C-9 羰基进行保护,得到一系列新的药物,这是近二十年来合成抗生素中最新的进展。

2) 罗红霉素(roxithromycin)是红霉素 C-9 肟的衍生物。将 9 位的羰基改换成肟或腙后,可以阻止 C-6 羟基与 C-9 羰基的缩合,可以增加其稳定性,但体外抗菌活性比较弱;当将 C-9 的肟羟基取代后,可明显改变药物的口服生物利用度,口服给药时体内抗菌活性较好,毒性也较低。罗红霉素是从一系列 O-取代的红霉素肟衍生物中得到一个活性最好的药物。

罗红霉素(roxlthromycin)

3）进一步将红霉素的 C-9 上的肟还原后，得到 9(S)-红霉素胺具有较好抗菌活性，但是其口服生物利用度大大降低。如果将红霉素胺和 2-(2-甲氧基乙氧基)乙醛进行反应，利用 C-9 氨基和 C-11 的羟基易和醛基反应后，形成噁嗪环，从而得到长效的红霉素衍生物——地红霉素(dirithromycin)，只需每天给药一次。

4）将 9-肟基红霉素经贝克曼重排(beckmann rearrangement)后得到扩环产物，再经还原、N-甲基化等反应，将氮原子引入到大环内酯骨架中制得第一个环内含氮的 15 元环的大环内酯红霉素衍生物阿齐霉素(azithromycin)。阿奇霉素的药代动力学性质比较好，可用于多种病原微生物所致的感染特别是性传染疾病。

5）在红霉素 C-9 位羰基的 α 位即 8 位引入电负性较强的氟原子[即氟红霉素(flurithromycin)]，使羰基的活性下降，同时也阻止了 C-8 与 C-9 之间不可逆的脱水反应发生。

6）克拉霉素(clarithromycin)是对红霉素 C-6 位羟基甲基化后的产物。6 位羟基甲基化以后，使红霉素 C-9 羰基无法形成半缩酮而增加其在酸中的稳定性。

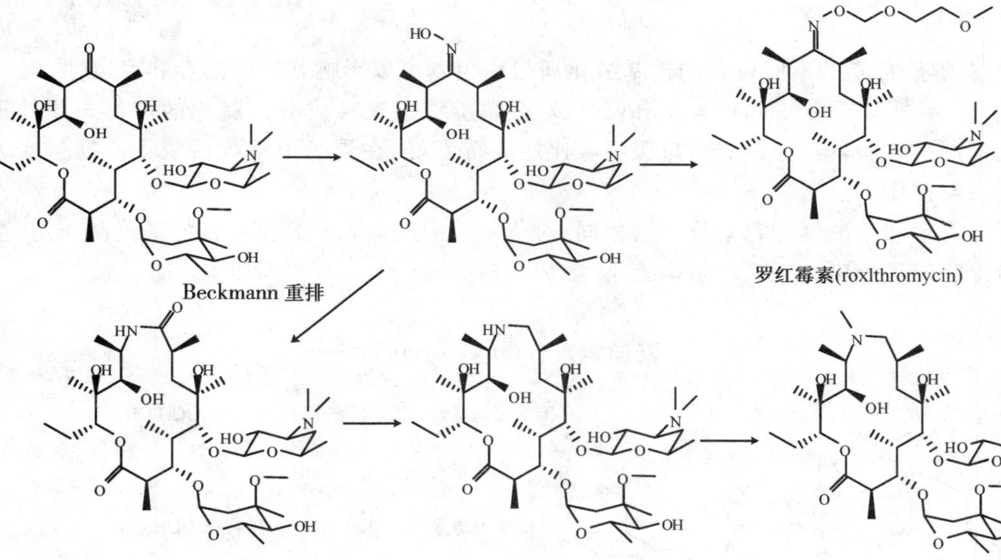

Beckmann 重排　　　　　　　　　　　　　　　　　罗红霉素(roxlthromycin)

阿奇霉素(azithromycin)

**螺旋霉素（spiramycin）**

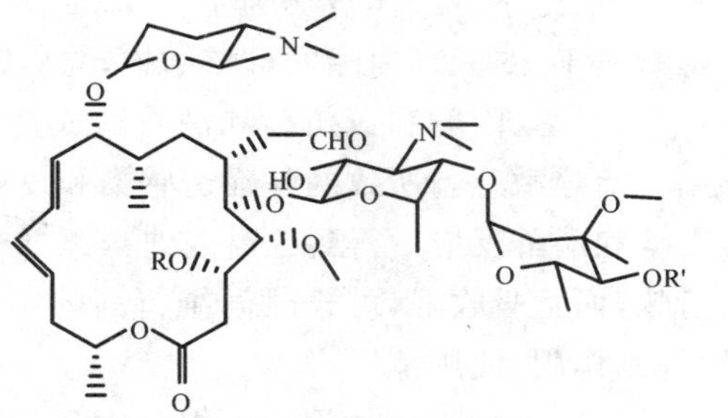

| 螺旋霉素 Ⅰ | R=—H | R'=—H | 乙酰螺旋霉素 Ⅰ | R=—H | R'=—COCH₃ |
|---|---|---|---|---|---|

| 螺旋霉素 Ⅰ | R=—H | R′=—H | 乙酰螺旋霉素 Ⅰ | R=—H | R′=—COCH₃ |
|---|---|---|---|---|---|
| 螺旋霉素 Ⅱ | R=—COCH₃ | R′=—H | 乙酰螺旋霉素 Ⅱ | R=—COCH₃ | R′=—COCH₃ |
| 螺旋霉素 Ⅲ | R=—COCH₂CH₃ | R′=—H | 乙酰螺旋霉素 Ⅲ | R=—COCH₂CH₃ | R′=—COCH₃ |

螺旋霉素(spiramycin)是由螺旋杆菌新种 streptomyces spiramyceticus nsp 产生的抗生素,含有螺旋霉素Ⅰ、Ⅱ、Ⅲ三种成分,以Ⅱ和Ⅲ成分为主。国外菌种生产的螺旋霉素以Ⅰ为主,国产螺旋霉素以Ⅱ和Ⅲ为主。

**【结构与改造】**

1) 螺旋霉素是碱性的大环内酯抗生素,味苦,口服吸收不好,进入体内后,部分水解脱碳霉糖变成活性很低的新螺旋霉素(neospiramycin),再进一步水解失活。

2) 对螺旋霉素的不同位置的羟基酰化所得衍生物可以影响其抗菌活性和稳定性。

如:乙酰螺旋霉素(acetyl spiramycin)是对螺旋霉素三种成分乙酰化的产物。体外抗菌活性比螺旋霉素弱,但对酸稳定,口服吸收比螺旋霉素好,在胃肠道吸收后脱去乙酰基变为螺旋霉素后发挥作用。

螺旋霉素和乙酰螺旋霉素抗菌谱相同,对革兰氏阳性菌和奈瑟菌有良好的抗菌作用,主要用于治疗呼吸道感染、皮肤、软组织感染、肺炎、丹毒等。

## 麦迪霉素(midecamycin)

麦迪霉素 A1  R=—OH  R'=—COCH$_2$CH$_3$

麦迪霉素 A2  R=—OH  R'=—COCH$_2$CH$_2$CH$_3$

麦迪霉素 A3  R=O  R'=—COCH$_2$CH$_3$

麦迪霉素 A4  R=O  R'=—COCH$_2$CH$_2$CH$_3$

麦迪霉素(midecamycin)是由米加链霉菌 streptomyces mycasofaciens 产生的抗生素,含麦迪霉素 A1,A2,A3,和 A4 四种成分,以 A1 成分为主。

**【结构与性质】** 麦迪霉素属于16元环内酯的母核结构,与碳霉胺糖和碳霉糖结合成碱性苷,性状比较稳定,可溶于乙醇、甲醇、丙酮和氯仿。和酒石酸成盐后可溶于水,配制成静脉滴注制剂供临床使用。主要用于治疗敏感菌所致的呼吸道感染和皮肤软组织感染。

**【结构改造】** 将麦迪霉素和醋酐反应后得到乙酰麦迪霉素(acetylmidecamycin)可以改善大环内酯抗生素所特有的苦味,而且吸收好,可长时间维持高的组织浓度,因而具有很好的抗菌力,此外还减轻了肝毒性等副作用,使用范围广。

麦白霉素(meleumycin)是国内菌种得到的一种多组分大环内酯抗生素,其主要成分含麦迪霉素 A1(约40%),柱晶白霉素 A6 及其他组分。用途同麦迪霉素。

# 9.8　四环素类抗生素和氨基糖苷类抗生素
## （Tetracycline Antibiotics and Aminoglycoside Antibiotics）

### 9.8.1　四环素类抗生素

四环素类抗生素是由放线菌产生的一类广谱抗生素（金霉素、土霉素、四环素等）及半合成抗生素，其结构均为菲烷的基本骨架。

| | $R_1$ | $R_2$ | $R_3$ | $R_4$ |
|---|---|---|---|---|
| 土霉素 | OH | OH | CH$_3$ | H |
| 金霉素 | H | OH | CH$_3$ | Cl |
| 四环素 | H | OH | CH$_3$ | H |

1948 年由金色链丝菌（streptomyces auraofaciens）的培养液中分离出金毒素（chlotetracycline），1950 年从土壤中轭裂链丝菌（streptomycesrimosus）培养液中分离出土霉素（oxytetracycline），1953 年在研究 chlotetracycline 和 oxytetracyclie 结构时，发现若将金霉素进行催化氢化脱去氯原子，可得到四环素（tetracycline），随后发现用在不含氯的培养基中生长的链霉菌菌株发酵可生产四环素。

### 四环素（tetracycline）

【化学名】　6-甲基-4-(二甲胺基)-3,6,10,12,12a-五羟基-1,11-二氧代-1,4,4a,5,5a,6,11,12a-八氢-2-并四苯甲酰胺（6-methyl-4-(dimethylamino)-3,6,10,12,12a-pentahydroxy-1,11-dioxo-1,4,4a,5,5a,6,11,12a-octahydro-2-naphthacenecarboxamide）。

【结构特点】

1）在四环素类抗生素结构中都含有酸性的酚羟基和烯醇羟基及碱性的二甲胺基，该类药物均为二性化合物，具有三个 $pK_a$ 值，分别为 2.8～3.4、7.2～7.8、9.1～9.7。

2）其碱性基团为 4α-二甲氨基，在临床上用于和盐酸成盐。

3）C-10 与 C-12 共轭的酚性羟基和烯醇羟基，是中性基团，$pK_a$ 约为 7.5。

4）而 C-1 与 C-3 共轭的三羰基系统相当于醋酸的酸性。其等电点为 pH5。

5）临床上通常用其盐酸盐。

【稳定性】　四环素在干燥条件下固体都比较稳定，但遇日光可变色；在酸性及碱性条件都不够稳定，易发生水解。四环素药物主要有以下化学性质：

1) 酸性条件下不稳定。

① pH<2 的酸性条件下，易脱水。四环素 C-6 上的羟基和 C-5a 上氢发生消除反应，生成无活性橙黄色脱水物（anhydrotetracycline）。因为 C-6 上的羟基与 C-5a 上的氢正好处于反式构型，在酸性条件下有利于发生消除反应。

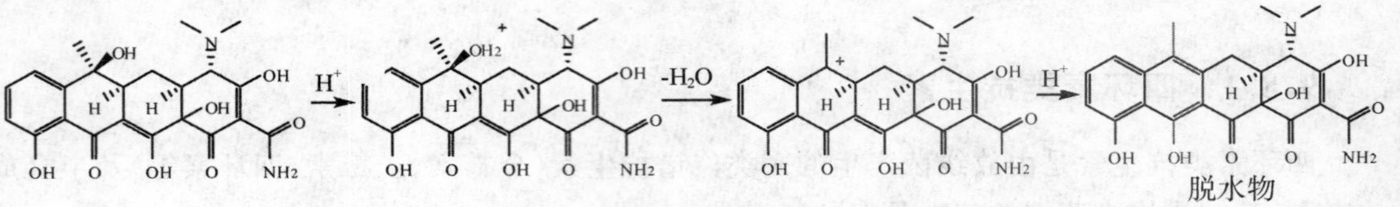

② 在 pH 2～6 条件下，C-4 二甲胺基很易发生可逆反应的差向异构化。某些阴离子如磷酸根、枸橼酸根、醋酸根离子的存在，可加速这种异构化反应的进行。

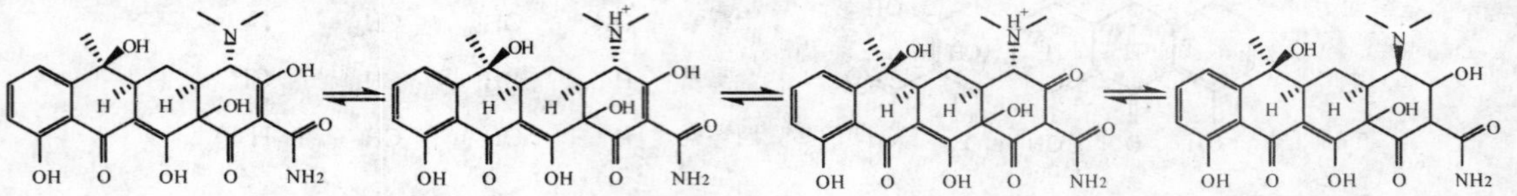

土霉素由于 C-5 羟基与 C-4 二甲胺基之间形成氢键，4 位的差向异构化难于四环素。而金霉素由于 C-7 氯原子的空间排斥作用，使 4 位异构化反应比四环素更易发生。

③ 4 位差向异构化产物在酸性条件也还会进一步脱水生成脱水差向异构化产物。四环素药物的脱水产物及差向异构体的抗菌活性均减弱或消失。

2) 碱性条件下不稳定   在碱性条件下，由于 OH- 的作用，C-6 上的羟基形成氧负离子，向 C-11 发生分子内亲核进攻，经电子转移，C 环破裂，生成具有内酯结构的异构体。

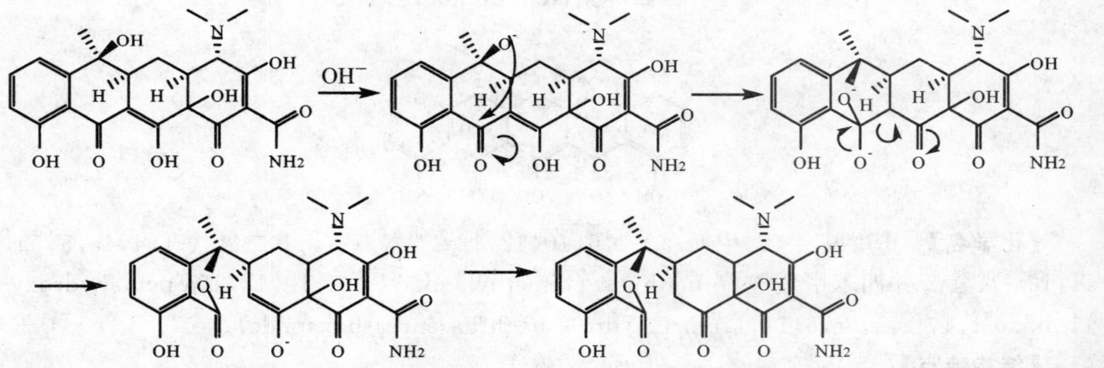

3) 和金属离子的反应   四环素类药物分子中含有许多羟基、烯醇羟基及羰基，在近中性条件下能与多种金属离子形成不溶性螯合物。与钙或镁离子形成不溶性的钙盐或镁盐，与铁离子形成红色络合物，与铝离子形成黄色络合物。

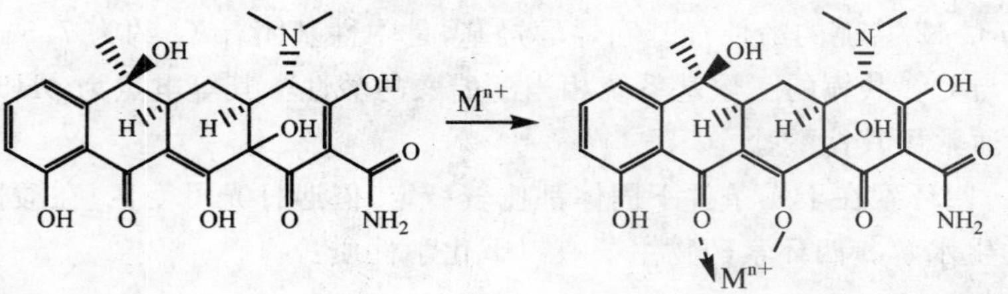

这不仅给临床使用制备成合适的溶液带来不便,而且还会干扰口服时的血药浓度。由于四环素类药物能和钙离子形成络合物,在体内该络合物呈黄色沉积在骨骼和牙齿上,小儿服用会发生牙齿变黄色,孕妇服用后其产儿可能发生牙齿变色、骨骼生长抑制。因此小儿和孕妇应慎用或禁用四环素类药物。

【结构改造】　临床上最常用的是四环素。但细菌对这类抗生素耐药现象比较严重,毒副作用也比较多,临床应用受到一定的限制。在此基础上对四环素类抗生素进行结构修饰,一方面以增强其在酸性、碱性条件下的稳定性,另一方面解决这类抗生素的耐药问题。

1) $C_6$ 位羟基除去,不影响抗菌活性;

2) $C_6$ 位甲基对抗菌活性无影响;

3) $C_2$ 酰胺为抗菌活性的必需基团,酰胺基上引入取代基,增加了水中溶解度及血清中的有效浓度,对抗菌活性有利;

4) $C_6$ 位用-S-代替,可提高抗菌活性,并有长效作用。

### 9.8.2　氨基糖苷类抗生素

氨基糖苷类抗生素是由链霉菌、小单孢菌和细菌所产生的具有氨基糖苷结构的抗生素,这类抗生素的化学结构通常由 1,3-二氨基肌醇,如链霉胺、2-脱氧链霉胺、放线菌胺为苷元与某些特定的氨基糖通过糖苷键相连而成。

【结构特点】　链霉素(streptomycin)是第一个发现的氨基糖苷类抗生素,由链霉胍、链霉糖和 $N$-甲基葡萄糖组成。在其分子结构中有三个碱性中心,可以和各种酸成盐,临床用其硫酸盐。

【理化性质】　氨基糖苷类抗生素多为极性化合物,水溶性较高,脂溶性较低,因而口服给药时很难被吸收,须注射给药。

【应用】　氨基糖苷类抗生素对葡萄球菌、需氧革兰氏阴性杆菌和结核分枝杆菌等有良好的抗菌活性。

【作用机制和耐药性】　氨基糖苷类抗生素主要作用于细菌核糖体,与 30S 亚基的蛋白结合,抑制 mRNA 的转录和蛋白质的生物合成,导致细菌死亡而发挥杀菌作用。

氨基糖苷类抗生素易产生耐药性,因为一些菌株的离子转移系统缺陷,造成药物摄入减少,如链球菌、肠球菌等。而获得性耐药性主要是由于细菌产生钝化酶:磷酸转移酶、核苷转移酶、乙酰转移酶,同时也可通过染色体变异引起的核蛋白体靶位改变或抗生素摄入量减少等而产生耐药性。

**【毒性】** 与血清蛋白结合率低,绝大多数在体内不代谢失活,以原药形式经肾小球滤过排出,对肾产生毒性。

本类抗生素的另一个较大的毒性,主要是损害第八对颅脑神经,引起不可逆耳聋,尤其对儿童毒性更大。

**【结构改造】** 为了克服耐药性,将抗生素分子内特定的羟基或氨基进行化学改造,来制备和寻找对耐药菌有效的半合成氨基糖苷类抗生素。

如将氨基羟丁酰基侧链引入卡那霉素 A 分子的链霉胺部分得到阿米卡星（amikacin,又称丁胺卡那霉素）。对上述细菌所产生的各种转移酶都稳定,这是其突出优点。用途与卡那霉素相似,但血中浓度较卡那霉素高,毒性较小,注射给药。所引入的氨基羟丁酰基侧链的构型对其抗菌活性很重要。

用于临床的氨基糖苷类抗生素,主要有链霉素、卡那霉素、庆大霉素、新霉素、巴龙霉素和核糖霉素等。

卡那霉素 A                                                                                      阿米卡星

---

➡️ **本章小结**

**1. 药物的分类**

抗菌药物、磺胺类药物、喹诺酮类药物、抗结核药物、抗真菌药物、β-内酰胺抗生素、大环内酯类抗生素。

**2. 药物的结构与构效关系**

（1）磺胺类抗菌药物的基本结构与构效关系。

（2）喹啉羧酸类药物的结构特点与构效关系。

（3）利福霉素 B 与利福平、利福喷丁结构上的区别。

（4）β-内酰胺抗生素结构特点。

（5）耐酸青霉素、耐霉青霉素、广谱青霉素结构特点。

（6）青霉素类抗生素与头孢类抗生素的结构特点、构效关系。

（7）红霉素、琥乙红霉素、罗红霉素、阿奇霉素、克拉霉素结构区别。

（8）四环素、土霉素、金霉素结构上的区别。

**3. 代表药物及性质**

磺胺甲噁唑、磺胺嘧啶、甲氧苄氨嘧啶、吡哌酸、诺氟沙星、环丙沙星、异烟肼、利福平、氯霉素、硝酸益康唑、氟康唑、青霉素 G、苯唑西林、阿莫西林、头孢菌素 C、头孢氨苄、头孢噻肟钠、舒巴坦、克拉维酸、氨曲南、红霉素、螺旋霉素、麦迪霉素、四环素。

**4. 作用机制**

（1）磺胺类药物抗菌作用机制。

（2）喹诺酮类药物抗菌作用机制。

（3）氯霉素药物抗菌作用机制。

（4）多烯类抗生素抗真菌作用机制。

（5）β-内酰胺抗生素抗菌作用机制。

**5. 化学合成**

甲氧苄氨嘧啶、吡哌酸、氯霉素、舒巴坦。

【思考与练习】

1. 简述磺胺类抗菌药物的构效关系和作用机制。

2. 试述抗结核药物的发展概况及研究进展。

3. 简述 β-内酰胺抗生素的分类、结构特点及作用机制。

4. 青霉素 G 为什么不能以口服形式给药？为什么其钠盐、钾盐也必须做成粉针制剂。

5. 举例说明耐酸、耐酶和广谱青霉素的结构特点。

6. 试述四环素、氯霉素类、氨基糖苷类抗生素的主要不良反应。

（刘剑敏）

# 第 10 章

# 抗病毒和抗寄生虫药物
# Antiviral and Antiparasitic Drugs

↘ **本章要点**

本章介绍了抗病毒药物、抗寄生虫药物的分类;部分药物如利巴韦林、阿昔洛韦、齐多夫定、阿苯达唑、吡喹酮、磷酸氯喹的合成;阐述了利巴韦林、阿昔洛韦、齐多夫定抗病毒作用机制,非核苷类逆转录酶抑制剂的作用机制以及咪唑类驱肠虫药的作用机制;分析了核苷类抗病毒和抗艾滋病药物、青蒿素类药物的结构特点与构效关系。

## 10.1　抗病毒药物(Antiviral Drugs)

病毒是能感染所有生物细胞的微小有机体,能利用宿主细胞的代谢系统进行寄生和增殖,病毒一旦进入宿主细胞立即开始循环式感染或停留在宿主细胞内。病毒缺乏完整的酶系统,无独立的代谢活力,无法独立进行繁殖,只能寄生在宿主细胞内,利用宿主细胞的核酸、蛋白质和酶作为自身繁殖的必需物质。病毒在宿主细胞内复制核酸,合成蛋白质,再装配在一起构成完整的病毒体的繁殖过程称为复制。大多数病毒复制可分为吸附、侵入、脱壳、生物合成、组装和释放六步。其中吸附是决定感染成功与否的关键环节。

**1. 抗病毒药物的作用机制**

抗病毒药物通过影响病毒复制周期的某个环节而抑制其复制过程。理想的抗病毒药物应该是能有效地阻止病毒吸附或进入宿主细胞,或能选择性地抑制病毒复制而不损害宿主细胞的功能。但由于病毒严格的胞内寄生特性及病毒主动参与细胞的代谢过程,其抑制剂往往也干扰正常细胞的增殖过程,因而对人体产生毒性。如何获得高效、低毒且无耐药性的抗病毒药物是一重要研究课题。

**2. 抗病毒药物的分类**

抗病毒药物按作用机制可分为以下几种类型:① 阻止病毒在细胞内吸附的药物如丙种

球蛋白;② 抑制病毒核酸复制的药物如齐多夫定;③ 阻止病毒穿入细胞的药物如金刚烷胺;④ 影响核糖体翻译的药物如美替沙腙;⑤ 其他。按其抗病毒类型可分为:① 抗人类免疫缺陷病毒药物;② 抗疱疹病毒药物;③ 抗巨细胞病毒药物;④ 抗乙肝病毒药物;⑤ 抗流感病毒药物;⑥ 抗肿瘤病毒药物;⑦ 抗非典型性肺炎(SARS 病毒)药物等。按药物的结构分为:① 金刚烷胺类(三环胺类);② 核苷类;③ 其他。

### 10.1.1 金刚烷胺类

金刚烷胺类药物是运用比较早的一类抗病毒药物,主要是通过抑制病毒穿入细胞,并影响病毒的脱壳,抑制其增殖而起到抗病毒的作用。金刚烷胺类结构中 R 基可以是氨基、取代的氨基或烷基胺等。构效关系研究表明金刚烷胺中的氨基被羟基、巯基、卤素或氰基取代均导致失活。

**盐酸金刚烷胺(amantadine hydrochloride)**

【化学名】 三环[3.3.1.1$^{3,7}$]癸烷-1-胺盐酸盐(tricyclo[3.3.1.1$^{3,7}$]decan-1-amine hydrochloride)。

【理化性质】 本品为白色结晶性粉末;无臭,味苦。易溶于水或乙醇,在氯仿中溶解。

【作用及应用】 本品为 A 型流感病毒的 $M_2$ 抑制剂,主要通过抑制 A 型流感病毒的 $M_2$ 蛋白的离子通道来阻止病毒穿入宿主细胞,及抑制病毒颗粒在宿主细胞内脱壳,从而在病毒复制的早期阶段进行抑制,达到预防和治疗病毒感染的目的。另外对德国水瘟病毒、B 型流感病毒、一般流感病毒、呼吸合胞体病毒和某些 RNA 病毒也具有一定的活性。主要副作用为胃肠功能紊乱及出现某些中枢神经症状。

【吸收与代谢】 该药口服易吸收,且可通过血脑屏障,并可分泌于唾液、鼻腔分泌物和乳汁中,在体内不被代谢,约 90% 以原形自尿排出。血浆 $t_{1/2}$ 约 16h。

【同类药物】 金刚烷胺的类似物还有金刚烷乙胺(rimantadine),金刚烷乙胺对 A 型流感病毒的作用强于金刚烷胺,且中枢神经副作用小于金刚烷胺。

### 10.1.2 核苷类

核苷是由碱基和糖两部分组成的。它们是 DNA 或 RNA 链的基本组成部分,通过化学修饰改变碱基或糖基中的基团就有可能成为天然核苷的抑制剂,抑制病毒或宿主细胞的 DNA 或 RNA 聚合酶活性,阻止 DNA 或 RNA 的合成,杀灭病毒。此类药物是人类目前治疗病毒、艾滋病的重要手段。但由于它们是 DNA 或 RNA 合成中的基本原料核苷的拟似物,因此往往具有通用性,即具有广谱抗病毒的效果,同样的道理,它们的毒性和副作用也较大,同时也存在耐药性问题。核苷类药物主要分为嘌呤核苷类和嘧啶核苷类两大类。临床用于治疗病毒类疾病的核苷类药物见图 10-1。

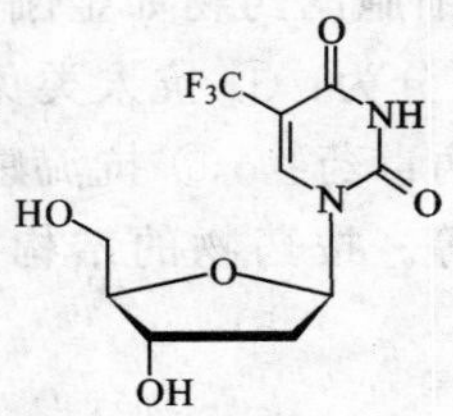

三氟胸苷
（trifluridine）

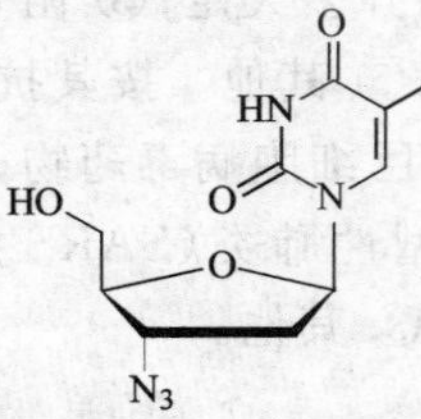

齐多夫定
（zidovudine）

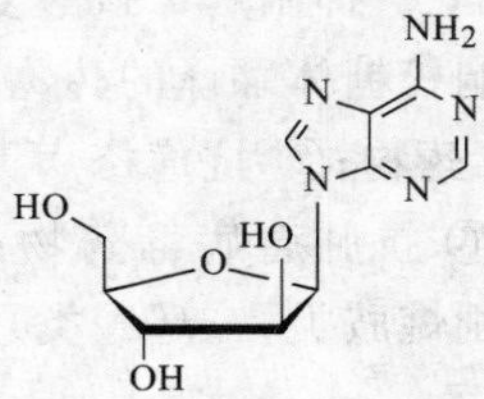

阿糖腺苷
（vidarabine）

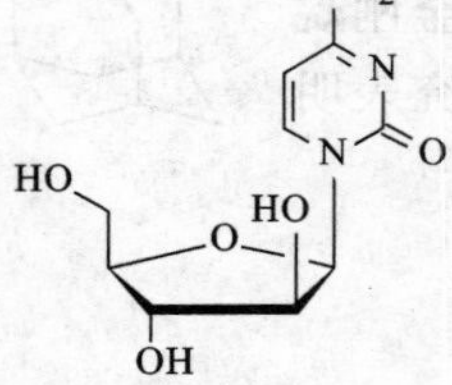

阿糖胞苷
（cytarabine）

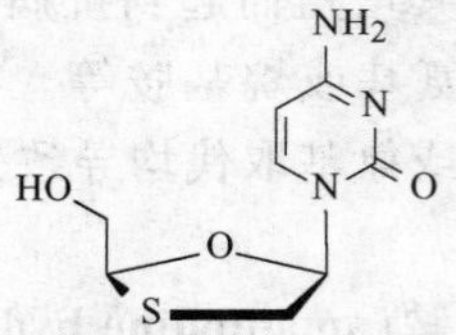

拉米夫定
（lamivudine）

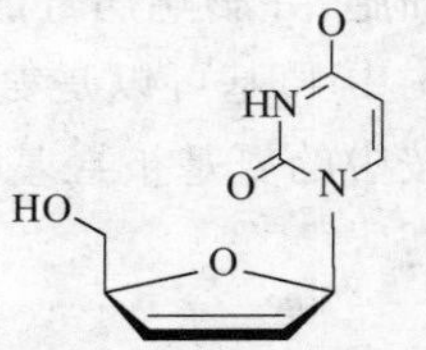

司他夫定
（stavudine）

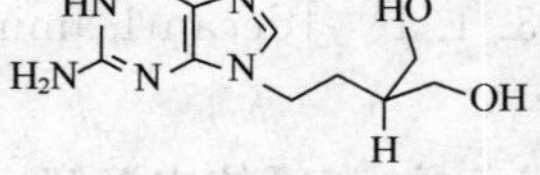

喷昔洛韦
（penciclovir）

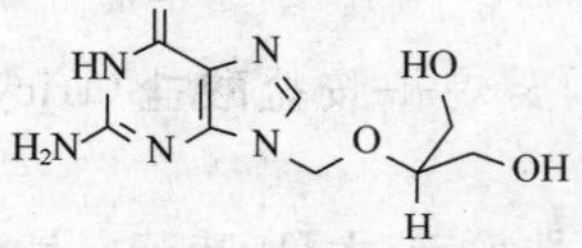

更昔洛韦
ganciclovir

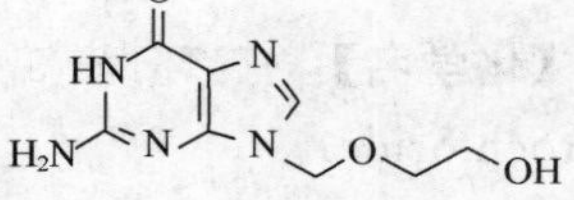

阿昔洛韦
acyclovir

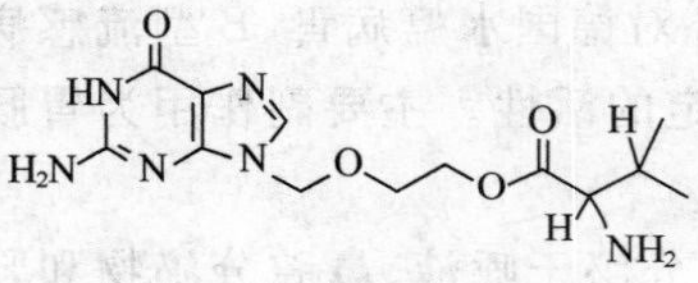

伐昔洛韦
（valacyclovir）

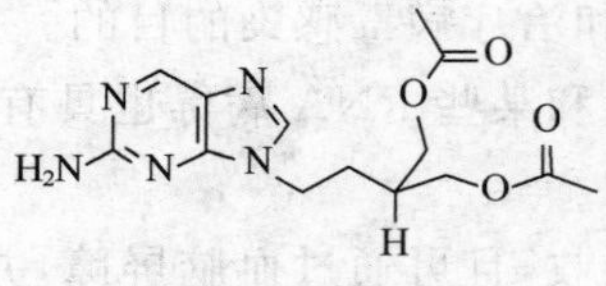

法昔洛韦
（famciclovir）

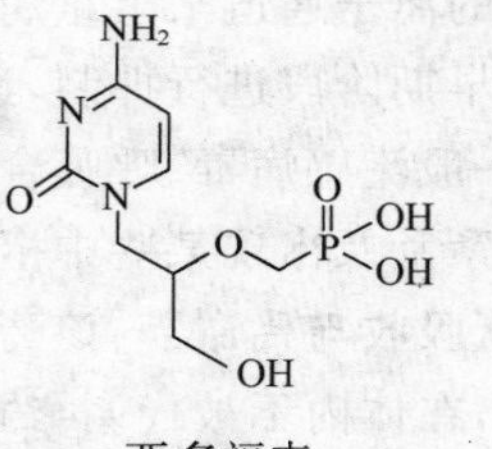

西多福韦
（cidofovir）

图 10-1 核苷抗病毒药物

**利巴韦林(ribavirin)**

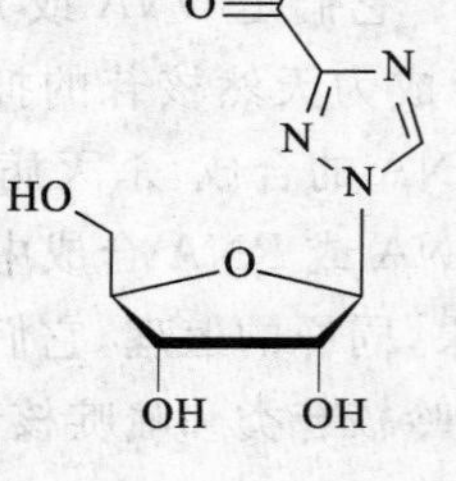

【化学名】 1-β-*d*-呋喃核糖基-1*H*-1,2,4-三氮唑-3-羧酰胺(1-β-*d*-ribofuranosyl-1*H*-1,2,4-trizole-3-carboxamide),又称为三氮唑核苷、病毒唑(virazole)。

【理化性质】 本品为白色或类白色结晶性粉末,无臭,无味,水中易溶,在乙醇中微溶,在乙醚或氯仿中不溶。精制品有两种晶型:熔点 166~168℃和 174~176℃,两种晶型的生物活性相同。

【作用机制】 从化学结构看,本品可视为磷酸腺苷(AWP)和磷酸鸟苷(GMP)生物合成前体氨基咪唑酰氨核苷(AICAR)的类似物。X 衍射晶体学研究表明,本品与鸟嘌呤有很大的相似性。利巴韦林是一种合成的核苷类似物,可抑制多种 RNA 和 DNA 病毒,作用机制尚未完全确定,对不同病毒作用机制相异。体外抗病毒活性提示利巴韦林可能作为细胞的代谢类似物而起作用。

【作用及应用】 本品是广谱的抗病毒药物。体内和体外的实验表明,对 RNA 和 DNA 病毒都有活性,对多种病毒有抑制作用,如呼吸道合胞病毒、流感病毒、单纯疱疹病毒、带状疱疹病毒等。对流感病毒 A 和 B 引起的流行性感冒、腺病毒肺炎、甲型肝炎、疱疹、麻疹、艾滋病等有防治作用。

【吸收与代谢】 本品口服吸收迅速,生物利用度约 45%,少量可经气溶吸入。口服后 1.5h 血药浓度达峰值,血药峰浓度($C_{\max}$)约 1~2 mg/L。药物在呼吸道分泌物中的浓度大多高于血药浓度。药物能进入红细胞内,且蓄积量大。长期用药后脑脊液内药物浓度可达同时期血药浓度的 67%。高浓度时还能抑制癌细胞生成和 HIV 的繁殖。本品可透过胎盘和进入乳汁,具有致畸和胚胎毒性。在肝内代谢,血药消除半衰期($t_{1/2}$)约为 0.5~2h。本品主要经肾排泄。

【构效关系】

1) 将结构中的 1,2,4-三氮唑杂环变为 1,2,3-三氮唑杂环,或对杂环进行取代,抗病毒活性降低或丧失。

2) 对糖基部分进行修饰或替换成其他糖基,均会导致抗病毒活性降低或丧失。

3) 3-位伯酰胺基进行适当修饰可保留其抗病毒活性,如 C-3 脒基衍生物、C-3 硫代氨甲酰基的衍生物、1,2,4-三氮唑-3-硫代甲酰胺等化合物都有抗病毒活性,且体内毒性降低。

4) 5′-磷酸酯、3′,5′-环磷酸酯、2′,3′,5′-三乙酸酯也有一定的抗病毒活性。

【合成】 利巴韦林的合成是以肌苷为原料,经乙酰化生成 1,2,3,5-*O*-四乙酰-β-*d*-呋喃核糖,再与 1,2,4-三氮唑-3-羧酸甲酯在双对硝基苯基磷酸酯的催化下熔融缩合后,经氨解得利巴韦林(图 10-2)。

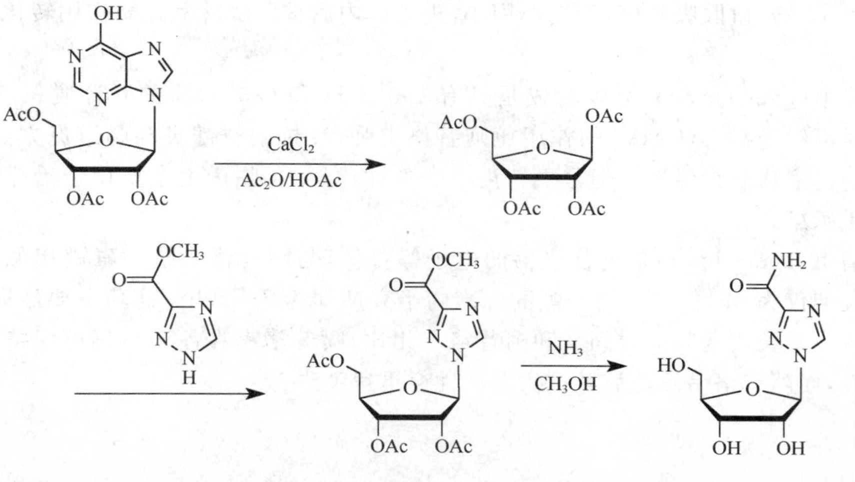

## 阿昔洛韦（aciclovir）

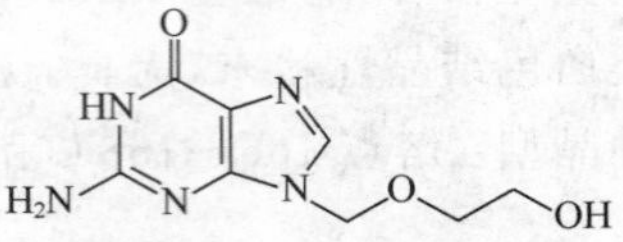

【化学名】 9-[（2-羟乙氧基）甲基]鸟嘌呤（9-[（2-hydroxyethoxy)-methyl] guanine），又名无环鸟苷（qcyclovir）。

【理化性质】 本品为白色结晶性粉末，无臭无味，微溶于水，熔点 256.5～257℃（甲醇）。

【作用机制】 阿昔洛韦是开环的鸟苷类似物，其作用机理独特，主要抑制病毒编码的胸苷激酶和 DNA 聚合酶，从而能显著地抑制感染细胞中 DNA 的合成，而不影响非感染细胞的 DNA 复制。阿昔洛韦可以看成是在糖环中失去 C-2′ 和 C-3′ 的嘌呤核苷类似物，它在被磷酸化时，专一性的在相应于 C-5′ 羟基位置上磷酸化，并掺入到病毒的 DNA 中。由于该化合物不含相当的 C-3′ 羟基，是链中止剂，从而使病毒的 DNA 合成中断。阿昔洛韦是治疗疱疹病毒感染的首选药。主要用于治疗疱疹性角膜炎、生殖器疱疹、全身性带状疱疹和疱疹性脑炎。长期使用可出现耐药性。

【合成】 阿昔洛韦的合成是由鸟嘌呤与酸酐反应制得 $N'$，$N'$-二乙酰鸟嘌呤。在酸酐和对甲苯磺酸作用下，与二氧杂环反应，继而胺解得到阿昔洛韦（图 10-3）。

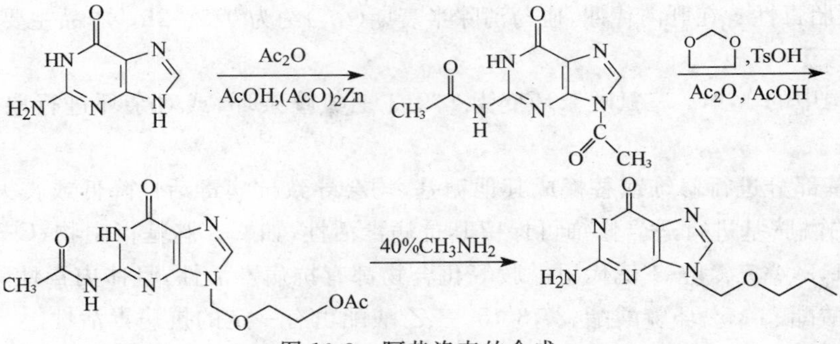

图 10-3 阿昔洛韦的合成

【同类药物】 阿昔洛韦在使用过程中也有一定缺点：水溶性差，口服吸收少，可产生抗药性。在此基础上又研制了阿昔洛韦的前药地昔洛韦（desciclovir）。地昔洛韦在水中溶解度比阿昔洛韦大 18 倍，口服吸收好，毒副作用小，进入体内后被黄嘌呤氧化酶作用转化为阿昔洛韦而产生活性。

更昔洛韦（ganciclovir），可以看成是具有 C-3′-OH 和 C-5′-OH 的开环脱氧鸟苷衍生物。更昔洛韦对巨细胞病毒（CMV）的作用比阿昔洛韦强，在抗脑脊髓炎和肠道炎方面疗效显著，且具有广谱抗疱疹病毒活性。但是更昔洛韦的毒性比较大，临床上主要用于治疗巨细胞病毒引起的严重感染。

喷昔洛韦（penciclovir）是更昔洛韦的电子等排体，与阿昔洛韦抗病毒谱相似。喷昔洛韦的血清半衰期仅为 2h，但其三磷酸酯的细胞内半衰期却为 7～20h。此药主要经尿排出，对肾功能不全者应延长用药间隔时间。和阿昔洛韦相比，喷昔洛韦在停药后仍可保持较长时间的抗病毒活性，而阿昔洛韦停药后其抗病毒活性会迅速消失。

　　法昔洛韦（famciclovir）是鸟嘌呤核苷喷昔洛韦的二乙酰 6-脱氧酯，口服吸收良好，生物利用度约为 77％，通过去乙酰和氧化作用，被迅速转化为喷昔洛韦，提高了喷昔洛韦的全身血浆药物浓度。

### 齐多夫定（zidovudine）

　　**【化学名】**　3′-叠氮基-3′-脱氧胸腺嘧啶（3′-azido-3′-deoxythymidine），又名叠氮胸苷（azidothymidine，AZT）；商品名：克度、立妥威（retrovir）。

　　**【理化性质】**　本品为白色针状结晶，无臭，微溶于水，溶于乙醇，遇光易分解。熔点 124℃。

　　**【作用机制】**　齐多夫定在细胞内活化为三磷酸齐多夫定，是 HIV-1 逆转录酶（RT）底物的竞争性抑制剂，抑制逆转录酶活性，阻碍病毒 DNA 的合成。由于其结构中 3′-位叠氮基结合到病毒 DNA 链的 3′末端时，不能再进行 5′→3′磷酸二酯键的结合，从而终止病毒 DNA 链的延长，抑制 HIV-1 复制。齐多夫定是美国 FDA 批准的第一个用于艾滋病及其相关症状治疗的核苷类逆转录酶抑制剂（nucleoside reverse transcriptase inhibitors，NRTIs）。

　　核苷类逆转录酶抑制剂是合成 HIV 的 DNA 逆转录酶底物脱氧核苷酸类似物，在体内转化成活性的三磷酸核苷衍生物，与天然的三磷酸脱氧核苷竞争性与 HIV 逆转录酶结合，抑制逆转录酶的作用，阻碍前病毒的合成。

　　**【吸收与代谢】**　本品口服吸收快，生物利用度约为 52％～75％，进入人体后，在肝脏微粒体与葡萄糖醛酸结合成无活性的 5′-氧-糖苷（5′-O-glucuronide）代谢物，随尿液排出体外，另一代谢物为 3′-氨基-3′-脱氧胸腺嘧啶。

　　**【构效关系】**

　　1）糖苷的 5′-羟基酯化、醚化后活性降低或消失，NH₂、F 取代后活性保持。

　　2）糖的 3′位可以是叠氮、氢、氟原子取代，也可以是 2′,3′为双键，硫、磺酰基取代形成醚键或氧桥活性降低。

　　3）可用杂原子，特别是硫原子代替 2′,3′-双脱氧糖上的次甲基。

　　4）糖的构型与药物产生耐受性的速率有关。

　　5）药物结构中的碱基可用其他合适的核酸碱基来代替，从而可以比较糖苷部分对生物活性的影响。

　　**【合成】**　齐多夫定的合成方法很多，主要是以各种脱氧胸腺嘧啶核苷为起始原料，最常见的合成方法是以脱氧胸苷为原料，在 DMF 中用三苯基膦、对甲氧基苯甲酸、偶氮二甲酸二乙酯处理，生成 2,3′-脱水-5′-O-(4-甲氧苯基)脱氧胸苷，加入叠氮化钠取代形成 3-叠氮基，最后在甲醇钠作用下脱保护基生成齐多夫定（图 10-4）。

　　**【同类药物】**　本品的主要毒副作用为骨髓抑制（粒细胞减少和贫血），且易产生耐药性。

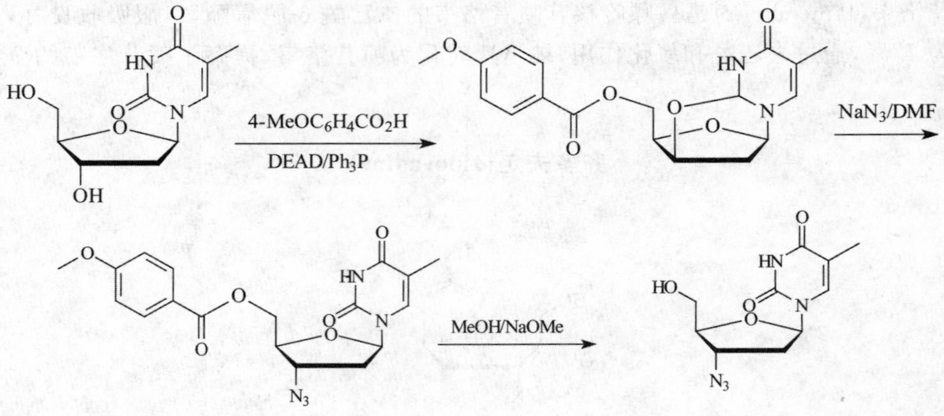

图 10-4  齐多夫定的合成

因此,促进了其他核苷类逆转录酶抑制剂的寻找。相继有扎西他滨(zalcitabine)、司他夫定(stavudine)、去羟肌苷(didanosine)、拉米夫定(lamivudine)等品种上市。

司他夫定为脱氧胸苷的脱水产物,引入 $2'$,$3'$-双键。司他夫定对酸稳定,经口服吸收良好。其作用机制和齐多夫定相似,进入细胞后,在 $5'$ 位逐步磷酸化,生成三磷酸酯,从而达到抑制逆转录酶活性,使 DNA 键断裂的作用。司他夫定对 HIV-1 和 HIV-2 有同等抑制作用,对齐多夫定产生耐药性的 HIV-1 病毒株有抑制作用。司他夫定的骨髓毒性比齐多夫定低,仅为其 1/l0。司他夫定适用于对已批准的药物如齐多夫定、扎西他滨等不能耐受或治疗无效的艾滋病及其相关综合征。

拉咪夫定是双脱氧硫代胞苷化合物。有 β-d-(+)及 β-l-(−)两种异构体,两种异构体都具有较强的抗 HIV-1 的作用。但其 β-l-(−)的异构体对胞苷脱氧胞苷脱氨酶的脱氨基作用有拮抗作用。其作用机制和齐多夫定相似。拉咪夫定对逆转录酶的亲和力大于人 DNA 聚合酶的亲和力,因而具有选择性作用。其抗病毒作用强而持久,且能提高机体免疫机能,还具有抗乙型肝炎病毒的作用。

## 10.1.3  其  他

其他抗病毒药物种类繁多,如抗生素、干扰素、干扰素诱导剂等。这里主要介绍 HIV 酶抑制剂。

随着人们对 HIV 病毒认识的深入,人们对 HIV 复制过程病毒的两个关键酶——逆转录酶和蛋白酶为靶点进行了重点筛选抗艾滋病药物研究。

### 1. 非核苷类逆转录酶抑制剂(NNRTIₛ)

HIV 病毒复制过程中的逆转录酶(RT)是一个重要的药物作用靶点。它的正常功能是将病毒的单链 RNA 转录成双链 DNA。非核苷类逆转录酶抑制剂与 HIV-1 RT 酶直接结合形成稳定的复合物,通过改变酶的活性构象而抑制酶的功能,达到阻断 HIV 复制的目的。

非核苷类逆转录酶抑制剂与齐多夫定等核苷类 RT 抑制剂的结合位点不同。它们不需要磷酸化活化,直接与病毒 RT 催化活性部位的 $P_{66}$ 疏水区结合,使酶蛋白构象改变而失活,从而抑制 HIV-1 的复制。非核苷类逆转录酶抑制剂不抑制细胞 DNA 聚合酶,因而毒性小。但同时容易产生耐药性,但是本类药物与 NRTIₛ 或蛋白酶抑制药之间无交叉耐药现象。已经上市的主要品种有奈韦拉平（nevirapine）、依非韦仑（efavirenz）、地拉韦啶（dilavirdine）等。

## 奈韦拉平（nevirapine）

**【化学名】**　11-环丙基-4-甲基-5,11-二氢-6$H$-二吡啶并[3,2-b:2′,3′-e][1,4]-二氮杂䓬-6-酮（11-cyclopropyl-5,11-dihydro-4-methyl-6$H$-dipyrido-)[3,2-b:2′,3′-e][1,4]-diazepin-6-one）。

**【理化性质】**　本品可从吡啶-水中结晶得到。熔点 247～249℃。微溶于水,易溶于强酸溶液。

**【作用与应用】**　奈韦拉平是人体免疫缺陷病毒（HIV-1）的非核苷类逆转录酶抑制剂。奈韦拉平与 RT 直接连接并通过使此酶的催化端破裂来阻断 RNA 依赖和 DNA 依赖的 DNA 聚合酶活性,与齐多夫定等核苷类 HIV-1 RT 抑制剂无交叉耐药性。成人口服奈韦拉平后快速吸收（＞90%）。奈韦拉平的吸收范围（AUC）与禁食情况下相似,吸收不受饮食、抗酸药或其他碱性药物的影响。奈韦拉平在人体内分布广泛,易通过胎盘且可进入乳汁,在乌干达、南非等非洲国家已用于预防 HIV-1 阳性孕妇感染新生婴儿。奈韦拉平通过细胞色素 P450 代谢产生葡糖苷酸结合物,之后葡萄糖醛酸化的代谢物由尿中排出。用于治疗 HIV-1 感染。

### 2. HIV 蛋白酶抑制剂

HIV 蛋白酶抑制剂是近年来治疗艾滋病的方法中发展较快的方法之一,也是抗病毒药物中最有潜力的药物。HIV 蛋白酶抑制剂主要作用于病毒蛋白酶,抑制 HIV 蛋白酶的活性,使 HIV 在被感染的细胞中只会产生不成熟的、不具感染性的病毒颗粒,从而达到阻止病毒正常装配,抑制 HIV 的目的。HIV 的蛋白前体在蛋白酶催化下,加工成为成熟蛋白,而 HIV 蛋白酶抑制剂可以阻止前体蛋白酶的裂解,导致无感染性的病毒颗粒的堆积,从而达到抗病毒效果。目前开发成功的蛋白酶抑制剂是拟肽类药物,如沙奎那韦（saquinavir）、利托那韦（ritonavir）、茚地那韦（indinavir）、奈非那韦（nelfinavir）和安普那韦（amprenavir）等。

## 沙奎那韦（saquinavir）

【化学名】　$N^1$[(1S,2R)-3-[(3S,4aS,8aS)-3-[(叔丁基氨基)甲酰]八氢-2(1H-异喹啉基]-2-羟基-1-苄基丙基]-2-[(2-喹啉甲酰)氨基]-丁二酰胺（$N^1$-[(1S,2R)-3-[[(1,1-dimethylethy）amino］carbonyl]octahydro-2（1H)-isoquinolinyl]-2-hydroxy-1-(phenylmethyl)propyl]-2-[(2-quinolinylcarbonyl) amino]-butanediamide）

【理化性质】　本品为白色结晶固体，$[\alpha]_D^{20}$－55.9。（C＝0.5，甲醇）

【作用与应用】　沙奎那韦是由 Hoffmann-La Roche 公司开发上市的第一个 HIV-1 蛋白酶抑制剂。与核苷类逆转录酶抑制剂联合使用治疗晚期 HIV 感染。体外与齐多夫定、扎西他滨、拉米夫定及干扰素有协同抗 HIV 作用。与食物同服的生物利用度为 4%（比空腹服大 18 倍），达峰时间为 3～4h，消除半衰期为 13.2h，血浆蛋白结合率大于 90%，88% 随粪便排出，1% 由尿液排出。不良反应有腹泻、头痛、腹胀、高脂血症、脂肪代谢障碍等。通常与核苷类逆转录酶抑制剂联用。

# 10.2　抗寄生虫药
## （Antiparasitic Drugs）

我国幅员辽阔，地跨寒、温、热三带，自然条件差别很大。人民生活习惯复杂多样，寄生虫病一直是危害人民健康的常见疾病。寄生虫的种类很多，不同寄生虫在形态方面的差异较大，小至能引起疟疾感染和阿米巴痢疾的单核细胞的原虫，大到常见的蛔虫、蛲虫、钩虫、丝虫、鞭虫、绦虫等蠕虫，针对不同的寄生虫可选择不同的抗寄生虫药物，本章仅讨论驱肠虫药、抗血吸虫药和抗疟原虫药。

### 10.2.1　驱肠虫药物

人类肠道寄生虫病，主要包括蛔虫病、钩虫病、蛲虫病等。用以将上述寄生虫杀死或排出体外的药物称为驱肠虫药物（anthelmintic drugs）。此类药物应对肠道寄生虫具有高度的选择性，人体吸收少，毒性低，并对胃肠道黏膜的刺激性较小。

驱肠虫药物，根据化学结构可分为哌嗪类、咪唑类、嘧啶类、三萜类和酚类。尽管结构大不相同、作用机理也不一致，但基本作用方式一般都为麻痹虫体的神经肌肉系统，使其失去附着肠壁的能力而被排出体外。目前临床使用的驱虫药物几乎都是咪唑类药物（图 10-5）。

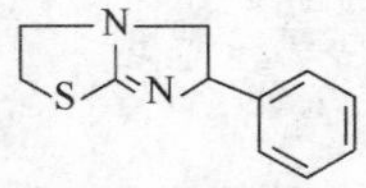

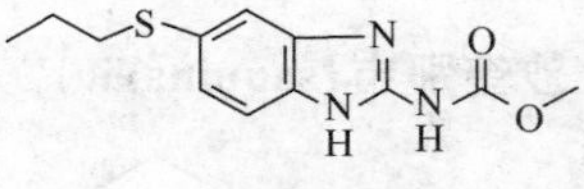

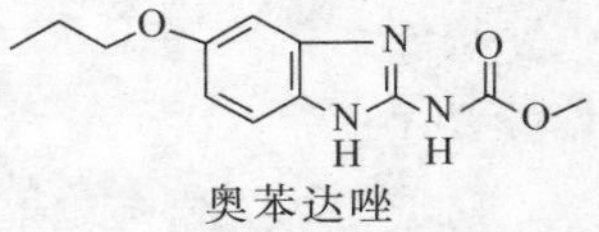

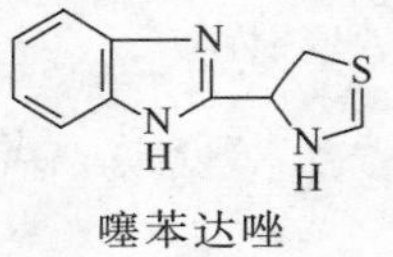

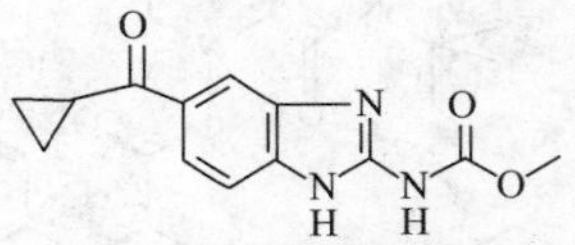

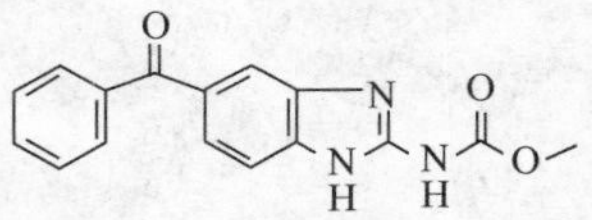

图 10-5　常用咪唑类驱肠虫药

## 阿苯达唑（albendazole）

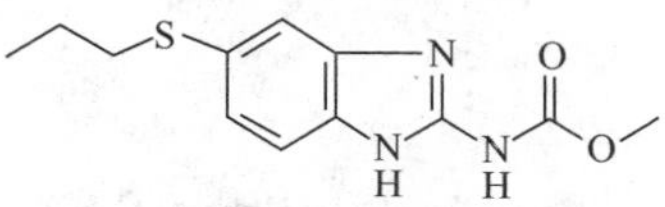

**【化学名】**　〔(5-丙硫基-1*H*-苯并咪唑-2-基)氨基甲酸甲酯(〔5-(propylthio)-1*H*-benzimidazol-2-yl〕carbamic acid methyl ester)，又名丙硫咪唑、肠虫清。

**【理化性质】**　本品为白色或类白色粉末；无臭，无味。溶于大多数有机溶剂，在水中不溶，在冰醋酸中溶解。熔点 208～210℃。

**【作用机理】**　阿苯达唑是对四咪唑衍生物研究后所得的驱虫药。四咪唑的左旋体为左旋咪唑。左旋咪唑为一种广谱的驱肠虫药。左旋咪唑的作用机理为选择性地抑制虫体肌肉中的琥珀酸脱氢酶，使延胡素酸不能还原为琥珀酸，从而干扰虫体肌肉的无氧代谢，减少能量的产生，使虫体肌肉麻痹随粪便排出体外。

保留左旋咪唑分子中的咪唑环，将氢化噻唑环打开，将得到阿苯达唑（albendazole）、甲苯达唑（mebendazole）、奥苯达唑（oxibendazole）、噻苯达唑（tiabendazole）、环苯达唑（ciclobendazole）等苯并咪唑类广谱驱肠虫药。

**【吸收与代谢】**　苯并咪唑类驱肠虫药物在水中的溶解度较低，因此在胃肠道中的吸收较少，有利于其发挥抗肠道寄生虫作用。被吸收的部分在肝脏中可迅速代谢并从胆汁中排出。

阿苯达唑在肝脏经氧化代谢生成氧阿苯达唑（阿苯达唑的亚砜形式），仍具较强的抗虫活性，氧阿苯达唑经进一步氧化形成阿苯达唑砜而失去活性（图 10-6）。

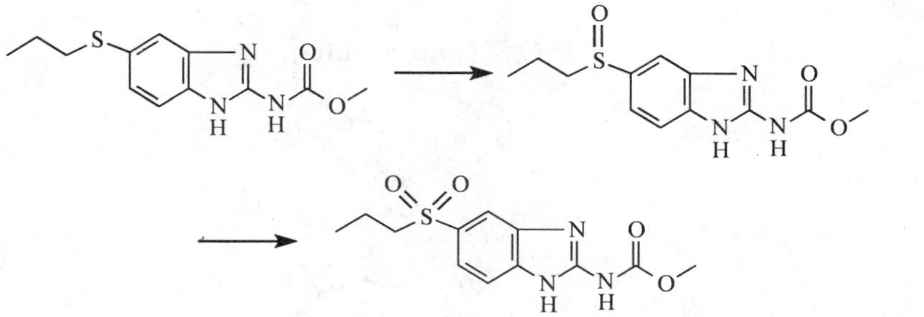

图 10-6　阿苯达唑的代谢过程

**【合成】**　阿苯达唑的合成是以农药多菌灵为起始原料，以冰醋酸为溶剂，通入氯气，在氮气保护和室温条件下与干燥的硫氰酸钠反应，生成 5-硫氰基苯并咪唑-2-氨基甲酸甲酯，再与硫化钠反应，生成 5-巯基苯并咪唑-2-氨基甲酸甲酯。生成物在乙醇中与溴丙烷反应，制得粗品，经精制后得本品（图 10-7）。

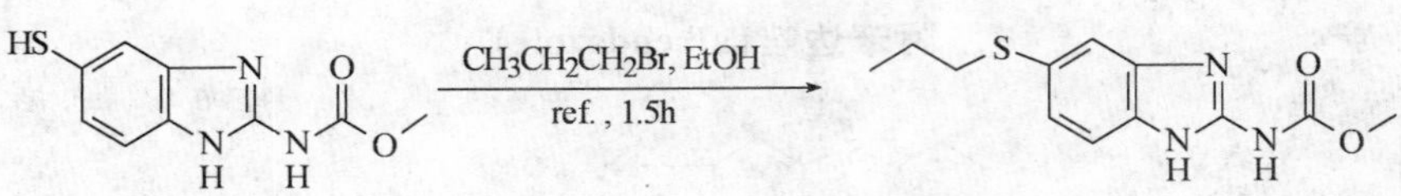

图 10-7　阿苯达唑的合成

### 10.2.2　抗血吸虫药物

　　血吸虫病是一种广泛流行于热带和亚热带地区的人兽共患寄生虫病,它是与生物、环境和社会经济因素密切相关的疾病,是危害人民健康最严重的寄生虫病。血吸虫分曼氏血吸虫、埃及血吸虫及日本血吸虫三种。在我国流行的血吸虫病是由日本血吸虫引起的。

　　血吸虫病治疗药可分为锑剂和非锑剂两类,锑剂的毒性较大,现已较少使用。非锑剂药物主要有吡喹酮(praziquantel)、硝硫氰胺(amoscanate nithiocyanamine)和其衍生物硝硫氰酯(nitroscanate)。见图 10-8 所示。

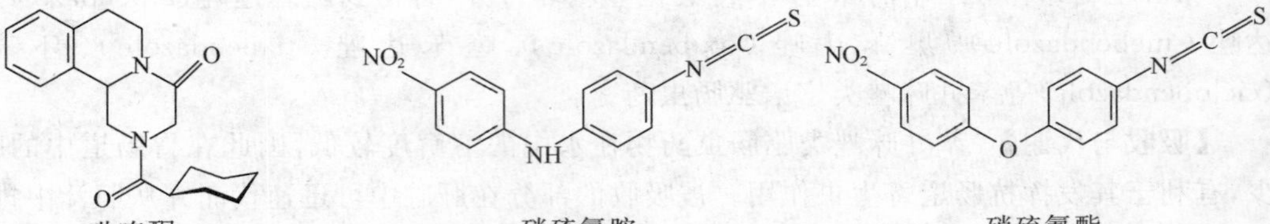

吡喹酮                       硝硫氰胺                         硝硫氰酯
（praziquantel）              （nithiocyanamine）              （nitroscanate）
图 10-8　血吸虫病治疗药

### 吡喹酮（praziquantel）

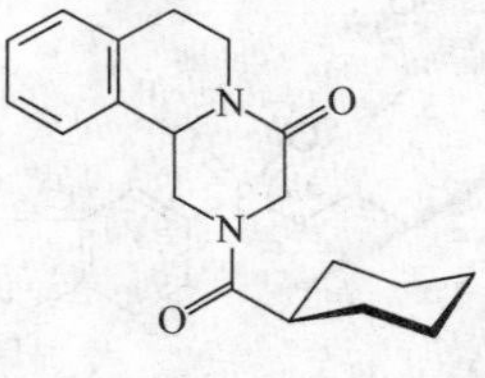

　　【化学名】　2-(环己甲酰基)-1,2,3,6,7,11b-六氢-4H-吡嗪并[2,1-a]异喹啉-4-酮(2-(cyclohexylcarbonyl)-1,2,3,6,7,11b-hexahydro-4H-pyrazino[2,1-a]isoquinolin-4-one)。

　　【理化性质】　本品为白色或类白色结晶性粉末;味苦。在氯仿中易溶,在乙醇中溶解,在乙醚或水中不溶。熔点 136~141℃。

　　【作用】　吡喹酮为异喹啉衍生物的广谱抗寄生虫药。左旋体的疗效高于消旋体,目前临床上仍使用其外消旋体。吡喹酮对三种血吸虫病均有效,尤其对日本血吸虫的作用突出,具有疗效高、疗程短、代谢快、毒性低的优点。吡喹酮低浓度时($5\mu g \cdot ml^{-1}$),可刺激血吸虫使其兴奋,较高浓度($5mg \cdot ml^{-1}$)时则引起虫体孪缩。它对虫体的糖代谢有明显的抑制作用,影响虫对葡萄糖的摄入,促进虫体内糖原的分解,使糖原明显减少或消失。吡喹酮对不同时期的童虫也有一定的抑制作用,早期治疗可防止急性血吸虫病和降低感染率。

【合成】　吡喹酮的合成是以异喹啉为起始原料，与苯甲酰氯和氰化钾经 Reissert 反应，加成生成氰基苯甲酸二氢异喹啉，催化氢化同时进行分子重排，生成 1-苯甲酰氨基甲基-1,2,3,4-四氢异喹啉，与氯乙酰氯缩合，生成 1-苯甲酰氨基甲基-2-氯乙酰基-1,2,3,4-四氢异喹啉，在叔丁醇钾存在下脱氯化氢环合，生成化合物 2-苯甲酰-1,2,3,6,7,11b-六氢-4$H$-吡嗪并[2,1-a]异喹啉-4-酮，经磷酸水解去苯甲酰基，最后用环己甲酸氯进行酰化，生成吡喹酮(图 10-9)。

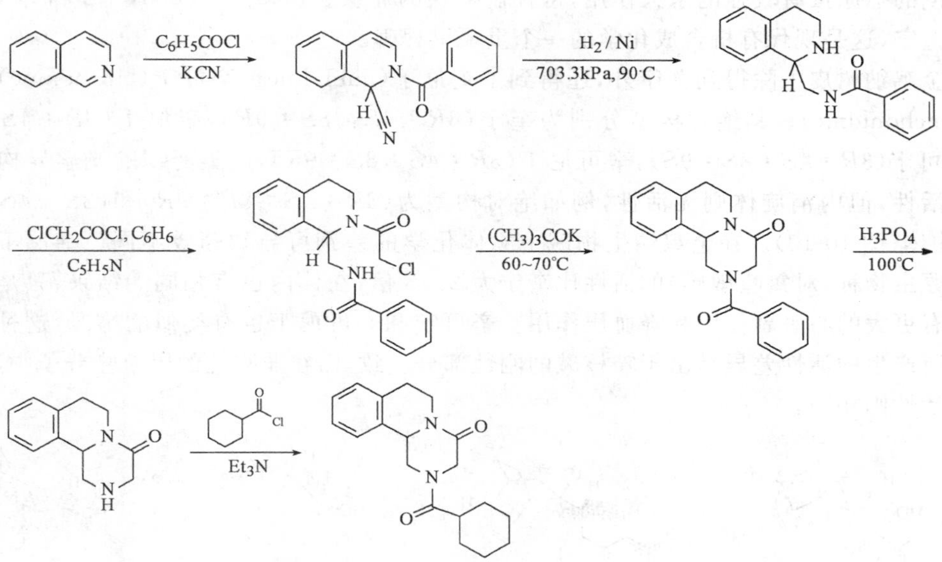

图 10-9　吡喹酮的合成

## 10.2.3　抗疟药物

疟疾是由已感染疟原虫的雌性蚊子所传染的一种疾病，可引起人类患病的疟原虫有四种，即恶性疟原虫、间日疟原虫、三日疟原虫和卵形疟原虫。它们分别引起恶性疟、间日疟、三日疟和卵型疟。后三种症状较轻，称为良性疟。恶性疟感染广、症状重。用于预防和治疗疟疾的药物称抗疟药(antimalarial drugs)。

抗疟药物按其结构可以分为喹啉类、青蒿素类和嘧啶类。

### 1. 喹啉类抗疟药物

#### 奎宁(quinine)

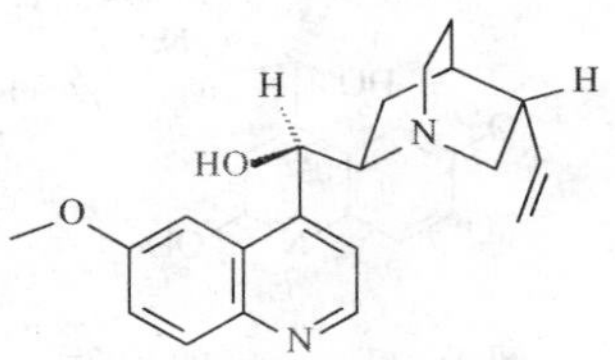

【化学名】　6-甲氧基-α-(5-乙烯基-2-奎宁环基)-4-喹啉甲醇(6-methoxy-a-(5-vinyl-2-quiniclidinyl)-4-quinoline methanol)。

【理化性质】　本品为白色颗粒状或微晶性粉末，微风化性。无臭，味微苦，在乙醇、氯仿、乙醚中易溶。微溶于水和甘油。熔点 173℃，$[\alpha]_D^{25}$ 为 229°～233°。

奎宁为二元碱,其中喹核碱上氮原子的碱性较强(p$K_a$=8.8),而喹啉环的氮原子碱性较弱(p$K_a$=4.2)。临床上使用的盐有两种,即硫酸盐和二盐酸盐,硫酸盐难溶于水,多制成片剂。二盐酸盐水溶性大,可制成注射剂。

**【发现与发展】** 奎宁是从茜草科植物金鸡纳树皮中提取分离出的一种生物碱,早在 17 世纪就知道金鸡纳树皮可以治疗发热和疟疾,1820 年从金鸡纳树皮中提取得到了奎宁。它对红细胞内期的疟原虫有较强的杀灭作用,可控制疟疾的症状。1945 年 Woodward 和 Doering 全合成了奎宁,这是现代有机合成化学的一个重要里程碑。

从金鸡纳树皮中除得到奎宁外,还得到了奎尼丁(quinidine)、辛可宁(cinchonine)和辛可尼丁(cinchonidnie)。其绝对构型分别为奎宁(3$R$:4$S$:8$S$:9$R$),奎尼丁(3$R$:4$S$:8$S$:9$S$),辛可宁(3$R$:4$S$:8$S$:9$S$),辛可尼丁(3$R$:4$S$:8$S$:9$R$),此类药物的光学异构体都具有抗疟活性,但内消旋体则无活性,例如绝对构型为(3$R$:4$S$:8$R$:9$R$)和(3$R$:4$S$:8$S$:9$S$)异构体(图 10-10)。在金鸡纳生物碱中立体化学的差别可导致药效不同。奎尼丁对耐药恶性疟原虫物种(对氯喹敏感)的活性比奎宁大 2~3 倍,在体内也有相同的结果,只是奎尼丁比奎宁有更大的心脏副作用和降血压作用。辛可宁和辛可尼丁也有类似的情况,这种由于立体异构所产生的活性差异是由于喹核碱的刚性部分所致,而在非刚性的甲氟喹分子中,四个异构体的活性则相同。

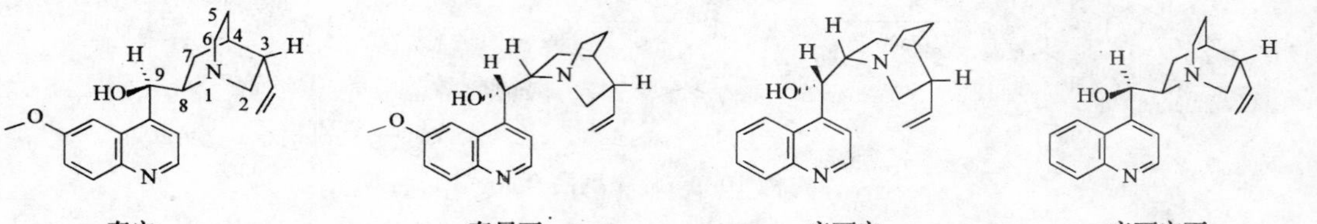

奎宁
(3$R$:4$S$:8$S$:9$R$)

奎尼丁
(3$R$:4$S$:8$R$:9$S$)

辛可宁
(3$R$:4$S$:8$S$:9$S$)

辛可宁丁
(3$R$:4$S$:8$S$:9$R$)

图 10-10　奎宁的光学异构体

**【吸收与代谢】** 奎宁口服后,可迅速并完全被吸收,蛋白结合率约 70%,吸收后广泛分布于全身包括脑脊液中,还可通过胎盘并分泌于乳汁中。奎宁于肝中被氧化分解,迅速失效,其代谢反应主要为喹啉环 2 位的羟基化,其次发生在喹核环的 2 位。奎宁及其代谢产物从肾脏排出,24h 后几乎全部消除(图 10-11)。

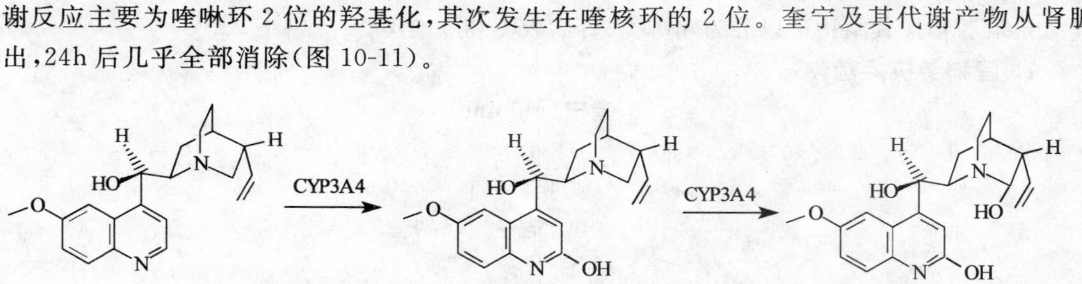

图 10-11　奎宁的代谢

**【临床应用】** 随着多重药物耐药物种疟原虫的出现,现在奎宁再次成为一线抗疟药。奎宁与四环素的复方对有多重耐药性的恶性疟原虫十分有效,而奎宁和氯林可霉素的复方制剂使用 3d 后,对耐药的疟原虫的治愈率可达 90%。

　　奎宁和奎尼丁都是低治疗指数和容易引起中毒的药物。常见的为金鸡纳反应,主要表现为恶心、呕吐、耳鸣、头痛、听力和视力减弱、头昏、精神不振等,停药后一般可以恢复。低血糖是使用金鸡纳生物碱后易发生的另一个较为严重的症状,其原因为金鸡纳生物碱能刺激胰腺释放胰岛素。

　　**【结构改造】**　将奎宁的仲醇基与氯甲酸乙酯反应,生成奎宁碳酸乙酯,此药为奎宁的前药,称为优奎宁(euquinine),又称无味奎宁。它不再具有奎宁的苦味,但仍保留抗疟作用,口服后在消化道内水解转化为奎宁(图 10-12)。

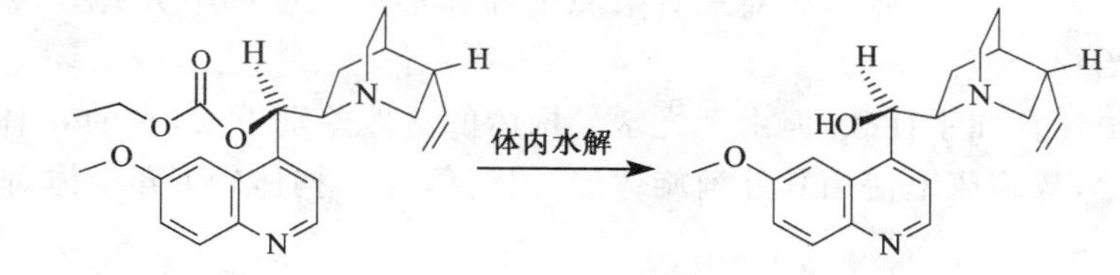

图 10-12　优奎宁的体内转化

　　奎宁在体内的代谢主要发生在喹啉环的 2 位,其代谢物抗疟作用小,将此位置封闭可得到能杀死裂殖体的高效抗疟药物甲氟喹(mefloquine),主要用于对氯喹和多种药物显耐药性的疟疾的预防和治疗。4-喹啉甲醇类抗疟药还有将其他稠环代替喹啉环而得到的本芴醇(benflumetol)和卤泛群(halofantrine)(图 10-13),两者都可用于对氯喹呈耐药性的疟原虫感染。

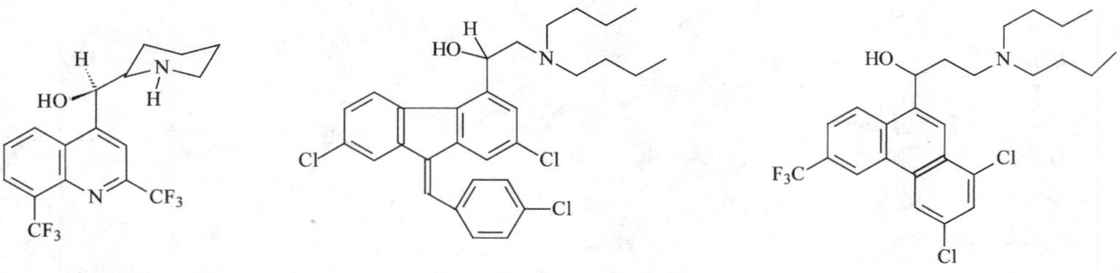

甲氟喹
(mefloquine)

本芴醇
(benflumetol)

卤泛群
(halofantrine)

图 10-13　4-喹啉甲醇及其结构改造类似物

### 磷酸氯喹(chloroquine phosphate)

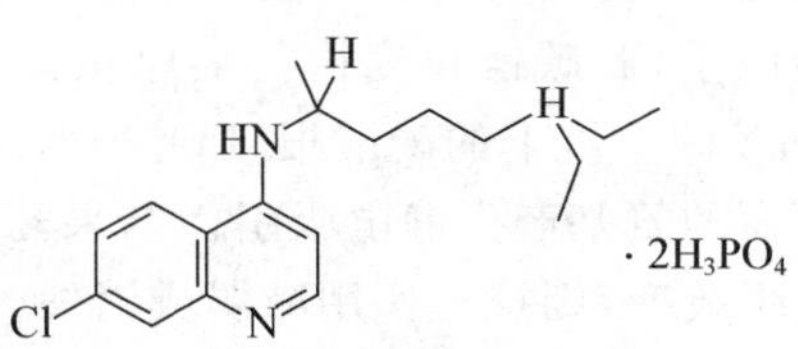

$\cdot 2H_3PO_4$

　　**【化学名】**　$N^4$-(7-氯-喹啉基)-$N'$,$N'$-二乙基-1,4-戊二胺二磷酸盐($N^4$-(7-chloro-4-

quinolinyl)-$N'$,$N'$-diethyl-1,4-pentanediamine diphosphate)。

**【理化性质】**    本品为白色结晶性粉末;无臭,味苦;遇光渐变色,水溶液显酸性反应。在水中易溶,水溶液呈酸性,pH3.5~4.5。在乙醇、氯仿、乙醚或苯中几乎不溶。熔点 193~196℃,熔融时同时分解。

**【作用】**    氯喹为 4-氨基喹啉类衍生物。将 4-氨基喹啉引入碱性侧链所得的衍生物对裂殖原虫具明显的速效杀虫作用,其中最为突出的为氯喹。一般患者服药 24~48h 内即可控制症状,另外药物在体内代谢和排泄缓慢,作用持久。虽然在世界上多数地区已经出现了对氯喹呈耐药性的恶性疟原虫,但氯喹至今对三日疟原虫和卵形疟原虫都十分有效,对间日疟原虫,也保持了较高的治疗价值。

氯喹分子中虽然存在手性碳,但由于光学异构体的活性差别不大,它的 $d$-体、$l$-体和 $dl$-体异构体的活性相等,故临床上使用其外消旋体混合物,但 d-异构体较 l-异构体对哺乳动物的毒性较低。

**【结构改造】**    将氯喹的脂肪双氨基侧键转化成取代氨酚侧链,得到咯萘啶(pyronaridine),它能有效杀灭裂殖体,抗疟疗效显著,并且对氯喹呈耐药性的疟原虫的感染有效。氯喹的另一个衍生物为哌喹(piperaquine),其抗疟作用与氯喹类似,哌喹经口服吸收后,先贮存于肝脏,再缓慢地释放进入血液,故作用时间比氯喹更为持久,临床上常用于疟疾症状的抑制性预防。将氯喹分子中氮上的乙基以羟乙基取代后可得到羟氯喹(hydroxychloroquine),也具有较好的抗疟作用(图 10-14)。氯喹及羟基氯喹也可用于治疗风湿性疾病。

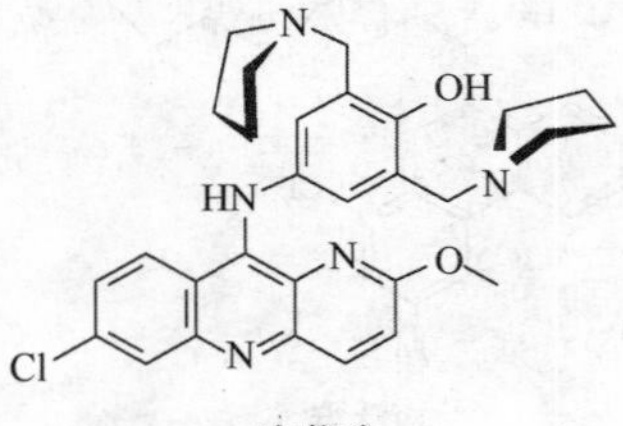

咯萘啶
(pyronaridine)

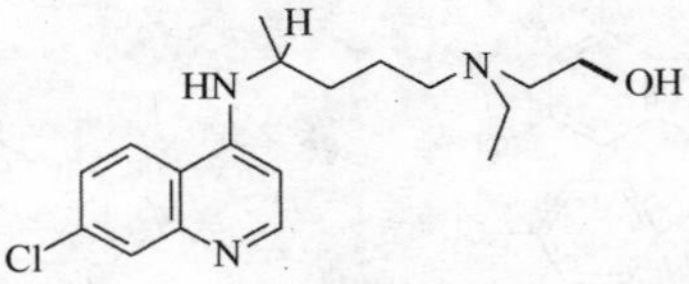

羟氯喹
(hydroxychloroquine)

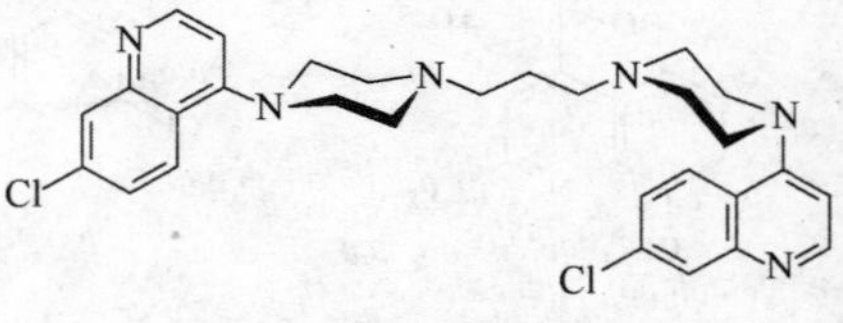

哌喹
(piperaquine)

图 10-14    4-氨基喹啉类抗疟药

**【作用机理】**    对氯喹的抗疟作用提出了一些可能的作用机理。一种机理认为氯喹进入疟原虫体后,其分子即插入 DNA 双螺旋链之间,与 DNA 中的鸟嘌呤、胞嘧啶结合,形成稳定的复合物,从而抑制疟原虫的繁殖。氯喹及其衍生物在其 4 位和 7 位分别有氨基和氯原子,氨基侧链两个氮原子间均为 4 个碳原子,此碳链长度恰与疟原虫体 DNA 双螺旋浅沟之间的距离相适应,使两端氮正离子与 DNA 两个链上的磷酸根(PO$_4^{3-}$)形成离子结合,而 7 位上氯原子则与双螺旋中鸟膘呤上的带正电荷的氨基产生静电吸引。结果药物分子牢固地插入 DNA 双螺旋之间。如这两个基团结构发生改变,则抗疟作用减弱或消失。另一种机理认为,氯喹为弱碱性药物,大量进入疟原虫体内,使其细胞内 pH 值升高,改变蛋白质分解酶的适宜环境,使疟原虫分解和利用宿主血红蛋白的能力降低,导致疟原虫生长发育所必需氨基酸缺乏,抑制疟原虫的生长繁殖。

【吸收与代谢】　氯喹口服经肠道吸收迅速而完全,1～2 h 达血药浓度峰值。其在红细胞内的浓度比血浆内浓度高约 10～20 倍,而在有疟原虫的红细胞内浓度又比正常红细胞高 25 倍。氯喹在有疟原虫的红细胞内高度浓集的特异性,对迅速杀灭红细胞内裂殖体十分有利,氯喹与组织蛋白结合力很高,肝、脾、肺、肾中的浓度比血浆高 200～700 倍,脑组织、脊髓中浓度为血浆浓度的 10～30 倍。因药物在组织内贮存,代谢和排泄缓慢,作用持久。氯喹的主要代谢物为去乙基氯喹,对于敏感的恶性疟,去乙基氯喹与氯喹等效,但对于耐药的恶性疟原虫,其活性则明显减少。

【合成】　磷酸氯喹的合成是以 4,7-二氯喹啉为原料,在苯酚存在下,与 1-二乙氨基-4-氨基戊烷缩合,生成氯喹,在乙醇中与磷酸成盐即得(图 10-15)。

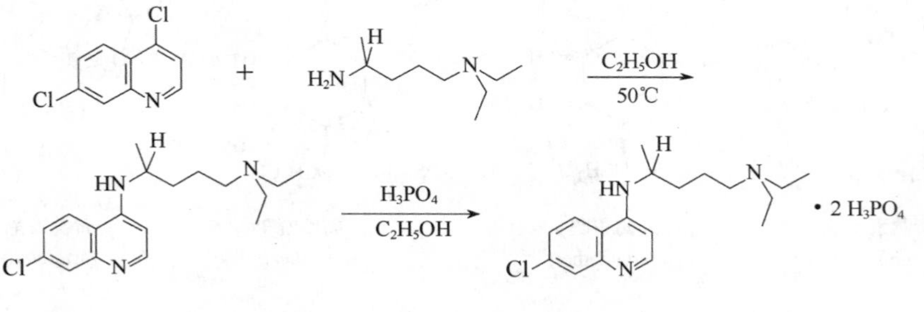

图 10-15　磷酸氯喹的合成

## 2. 青蒿素类抗疟药物

### 青蒿素 ( artemisinin )

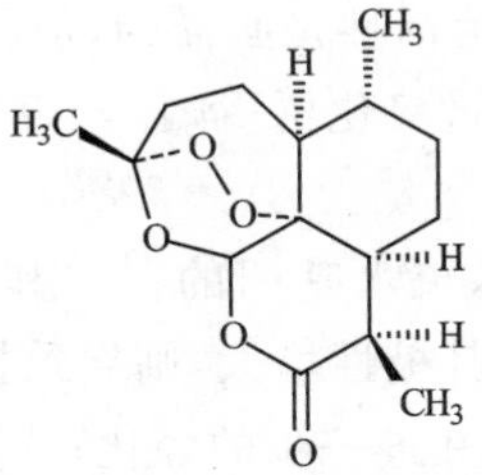

【化学名】　[3*R*,5*aS*,6*R*,8*aS*,9*R*,12*S*,12*aR*]-八氢-3,6,9-三甲基-3,12-桥氧-12*H*-吡喃[4,3-j]-1,2-苯并二塞平-10(3*H*)-酮([3*R*,5*aS*,6*R*,8*aS*,9*R*,12*S*,12*aR*]-octahydro-3,6,9-trimethyl-3,12-epoxy-12*H*-pyrano[4,3-j]-1,2-benzodioxepin-10(3*H*)-one)。

【理化性质】　本品为无色针状结晶,味苦,在丙酮、醋酸乙酯、氯仿、苯及冰醋酸中易溶,在稀乙醇、乙醇和甲醇、乙醚及石油醚中溶解,在水中几乎不溶。熔点 156～167℃,$[\alpha]_D^{18}$ 为 550°(无水乙醇 0.2%)。

【发展】　青蒿素为我国科学家在 1971 年首次从菊科植物黄花蒿(aremisia annua linn)中分离提取的新型结构的倍半萜内酯过氧化物,对疟原虫红细胞内型裂殖体有高度的杀灭作用,对于抗氯喹株恶性疟原虫引起的感染同样具高效、迅速的抗疟作用,但具有口服活性低、溶解度小、复发率高、半衰期短等缺点。因此,以其为先导化合物相继合成或半合成了大量的衍生物。其中将 C-10 羰基还原得到的双氢青蒿素(dihydroartemisinin),其抗疟作用比青蒿素强1 倍,是青蒿素在体内的还原代谢物,双氢青蒿素经醚化后可得蒿甲醚(artemether)、蒿乙醚(arteether),其构型均为 β-构型。蒿甲醚与青蒿素的抗疟作用方式相似,与氯喹几乎无交叉耐药性。蒿乙醚对耐氯喹原虫株的作用比青蒿素高 5 倍。为解决青蒿素水溶性低的缺点,将二氢青蒿素进行酯化后得青蒿素的琥珀酸酯-青蒿琥酯(artesunat),其钠盐水溶液不稳定,可制成粉针,用于静脉注射。作用强度与氯喹相当,但起效比氯喹快,适用于抢救脑疟和危重昏迷的疟疾病人。双氢青蒿素的醚、酯和羧酸衍生物都具有抗疟活性(图 10-16)。

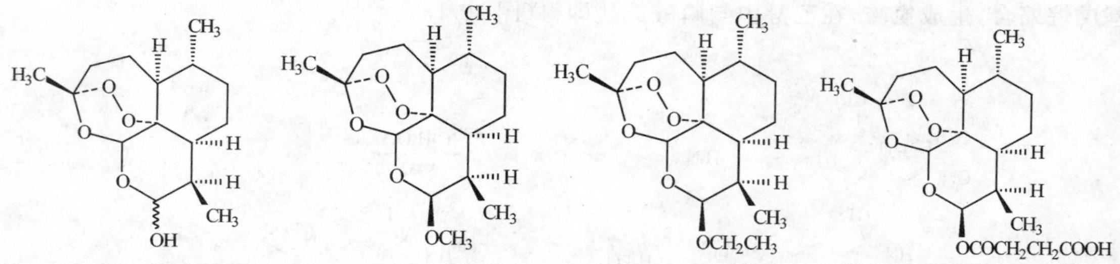

|双氢青蒿素|蒿甲醚|蒿乙醚|青蒿琥酯|
|(dihydroartemisinin)|(artemether)|(arteether)|(artesunat)|

图 10-16　青蒿素类抗疟药

**【构效关系】**　通过对青蒿素及其类似物的抗疟活性研究,总结出了青蒿素的结构与活性关系。研究表明:

1) 内过氧化结构的存在对活性是必需的,脱氧青蒿素(双氧桥被还原为单氧)就完全丧失了抗疟活性;

2) 虽然内过氧化结构对产生抗疟活性是必需的,但只有内过氧桥还不能产生足够的抗疟活性,青蒿素抗疟活性的存在归于内过氧化桥-缩酮-乙缩醛-内酯的结构,以及在 1,2,4-三氧杂环己烷的 5 位氧原子的存在;

3) 一定的亲脂性是非常重要的,疏水基团的存在和过氧化结构的位置对其活性至关重要,在其分子中引入亲水性基团并使其极性增大,则导致抗疟活性减小;

4) 10-位的羰基可被还原为羟基并进一步的烃化;

5) 9-位取代基及其立体构型对活性有较大的影响,当甲基由 $R$ 型转为 $S$ 型,则抗疟活性降低;将 6 元环变为 7 元环,由于构型改变,活性也降低。

青蒿素的抗疟作用与自由基的调节有关。血红蛋白的消化使寄生虫的血红素积累。血红素中铁离子与青蒿素反应,通过内过氧化物的均裂产生自由基。通过自由基重排得到碳自由基,而碳自由基可对特殊的疟原虫蛋白进行共价键的结合和损害。

**【代谢】**　青蒿素在体内代谢为双氢青蒿素、脱氧双氢青蒿素、3α-羟基脱氧双氢青蒿素、9,10-二羟基双氢青蒿素。蒿甲醚在体内经脱醚甲基代谢转化为双氢青蒿素。

### 3. 嘧啶类抗疟药物

疟原虫不能利用环境中的叶酸和四氢叶酸,必须自身合成叶酸并转变为四氢叶酸,可选择二氢叶酸还原酶抑制剂作为抗疟药物,其代表药物为乙胺嘧啶(pyrimethamine),由于对多数的疟原虫有较强的抑制作用,故临床上多作为预防药物。另一个二氢叶酸还原酶抑制剂为硝喹(nitroquine),同样具有对疟疾的预防和治疗作用(图 10-17)。

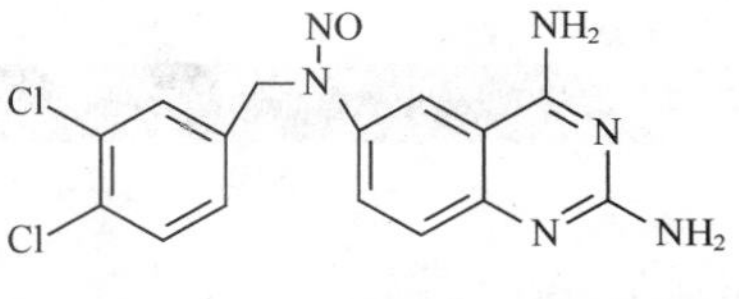

硝喹
(nitroquine)

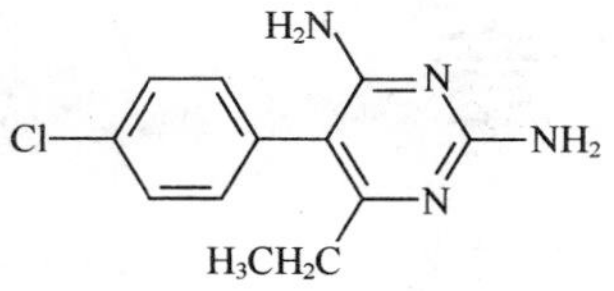

乙胺嘧啶
(pyrimethamine)

图 10-17　嘧啶类抗疟药物

## 本章小结

### 1. 药物的分类

(1) 抗病毒药物包括金刚烷胺类、核苷类、其他类抗病毒药物。

(2) 抗寄生虫类药物包括驱肠虫药物、抗血吸虫药物、抗疟药物。

### 2. 药物的结构与构效关系

(1) 核苷类抗病毒药物的结构特点与构效关系。

(2) 核苷类抗艾滋病药物的构效关系。

(3) 硫酸奎宁的结构特点。

(4) 青蒿素的结构与活性关系。

### 3. 代表药物及性质

金刚烷胺、利巴韦林、阿昔洛韦、齐多夫定、奈韦拉平、沙奎那韦、阿苯达唑、吡喹酮、奎宁、磷酸氯喹、青蒿素、乙胺嘧啶、硝喹。

### 4. 作用机制

(1) 利巴韦林、阿昔洛韦、齐多夫定抗病毒作用机制。

(2) 非核苷类逆转录酶抑制剂的作用机制。

(3) HIV 蛋白酶抑制剂的作用机制。

(4) 咪唑类驱肠虫药的作用机制。

### 5. 化学合成

利巴韦林、阿昔洛韦、齐多夫定、阿苯达唑、吡喹酮、磷酸氯喹。

**【思考与练习】**

1. 简述核苷类逆转录酶抑制剂的作用机制及构效关系。

2. 试以抗疟药物的研究概况,阐述从天然药物进行结构改造得到新药的途径与方法。

3. 以多菌灵为原料写出阿苯达唑的合成路线。

4. 以 4,7-二氯喹啉为原料写出磷酸氯喹的合成路线。

(陈　莉)

# 第 11 章

# 抗肿瘤药物
# Antineoplastic Agents

> **本章要点**
>
> 　　本章主要包括烷化剂类抗肿瘤药物、抗代谢类抗肿瘤药物、抗生素类抗肿瘤药物、植物类抗肿瘤药物、金属铂类抗肿瘤药物和抗肿瘤药物等，从药物发现、结构特点、命名、物化性质、合成、构效关系、代谢、发展等方面对抗肿瘤药物进行描述。

　　恶性肿瘤，也叫癌症（cancer），是一种严重威胁人类健康和生命的常见病和多发病，也是目前威胁人类健康的三大"杀手"之一的疾病，其特征为增殖失控、侵略性生长、转移。肿瘤的治疗方法有手术治疗、放射治疗和药物治疗（化学治疗），还包括尚未成熟的基因疗法和免疫疗法等，其中化学治疗仍是肿瘤治疗的三大支柱之一。

　　**1. 根据药物化学结构和来源分类：**

　　（1）生物烷化剂；

　　（2）抗代谢药物；

　　（3）抗肿瘤抗生素；

　　（4）植物类抗肿瘤药物；

　　（5）金属铂类抗肿瘤药物；

　　**2. 按照作用原理分类**

　　（1）影响 DNA 结构与功能药物

　　1）生物烷化剂：氮芥类（如盐酸氮芥、环磷酰胺、异环磷酰胺）、乙撑亚胺类（如塞替派）、甲磺酸酯及多元卤醇类（如白消安）、亚硝酸脲类（如卡莫司汀）、三氮烯咪唑类（如达卡巴嗪）、肼类（如丙卡巴肼）。

　　2）金属铂配合物（如卡铂、奥沙利铂）。

　　3）博莱霉素类（如博莱霉素）。

　　4）DNA 拓扑异构酶：① DNA 拓扑异构酶 I：喜树碱类（如伊立替康、拓扑替康）；

② DNA拓扑异构酶Ⅱ（放线菌素 D、阿霉素类）。

（2）影响核酸生物合成的药物

1）胸苷酸合成酶抑制剂（如氟尿嘧啶）。

2）嘌呤核苷酸互变抑制剂（如巯嘌呤）。

3）二氢叶酸还原酶抑制剂（如甲氨蝶呤）。

4）核苷酸还原酶抑制剂（如羟基脲）。

5）DNA 多聚酶抑制剂（如阿糖胞苷）。

（3）干扰转录过程和阻止 RNA 合成的药物

如放线菌素、多柔比星、柔红霉素。

（4）抑制蛋白质合成与功能的药物

1）微管蛋白活性抑制剂（长春碱类、紫杉烷类）。

2）干扰核蛋白体功能的药物（三尖杉生物碱类）。

3）影响氨基酸供应的药物（L-门冬酰胺酶）。

# 11.1  生物烷化剂(Alkylating Agents)

烷化剂也称为烷基化剂，以共价键与 DNA 交联，干扰 DNA 合成或转录，所以又叫生物烷化剂（bioalkylating agents）。生物烷化剂作用的基本原理：这类药物在体内能形成碳正离子或其他具有活泼的亲电性基团的化合物，然后与细胞中的生物大分子（如 DNA、RNA 或酶）中含有丰富电子的基团（如氨基、巯基、羟基、羧基、磷酸基等）进行亲电共价结合，使其丧失活性或是使 DNA 分子发生断裂，从而破坏肿瘤细胞的 DNA，阻止肿瘤细胞生长，最终导致肿瘤细胞死亡，抗肿瘤活性增强。

生物烷化剂类药物按化学结构来分：氮芥类、乙撑亚胺类、亚硝基脲类、磺酸酯及多元醇类等。

生物烷化剂属于细胞毒类药物，这类药物在抑制增殖活跃的肿瘤细胞的同时，对其他增殖较快的正常细胞，如骨髓细胞、肠上皮细胞、毛发细胞和生殖细胞也同样产生抑制作用，会产生许多严重副反应和较严重的毒副作用，如恶心、呕吐、骨髓抑制、脱发等，同时易产生耐药性而失去治疗作用，临床上多采用合并用药。

## 11.1.1  氮芥类

氮芥类是 β-氯乙胺类化合物的总称，双 β-氯乙氨基是氮芥发挥烷基化作用的药效团。氮芥类药物的发现起源于芥子气，芥子气作为毒气在第一次世界大战期间是作为一种烷化剂毒剂来使用，但后来人们研究发现芥子气对淋巴癌有着治疗作用。但由于其毒性太大，不能作为药用，因此人们开发出一系列的氮芥类（又称氮芥类）抗肿瘤药，临床上常用的有盐酸氮芥、环磷酰胺等。

载体部分  烷基化部分

氮芥类（氮芥类）烷化剂的结构，主要由一个烃基 R（载体部分）和一个氮芥基（烷基化部分）组成。其中，氮芥基是抗肿瘤活性的功能基团，载体部分 R 的改变可改善该类药物在体内的吸收、分布等药代动力学性质。当载体部分 R 为脂肪烃基时,称为脂肪氮芥;当 R 为芳烃基时,就称为芳香氮芥。

## 盐酸氮芥(chlormethine hydrochloride)

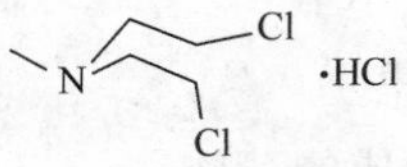

【化学名】 $N$-甲基-$N$-(2-氯乙基)-2-氯乙胺盐酸盐( $N$-methyl-$N$-(2-chloroethyl)-2-chloroethylamine hydrochloride)。

【理化性质】 本品为白色或几乎白色结晶性粉末块,熔点 108～110℃,有吸湿性,极易溶于水,可溶于乙醇。对皮肤、黏膜有腐蚀性(作为注射液只能用于静脉注射,并防止其漏至静脉外)。盐酸氮芥的水溶液 pH 为 3～5,盐酸氮芥做成水溶液注射剂使用,其 pH 必须保持在 3～5。

【结构特点】 盐酸氮芥的分子结构由载体部分甲基和烷基部分双-$\beta$-氯乙氨基组成。

【作用机制】 盐酸氮芥是双功能烷化剂,主要抑制 DNA 合成,同时对 RNA 和蛋白质合成也有抑制作用。

如图 11-1 所示为氮芥双分子亲核取代反应过程,反应速度取决于烷基化和亲核中心的浓度。乙撑亚胺离子具有高度活泼性,为亲电性的强烷化剂,极易与细胞成分的亲核中心起烷化作用。

其作用机理是氮芥可与鸟嘌呤第 7 位氮呈共价结合,产生 DNA 的双链内交叉联结或 DNA 的同链内不同碱基的交叉联结,阻止 DNA 复制,造成细胞损伤或死亡。对肿瘤细胞的 G1 期和 M 期杀伤作用最强,大剂量时对各期细胞均有杀伤作用。

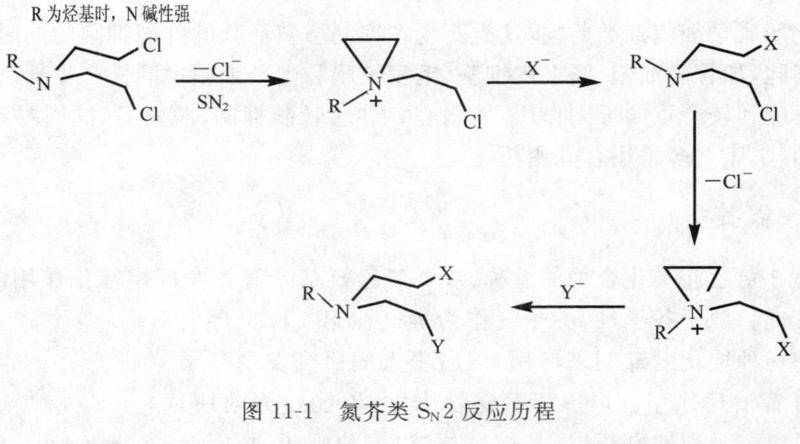

图 11-1 氮芥类 $S_N2$ 反应历程

【应用】 盐酸氮芥属细胞周期非特异性药物。主要用于恶性淋巴瘤,尤其是霍奇金病的治疗,腔内用药对控制癌性胸腔、心包腔及腹腔积液有较好疗效,亦用于慢性白血病、乳腺癌、卵巢癌及绒癌等。

【发展】　盐酸氮芥作为抗肿瘤药物的最大缺点是只对淋巴瘤有效,且毒性大(特别是对造血器官),对其他肿瘤如肺癌、肝癌、胃癌等无效,且不能口服,选择性差。为了改变盐酸氮芥的缺点,科学家们以氮芥为先导化合物进行结构修饰,合成一系列的氮芥类衍生物,其根本原理是通过减少氮原子上的电子云密度来降低氮芥的高度活泼性,达到降低其毒性的作用,但研究表明这样的修饰也降低了氮芥类衍生物的抗肿瘤活性(如图 11-2 所示)。

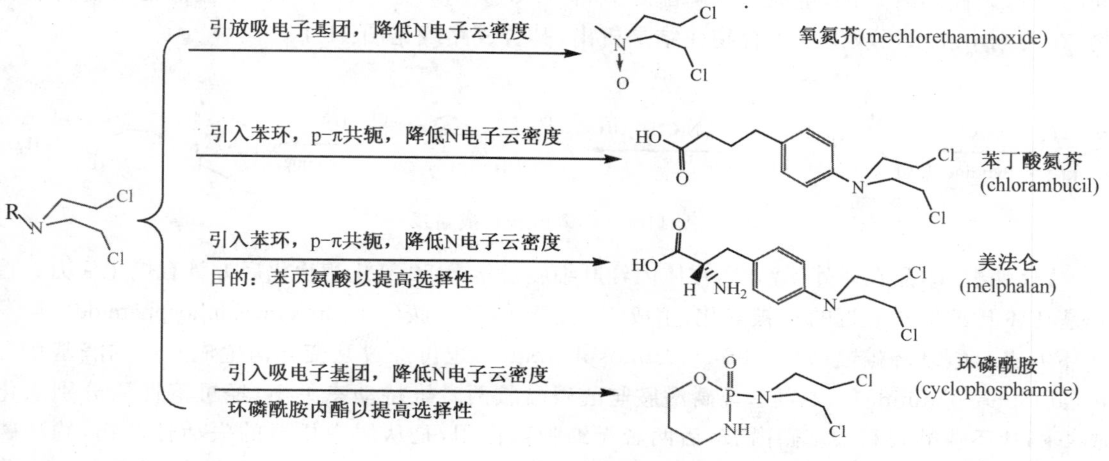

图 11-2　氮芥化学结构修饰

芳香氮芥类药物广泛应用于临床,如苯丁酸氮芥、美法仑等。其芳香氮芥类合成方法如图 11-3:

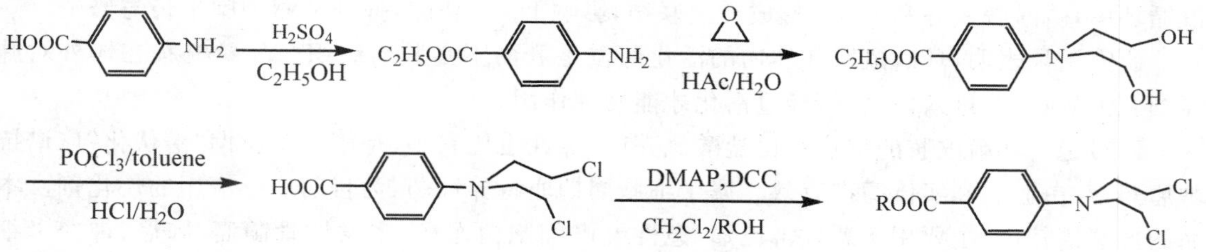

图 11-3　芳香氮芥类合成路线

## 环磷酰胺(cyclophosphamide)

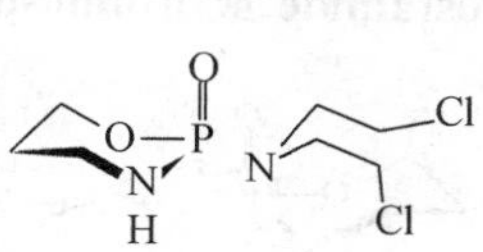

【化学名】　$P$-[$N$,$N$-双(β-氯乙基)]-1-氧-3-氮-2-磷杂环己烷-$P$-氧化物（$N$,$N$-Bis(2-chloroethyl)tetrahydro-2$H$-1,3,2-oxazaphosphorin-2-amine 2-oxide monohydrate),别名为环磷氮芥癌得星、癌得散(endoxan,cytoxan)

【结构特点】　环磷酰胺也是氮芥修饰后的衍生物,其结构是在氮芥的氮原子上连有一个吸电子的环状磷酰胺内酯。

【理化性质】　本品含有一个结晶水时为白色结晶或结晶性粉末,失去结晶水后即液化,无臭,味微苦。熔点 48.5～52℃。本品易溶于水,在室温下,水中的最大溶解度为 4%;亦溶于乙醇、丙酮;干燥状态、室温下稳定,而水溶液稳定性差,遇热更易分解,应临时配用,存放时间不得超过 3h。环磷酰胺贮藏时应避光、避高温,在 32 ℃以下处存放。

【合成】　环磷酰胺是由二乙醇胺、三氯氧化磷和氨基丙醇等合成,是采用过量的三氯氧磷同时进行氯代和磷酰化,生成氮芥磷酰二氯,再和 3-氨基丙醇缩合即得。本品的无水物为油状物,在丙酮中和水反应生成水合物而结晶析出,其合成路线见图 11-4。

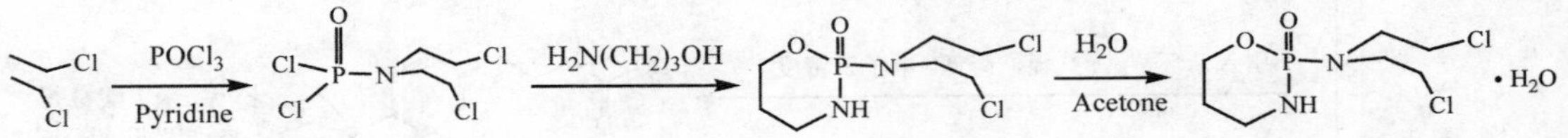

图 11-4　环磷酰胺合成路线

【代谢】　本品在体外无活性,在体内经肝细胞色素 P450 氧化酶活化后方具有烷化活力。首先是其环上 N 原子邻近的 C 被氧化,生成 4-羟基环烯磷酰胺(4-hydroxycyclophosphamide),自发开环生成 4-酮基环磷酰胺(4-ketocyclophosphamide),也可经过互变异构生成开环的醛基化合物(aldophosphamide)。4-羟基环磷酰胺与醛磷酰胺两者维持动态平衡,经可溶性酶分别氧化成 4-酮基环磷酰胺和羧基磷酰胺,后两者无细胞毒作用,是从尿中排泄的失活性产物,约环磷酰胺占用量的 80%。未经氧化的醛磷酰胺可自发生成丙烯醛和磷酰胺氮芥(phosphamidemustard,PM)。

磷酰胺氮芥是环磷酰胺的活性代谢物,具有烷化活性和细胞毒作用。4-羟基环磷酰胺和醛磷酰胺不具有烷化活性,是一种转运型化合物,将高度极性的磷酰胺氮芥转运到细胞内和血液循环中,磷酰胺氮芥和 DNA 形成交叉联结,影响 DNA 功能,抑制肿瘤细胞生长与繁殖。

研究结果表明,环磷酰胺在体内的活化部位是肝而不是肿瘤组织。环磷酰胺在体外对肿瘤细胞无效,只有进入体内后,经过活化才能发挥作用。

【作用】　环磷酰胺的抗瘤谱比盐酸氮芥广,毒性也比它小,是第一个所谓"潜伏化"广谱抗肿瘤药,对白血病和实体瘤都有效。属于细胞周期非特异性药,为目前广泛应用的烷化剂。本品的抗瘤谱较广,主要用于恶性淋巴瘤、急性淋巴细胞白血病、多发性骨髓瘤、肺癌、神经母细胞瘤等治疗,对乳腺癌、卵巢癌、鼻咽癌也有效。毒性比其他氮芥小,一些病人观察到有膀胱毒性,可能与代谢产物丙烯醛有关。

### 异环磷酰胺(ifosfamide 或 isophosphamide,IFO)

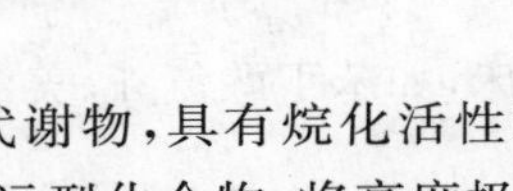

【化学名】　3-(2-氯乙基)-2-[(2-氯乙基)氨基]四氢-2$H$-1,3,2-噁磷-2-氧化物 (3-(2-chloroethyl)-2-[(2-chloroethyl) amino] perhydro-2$H$-1,3,2-oxazaphosphorineoxide)。

【结构特点】　异环磷酰胺是环磷酰胺的同分异构体,其化学结构与环磷酰胺相比仅是一个氮乙基的位置不同,属噁唑磷酰胺氮芥类,这一结构上的差异使溶解度增加,代谢活性增强。

异环磷酰胺和异环磷酰胺同为磷酰胺类衍生物。

【作用】　异环磷酰胺属细胞周期非特异性药物。本品有较广泛的抗瘤谱,对多种肿瘤有抑制作用。主要适用于睾丸生殖细胞癌、卵巢癌、乳腺癌、肉瘤、恶性淋巴瘤和肺癌等的治疗。

【作用机制】　异环磷酰胺的抗瘤谱与环磷酰胺并不完全相同,其作用机制为与 DNA 发生交叉联结,抑制 DNA 的合成,也可干扰 RNA 的功能。

【代谢】　异环磷酰胺和环磷酰胺一样,体外无活性,即体外对肿瘤细胞无效,需要在体内经酶代谢活化后发挥作用,对多种转移性肿瘤有明显的抑制作用。

异环磷酰胺的代谢途径和环磷酰胺也基本相同,不同的是异环磷酰胺的环上 N-氯乙基易经过代谢脱去生成单氯乙基环磷酰胺(monochloroethyl cyclophosphamide),而环磷酰胺则很少有此代谢产物。单氯乙基环磷酰胺是异环磷酰胺产生神经毒性的主要原因。

### 11.1.2　乙撑亚胺类

对氮芥类药物体内生物转化过程的研究发现,氮芥类药物,尤其是脂肪氮芥类药物是通过转变为乙撑亚胺活性中间体而发挥烷基化作用的,在此基础上合成了一批直接含有活性的乙撑亚胺基团的化合物。同时为了降低乙撑亚胺基团的反应性,在氮原子上用吸电子基团取代,以达到降低其毒性的作用。目前,乙撑亚胺类也是临床上常使用的抗肿瘤药物之一,代表性药物有塞替派、六甲嘧胺,如图 11-5 所示。

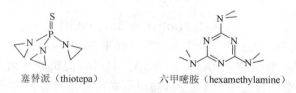

塞替派(thiotepa)　　　　六甲嘧胺(hexamethylamine)

图 11-5　塞替派、六甲嘧胺结构

### 塞替派(thiotepa)

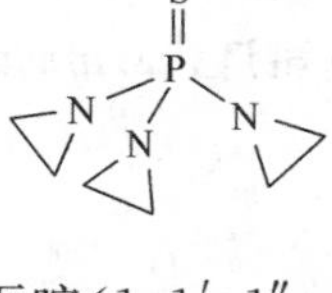

【化学名】　1,1′,1″-硫次膦基三氮丙啶(1,1′,1″-phosphinothioylidynetrisaziridine)。

【理化性质】　本品为白色鳞片状结晶或结晶性粉末。熔点 52～57℃,在 25℃水中其溶解度为 19g/100ml,易溶于水、乙醇,溶于苯、乙醚、氯仿。无臭或几乎无臭。

塞替派由于含有体积较大的硫代磷酰基,其脂溶性大,对酸不稳定,不能口服,在胃肠道吸收较差,须通过静脉注射给药。

【作用机制】　塞替派能抑制核酸的合成,干扰 DNA 和 RNA 的功能,也能与 DNA 发生交叉联结,故也可引起突变。塞替派在和 DNA 作用时,塞替派结构中的氮杂环丙基分别和核苷酸中的腺嘌呤、鸟嘌呤的 3-N 和 7-N 进行烷基化,生成塞替派-DNA 的烷基化产物。

【合成】　塞替派的制备是将乙撑亚胺、三乙胺和无水苯冷却至 0℃以下,搅拌下滴加硫氯化磷和苯的溶液,温度控制在 5℃以下,加毕,室温下搅拌 2～3h,过滤,沉淀物为三乙胺盐酸盐。用无水苯溶液洗涤。洗、滤液合并,减压蒸去苯,残液加石油醚析出结晶,冷却过滤。结晶用石油醚重结晶,得成品塞替派。

【作用】　临床上主要用于乳腺癌、卵巢癌、癌性体腔积液的腔内注射以及膀胱癌的局部灌注等,也可用于胃肠道肿瘤等,是治疗膀胱癌的首选药物,可直接注射入膀胱,此时效果最好。但由于塞替派会改变 DNA 的功能,体外试验显示可引起染色体畸变,在小鼠的研究中可清楚看到有致癌性,但对人尚不十分清楚。近年来证明本品对人垂体促卵泡激素含量有影响。

【代谢】　本品进入体内后迅速分布到全身,在肝中很快被肝 P450 酶系代谢生成替派(tepa),而发挥作用,因此塞替派可认为是替派的前体药物。替派的结构与塞替派的极其相似,只是将塞替派的 P＝S 键换成 P＝O 键。如图 11-6 所示。

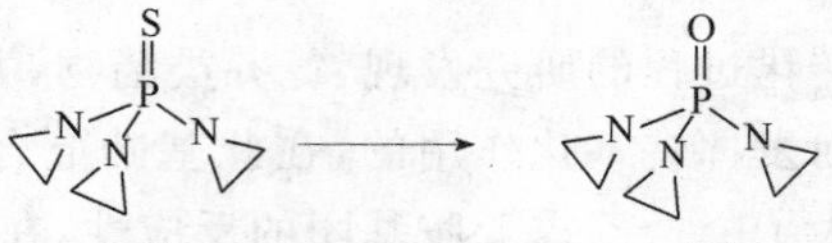

图 11-6　塞替派代谢反应

### 六甲嘧胺(altretamine, HMM)

六甲嘧胺为嘧啶类抗代谢药物,在这一小节里就不多介绍,其作用机制是抑制二氢叶酸还原酶,抑制胸腺嘧啶和尿嘧啶掺入 DNA 和 RNA。HMM 的抗肿瘤谱广,临床上主要用于治疗肺癌,尤其对小细胞型未分化癌效果较好,与甲氨蝶呤并用可提高完全缓解率。对恶性淋巴瘤、卵巢癌、乳腺癌、头颈部癌及消化系癌有效,也可用于治疗慢性粒细胞白血病,疗效与白消安相似,且比较安全。

## 11. 1. 3　亚硝基脲类

### 卡莫司汀(carmustine)

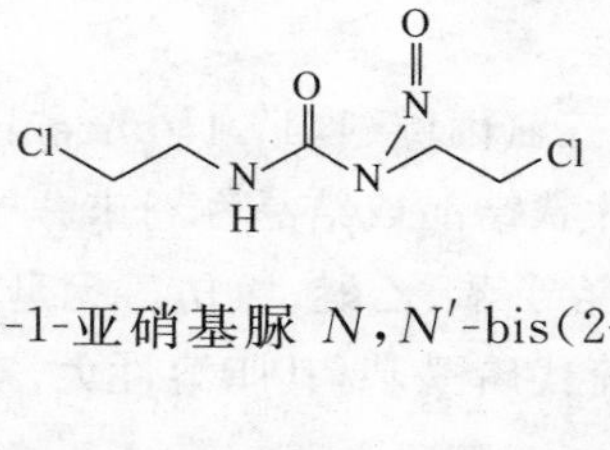

【化学名】　1,3-双(β-氯乙基)-1-亚硝基脲 $N,N'$-bis(2-chloroethyl)-$N$-nitrosourea,简称BCNU。

【理化性质】　本品为无色或微黄色结晶或结晶性粉末,无臭。熔点 30～32℃。溶于乙醇、聚乙二醇,不溶于水。由于本品不溶于水,且有较高的脂溶性,其注射液为聚乙二醇的灭菌溶液。亚硝基脲药物在酸性和碱性溶液中相当不稳定,分解时可放出氮气和二氧化碳。

【作用】　具有 β-氯乙基亚硝基脲的结构单元,具有广谱的抗肿瘤活性。由于结构中的 β-

氯乙基具有较强的亲脂性,易通过血脑屏障进入脑脊液中,因此适用于脑瘤、转移性脑瘤及其他中枢神经系统肿瘤、恶性淋巴瘤等治疗,与其他抗肿瘤药物合用时可增强疗效,其主要副作用为迟发性和累积性骨髓抑制。

**【合成】** 卡莫司汀及其他亚硝基脲类药物的合成均是以氨基乙醇和脲反应,生成 α-噁唑烷酮再和相应的胺反应开环、氯代,最后亚硝化即可。卡莫司汀合成中所用的胺为氨基乙醇,得到为对称的开环产物。若反应中所用的胺为其他胺时,则得到不对称的开环产物,如用环己胺开环时,最终可得到卡莫司汀。如图 11-7 所示。

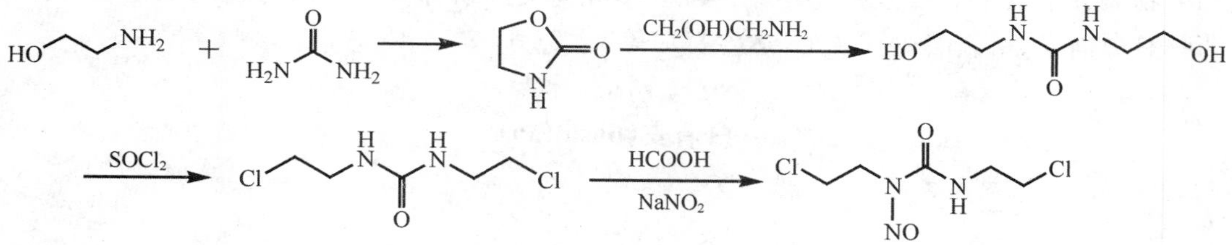

图 11-7　卡莫司汀合成路线

**【作用机制】** 在亚硝基脲的结构中,由于 $N$-亚硝基的存在,使得连有亚硝基的氮原子与相邻的羰基之间的键变得不稳定,在生理 pH 环境下易发生分解,生成亲核性试剂与 DNA 的组分产生烷基化,达到治疗的作用。形成 DNA 链间的交联产物(linking product between DNA),发生在一条 DNA 链的鸟嘌呤和另一条 DNA 链上的胞嘧啶之间,然后发生脱氨反应。

**【发展】** 卡莫司汀结构中的一个 β-氯乙基用其他基团取代后,其亲脂性下降,抗脑瘤的活性降低,但对扩大其抗瘤谱带来了有用之处。在亚硝基脲的结构中若引入糖载体,可以改变其理化性质,提高对某种器官的亲和力,可以提高药物的选择性。如链佐星(streptozocin)是含有糖载体的亚硝基类药物,由 *Streptomyces achromogeres* 发酵液中分离得到。由于分子结构中引入糖做载体,其水溶性增加,毒副作用降低,尤其是骨髓抑制的副作用比较低。

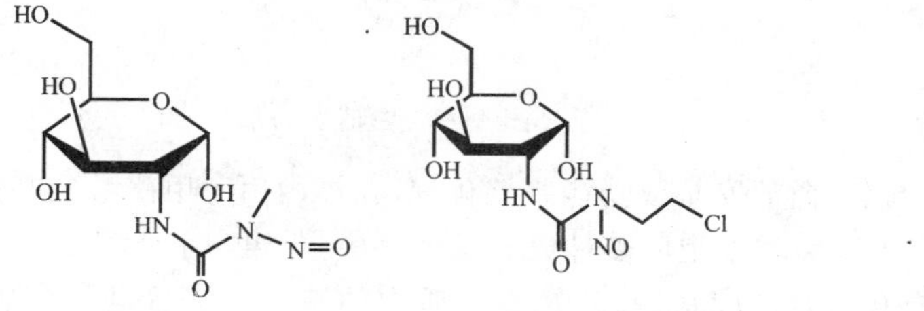

链佐星　　　　　　　　氯脲霉素

链佐星的结构中氨基糖的结构很容易被胰中胰岛的 β-细胞所摄取,而在胰岛中有较高的浓度,对胰小岛细胞癌有独特的疗效。但由于该药物对胰岛的损伤,引起胰岛的病理学改变,从而会导致糖尿病的产生。将链佐星结构中的 $N$-甲基换成 β-氯乙基可以得到氯脲霉素(chlorozotocin),其抗肿瘤活性与链佐星相似,但毒副作用更小,特别是对骨髓抑制的副作用更小。

氯脲霉素(chlorozotocin),由于葡糖亚硝脲的骨髓毒性较低,根据氯乙基取代的亚硝基脲比相应的甲基取代物对实验动物肿瘤更有效,因而用氯乙基代替葡糖亚硝脲中的甲基,合成了相应的氯乙基取代物葡糖氯乙亚硝脲。本品对白血病的抑制作用比葡糖亚硝脲强得多,是一种水溶性抗癌药物。

### 11. 1. 4　磺酸酯类

对磺酸酯类药物的研究中，发现含 1~8 个次甲基的双甲磺酸脂具有抗肿瘤活性，是双功能的烷化剂，其中活性最强的为 4 个次甲基的化合物白消安。从有机化学的角度进行分析，烷基化试剂和生物体内的大分子之间相互作用，其本质是发生了亲核取代反应。烷基化试剂有可离去的基团，可以通过形成碳正离子与生物大分子发生 $SN_2$ 反应，也可以是烷基化试剂直接和生物大分子发生 $SN_1$ 反应。甲磺酸酯和多元醇类药物都属于非氮芥类的烷化剂，其代表性药物有白消安、甲磺酸伊马替尼、达沙替尼等。

#### 白消安（busulfan）

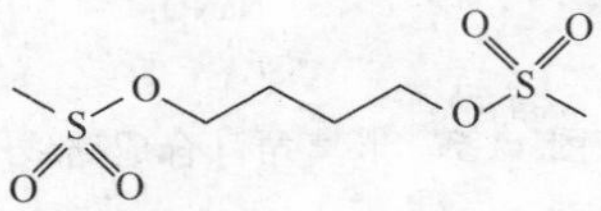

【化学名】　1,4-丁二醇二甲磺酸酯（1,4-butanediol dimethanesulfonate esters），别名为马利兰（myleram）。

【理化性质】　本品为白色结晶性粉末，几乎无臭，熔点是 114~118℃。溶于丙酮，微溶于水和乙醇。由于本品为二甲磺酸脂的化合物，在水中微溶（1：750）。

本品在碱性条件下水解生成丁二醇，再进一步脱水生成具有乙醚样特臭的四氢呋喃（如图 11-8 所示）。

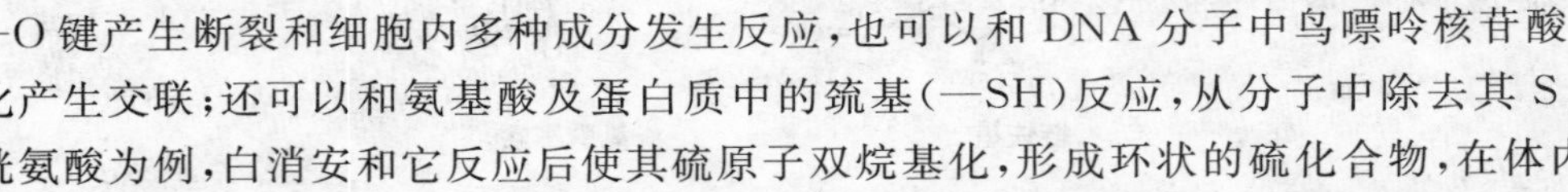

图 11-8　白消安的水解

【作用机制】　白消安是双功能基烷化剂，在体内由于甲磺酸酯基是较好的离去基团，可以使 C—O 键产生断裂和细胞内多种成分发生反应，也可以和 DNA 分子中鸟嘌呤核苷酸的 N7 烷基化产生交联；还可以和氨基酸及蛋白质中的巯基（—SH）反应，从分子中除去其 S 原子。以半胱氨酸为例，白消安和它反应后使其硫原子双烷基化，形成环状的硫化合物，在体内分解为四氢噻吩和 2-氨基丙烯酸，进一步代谢后生成 3-羟基四氢噻吩-1,1-二氧化物和丙酮酸，反应路线见图 11-9 所示。

【代谢】　由于甲磺酸的特点，白消安口服吸收良好，吸收后能迅速分布到各组织中去。在体内甲磺酸酯经代谢后生成甲磺酸的形式自尿中缓慢排出，代谢速度比较慢，24h 排出不足50%，反复用药可引起蓄积。

【作用】　本品为周期非特异性药，主要作用于 G1 及 G0 期细胞，对非增殖细胞也有效。临床上主要用于治疗慢性粒细胞白血病，其治疗效果优于放射治疗，主要不良反应是消化道反应及骨髓抑制。

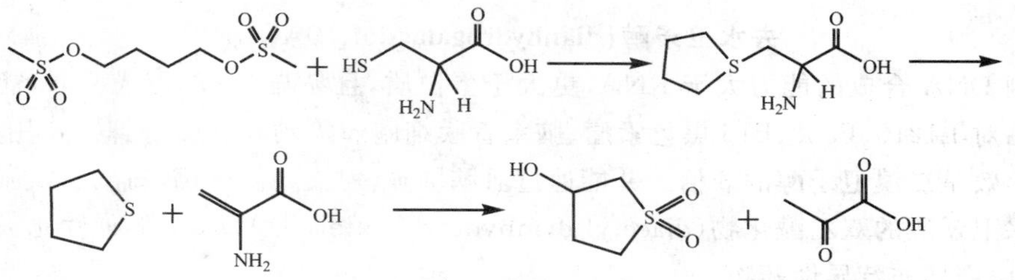

图 11-9　白消安与半胱氨酸的化学反应

## 11.1.5　多元醇类

临床用做抗肿瘤的多元醇类药物主要是卤代多元醇,这类药物进入体内后会形成双环氧化物而产生烷化作用。如二溴甘露醇(mitobronitol, DBM)和二溴卫矛醇(mitolactol, DBD)。但是只有它们的 D-型异构体有效,而 L-型异构体无效,两者在体内都通过脱去溴化氢,形成双环氧化物而产生烷基化作用。

临床上,二溴甘露醇主要用于治疗慢性粒细胞型白血病,相比之下,二溴卫矛醇的抗肿瘤谱更广,对某些实体瘤,如胃癌、肺癌、结肠与直肠癌、乳腺癌等都有一定的疗效。本小节介绍二溴甘露醇、二溴卫矛醇和去水卫矛醇三种药物,它们的分子结构如下:

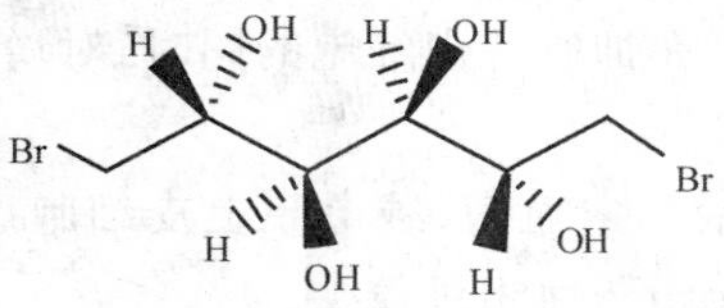

二溴甘露醇 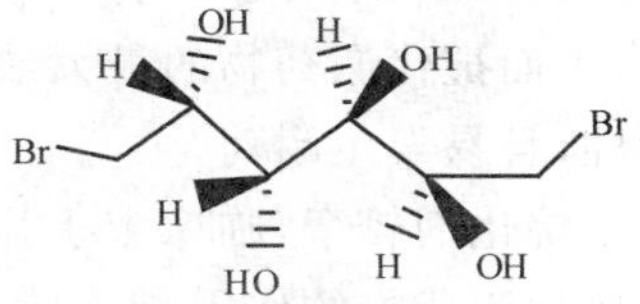　　　　　二溴卫矛醇 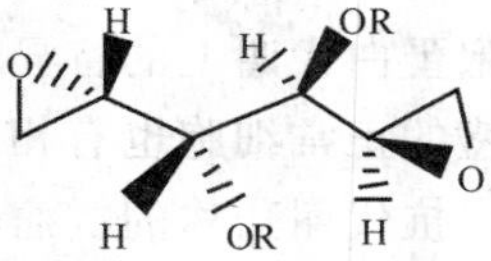　　　　　去水卫予醇

### 二溴甘露醇(**mitobronitol, DBM**)

白色结晶或结晶性粉末。熔点 187～188℃(分解)。易溶于浓氢溴酸及 DMF,略溶于乙醇,微溶于水和酮。遇碱易分解,其水溶液能分解逸出氢溴酸。在干燥空气中稳定,无臭,味微苦。

二溴甘露醇是一种糖类烷化剂,可影响 DNA、RNA 及蛋白质的合成。临床用于慢性粒细胞白血病、何杰金氏病、真性红细胞增多症。口服吸收完全,在体内释放氢溴酸后,形成双环氧乙烷化合物显效,具有抑制癌细胞分裂的作用。

### 二溴卫矛醇(**mitolactol/dibromodulcitol**)

二溴卫矛醇虽然通常被看作是烷化剂,但其作用不能完全用烷化理论来解释,它对 DNA 合成抑制比对 RNA 合成抑制强,在体内的主要代谢产物为双环氧化物,为细胞周期非特异性药物。作用与二溴甘露醇相似,在体内转化成具有二乙环氧结构的去水卫矛醇后,起烷化作用。主要用于治疗乳腺癌、肺癌、恶性淋巴瘤及慢性粒细胞白血病等。

**去水卫矛醇（dianhydrogalactiol，DAG）**

对抑制 DNA 合成的能力大于 RNA，更大于蛋白质，且易与 DNA 形成交联，能通过血脑屏障。本品对 L1210、P388、B16 黑色素瘤、脑室管膜细胞瘤等动物肿瘤有抑制作用，对 L1210 白血病的疗效是二溴卫矛醇的 3 倍。并能通过血脑屏障，对支气管肺癌、胃肠道及泌尿道肿瘤有效。去水卫矛醇的双乙酰化物（diacetyl dianhydrogalactiol，DADAG）的毒性比去水卫矛醇小，亦为细胞周期非特异性药物。

# 11.2 抗代谢药物
## （Antimetabolite Agents）

影响核酸生物合成的药物又称抗代谢药物，其化学结构和核酸代谢的必需物质相似，如叶酸、嘌呤、嘧啶及嘧啶核苷等，通过抑制肿瘤细胞的生存和复制所必需的代谢途径，以干扰正常代谢物的功能，导致肿瘤细胞死亡。

根据化学结构不同，抗代谢药物分为叶酸拮抗物、嘌呤类似物、嘧啶类似物等。

大多数抗代谢物是将代谢物的结构作细微的改变而得。如利用生物电子等排原理，以 F 或 $CH_3$ 代替 H、S，或 $CH_2$ 代替 O、$NH_2$，或 SH 代替 OH 等。由于尚未发现正常细胞和肿瘤细胞蛋白代谢上的特异性差异，因而抗代谢药物的最大缺点是在抑制肿瘤细胞的同时，对增生旺盛的正常细胞也有相当的毒性，且易发生耐药。

抗代谢药物的抗瘤谱相对于烷化剂较窄，临床上多用于治疗白血病、绒毛膜上皮细胞癌，但对某些实体瘤也有效。由于抗代谢药物的作用点各异，交叉耐药性相对较少。

### 11.2.1 叶酸拮抗剂

叶酸（folic acid）是核酸生物合成的代谢物，也是红细胞发育生长的重要因子，临床上用作抗贫血药及孕妇服用预防畸胎。抗叶酸剂（antifolates）是以叶酸依赖性酶（folate-dependent enzymes）为靶点设计合成的与这些酶的特殊底物（即叶酸辅酶）结构相似的一类化合物，它们和酶结合后可阻止正常底物与酶的结合，从而干扰细胞的叶酸代谢。一些抗叶酸剂通过阻断 DNA 生物合成中的嘌呤和嘧啶核苷酸的生物合成，导致肿瘤细胞的死亡，从而在临床上用作抗肿瘤药物。叶酸的化学结构见图 11-10 所示。

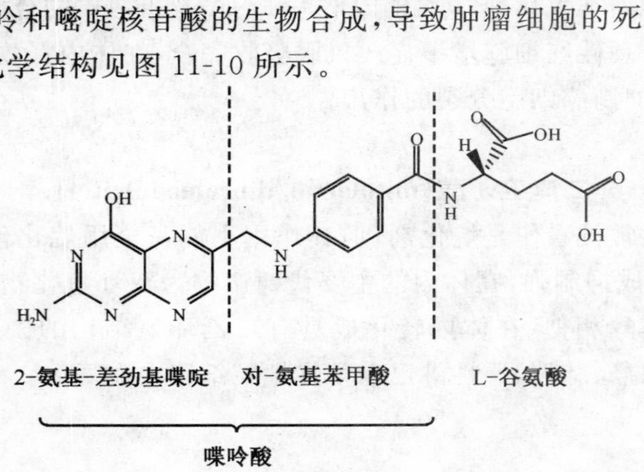

图 11-10 叶酸的化学结构

　　依据抗叶酸剂的化学结构,可分为经典叶酸剂(classical antifolates)和非经典抗叶酸剂(non-classical antifolates)两类。经典的抗叶酸剂是叶酸的类似物,分子结构中含有谷氨酸残基,它们通常是叶酰聚谷氨酸合成酶(folypolyglutomate synthase, FPGS)的底物,如二氢叶酸还原酶抑制剂甲氨蝶呤(methotrexate, MTX);非经典抗叶酸剂是叶酸的亲脂性类似物,没有叶酸分子的谷氨酸残基,因而不是 FPGS 的底物。

　　最早用于抗肿瘤药物靶点的叶酸依赖性酶是二氢叶酸还原酶(dihydrofolate Reducatse, DHFR),近二三十年来,胸苷酸合酶(thymydylate synthase, TS)成为研究热点之一,如雷替曲塞。当前抗叶酸剂的设计主要运用生物电子等排原理等药物设计方法,将先导化合物的结构作细微的改变而合成其他类似物或者衍生物。

## 甲氨蝶呤(methotrexate, MTX)

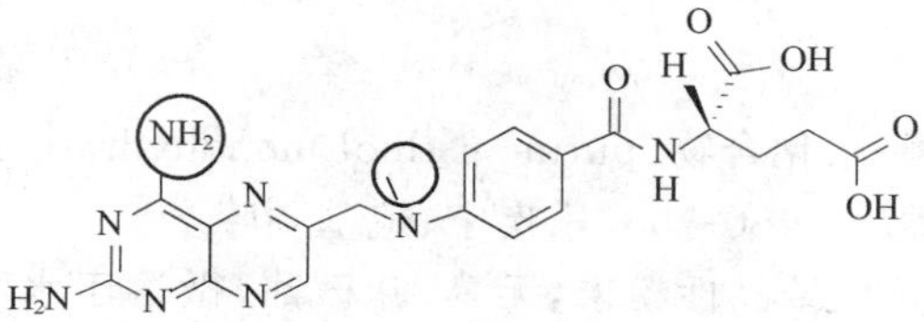

【化学名】　甲氨蝶呤,中文别名为氨甲叶酸、威力氨甲蝶呤、氨克生,英文名有 trexan、amethopterin、MTX、emthexate、farmachemice B. V、farmothrex(farmos)。化学名为 $l$-(+)-$N$-[4-[[(2,4-二氨基-6-蝶啶基)甲基]甲氨基]苯甲酰基]-$l$-谷氨酸,$N$-[4-[[(2,4-Diamino-6-pteridinyl)methyl] methylamino]benzoyl]-$l$-glutamic acid。

【理化性质】　橙黄色结晶性粉末。几乎不溶于水、乙醇、氯仿和乙醚,易溶于稀碱溶液,在稀盐酸中溶解。在强酸性溶液中不稳定,酰胺基会水解,生成谷氨酸及蝶呤酸而失去活性,可看成是由叶酸中蝶啶基中的羟基被氨基取代后的叶酸衍生物,如图 11-11 所示。

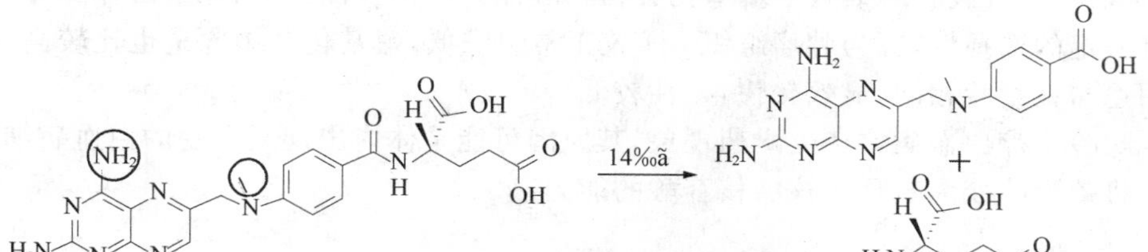

图 11-11　甲氨蝶呤的水解

【结构特点】　对比叶酸和甲氨蝶呤的结构,我们可以发现甲氨蝶呤可以看作是叶酸中的蝶啶基中的羟基被氨基所取代,以及叶酸中的 NH 上的氢原子被甲基所取代后的叶酸衍生物。

【作用机制】　它为叶酸的拮抗剂,MTX 和二氢叶酸还原酶结合几乎是不可逆,对二氢叶酸还原酶的亲和力比二氢叶酸强 1000 倍,它不仅抑制二氢叶酸还原酶,阻止叶酸还原成二氢叶酸和四氢叶酸,而且抑制胸腺嘧啶合成酶;对所有细胞的核酸代谢都产生致命的作用。

【临床作用】　常用于治疗儿童急性白血病和绒毛膜上皮细胞癌,鞘内注射可用于中枢神经系统白血病的预防和缓解症状。不良反应有消化道反应,如口腔炎、胃炎、腹泻、便血。骨髓抑制最为突出,可致白细胞、血小板减少。

### 11.2.2　嘌呤拮抗剂

腺嘌呤和鸟嘌呤是 DNA 和 RNA 的重要组分,次黄嘌呤是腺嘌呤和鸟嘌呤生物合成的重要中间体。嘌呤类抗代谢物主要是次黄嘌呤和鸟嘌呤的衍生物。临床上 6-巯基嘌呤(6-MP)和 6-巯基鸟嘌呤(6-TG)作为抗肿瘤药物已被广泛应用。

#### 巯嘌呤(mercaptopurine 6-MP)

**【化学名】**　6-嘌呤硫醇-水化合物(purine-6-thiol monohydrate)或者(mercaptopurine),简称 6-MP。别名为 6-巯基嘌呤、NSC-755、乐疾宁、巯基嘌呤。

**【理化性质】**　本品为黄色结晶性粉末,无臭,味微甜,微溶于水和乙醇,几乎不溶于乙醚。遇光不稳定,易变色。熔点 313～314℃。

**【作用机制】**　巯嘌呤是嘌呤核苷合成酶抑制剂;属于抑制嘌呤合成途径的细胞周期特异性药物,化学结构与次黄嘌呤相似,因而能竞争性地抑制次黄嘌呤的转变过程。

**【药理作用】**　巯嘌呤用于急性白血病效果较好,对慢性粒细胞白血病也有效;用于绒毛膜上皮癌和恶性葡萄胎。同时,对恶性淋巴瘤、多发性骨髓瘤也有一定疗效。

**【发展】**　由于巯嘌呤的水溶性较差,研究人员从人工合成胰岛素中用亚硫酸钠可使 S—S 键断裂形成水溶性 R—S—SO₃Na 衍生物中受到启发,合成了磺巯嘌呤钠(溶癌呤 sulfomercapine sodium),增加了药物的水溶性,同时也克服了巯嘌呤的其他缺点。生成的 R—S—SO₃Na 键可被肿瘤细胞中巯基化合物和酸性介质选择性分解、释放出巯嘌呤。这对肿瘤可能有一定的选择性,因为肿瘤组织 pH 较正常组织低,巯基化合物含量也比较高。磺巯嘌呤钠的用途与巯嘌呤相同,显效较快,毒性较低。

用巯嘌呤治疗白血病常产生耐药现象,其原因可能是体内出现了突变的白血病细胞株,因而失去了将巯嘌呤变为巯嘌呤核糖核苷酸的能力。

#### 磺巯嘌呤钠(sulfomercapine sodium)

**【化学名】**　6-(巯基磺酸钠)-9(或 7)钠代嘌呤(tisupurine、suifomercaprine sodium、mercaptopurini、suifonas、natricum,缩写为 AT-1438)。磺巯嘌呤钠,又称溶癌呤、磺巯嘌呤

钠、6-巯基嘌呤磺酸钠盐、嘌呤-6-巯基磺酸钠。

【理化性质】　本品为白色磷片状结晶体。无臭，无明显熔点。在 300℃ 以上逐渐变色而分解。极易溶解于水，微溶于乙醇。其水溶液为碱性，在碱性及中性条件下稳定，遇含有巯基的化合物立即分解，放出巯嘌呤；酸性条件下不稳定，易分解出巯嘌呤。本品应干燥且避光保存，水溶液不宜久置。

【药理作用】　其作用与巯嘌呤相似，但其可用于注射，不透过血脑屏障，可作鞘内注射。临床上适用于绒毛膜上皮细胞癌、恶性葡萄胎、白血病。

【合成】　巯嘌呤和磺巯嘌呤钠的合成是以硫脲为起始原料，经一系列反应生成次黄嘌呤，然后硫代生成巯嘌呤，再由碘氧化生成二硫化物，由二硫化物和亚硫酸钠反应得到一分子的巯嘌呤和溶癌呤。合成路线如图 11-12 所示。

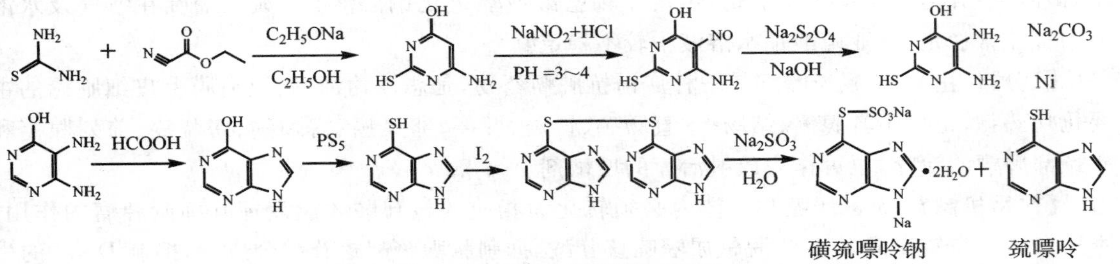

图 11-12　磺巯嘌呤钠合成路线

### 硫鸟嘌呤（thioguanine，6-TG）

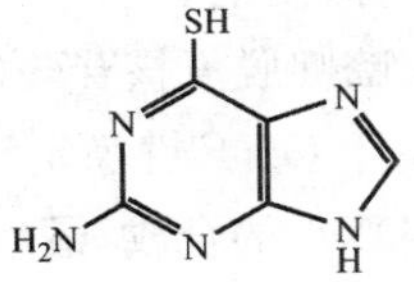

【化学名】　2-氨基-6 巯基嘌呤（2-amino-6-mercaptopurine）、6-巯基鸟嘌呤（6-meraptoguanine）。

【理化性质】　本品为淡黄色结晶性粉末，不溶于水和乙醇，溶于稀碱如 NaOH 溶液，熔点为 360℃。

【作用机制】　在体内转化为硫代鸟嘌呤核苷酸（TGRP），阻止嘌呤核苷酸的相互转换，影响 DNA 和 RNA 的合成。更重要的是，TGRP 能掺入 DNA 和 RNA，使 DNA 不能复制。

【药理作用】　本品主要用于 S 期，是细胞周期特异性药物。临床用于各种类型的白血病，与 cytarabine 合用，可提高疗效。

### 11.2.3　嘧啶拮抗剂

嘧啶类抗肿瘤药物是抗代谢药物的重要组成部分，5-氟尿嘧啶（5-FU）和阿糖胞苷（ara-C）是其中最重要的两个典型药物，分别属于尿嘧啶衍生物和胞嘧啶衍生物，它们的抗肿瘤活性较好，被广泛应用于各种癌症的治疗。

## 5-氟尿嘧啶（fluorouracil）

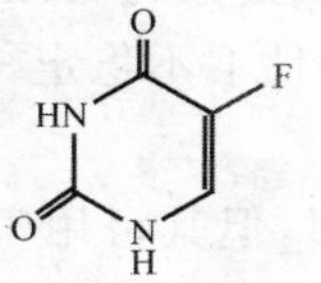

**【化学名】** 5-氟-2,4(1H,3H)-嘧啶二酮（ 5-fluoro-2,4(1H,3H)-pyrimidinedione ），简称 5-FU。

**【理化性质】** 本品为白色或类白色结晶或结晶性粉末，熔点 281～284℃（分解）。略溶于水，微溶于乙醇，几乎不溶于氯仿，可溶于稀盐酸或氢氧化钠溶液。5-氟尿嘧啶在空气及水溶液中都非常稳定，在亚硫酸钠水溶液中较不稳定。

**【药理作用】** 5-氟尿嘧啶是一种广谱抗肿瘤药物，是恶性葡萄胎、绒毛膜上皮细胞癌的主要化疗药物，也用于乳腺癌、结肠癌、直肠癌、胃癌、肝癌、卵巢癌、宫颈癌、膀胱癌、前列腺癌和头颈部肿瘤的治疗，也可作为放射治疗的增敏剂。

**【作用机制】** 5-氟尿嘧啶在体内必须转化为相应的核苷酸才能发挥其抑制肿瘤的作用。本药在体内先转变成 5-氟-2-脱氧尿嘧啶核苷酸，抑制胸腺嘧啶核苷酸合成酶，抑制 DNA 的生物合成；此外，还能渗入 RNA，阻止尿嘧啶渗入 RNA 而抑制 RNA 的合成。

用氟原子取代尿嘧啶中的氢原子后，由于氟的原子半径和氢的原子半径相近，氟化物的体积与原化合物几乎相等，加之 C—F 键特别稳定，在代谢过程中不易分解，分子水平代替正常代谢物，因而是胸腺嘧啶合成酶（TS）的抑制剂。

5-氟尿嘧啶在体内首先转变为氟尿嘧啶脱氧核苷酸（FUDPR），结合到 RNA 上，与 TS 结合，再与辅酶 5,10-次甲基四氢叶酸作用，由于 C—F 键稳定，导致不能有效地合成胸腺嘧啶脱氧核苷酸（TDRP），使酶（TS）失活。从而抑制 DNA 的合成，最后肿瘤细胞死亡，如图 11-13 所示。

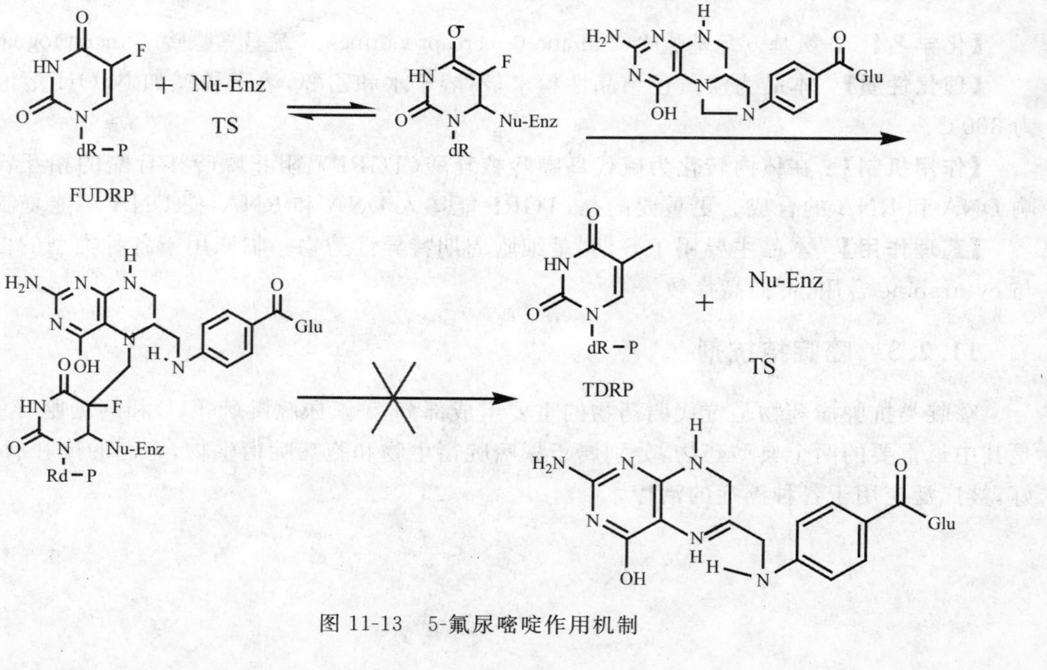

图 11-13　5-氟尿嘧啶作用机制

**【合成】** 5-氟尿嘧啶的合成是用氯乙酸乙酯在乙酰胺中与无水氟化钾作用进行氟化,得氟乙酸乙酯,然后与甲酸乙酯缩合得氟代甲酰乙酸乙酯烯醇型钠盐,再与甲基异脲缩合成环,稀盐酸水解即得本品,合成路线如图 11-14。

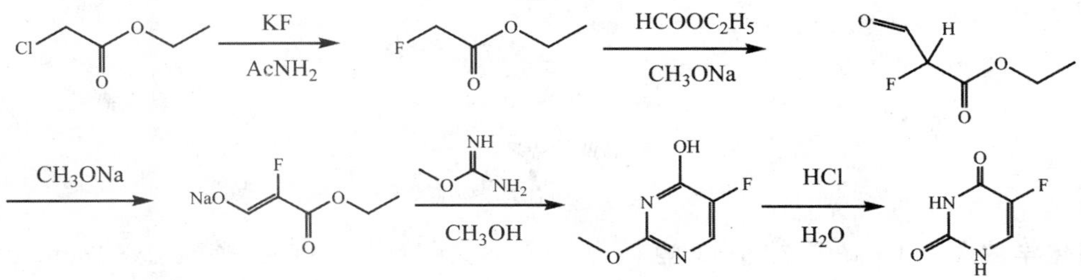

图 11-14　5-氟尿嘧啶合成路线

**【发展】** 5-氟尿嘧啶的疗效虽好,但其毒性较大,用药后可引起严重的骨髓抑制、消化道反应,严重者可有腹泻、局部注射部位静脉炎,少数人可有神经系统反应如小脑变性、共济失调,亦有人出现皮疹、色素沉着、甲床变黑等现象,因此开始治疗前及用药期间应严格检查血常规。当伴发水痘或带状疱疹时,禁用本品。为了降低毒性,提高疗效,研制了大量的衍生物。根据氟尿嘧啶的结构特点,其分子中的 $N'$ 是主要的修饰部位。

替加氟、双呋氟尿嘧啶和卡莫氟都是 5-氟尿嘧啶的衍生物,结构见图 11-15。分别为氟尿嘧啶的单四氢呋喃环和 1,3-双四氢呋喃环取代的衍生物,两者均是氟尿嘧啶的前药,在体内转化为氟尿嘧啶而发挥作用,作用特定和适应证与氟尿嘧啶相似,但毒性较低。替加氟主要用于胃癌、肠癌、胰腺癌等消化道癌,亦可用于乳腺癌、鼻咽癌、肺癌和肝癌。手术前后用药可防止癌的复发、扩散和转移,已成为日本和我国广泛应用的重点药物。尿嘧啶替加氟与阿霉素、平阳霉素联合应用治疗食管癌,也有较好的疗效。

卡莫氟(carmofur)也属于氟尿嘧啶的前体药物,进入体内后缓缓释放出 5-氟尿嘧啶而发挥抗肿瘤作用,抗瘤谱广,化疗指数高。临床上可用于胃癌、结肠癌、直肠癌、乳腺癌的治疗,特别是对结肠癌、直肠癌的疗效较高。

去氧氟尿苷(氟铁龙,doxifluridine,5′-DUFR),在体内被嘧啶核苷磷酸化酶作用,转化成游离的氟尿嘧啶而发挥作用。这种酶的活性在肿瘤组织内较正常组织高,所以本品在肿瘤细胞内转化为 5-FU 的速度快,而对肿瘤具有选择性作用。主要用于胃癌、结肠直肠癌、乳腺癌的治疗。

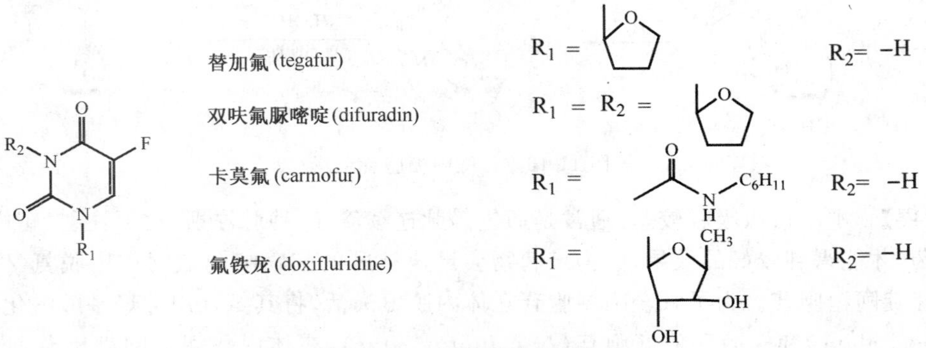

图 11-15　5-氟尿嘧啶的衍生物

## 盐酸阿糖胞苷（cytarabine hydrochloride）

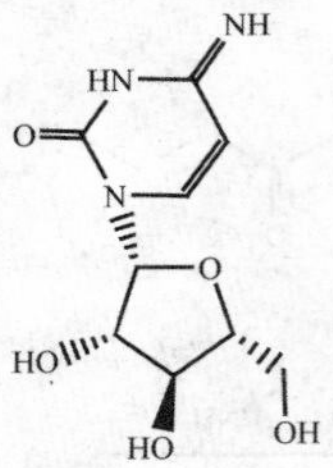

【化学名】　1-β-$d$-阿拉伯呋喃糖基-4-氨基-2（1$H$）-嘧啶酮盐酸盐（4-amino-1-β-$d$-arabinofuranosyl-2(1$H$)-pyrimidinone hydrochloride）。

【理化性质】　本品为白色细小针状结晶或结晶性粉末。熔点 190～195℃（分解）。25℃时的旋光度为＋127°（$H_2O$）。极易溶于水，略溶于乙醇，不溶于氯仿和乙醚。

【作用机制】　本品为 DNA 多聚酶抑制剂。在体内经激酶磷酸化后转化为活性的三磷酸阿糖胞苷（Ara-CTP），发挥抗癌作用。Ara-CTP 通过抑制 DNA 多聚酶及少量掺入 DNA，阻止 DNA 的合成，抑制细胞的生长。

【临床作用】　阿糖胞苷主要用于急性粒细胞白血病、急性单核细胞白血病、急性淋巴细胞白血病、非淋巴细胞白血病及消化道癌，对多数实体肿瘤无效。对眼部带状疱疹和单纯疱疹性结膜炎有一定疗效。

服药后的不良反应表现为胃肠道反应、骨髓抑制（白细胞和血小板减少）、高尿酸血症、发热、脱发、口腔溃疡、肌痛、皮疹和肝功能损害。中剂量或大剂量治疗时，部分患者可出现严重胃肠道反应（溃疡、胀气、坏死）、神经系统毒性和眼毒性，也可致男性生殖功能异常。

【合成】　本品的合成以 $D$-阿拉伯糖为起始原料，经与氰胺作用生成 2-氨基-$D$-阿噁唑啉，再与氯代丙烯腈合环，脱氯化氢而制得。如图 11-16。

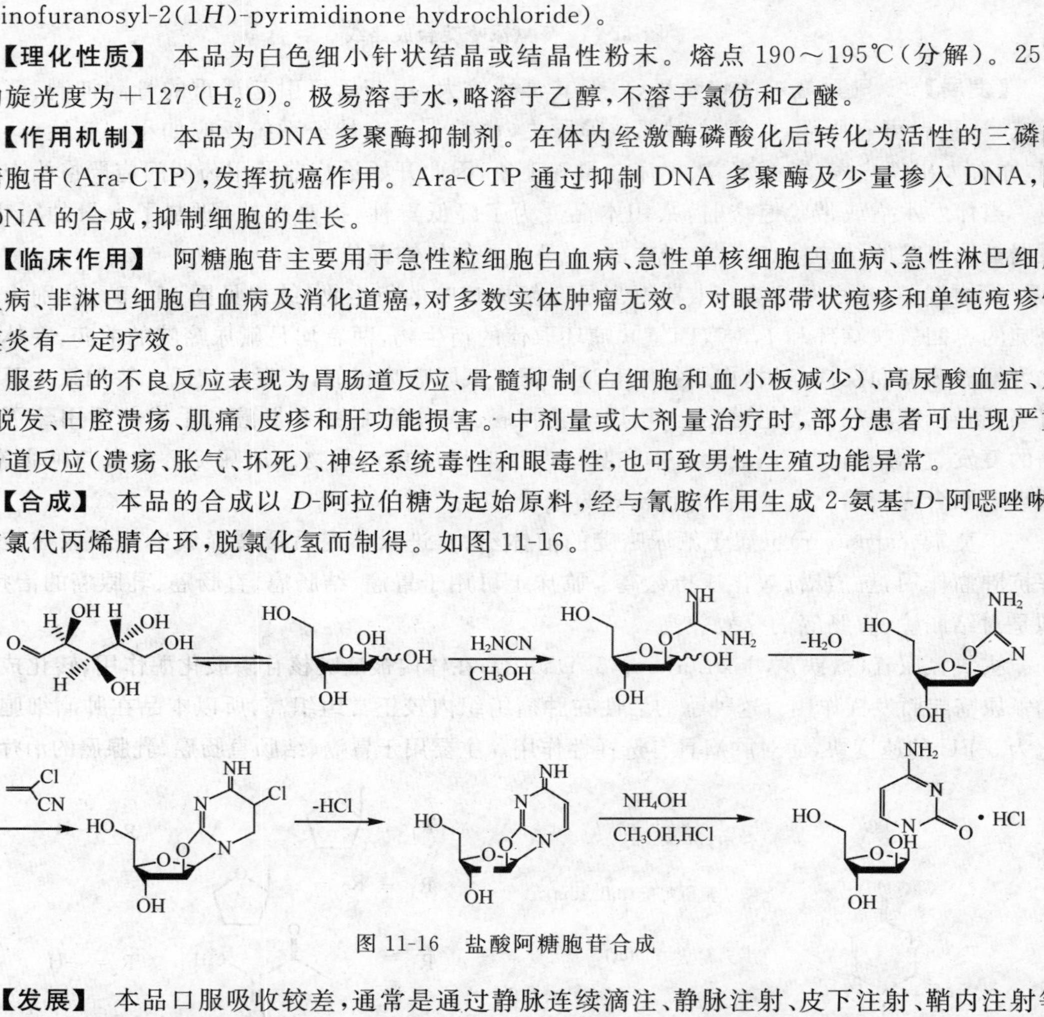

图 11-16　盐酸阿糖胞苷合成

【发展】　本品口服吸收较差，通常是通过静脉连续滴注、静脉注射、皮下注射、鞘内注射等方式给药，才能得到较好的效果，因为该药物会迅速被肝的胞嘧啶脱氨酶作用脱氨，生成无活性的尿嘧啶阿糖胞苷。为了减轻阿糖胞苷在体内脱氨失活，将其氨基用链烃基酸酰化，如伊诺他滨（enocitabine）和棕榈酰阿糖胞苷（$N$-palmitoyl-arac），在体内代谢为阿糖胞苷而起作用，但其抗肿瘤作用要比阿糖胞苷强更持久。

# 11.3 抗肿瘤抗生素
## （Anticancer Antibiotics）

抗生素是由微生物（包括细菌、真菌、放线菌属）产生、能抑制或杀灭其他微生物的物质，抗肿瘤抗生素是指来源于微生物代谢产物的具有抗肿瘤性质的药物。现已发现的抗肿瘤抗生素有很多种，这些抗生素大多是直接作用于 DNA 或嵌入 DNA，干扰模板的功能，为细胞周期非特异性药物。本节介绍多肽类抗生素及蒽醌类抗生素。

### 11.3.1 多肽类

#### 放线菌素 D（dactinomycin D，DACT）

**【名称】** 又称更新霉素（Dactinomycin）。

**【结构特点】** 放线菌素 D 包含一个三环发色基团，上面连接两个环状五肽，由 L-苏氨酸（L-Thr）、D-缬氨酸（D-Val）、L-脯氨酸（L-Pro）、N-甲基甘氨酸（MeGly）、L-N-甲基缬氨酸（L-MeVal）组成的两个多肽酯环，与母核 3-氨基-1,8-二甲基-2-吩噁嗪酮-4,5-二甲酸，通过羧基与多肽侧链相连，如图 11-17 所示。各种放线菌素的差异，主要是多肽侧链中的氨基酸及其排列顺序的不同。

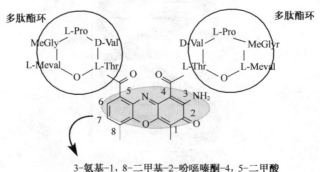

3-氨基-1,8-二甲基-2-吩噁嗪酮-4,5-二甲酸

图 11-17 放线菌素 D 结构特点

**【物化性质】** 放线菌素 D 的分子式为 $C_{62}H_{86}N_{12}O_{16}$，分子量为 1255.43，熔点 241.5～243℃（分解）。为鲜红色或红色结晶，或橙红色结晶性粉末。易溶于氯仿、丙酮或异丙醇，略溶

于甲醇,微溶于乙醇,几乎不溶于水,但在 10℃的热水中溶解。遇光、热或氧化剂均能使其效价降低。无臭,有引湿性。

**【发现】** 它是从放线菌(*Str. Parvullus*)和 179 号菌株培养液中提取出的,属于放线菌素族的一种多肽抗生素。1957 年中科院上海药物所从广西桂林土壤中分离的 *Str. mealnochromogenes* 培养液提取的一种抗生素,被定为更生霉素,实验证明与国外报道的放线菌素 D 的理化性质完全相同。迄今为止人们发现的放线菌素至少有 50 种,但是只有放线菌素 C 和放线菌素 D 有临床应用价值。

**【药理作用】** 放线菌素 D(更生霉素)临床用于恶性葡萄胎、绒毛膜上皮癌,有较好疗效,且对肺转移时与 5-FU、AT-581、AT-1258 合用,则疗效增强。对恶性淋巴瘤有效,且可控制其癌性发热。与手术、放射治疗合用,治疗肾母细胞癌,治愈率达 80%。对横纹肌肉瘤、睾丸肿瘤、神经母细胞瘤、恶性黑色素瘤等亦有一定的疗效,并可提高放疗的敏感性。

**【作用机制】** 根据 X 射线衍射资料分析,更生霉素的母核吩噁嗪酮插入 DNA 相邻两个 G-C 碱基对中间,两个环状多肽充塞于 DNA 双螺旋的小沟中,通过特殊的氢链与位于对面的 DNA 核苷酸的鸟嘌呤相连接;处于螺旋小沟中的肽链,可抑制 RNA 聚合沿 DNA 分子前进,从而阻止 mRNA 的合成,便不能阻止 DNA 的复制。

在细胞增殖周期中,$G_1$ 期前半段正是合成新的 mRNA,并合成由 $G_1$ 期前半段正是合成新的 mRNA,并合成由 $G_1$ 期转变为 S 期所必需的酶,此期细胞对 DACT 最敏感,使 $G_1 \rightarrow S$ 过渡受阻;在其他各期,细胞内仍不断合成 mRNA 及其指导下的蛋白质合成,因而对更生霉素仍然敏感,故更生霉素属细胞周期特异性药物。见图 11-18 所示 DNA 双螺旋结构。

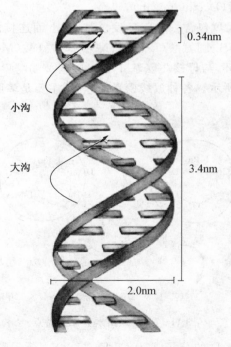

图 11-18  DNA 双螺旋结构

### 盐酸博来霉素（bleomycin hydrocloride）

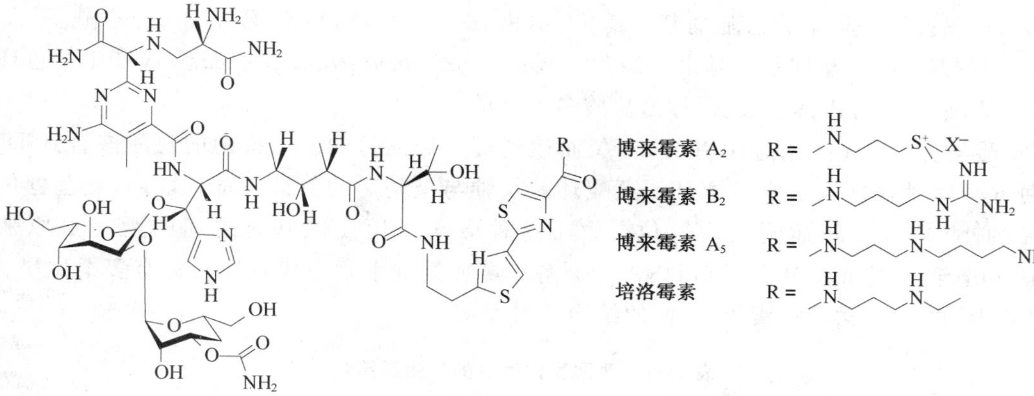

博来霉素 $A_2$　　$R =$

博来霉素 $B_2$　　$R =$

博来霉素 $A_5$　　$R =$

培洛霉素　　　$R =$

【名称】　博来霉素又称争光霉素、平阳霉素，英文名为 bleomycin、blenoxane、BLM、blenmycins、blocamicina。

【发现】　是从链霉素轮枝孢菌（*Streptomyces verticillus*）提取的，我国从放线菌的 72 号培养液中分离出理化性质相同的属一种糖肽类抗癌抗生素。博来霉素约含 13 种性质近似的成分（$A_1$，$A_2$，$A_2'$-a，$A_2'$-b，$A_2'$-c，$A_5$，$A_6$，$B_1'$，$B_2$，$B_4$，$B_6$，DMA，NK631），为弱碱性物质。以博来霉素 $A_5$ 为主要成分，此外尚有博来霉素 $A_2$、博来霉素 $B_2$ 及培洛霉素（peplomycin）混入其中，培洛霉素为博来霉素的衍生物。

【物化性质】　本品易溶于水、甲醇，微溶于乙醇，几乎不溶于丙酮、乙酸乙酯、乙酸丁酯和乙醚。含铜离子时呈蓝绿色，去铜离子后为白色粉末。临床上应用的为去铜离子盐酸盐。吸湿性强，吸嘲后不影响其疗效。其硫酸盐为乳白色无定形粉末，易溶于水。

【作用机制】　博来霉素抑制胸腺嘧啶核苷酸掺入 DNA，从而干扰 DNA 的合成。

【药理作用】　临床上用的是其混合物。其抗瘤谱较广。可选择性地抑制甲基胆蒽诱发的鳞癌，对肉瘤作用较弱，适用于鳞癌，包括皮肤癌、头颈癌、食管癌、肺癌、宫颈癌、阴茎癌，恶性淋巴瘤及其他脑瘤、甲状腺癌、恶性黑色素癌、睾丸瘤、纤维肉瘤。此外，对寻常疣、牛皮癣等亦有效。

## 11.3.2　蒽环类

### 盐酸多柔比星（盐酸阿霉素）（doxorubicin hydrochloride）

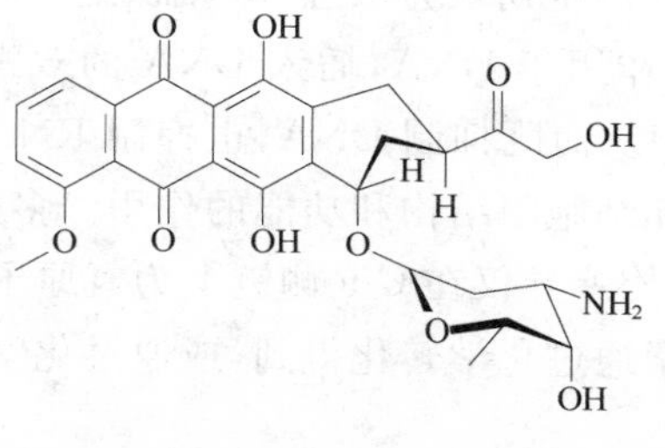

【结构特点】　具有脂溶性的共轭蒽醌环，具有水溶性的柔红糖胺，2 个手性碳原子。

【命名】　多柔比星又称阿霉素、14-羟正定霉素、阿得里亚霉素、羟基红比霉素、羟基柔红霉素，英文名为 adriamycin、adriblastin、adriblastina、farmiblastina。中文化学名为 10-[（3-氨基-2,3,6-三去氧-a-L-来苏己吡喃基)-氧]-7,8,9,10-四氢-6,8,11-三羟基-8-(羟乙酰基)-1-甲氧基-5,12-萘二酮的盐酸盐。是由放线菌 *Streptomyces peucetium var. caesius* 产生的蒽环糖甙抗生素，临床上常用其盐酸盐，称为盐酸多柔比星。

蒽醌类抗生素主要通过作用于 DNA 而达到抗肿瘤的目的。结构中的蒽醌嵌合到 DNA 中，每 6 个碱基对嵌入 2 个蒽醌环。蒽醌环的长轴与碱基对的氢键呈垂直取向，氨基糖位于 DNA 的小沟处，D 环插到大沟部位。由于这种嵌入作用使碱基对之间的距离由原来的 0.34 nm 增至 0.68 nm，从而引起 DNA 的裂解。蒽环类抗生素中代表性药物有多柔比星、表柔比星、阿柔比星、柔红霉素等，它们的结构见图表 11-1。

表 11-1　蒽醌类代表性的抗生素结构

| 化学结构 | 药物名称 | | 用　途 |
|---|---|---|---|
| | 多柔比星<br>(doxorubicin) | $R_1=R_3=$—OH　$R_3=$—H | 乳腺癌、甲状腺癌、肺癌、卵巢癌、肉瘤等实体癌 |
| | 柔红霉素<br>(daunorubicin) | $R_1=R_2=$—H　$R_3=$—OH | 急性粒细胞白血病及急性淋巴细胞白血病 |
| | 表柔比星<br>(epirubicin) | $R_1=R_2=$—H　$R_3=$—H | 白血病和其他实体瘤 |

【作用】　盐酸多柔比星是广谱的抗肿瘤药物，广泛用于治疗各种癌症，包括乳腺癌、卵巢癌、膀胱癌、甲状腺癌和非小细胞性肺癌等，可引起恶心、呕吐、脱发、高热、静脉炎以及骨髓抑制等不良反应。

盐酸多柔比星（阿霉素）具有较强的抗肿瘤作用，是蒽环类抗生素，因其结构中既含有脂溶性的蒽环配基，又有水溶性的柔红糖胺，并有酸性酚羟基和碱性氨基，易通过细胞膜进入肿瘤细胞，因此有很强的药理活性。

【物化性质】　其盐酸盐的分子 $C_{27}H_{29}NO_{11}\cdot HCl$，分子量为 579.99。结构中具共轭的蒽醌结构。为橘红色针状结晶，熔点 201～205℃。盐酸多柔比星易溶于水，水溶液稳定，在碱性条件下不稳定，易迅速分解。

【药理作用】　在临床治疗的药物浓度时，作为一种周期非特异性抗癌化疗药物，细胞毒作用可发生于各期细胞，但对 S 期的早期最为敏感，M 期次之，而对 $G_1$、S 和 $G_2$ 期有延缓作用。

【作用机制】　在于可直接作用于 DNA，插入 DNA 的双螺旋链，使后者解开，改变 DNA 的模板性质，抑制 DNA 聚合酶从而既抑制 DNA，也抑制 RNA 合成。此外，本品具形成超氧基自由基的功能，并有特殊破坏细胞膜结构和功能的作用。多柔比星的作用与柔红霉素相同。

多柔比星和柔红霉素的结构差异仅在 C-9 侧链上为氢原子和羟基。由于它们结构上的相似性，多柔比星也可从柔红霉素通过化学转化得到，或通过化学合成得到。

## 盐酸米托蒽醌(mitoxantrone hydrochloride)

**【化学名】** 1,4-二羟基-5,8-双[[2-[(2-羟乙基)氨基]乙基]氨基]-9,10-蒽醌二盐酸盐(1,4-dihydroxy-5,8-bis[[2-[(2-hydroxyethyl)amino]ethyl]amino]-9,10-anthracenedione hydrochloride)。

**【理化性质】** 蓝黑色结晶,无臭、有吸湿性,为三水合物或四水合物。熔点 203～205℃,其游离碱的熔点 162～164℃。本品在水中溶解,微溶于乙醇,不溶于氯仿。

**【作用】** 米托蒽醌是细胞周期非特异性药物,能抑制 DNA 和 RNA 的合成。抗肿瘤作用是多柔比星的 5 倍,心脏毒性较小。用于治疗晚期乳腺癌、非霍奇金病淋巴瘤和成人急性非淋巴细胞白血病复发。据认为,米托蒽醌具有 N—O—O 活性三角结构。本品固体是非常稳定的,在碱性水溶液中有可能降解。

**【代谢】** 盐酸米托蒽醌进入体内后很快被吸收进入组织,从尿中发现有侧链被氧化成羧基的代谢产物。

## 丝裂霉素 C(mitomycin C)

**【化学名】** 5-氨基-3-氨基甲酰氧甲基-2-甲氧基-2,3-二氢-4,7-吲哚醌骈(1,2)-吡咯烷骈-(9,10)-氮丙啶。

**【理化性质】** 本品为蓝紫色有光泽的结晶,熔点在 360℃ 以上分解。溶于水、甲醇、丙醇、乙酸丁酯和环己酮,微溶于苯、四氯化碳和醚,几乎不溶于石油醚。其水溶液对酸、碱均不稳定。

**【发现】** 丝裂霉素 C(mitomycin C),又称丝裂霉素、密吐霉素、自力霉素,英文名有 mitomycin C、MMC、ametycine、mutamycin,是由放线菌产生的一种抗生素。丝裂霉素 C 是我国从放线菌 $H_{2760}$ 菌株培养液中分离得到的抗生素,证明与文献报道的丝裂霉素相同,又称为自力霉素。丝裂霉素 C 对各种腺癌有效(胃、胰腺、直肠、乳腺等),对某些头颈部癌和骨髓性白血病也有效。由于能引起骨髓抑制的毒性反应,故较少单独使用。通常与其他抗癌药物合用,治疗胃的腺癌。该品和博来霉素及其衍生物派来霉素都是破坏 DNA 的抗生素类抗癌药,可使细胞 DNA 解聚,抑制增生细胞的 DNA 的复制。

**【构效关系】** 蒽醌类抗肿瘤药物的构效关系表明：A 环的几何结构和取代基对保持其活性至关重要，C-13 的羰基和 C-9 的羟基与 DNA 双螺旋的碱基对产生氢键作用。C-9 和 C-7 位的手性不能改变，否则将失去活性，若 9，10 引入双键，则使 A 环结构改变而活性丧失。若将 C-9 位由羟基换成甲基，则蒽醌与 DNA 亲和力下降，而活性丧失。

由于蒽醌类抗生素具有心脏毒性，全合成步骤长，收率低，Cheng 等人设想减少蒽醌抗生素结构中的非平面环部分和氨基糖侧链，设计合成了一些蒽环类的化合物。另外，Cheng 在研究某些天然和合成的抗肿瘤药物（如丝裂霉素、喜树碱等）的结构关系时，提出了 N—O—O 三角形环状结构为药效基团的设想，这三个电负性原子都必须具有孤对电子，认为三角结构可能与生物大分子的有关受体结合，导致抑制某些酶的活性中心或改变某些生物膜的通透性；也可能与酶共享一个共同的转运体系，使具有这一特定结构的化合物易于进入肿瘤细胞，产生抗肿瘤活性。

新设计的化合物以蒽醌为母核，用其他有氨基（或烃胺基）的侧链代替氨基糖，有可能保持活性而减小心脏毒性。氨基或烃胺基侧链对母核起稳定作用，使化合物保持易于嵌入 DNA 的平面结构。

# 11.4　植物类抗肿瘤药物
## （Anticancer Compounds from Plants）

抗癌药物的开发已成为 21 世纪新药研究的重大课题。医学界在寻求和使用抗癌药物的同时，发现许多化学抗癌药物在作用于靶细胞时往往累及正常细胞，且临床上用于治疗肿瘤的化学药物大多数品种都有不同程度的致突变遗传毒性，为此治疗肿瘤的同时增加了病人患第二种肿瘤的可能性；但植物药的遗传毒性似乎不太明显，表明中草药在抗癌抗突变方面有独特的优势和广阔的应用前景。植物药抗肿瘤的有效成分研究属于天然药物化学的内容，但在天然药物有效成分上进行结构修饰，半合成一些衍生物，寻找疗效更好的药物已成为确实可行的一条路径。这里主要对国内外的研究作些介绍。

### 11.4.1　紫杉醇类

紫杉醇（paclitaxel，商品名 taxol）最先是从美国西海岸的红豆杉科植物短叶红豆杉（又称紫杉，taxus brevifolia）的树皮中提取得到的一种化合物。红豆属植物全世界共 11 种，我国有 4 种和 1 个变种，即西藏红豆杉、云南红豆杉、东北红豆杉、南方红豆杉及其变种。美国是最早研究紫杉醇的国家。为了寻找安全有效的抗肿瘤新药，早在 1958 年美国国家癌症协会（NCI）就发起一项历时 20 余年的筛选 3.5 万多种植物提取物的计划。Wall 和 Wani 于 1963 年从太平洋红豆杉的树皮中提取得到紫杉醇；1964 年用细胞毒性实验证明了这一提取物的生物活性；1969 年确定了紫杉醇为其中的活性成分和该物质的化学结构。此后，美、日、法、德等国的药理学家和药物化学家开展了大量相关研究。1978 年，确定了紫杉醇的剂型。1979 年 Horwitz 等人报告紫杉醇的作用机理。1980 年，进行给药规程化研究。1983 至 1987 年完成 I 期临床试验，1987—1989 年完成 II 期临床试验，1990 年以后，转入 III 期临床试验。1992 年美国 FDA 批准紫杉醇上市以来，用于各种癌症的治疗。临床应用表明，除紫杉醇主要对卵巢癌、乳腺癌等有效,对非小细胞肺癌和小细胞肺癌也有明显疗效,尤其对耐常规药物的肿瘤取得了较好的疗效。与传统的抗癌药物不同,紫杉醇不影响肿瘤细胞的 DNA 和 RNA 的合成,也不损伤 DNA 分子,而选择性地促进微管蛋白聚合并抑制其解聚,从而影响纺锤体的功能,抑制癌细胞的有丝分裂,已成为国际市场上最热门的抗癌药物,并已取得了巨大的进展。美国肿瘤研究所认为,紫杉醇是人类未来最有效的抗癌药物之一。

### 紫杉醇(paclitaxel)

【理化性质】 紫杉醇,商品名为 taxol(泰素),为白色针状结晶,其相对分子质量为853.9,熔点 213~216℃,具有高度亲脂性,不溶于水(0.03 mg/ml)。

【结构特点】 它是一个具有紫杉烷骨架的二萜类化合物,有 4 个环,其紫杉烷骨架为[6,8,6]三环骈合,其上的 C-4(20),5 具有一个环氧丙烷环。分子结构中共有 12 个手性碳原子,分别位于 C-1、2、3、4、5、7、8、10、13、15、2′ 和 3′ 位上;共有 3 个游离羟基,其中 C-1 位的—OH是叔—OH,且为桥头 C—OH,空间位阻很大,故反应性很低;而 C-7 位及 C-2′ 位的仲—OH 有较大的反应活性,可以考虑对其进行修饰,得到水溶性较大的前药;另外还有 3 个酯基,其 C-2位的苯甲酰氧基及 C-4 位的乙酰基是活性必须基团,去掉后活性基本消失,而 C-10 位的乙酰基可以进行修饰。

由于紫杉醇作为注射用的化学治疗药物,它的水溶性很低,只有 0.25 μg/mL,难以制成合适制剂,生物利用度低;二是在数种红豆杉属植物中含量很低(最高约 0.07%),加之紫杉生长缓慢,树皮剥去后不能再生,树木将死亡,使来源受到限制,严重阻碍了其活性的更好发挥。为此,人们开展了对紫杉醇的构效关系及其结构改造的研究。

【发展】 紫杉醇的化学合成分为全合成和半合成两种形式。目前报道的 taxol 的全合成路线有 5 条,即由 1994 年 Holton 等和 Nicolaou 等两个课题组同时报道的 2 条合成路线,1995年 Danishefsky 课题组、1997 年的 Wnder 课题组和 Mukaiyama 课题组报道的 3 条合成路线。虽然这些全合成方法取得了成功,但由于合成步骤复杂、收率低等原因至今无法实现工业化生产。相比而言,半合成方法的合成路线短、收率高,更具有实用价值。现在大都是以从浆果紫杉(*Taxus baccata*)的新鲜叶子中提取得到紫杉醇前体 10-去乙酰巴卡亭Ⅲ(10-deacetylbaccatin Ⅲ,含量约 0.1%)为原料,进行半合成紫杉醇及其衍生物。法国 Potier 等首先报道了紫杉醇的半合成,Denis 等从紫杉醇母核 10-deacetyl-baccatin-Ⅲ出发,通过选择性保护 C-7 羟基和酯化 C-10 羟基,然后加上保护的侧链,去掉保护基就得到紫杉醇,总收率可达 53%。另外,人们还采用对紫杉醇的侧链进行结构改造,开发出抗肿瘤效果更好的紫杉醇的类似物,如水溶性、体外抑瘤活性、抗微管解聚、阻断癌细胞的有丝分裂能力都远远高于紫杉醇、且毒性比其小得多的多西他赛(docetaxl, taxotere),但与紫杉醇不同的是,多西他赛并不改变微管束中原丝的数目;同时,通过植物组织和细胞培养以及利用内生真菌来生产紫杉醇也是值得研究的、有一定前途的领域。

紫杉醇最大的缺点是水溶性小,常用表面活化剂聚环氧化蓖麻油(cremophor)助溶。但常引起血管舒张、血压降低及过敏反应等副作用。所以探索水溶性紫杉醇成为许多制药公司的努力目标。目前对紫杉醇的结构改造主要集中在改善其水溶性方面,而这方面的研究又主要集中在 C-2′衍生物的制备上。侧链上 C-2′位羟基酯化后在体外试验中活性较差,而在体内试验中活性影响不大,说明酯化产物可能在体内水解成紫杉醇。因此,C-2′位的修饰是寻找前药的一个可能途径。已报道的具有较好水溶性以及活性的衍生物有 2′-[3-($N,N$ 二乙基氨)丙酰基]紫杉醇甲磺酸盐、2′-[2-($N,N$ 二甲氨)乙酰基]紫杉醇甲磺酸盐、2′-[-[3($N,N$-二甲基)丙氨酰]丁酰]紫杉醇盐酸盐以及 2′-(3-磺丙酰基)紫杉醇钠盐等,其中 2′-(3-磺丙酰基)紫杉醇钠盐的水溶性为紫杉醇的 210 倍。最近 BMS 公司发展了一种水溶性 PG-TXL,即聚谷氨酸紫杉醇[poly-(lglutamic acid)-poclitaxel],它是一个毒性较小的水溶性聚合物,在体内能逐步释放紫杉醇而显示疗效。目前由美国 Cell Therapeutical Inc. 公司开发,已进行 Ⅱ 期临床实验。由于它的毒性减小,故剂量可增加 2 倍,能显著增加疗效。临床初步结果显示疗效满意,安全系数高。

紫杉特尔(taxotere,商品名泰索帝)是保持了紫杉醇 $2′R,3′S$ 构型的另一个半合成的紫杉烷类抗肿瘤药物。其前体也是从浆果紫杉的针叶中提取的无活性的衍生物 10-deacetylbaccatin Ⅲ,它在结构上与紫杉醇由两点不同:一是第 10 位碳上的取代基,二是 3′位上的侧链。与紫杉醇相比,Taxotere 的水溶性比较大,毒性较小,但疗效相当。已由法国 RhonePoulenc Rorer 生产,美国 FDA 于 1996 年批准上市,以多乙氧基醚(polysorbate-80)助溶制成针剂,用于治疗乳腺癌,特别是当化疗失败后可再用它治疗。taxotere 在敏感细胞中抑制微管解聚的作用为 taxol 的 2 倍,在动物和人癌细胞株中的杀伤作用为 taxol 的 1.3～12 倍,并且对 taxol 耐药的细胞的活性比 taxol 强数倍。自 1990 年在欧洲开始临床研究以来,已在欧美、日本和我国完成 Ⅱ 期临床试用。由于本品易溶于水,所以不用特制的胶管。初步观察对乳腺癌、卵巢癌、肺癌均有效,是一种受到广泛重视的新药。

## 11.4.2　喜树碱类

自 1966 年美国 Wall 等人从中国特有的珙桐科植物(camptotheca accuminata decaisene)喜树中提取的一类色氨酸-萜烯生物碱类物质:喜树碱(campothecin, CPT)和微量的喜树碱羟基衍生物——10-羟基喜树碱(hydroxycampothecin, HCPT)以来,该类生物碱的抗肿瘤作用就引起人们广泛的关注。20 世纪 60 年代国外报道了从中国喜树皮中分离的喜树碱有抗癌活性,中国科学院上海药物研究所的科研人员相继研究了喜树不同部位的多种成分,包括树枝、皮、叶、果实中的组分和化合物,发现喜树碱、羟基喜树碱、11-甲氧基喜树碱等 10 多种生物碱,并开展化学全合成、新剂型混悬剂及解毒药等方面研究。其中,比较成功的是 10-羟基喜树碱。

喜树碱及其衍生物具有以 DNA 拓扑异构酶(topoisor-merase)Ⅰ (topo Ⅰ)为靶点,抑制生物体内 DNA 的合成而发挥抗肿瘤作用的。早在 1970—1971 年喜树碱就被用于临床治疗消化系统肿瘤,但因其引起膀胱出血等严重不良反应而停用。羟基喜树碱、拓普替康

（topoecan，TPT）、伊立替康（campothecin-11，CPT-11）的作用机制与喜树碱相似，且毒性较小，水溶性又比喜树碱大，克服了膀胱出血不良反应、与常用抗肿瘤药物作用无交叉耐药性而受到青睐。尤其羟基喜树碱是制备其他 CPT 类衍生物的重要中间体，国内外对它的制备开展了大量研究，主要包括化学全合成、化学半合成和生物转化的方法，并取得了可喜的进展。近年来，越来越多的研究表明，拓扑异构酶是直接控制癌细胞生死存亡的酶，只要能清除它，癌细胞就会死亡。如果把癌症的治疗比作打靶的话，那么癌细胞中的拓扑异构酶（topol）就是癌细胞的靶心所在。而临床上喜树碱能够抑制、破坏拓扑异构酶的活性，在清除拓扑异构酶有独特的作用，杀癌效果好。因此，作为能有效抑制拓扑异构酶活性的喜树碱制剂，也成为抗癌药物研究的热点。

## 喜树碱（camptothecin）

【理化性质】　本品为浅黄色针状结晶（甲醇-乙腈），分解点在 $264\sim267℃$，旋光度为 $[\alpha]$ 25D +31.3（氯仿∶甲醇＝8∶2）。在紫外光下表现强烈的蓝色荧光，不能与酸反应生成稳定的盐。药理研究表明，它具有抗肿瘤、免疫抑制、抗病毒、抗早孕和改变皮肤表皮的角化过程。在临床主要用于恶性肿瘤、银屑病、治疣、急慢性白血病以及血吸虫病引起的肝脾肿大等。

【结构特点】　由五个环稠组合而成：其中 A、B 环构成喹啉环，C 环为吡啶环，D 环为吡咯酮结构，E 环为一个 $\alpha$-羟基内酯环。整个环上共有 2 个氮原子，一个为内酰胺的氮原子，另一个为喹啉的氮原子，碱性都比较弱，与酸不能形成稳定的盐。天然的喜树碱为右旋，分子中唯一的手性中心 $C_{20}$ 为 S 型。

【作用】　喜树碱有较强的细胞毒性，对消化道肿瘤（如胃癌、结肠直肠癌）、肝癌、膀胱癌和白血病等恶性肿瘤有较好的疗效。但对泌尿系统的毒性比较大，主要为尿频、尿痛和尿血等。

【发展】　临床中发现喜树果的粗制品比喜树碱疗效好，毒性低，于是对喜树果的其他成分进行研究，于 1969 年从喜树中又分离得到含量较低，但抗肿瘤活性更高的 10-羟基喜树碱。10-羟基喜树碱一般为粉针剂，通过静脉注射，其 $t_{1/2}\alpha$ 为 4.5min，$t_{1/2}\beta$ 为 29min，主要以原形从粪便中排出。关于喜树碱类化合物的抗肿瘤作用机制，80 年代的研究表明，哺乳动物的 DNA 拓扑异构酶 I（topo I）是其作用靶点。DNA 拓扑酶是调节 DNA 空间构型的动态变化的关键性核酶，该酶主要包括 topo I、topo II 两种类型。以 topo I、topo II 为靶分子设计各种酶抑制剂，使其成为抗肿瘤药物，已成为肿瘤化疗的新热点。喜树碱类化合物是 topo I 抑制剂，其抗癌机制并非由于抑制该酶的催化活性，而是通过阻断酶与 DNA 反应的最后一步，即单链或双链 DNA 在切口部位的重新结合，从而导致 DNA 断裂和细胞死亡。

　　10-羟基喜树碱的毒性比喜树碱低,很少引起血尿和肝肾功能损伤,治疗肿瘤方面效果优于喜树碱。临床主要用于肝癌、胃癌、头颈部肿瘤和白血病、肠癌的治疗。但是 10-羟基喜树碱和喜树碱一样,水溶性比较差,应用比较困难。为了解决水溶性问题,科学家们曾将喜树碱中 E 环的内酯环打开制成水溶性的羟基酸钠盐(如图 11-19,虚线框显示结构差异)用于临床,利用钠盐在体内环合形成喜树碱起作用,但是钠盐的活性只有喜树碱的 1/10,因此需加大用量,从而造成毒副反应加大。

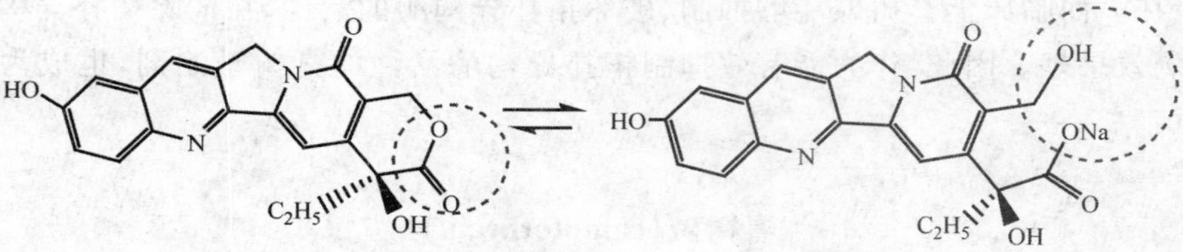

图 11-19　水溶性 10-羟基喜树碱衍生物的合成

　　羟基喜树碱在我国上市已十多年,属于第一代产品。是医药中间体及原料药,也用于合成 9-硝基喜树碱、9-氨基喜树碱等。羟基喜树碱及其系列衍生物已成为世界抗肿瘤药物市场上的主要品种。尤其在抗癌药紫杉醇生产用原料严重枯竭的形势下,羟基喜树碱的发展前景更加看好。国际上致力于寻找高效、低毒、水溶性好的喜树碱的衍生物,因此对喜树碱结构进行改造,多从 7 位、9 位、10 位上碳原子的官能团入手(见伊立替康和拓扑替康的结构图),得到几种活性较强而毒性小的化合物,如依林特肯(又名伊立替康,Irinotecan,CPT-11)和拓扑特肯(又名拓扑替康,topotecan,TPT)和 9-氨基喜树碱(9-aminocamptothecin,NSC-603071)等,它们从结构上归类都是 10-羟基喜树碱的同型物,为治疗肠癌、卵巢癌及肺癌的有效药物。

### 伊立替康(irinotecan)

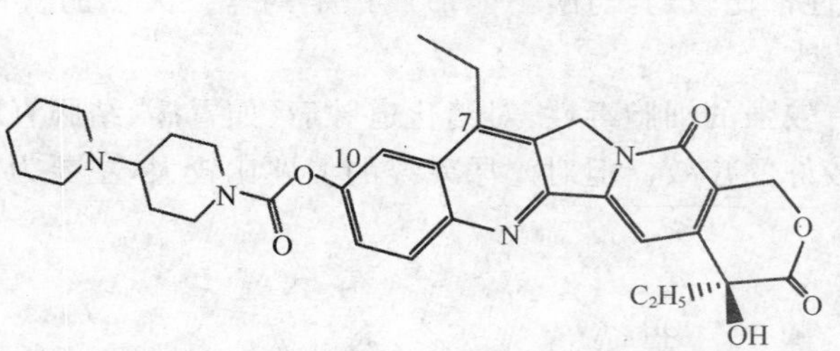

　　**【化学名】**　7-乙基-10-[4′-(1-哌啶)-1-哌啶]酰氧基喜树碱或者 (S)-4,11-二乙基-3,4,12,14-四氢-4-羟基-3,14-二氧代-1H-吡喃并[3′,4′:6,7]氮茚并[1,2-b]喹啉-9-基 1,4′-联哌啶-1′-羧酸酯 (7-ethyl-10-[4′-(1-peperidino)-1-peperdino]-carbonyloxy camptothecin),商品名为开普拓(camptoser)。

　　盐酸伊立替康是经过化学修饰的天然喜树碱的衍生物,是一种疗效确切、毒副作用较小的抗癌新药,晚期大肠癌的特效药。伊立替康在体内和体外研究中均有广谱的、很强的抗肿瘤活性,重要的是伊立替康和它的代谢产物对表达多药耐药的肿瘤仍然有效,是具有发展前景的喜树碱类抗肿瘤新药物之一。

　　**【理化性质】**　本品为浅黄色针状结晶或类白色结晶性粉末,熔点在 256.5℃。其盐酸盐溶于水,不溶于氯仿、二氯甲烷等有机溶剂。

【作用】  伊立替康在体外抗癌活性小,但它在体内经 P450 依赖性酯酶代谢成为有活性的 10-羟基喜树碱衍生物 SN-38。临床结果表明,对于经 5-氟尿嘧啶化疗失败的患者,本品可作为二线治疗。伊立替康的抗癌谱较广,对结肠癌、胸癌、小细胞肺癌和白血病疗效显著。同时对非小细胞肺癌及宫颈癌和卵巢癌亦有疗效,主要副作用是中性粒细胞减少和腹泻。

### 拓扑替康(topotecan)

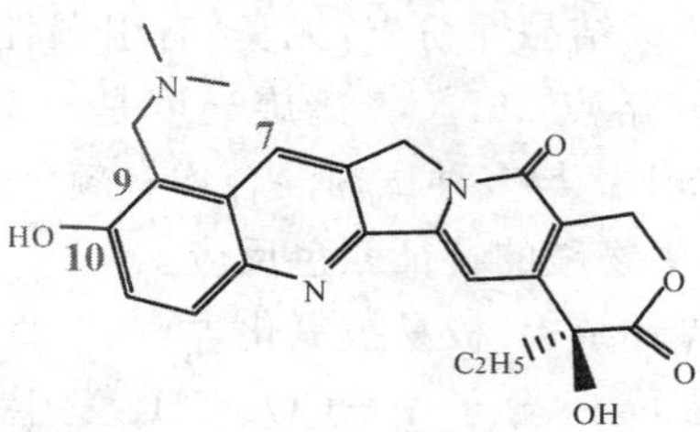

【化学名】  9-$N$, $N'$-二甲基氨甲基-10-羟基喜树碱盐酸盐 ( 9-$N$, $N'$-dimethylaminomethy l-10-hydroxy camptothecin),注册商品名为 hycamtin。

拓扑替康,其盐酸盐有很好的水溶性,溶液的酸性避免了因内酯开环而降低活性的可能。体外研究表明,它的抗肿瘤谱比较广,主要用于转移性卵巢癌的治疗,对小细胞肺癌、乳腺癌、结肠癌、直肠癌的疗效也比较好,对头颈癌和恶性神经胶质瘤也有效。副作用为血毒症、中性粒细胞减少、呕吐和腹泻。

除以上喜树碱类衍生物外,还有多种其他衍生物也已进入了各期临床试验,如 9-氨基喜树碱、勒托替康(lartotecan,GG211)、鲁比替康(rubitecan)、homo-campothecin 等。

### 11.4.3  长春碱类

长春碱(vinblastine,VLB)和长春新碱(vincristine,VCR)是 20 世纪 50 年代从夹竹桃科植物长春花(catharanthus roseus 或 vinca rosea)中提取分离出来的生物碱,1960 年开发成为抗癌药,1989 年对长春碱进行化学结构修饰又开发出长春瑞宾(vinorelbine,NVB)。

### 硫酸长春碱(vinblastine sulfate)

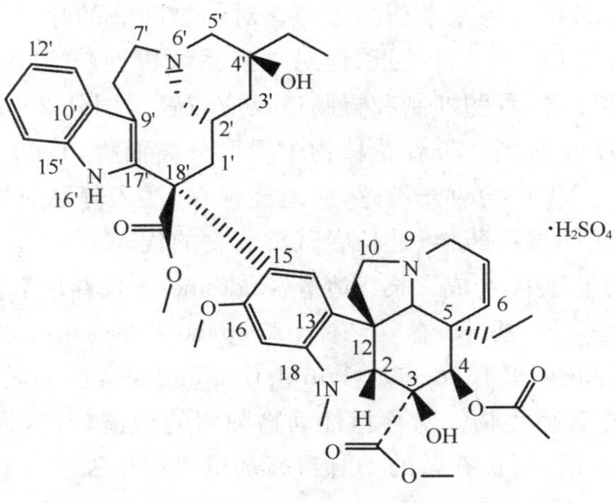

**【结构特点】** 硫酸长春碱的化学结构为一个含有吲哚核的四稠合环与另一个含有二氢吲哚核的五稠合环以碳键直接连接而成,共有 9 个不对称中心,分别位于 C-2、C-3、C-4、C-5、C-12、C-19、C-2′、C-4′ 和 C-18′。Vinblastine 分子中具有以下官能团:2 个—COOH$_3$、1 个 OCOCH$_3$、1 个芳香—OCH$_3$、1 个游离的叔—OH、1 个和 C-1 位的 N 原子以氢键结合的叔—OH;另外还有 4 个 N 原子,其中 2 个在吲哚环中,分别为—NH 和—NCH$_3$,碱性很弱,不能与酸成盐,另 2 个为位于六氢及四氢吡啶环中的叔氮原子,可以与酸成盐。

**【理化性质】** 白色或类白色的结晶性粉末,无臭,有引湿性,遇光或热易变黄,易溶于水,微溶于乙醇,可溶于甲醇和氯仿,熔点 267℃。比旋光度是－21.7°(C＝2,CH$_3$OH,21℃)。在 24.5℃ 时,水溶性≥1 g/100mL。与多种试剂混合均有颜色反应,如与 1‰硫酸铈铵的磷酸溶液混合即显紫色,此为吲哚类生物碱的特征颜色反应。

由于长春碱分子中具有吲哚环结构,极易被氧化,故在光照或加热情况下很容易变色。本品具有热不稳定性,在加热情况下,一分子中—COOCH$_3$ 发生迁移,到另一分子的—N 原子上,随后发生类似 hofmann 型的消除。

**【发展】** 长春碱类药物的代表除了长春碱外,还有长春新碱,长春新碱也是夹竹桃科植物长春花中提取出的生物碱,因抗肿瘤作用良好,其制剂作为临床抗肿瘤药物。

长春碱:R$_1$＝CH$_3$, R$_2$＝OCH$_3$, R$_3$＝COCH$_3$

长春新碱:R$_1$＝CHO, R$_2$＝OCH$_3$, R$_3$＝COCH$_3$

长春地辛:R$_1$＝CH$_3$, R$_2$＝NH$_2$, R$_3$＝H

长春新碱是 VLB 二氢吲哚核的 N—CH$_3$ 为 N—CHO 取代的类似物。存在于夹竹桃科植物长春花中。甲醇中重结晶时为白色针状结晶。熔点在 211～216℃,比旋光度为＋42°(氯仿)。溶于氯仿、丙酮和乙醇。其硫酸盐熔点在 284～285℃,－28°(甲醇),盐酸盐的熔点在 244～246℃(分解)。

长春新碱在临床上应用较广,为基本药品之一。对动物肿瘤的疗效超过 VLB,与 VLB 之间没有交叉耐药现象;毒性反应与 VLB 接近,但对神经系统毒性较突出,多在用药 6～8 周出现,有的病人可能发生运动障碍,骨髓抑制和胃肠道反应较轻。国外 20 世纪 60 年代已有文献报道提取方法,国内于 1967 年从国产长春花植物中提取分离而得,1969 年改用低温氧化法将 VLB 转化为 VCR。VLB 与 VCR 均对光敏感,应避光保存,注入静脉时应避免日光直接照射。长春新碱为干扰蛋白质合成的抗癌药物,是长春碱类药物的代表。

在对长春碱结构改造的过程中,合成了长春地辛(vindesine)。长春地辛化学名为 23-氨基-4-去乙酰氧基-23-去甲氧基-4-羟基长春花碱(23-amino-4-deacetoxy-23-demethoxy-4-hydroxy vincaleukoblastine),又名长春花碱酰胺(deacetylvinblstine amide),商品名西艾克(eldisine),简写为 VDS,为半合成的长春碱衍生物。对移植性动物肿瘤的瘤谱较广,为一周期特异性药物,较低剂量时为长春新碱的 3 倍,为长春碱的 10 倍;高剂量时作用强度与长春新碱相等,为长春碱的 3 倍。毒性介于长春碱和长春新碱之间。神经毒性只有长春碱的 1/2；骨髓抑制较长春碱轻，但较长春新碱强。本品对移植性动物肿瘤的抗瘤谱较广，与长春花碱和长春新碱无完全的交叉耐药。

长春瑞滨（vinorelbine），是一种半合成的长春花属生物碱。

### 长春瑞滨（vinorelbine）

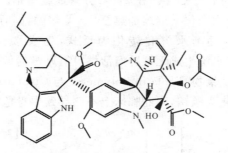

本品为白色或类黄色无定形粉末，是一半合成的长春花生物碱。

它对有丝分裂微小管的作用和长春花碱、长春新碱相似，主要通过阻滞细胞有丝分裂过程中的微管形成，使细胞分裂停止于有丝分裂中期，为细胞周期特异性药物。但对神经轴索微小管的作用较长春新碱和长春花碱弱，因而其抗肿瘤作用强，而与轴索微小管改变有关的神经毒性较低。在治疗非小细胞肺癌方面，本品的疗效与其他长春花生物碱及常用药物如异环磷酰胺、顺氯氨铂、丝裂霉素 C、阿霉素、足叶乙甙相似或较优。另外，本品对顽固性晚期卵巢癌、晚期乳腺癌的疗效较好。临床评价认为，本品的抗肿瘤活性与蒽环类抗癌药相似，较其他细胞毒药物为优，已列入我国的《国家基本医疗保险药品目录》。

长春碱类抗肿瘤药物均能与微管蛋白结合阻止微管蛋白双微体聚合成为微管，又可诱导微管的解聚，使纺锤体不能形成，细胞停止于分裂中期，从而阻止癌细胞分裂繁殖。但 VLB 及 VCR 也作用于细胞膜，干扰细胞膜对氨基酸的转运，使蛋白质的合成受抑制；还可通过抑制 RNA 聚合酶的活力而抑制 RNA 的合成，将细胞杀灭于 $G_1$ 期。

# 11.5　金属铂类抗肿瘤药物

1962 年 Rosenberg 等在实验中偶然发现铂电极对大肠杆菌的分裂有显著抑制作用，受此启发，1965 年发现了顺铂的抗肿瘤作用。引起人们对金属配合物抗肿瘤研究的重视，1972 年顺铂首次进入临床实验，1979 年美国 FDA 批准顺铂为第一个铂配合物抗癌药物，开始了金属药物治疗癌症的历史，并大大推动了金属铂类化合物及其衍生物抗肿瘤活性的研究。近年来研究证明，铂、铑、钌、锗、锡等化合物具有抗肿瘤活性，其中尤以铂的配合物引起人们的广泛兴趣，对金属化合物的研究已成为抗肿瘤药物研究中活跃的领域之一。

### 顺铂（cisplatin）

**【化学名】** (Z)-二氨二氯铂((SP-4-2)-diamminedichloro platinum、cisplatinum)。

**【理化性质】** 顺铂的分子式为 $Cl_2H_6N_2Pt$,又可写为 $Cl_2(NH_3)_2Pt$,相对分子质量为 300.05。本品是二价铂同两个氯原子和两个氨分子结合的重金属络合物,属周期性非特异性抗肿瘤药,其结构如图 11-20。为亮黄色或橙黄色的结晶性粉末;无臭。易溶于二甲基亚砜,略溶于二甲基甲酰胺,微溶于水,19℃ 时水溶性小于 0.1 g/100 mL,不溶于乙醇。在室温条件下对光和空气不敏感,室温下可长期贮存。在 270℃ 分解成金属铂。本品加热至 170℃ 时即转化为反式,溶解度降低,颜色发生变化。继续加热至 270℃ 熔融,同时分解成金属铂。

本品水溶液不稳定,能逐渐水解和转化为反式,生成水合物 Cisplatin Hydrate-1 和 Cisplatin Hydrate-2,进一步水解生成无抗肿瘤活性且有剧毒的低聚物 Cisplatin Polymer-1 与 Cisplatin Polymer-2。但是低聚物 Cisplatin Polymer-1 与 Cisplatin Polymer-2 在 0.9% 氯化钠溶液不稳定,可迅速完全转化为顺铂,因此临床上不会导致中毒危险。

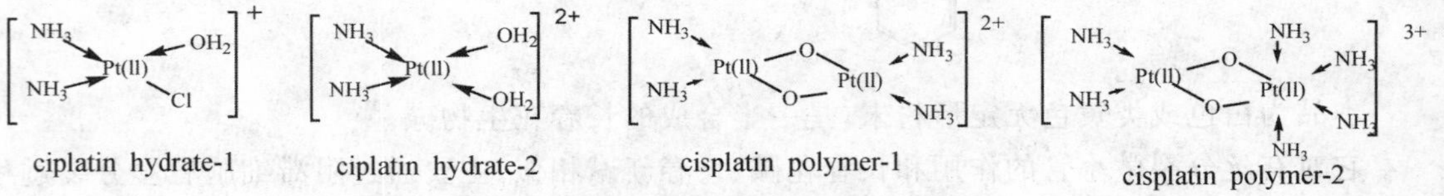

图 11-20　顺铂的结构式

顺铂的作用机制是使肿瘤细胞 DNA 复制停止,阻碍细胞的分裂。进入体内后,顺铂可扩散通过带电的细胞膜,在 $Cl^-$ 离子浓度较高的条件下较稳定,进入细胞后,由于细胞 $Cl^-$ 浓度低,药物水解为阳离子的水合物,再解离生成羟基络合物。羟基络合物和水合物比较活泼,在体内与 DNA 单链内的两个碱基间形成封闭的螯合环(极少数是在双链间形成螯合环),其中 65% 是与相邻的两个鸟嘌呤碱基[d(GpG)]的 N7 络合成螯合环,25% 是与相邻的鸟嘌呤和腺嘌呤碱基[d(ApG)]的 N7 络合成螯合环,还有 1% 是与间隔一个碱基的两个鸟嘌呤碱基[d(GpNpG)]的 N7 络合成螯合环,这种螯合的形成破坏了两条多聚核苷酸链上嘌呤基和胞嘧啶之间的氢键,扰乱了 DNA 的正常双螺旋结构,使其局部变性失活而丧失复制能力,如图 11-21所示。反式铂配合物无此作用。

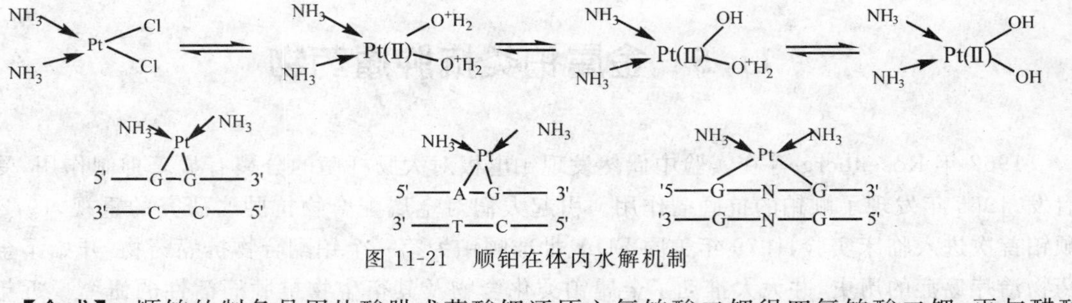

图 11-21　顺铂在体内水解机制

**【合成】** 顺铂的制备是用盐酸肼或草酸钾还原六氯铂酸二钾得四氯铂酸二钾,再与醋酸铵、氯化钾在 pH7 的条件下回流 1.5h 即得,见图 11-22。

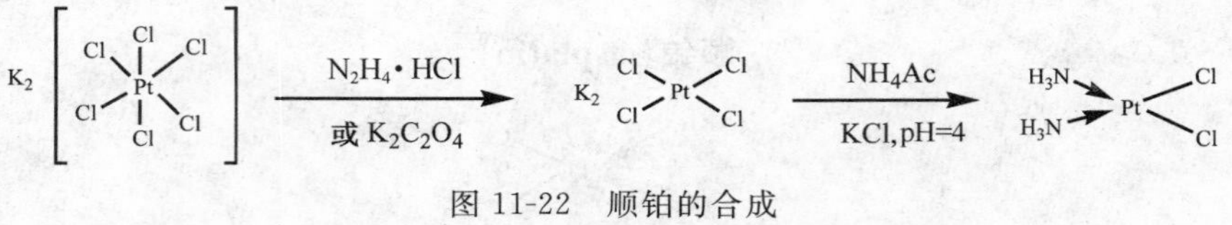

图 11-22　顺铂的合成

【应用】　顺铂在临床主要用于治疗膀胱癌、前列腺癌、肺癌、头颈部癌、乳腺癌、恶性淋巴癌和白血病等。目前已被公认为治疗睾丸癌和卵巢癌的一线药物。与甲氨蝶呤、环磷酰胺等有协同作用，无交叉耐药性，并有免疫抑制的作用。但该药物水溶性差，且仅能注射给药，缓解期短，并伴有严重的肾、胃肠道毒性、耳毒性及神经毒性，长期使用会产生耐药性。

## 卡铂（carboplatin）

【化学名】　顺式二氨基（1,1-环丁烷二羧酸）合铂（1,1-cyclobutane dicarboxylato diamine platinum）。

【理化性质】　卡铂的化学稳定性好，水溶性比顺铂高 16 倍。肾毒性低于顺铂，主要副作用为骨髓抑制，作用机制与顺铂相同，可以替代顺铂用于某些癌瘤的治疗。卡铂治疗小细胞肺癌、卵巢癌的效果比顺铂好，但对膀胱癌、头颈部癌的效果不如顺铂。仍需静脉注射给药。有机铂族化合物卡铂，直接作用于 DNA，形成加合物限制 DNA 复制时解旋而抑制 DNA 复制的独特抗癌机制，同时降低了毒副作用。卡铂可以同顺铂交叉耐药，与非铂类抗癌药物无交叉耐药性，因此它可以同多种抗癌药物联合使用。

当前铂配合物的研究方向是寻找高效低毒的药物、研究构效关系和探索铂配合物分子水平抗肿瘤作用机制。为了克服顺铂的缺点，用不同的胺类（乙二胺、环己二胺等）和各种酸根（无机酸、有机酸）与铂（Ⅱ）络合，合成了一系列的铂配合物。

## 奥沙利铂（oxaliplatin）

【化学名】　[(1R,2R)-1,2-二氨基环己烷]草酸根合铂（1,2-cyclohexanediamine ethanedioato-o,o' platinum）。

【结构特点】　1,2-二氨环己烷基团，为草酸根-(1R,2R-环己二胺)合铂（Ⅱ），缩写为 L-OHP。奥沙利铂是第一个上市的抗肿瘤手性铂配合物，从结构上可以看出 1,2-环己二胺配体有三个立体异构体[(R,R),(S,S)和内消旋的(R,S)]，相对应的三个立体异构体铂配合物，体外和体内活性略有不同，但只有(R,R)异构体开发用于临床。奥沙利铂在水中的溶解度为 8mg/mL，是一种十分稳定的化合物。

【理化性质】　毒性较大，奥沙利铂是继顺铂、卡铂之后的第三代铂类化合物，1996 年在法国上市的新型的铂类抗肿瘤药物。目前，奥沙利铂已被认为是治疗晚期大肠癌的一线药，与 TOPOI 和 TS 抑制剂的联合化疗试验正在美国、欧洲、中国等地进行。奥沙利铂的肾毒性比顺铂小，奥沙利铂的剂量限制毒性是感觉神经病变，这种副作用有以下各种形式：一种是肢端感觉迟钝,给药后不久即可出现,通常几天内消失,如反复给药,症状持续时间将延长,但无长期性和累积性;第二种神经病变主要累积肢端。奥沙利铂的毒性反应还有恶心、呕吐,骨髓抑制不常见也不严重。

【作用】　奥沙利铂与 DNA 结合的速率比顺铂快 10 倍以上,所以抑制癌细胞的作用更强。同时澳沙利铂与顺铂的抗癌谱不完全相同,与顺铂无交叉耐药性,顺铂治疗的失败者使用奥沙利铂仍然有效。奥沙利铂对骨髓抑制、消化道反应均较轻,无肾毒性,最普遍的毒性反应是神经感觉异常。使用奥沙利铂所产生特殊的不良反应,主要表现感觉异常和肢端麻木,遇到冷刺激时症状会加重。

奥沙利铂性质稳定,在水中的溶解度介于顺铂和卡铂之间,也是第一个显现对结肠癌有效的铂类烷化剂。它对大肠癌、非小细胞肺癌、卵巢癌及乳腺癌等多种动物和人肿瘤细胞株,包括对顺铂和卡铂耐药肿瘤株都有明显的抑制作用。

与顺铂、卡铂相比,目前人们在设计研发的新一代铂配合物的抗肿瘤药物时,主要是考虑它们应具备以下条件:①与顺铂无交叉耐药性;②有较好的口服吸收活性;③与顺铂不同的剂量限制性毒性。

【构效关系】　在大量对铂类化合物抗肿瘤活性研究中,总结出这类化合物基本构效关系:

1) 双齿配位体代替单齿配位体可增加活性;

2) 平面正方形和八面体构型的配合物活性高;

3) 中性配合物要比离子配合物活性高;

4) 烷基伯胺或环烷基伯胺取代可明显增强治疗指数;

5) 取代的配体要有适当的水解率。

取代的配位体的水解速率与药物活性有如下关系:

$$NO_3^- > H_2O > Cl^- > Br^- > I^- > N_3^- > SCN^- > NH_3 > CN^-$$

$$\text{高毒性} \qquad \text{活性} \qquad \text{非活性} \qquad \text{低毒性}$$

## ➡ 本章小结

### 1. 药物的分类

抗肿瘤药物按化学结构和来源分类以及按作用原理分类;生物烷化剂分类,抗代谢药物的分类;抗肿瘤抗生素分类。

### 2. 代表药物及性质

盐酸氮芥;环磷酰胺;异环磷酰胺;塞替哌;卡莫司汀;白消安;甲氨蝶呤;疏嘌呤;5-氟尿嘧啶;盐酸阿糖胞苷;放线菌素;盐酸阿霉素;盐酸米托蒽醌;丝裂毒素 C;紫杉醇;喜树碱;顺铂;长春碱。

### 3. 作用机制

① 生物烷化剂作用机制;② 金属铂配合物作用机制;③ 喜树碱类抗肿瘤作用机制;④ 阿霉素类抗肿瘤作用机制;⑤ 长春碱类抗肿瘤作用机制;⑥ 紫杉烷类抗肿瘤作用机制;⑦ 抗代谢药物抗肿瘤作用机制;⑧放线菌素抗肿瘤作用机制。

### 4. 化学合成

美法仑;环磷酰胺;卡莫司汀;疏嘌呤;盐酸阿糖胞苷。

【思考与练习】

1. 解释环磷酰胺的稳定性、毒性与其化学结构之间的关系。

2. 烷化剂类作用机制是什么？可分为几类？各举一例说明。

3. 氮芥类抗肿瘤药物如何进行结构修饰，以减少毒副作用？

4. 何为先导化合物？试举一从药物中间体发现先导化合物的例子。

（卢秀莲、叶发青）

# 第 12 章

# 激　素
# Hormones

➜ **本章要点**

本章主要介绍激素类药物包括前列腺素、肽类激素及甾体激素及它们的合成类似物。重点掌握药物的分类和典型药物的化学结构、理化性质、用途、代谢及其中一些药物的合成方法、构效关系。

激素是内分泌腺上皮细胞分泌的一种化学信使物质，直接进入血液或淋巴液达到靶器官，在正常生理过程中发挥着重要作用。

激素类药物是一类主要用于治疗内分泌失调引起的疾病的药物。本章介绍的激素类药物包括前列腺素、降钙素、胰岛素及甾体激素。

## 12.1　前列腺素
## （Prostaglandins）

前列腺素（简称 PG）是一类结构中具有一个五元脂环并带有二个侧链（上侧链 7 个碳原子、下侧链 8 个碳原子）的 20 个碳的酸。常见的化合物有 $PGE_1$、$PGE_2$、$PGF_{2\alpha}$、PGA、PGB、PGC、PGD、PGE、$PGF_\alpha$、$PGF_\beta$。

20 世纪 30 年代科学家首先发现人精液中含有一种可引起平滑肌及血管收缩的成分，60 年代分出两种 PG 纯品（$PGF_1$，$PGF_{2\alpha}$）并确定了化学结构。随着药理学方面的深入研究，以及临床实验的深入，表明它们具有极强的生理活性，由此开始了大规模开发前列腺素类化合物研究的高潮。现在，不但所有天然 PG 已能用全合成法制取，还合成出许多 PG 类似物，并在临床上发挥着重要的作用。

常见前列腺素类药物化学结构、作用及临床应用见表 12-1。

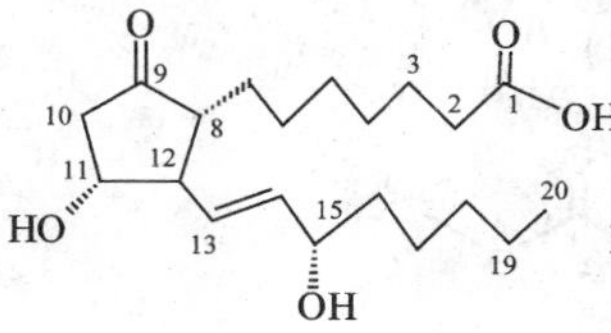

**表 12-1　前列腺素药物化学结构、作用和临床应用**

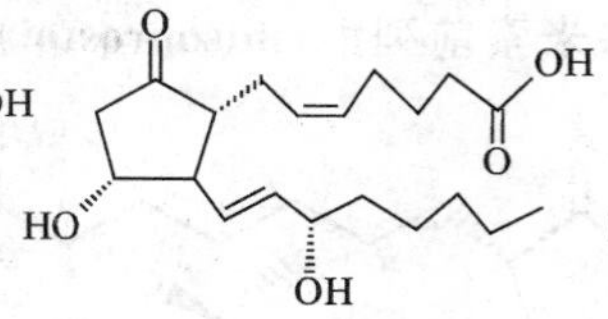

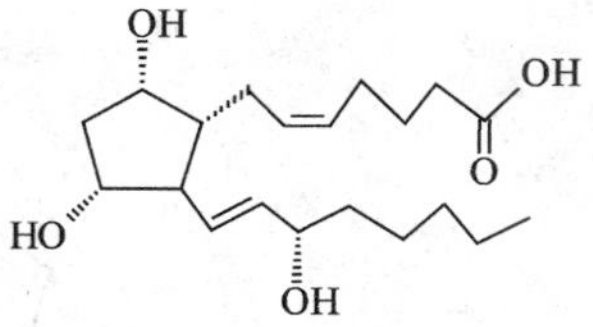

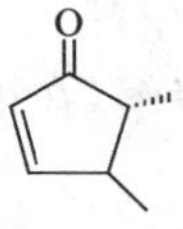

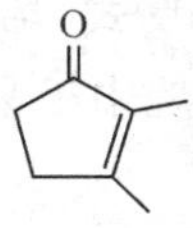

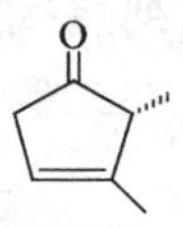

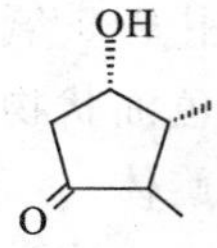

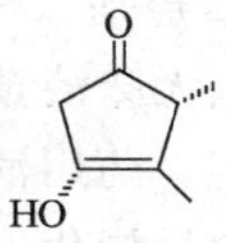

| 药物名称 | 化学结构 | 作　用 | 临床应用 |
|---|---|---|---|
| 前列地尔 | 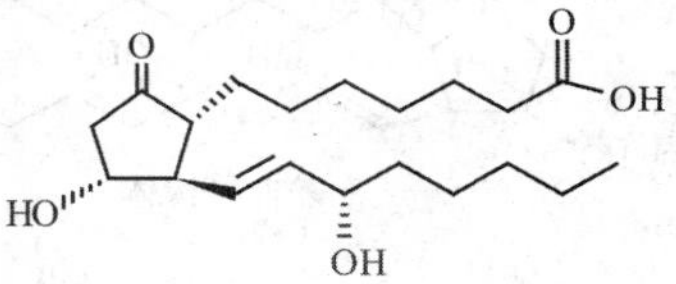 | 扩张血管,抑制血小板血栓素的合成 | 治疗心绞痛、心肌梗死、脑梗死 |
| 米索前列醇 | 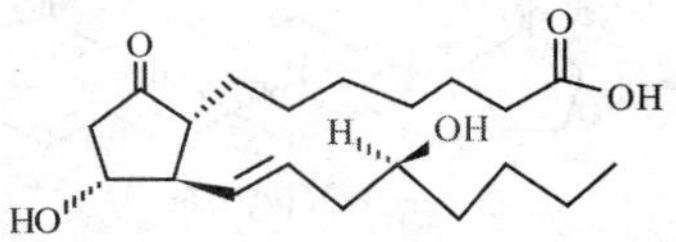 | 抑制胃酸分泌,保护胃黏膜 | 用于消化道溃疡和妊娠早期流产 |
| 地诺前列酮 | 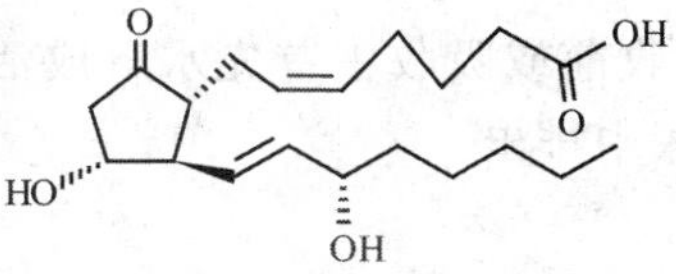 | 收缩子宫平滑肌 | 用于妊娠早期流产 |
| 卡前列素 | 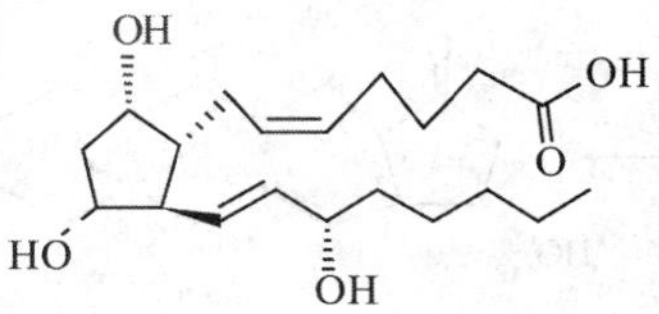 | 收缩子宫 | 用于抗早孕、扩宫颈及中期引产 |
| 卡前列素甲酯 | 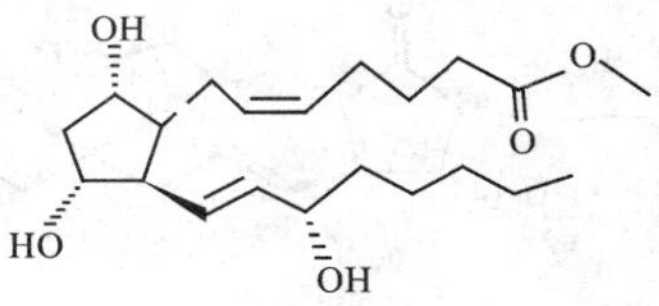 | 收缩子宫平滑肌 | 用于抗早孕、扩宫颈及中期引产 |
| 前列环素 | 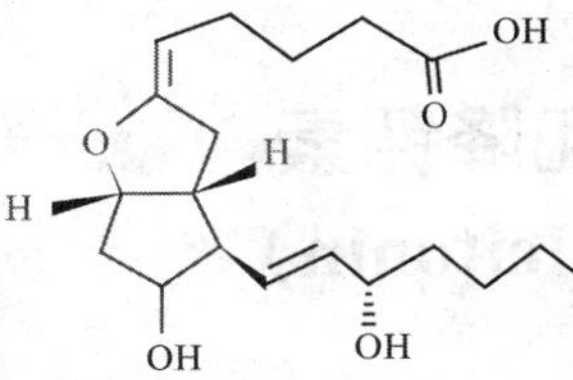 | 具有抗血小板凝集作用和扩张血管作用,对冠脉有强力扩张作用 | 用于治疗冠心病、心绞痛、心肌梗死 |

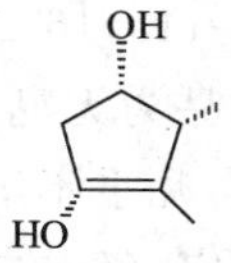

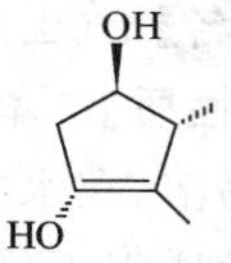

## 米索前列醇(misoprostol)

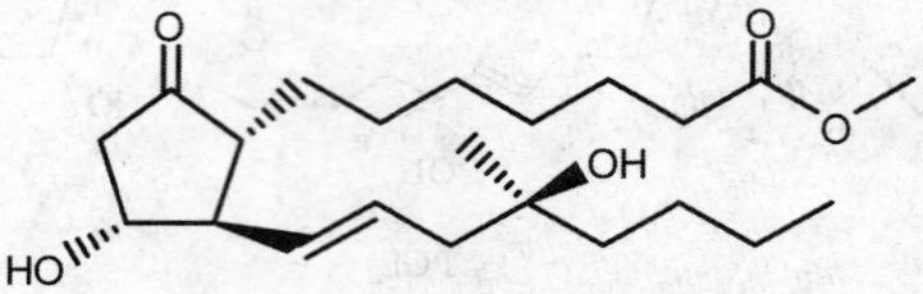

【化学名】 (±)-11a,16-二羟基-16-甲基-9-氧前列烷-13-(反式)烯酸甲酯。

【理化性质】 本品为无臭、无味淡黄色油状物。在二氯甲烷中极易溶解,在甲醇、乙醇、乙酸乙酯中易溶,在水中几乎不溶。药用消旋体。

室温性质很不稳定,经差向异构化形成 C-8 差向异构体。在酸或碱性条件下,11a 羟基与临近氢发生脱水反应生成 PGA 类化合物并可异构化成 PGB 类衍生物。以 PVP、EC、HPMC 等作为载体,把米索前列醇以分子形式分散其中,增加其在室温下的稳定性。

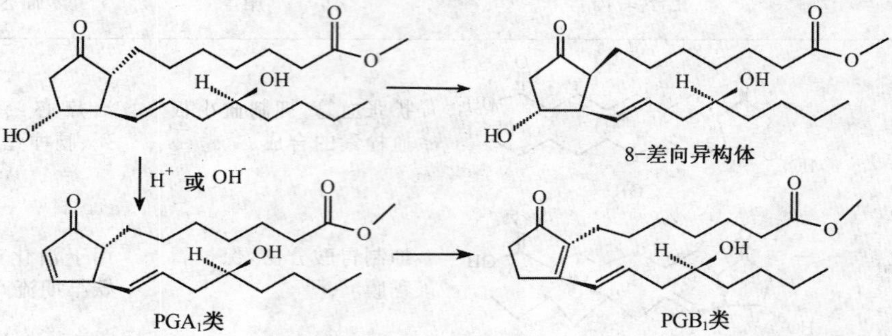

8-差向异构体

PGA₁类                                   PGB₁类

【体内代谢】 米索前列醇进入体内后,在吸收前或吸收中首先水解成活性形式——米索前列酸,然后在经 β 及 ω 氧化而失活,代谢物从尿中排出。

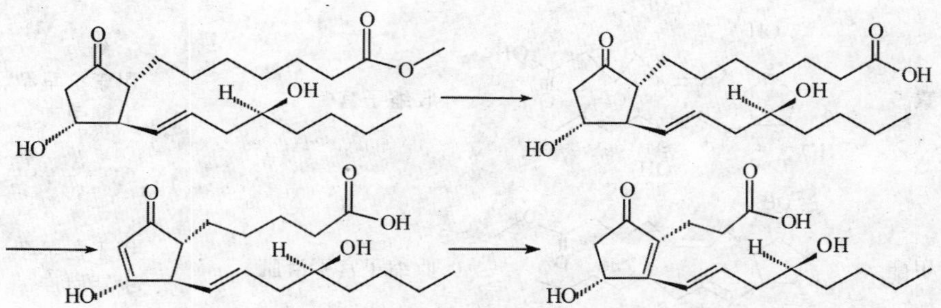

【临床应用】 抑制胃酸分泌,保护胃黏膜。用于消化道溃疡和妊娠早期流产。

# 12.2   胰岛素和降钙素
# (Insulin and Calcitonin)

胰岛素和降钙素是临床上常用的肽类激素的代表。肽类激素由数目不同的氨基酸通过肽键连接而成,如由三个氨基酸组成的促甲状腺激素释放激素。多数肽类激素可由十个、几十个或乃至上百及几百个氨基酸组成。按分子量分为多肽激素和蛋白质激素(相对分子质量大于5000)。肽类激素主要由丘脑及脑垂体分泌,在胃肠道、脑组织、肺及心脏中也发现一些内源性肽类激素,但多数依然处于研究阶段。

常用的多肽类药物:胰岛素、降钙素、绒促性素、戈那瑞林(促黄体激素释放素)、缩宫素(催产素)、后叶加压素、促皮质素和生长激素等。

### 12.2.1　胰岛素(Insulin)

**胰岛素(insulin)**

Glu-Val-lle-Gly-H

Gln-Cys-Cys-Thr-Ser-lle-Cys-Ser-Leu-Tyr-Gln-Leu-Glu-Asn-Tyr-Cys-Asn-OH

Gln-His-Leu-Cys-Gly-Ser-His-Leu-Val-Glu-Ala-Leu-Tyr-Leu-Val-Cys-Gly-Glu

Asn-Val-Phe-H　　　　　　　　HO-Thr-Lys-Pro-Thr-Tyr-Phe-Phe-Gly-Arg

胰岛素分子由 A、B 两条肽链组成,不同种族动物(人、牛、羊、猪等)胰岛素分子中的氨基酸种类稍有差异,其中以猪的与人的胰岛素最为相似,仅 B 链 C-末端一个氨基酸的差别,猪的末端为 Ala,人的为 Thr。人胰岛素 A 链有 11 种 21 个氨基酸,B 链有 15 种 30 个氨基酸,共16 种 51 个氨基酸组成。

【理化性质】　白色或类白色的结晶粉末,结晶熔点 233℃(分解),比旋度$-64\pm8°$(C=2,0.03N NaOH)在水、乙醇、氯仿或乙醚中几乎不溶;在矿酸或氢氧化碱溶液中易溶,与氯化锌可形成称之为结晶胰岛素的金属蛋白复合物。

具有典型的蛋白质性质:酸碱两性,等电点 pH5.35～5.45。在微酸性(pH2.5～3.5)中稳定,注射用的是偏酸水溶液,在室温情况下保存不易被降解,但冷冻下由于会有一定程度的变性,生物活性有所下降。在碱性溶液中及遇热不稳定。

【体内代谢】　胰岛素由胰脏 β-细胞受内源或外源性物质如葡萄糖、乳糖、核糖、精氨酸、胰高血糖素等的激动而分泌的一种蛋白质激素。胰岛素在体内与普遍存在于各种细胞膜的胰岛素受体结合后抑制苷酸环化酶活性,增强磷酸二酯酶的作用,从而减少 ATP转化为 cAMP,同时加速 cAMP 的分解。它也使细胞膜的通透性增加,促进葡萄糖进入细胞内,加快葡萄糖磷酸化、氧化及糖原合成,起调节糖代谢的作用。胰岛素还能促进脂肪细胞中 6-磷酸葡萄糖生成,使乙酰辅酶 A 增加,有利于脂肪合成。通过促进氨基酸活化,也增加蛋白质合成。

【临床应用】　胰岛素的主要作用是调节糖代谢,是临床治疗糖尿病的有效药物。

### 12.2.2　降钙素(calcitonin)

降钙素是哺乳动物甲状腺中的甲状腺滤泡旁细胞(C-细胞)中分泌的多肽激素。1967 年分离出人降钙素,1968 年分离出鲑鱼降钙素,均于 1 年后化学合成。现在商品应用的降钙素有人降钙素、鲑鱼及鳗鱼降钙素、$Asu^{1,7}$-鳗鱼降钙素（ECT），最常用的是人和鲑鱼降钙素，均用化学合成法制得。

**降钙素（calcitonin）**

H－Cys－Ser－Asn－Leu－Ser－Thr－Cys－Val－Leu－Gly－Lys－Leu─┐

┌─Pro－Tyr－Thr－Gln－Leu－Lys－His－Leu－Glu－Gln－Ser─┘

└─Arg－Thr－Asn－Thr－Gly－Ser－Gly－Thr－ Pro－$NH_2$

上图结构是鲑鱼降钙素（salmon calcitonin）的一级结构，是最早上市的降钙素产品。由14 种 32 个氨基酸组成，有一个酸性氨基酸（Glu）及一个碱性氨基酸（Arg），另有一组氨酸（His）及氨基端的存在，故本品略带碱性。商品降钙素含有 3mol/L 的盐酸，10% 的醋酸和10% 的水，做成冻干制剂，在水、稀酸及稀碱中易溶。与其他多肽药物一样不能口服。

因种属不同，不同降钙素的生物活性有很大差异，以鲑鱼降钙素、鸡降钙素和 $Asu^{1,7}$-eel 降钙素活性最高（4000～6000mg），其次是鳗鱼降钙素（2000～4000mg），人降钙素、猪降钙素、绵羊降钙素活性最小（100～200mg）。

主要用于治疗高血钙症及骨质疏松症。

# 12.3　甾体激素
# （Steroid Hormones）

甾体激素是一类具有环戊烷多氢菲母核的四环脂烃化合物，包括性激素和肾上腺皮质激素。它是一类存在于体内的激素，在体内的浓度极低，在维持生命、调节性功能、对机体发育、免疫调节、皮肤疾病治疗及生育控制方面有明确的作用和重要的生理功能，具有极重要的医药价值。当亲脂性的甾类激素进入血液后，大部分与血浆蛋白可逆性结合，少量游离状态的可扩散透过细胞膜进入细胞内，与胞内受体结合产生生理作用。

按其药理作用可分为性激素及肾上腺皮质激素。从化学角度，可将甾体激素分为雌甾烷类、雄甾烷类及孕甾烷类化合物。分别具有以下结构：都具有环戊烷多氢菲母核，雄甾烷及孕甾烷在 C-10 及 C-13 上有甲基取代，分别为 C-18、C-19；孕甾烷在 C-17 上有两个碳取代，分别为 C-20、C-21。

甾烷　　　　　雌甾烷 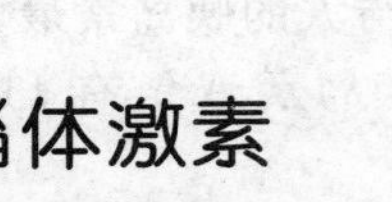　　　　　雄甾烷　　　　　孕甾烷

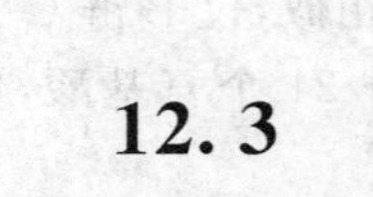

甾核四个环的实际稠合方式主要有两种：A/B 环为顺式和 A/B 环为反式，其特征为 5-H 的取向。平面以上的取代基（实线）为 β 位取代，在平面以下的取代基（虚线）为 α 位取代。甾类化合物由此分为 5α-系和 5β-系两大类。

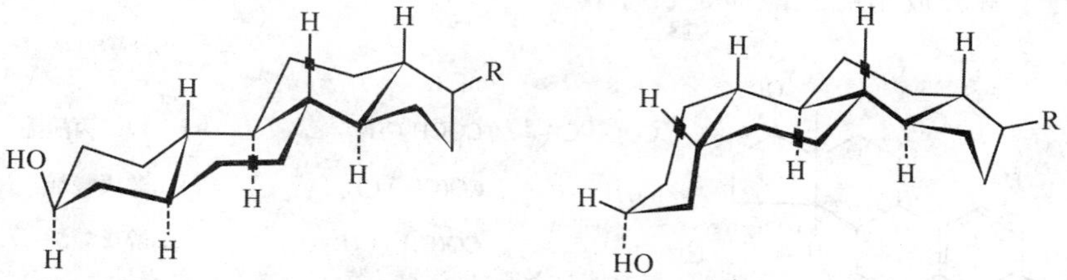

### 12.3.1 雌激素类药物

雌激素是卵巢分泌的一类激素，雌激素与孕激素共同完成女性的性周期、妊娠、授乳等。雌激素可分类为甾体雌激素及非甾体雌激素两大类。

#### 1. 甾体雌激素

天然雌激素有雌酮（estrone）、雌三醇（estriol）、雌二醇（estradiol），其中以雌二醇活性最强，雌酮次之，雌三醇最小。天然雌激素口服无效，原因是它们被肠道的微生物降解，或者迅速在肠道吸收的一部分药物进入肝脏又被迅速代谢。

1927 年孕妇尿中发现女性激素类的物质，随后从孕妇尿中分离得到雌酮。不久又从孕妇尿中及哺乳动物尿中发现了雌三醇，1935 年才从卵巢中分离得到活性更高的雌二醇，后研究证实：雌二醇才是卵泡分泌的原始激素，在酶的作用下三者可互相转化。

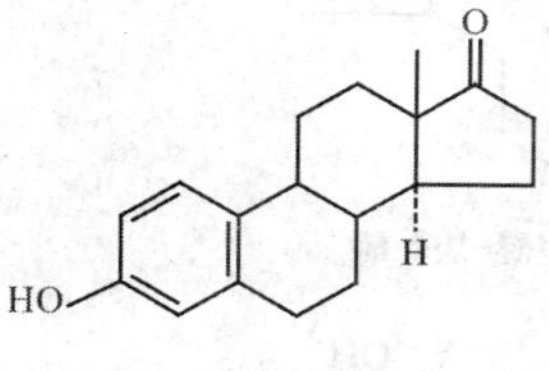

雌酮 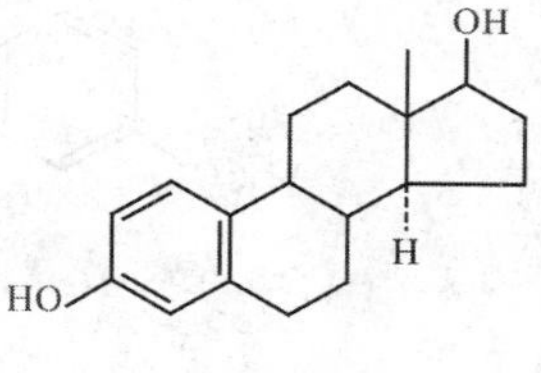　　　　　　　　　　雌二醇 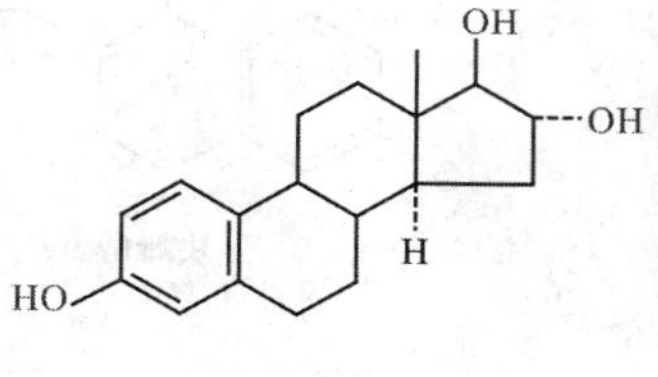　　　　　　　　　　雌三醇

雌酮、雌三醇、雌二醇体内相互转化过程：

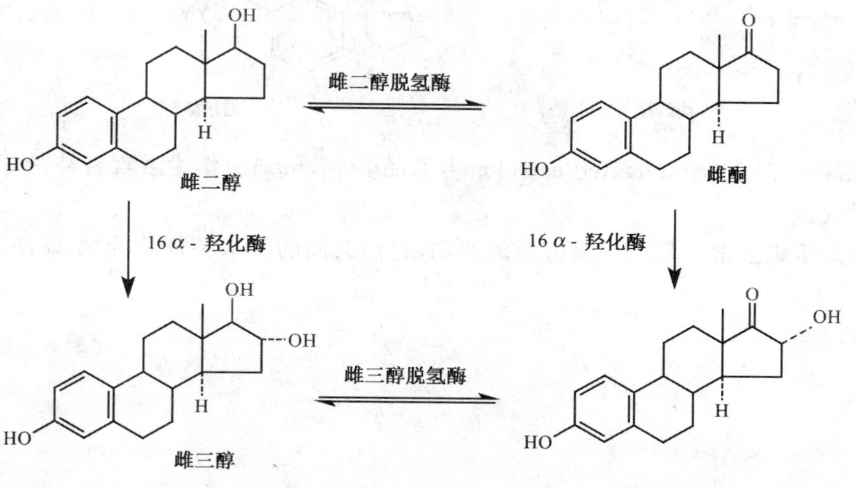

为解决天然雌激素在体内代谢分解迅速、作用时间短、口服作用弱的问题,科学家以雌二醇为先导化合物对其进行结构改造,制备了一些长效、高效或可口服的衍生物,如雌二醇与长链脂肪酸形成的酯:雌二醇二丙酸酯、雌二醇庚酸酯、雌二醇戊酸酯、雌二醇苯甲酸酯等,都可以在体内缓慢水解释放出雌二醇而延长疗效。

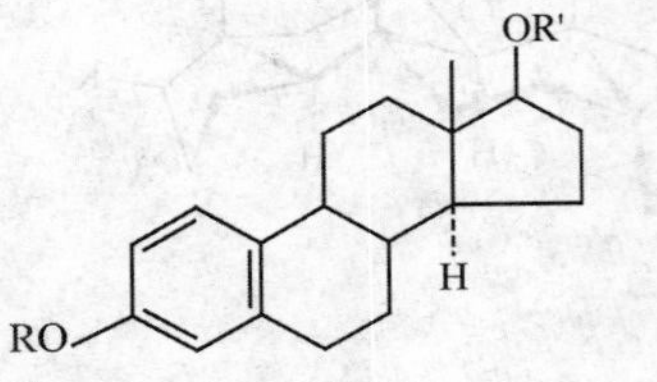

| R | R | |
|---|---|---|
| COCH$_2$CH$_3$ | COCH$_2$CH$_3$ | 雌二醇二丙酸酯 |
| H | CO(CH$_2$)$_5$CH$_3$ | 雌二醇庚酸酯 |
| H | CO(CH$_2$)$_3$CH$_3$ | 雌二醇戊酸酯 |
| COC$_6$H$_5$ | H | 雌二醇苯甲酸酯 |

在雌二醇 17-位引入乙炔基如炔雌醇(乙炔雌二醇,ethinylestradiol)、3-甲醚-炔雌醚(mestranol)、3-环戊醚(炔雌醚,quinestrol)等。由仲醇变为叔醇,增加了位阻,可能是由于 17α 位引入乙炔基之后,致使药物在肝脏中 17β 羟基的硫酸酯化代谢过程受阻。口服有效,口服活性是雌二醇的 10～20 倍。而醚化后增大药物分子的脂溶性,能在脂肪中贮存,数日内缓慢离解出 3-羟基化合物而起作用。我国科学家开发的尼尔雌醇(nilestriol),它是乙炔雌三醇的环戊醚,活性小于炔雌醚,药物进入体内后缓慢地进行脱烷基化作用,产生 3-羟基后发挥作用。口服一次一片(5mg)可延效一个月。

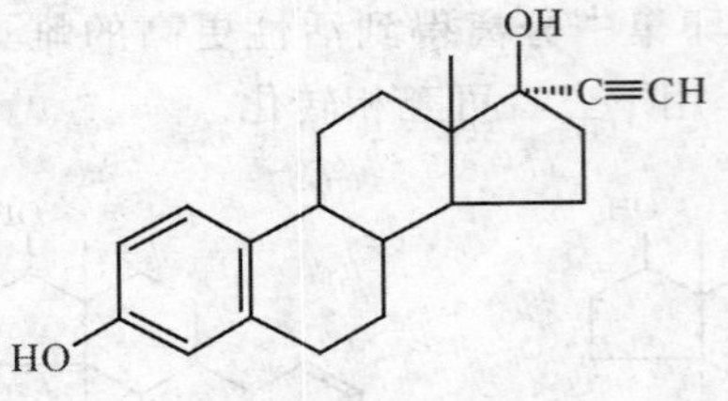

炔雌醇

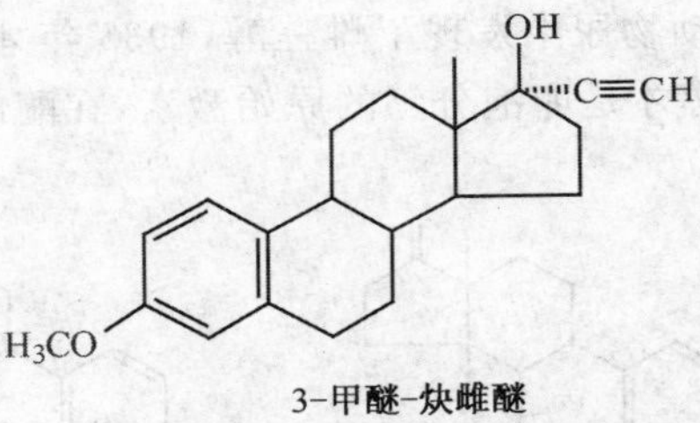

3-甲醚-炔雌醚

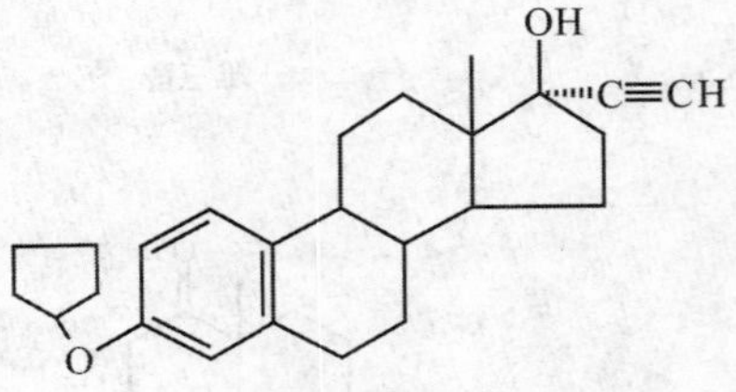

炔雌醚

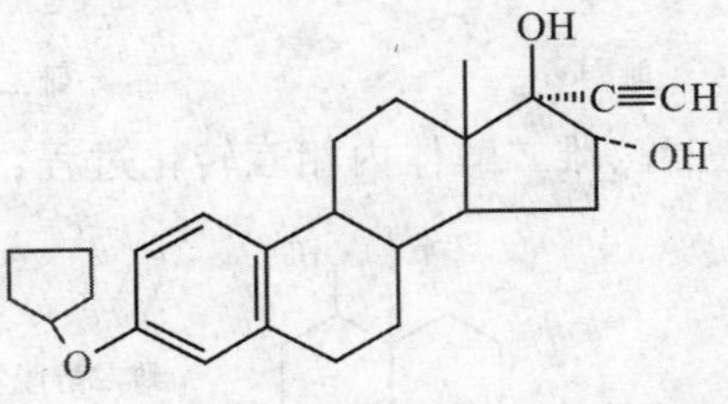

尼尔雌醇

此外,结合雌激素(congugated estrogens,商品名 premarin)作为激素替补治疗用药,目前临床上使用较多。

无论是天然雌激素还是结构改造后的产物,它们共同的结构特征均为 A 环是芳环的甾体化合物。

## 雌二醇（estradiol）

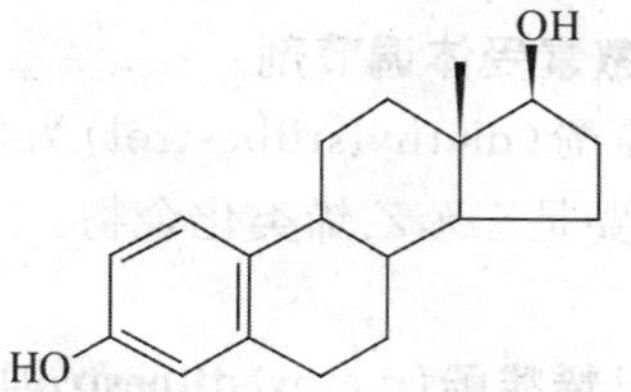

【化学名】 雌甾-1,3,5(10)-三烯-3,17β-二醇（estra-1,3,5(10)triene-3,17β-diol）。

【理化性质】 白色或乳白色结晶粉末，无臭，熔点 175～180℃，具吸湿性，在二氧六环或丙酮中溶解，乙醇中略溶，水中不溶。

本品溶于硫酸后显黄绿色荧光，加三氯化铁试液呈草绿色，再加水稀释，则变为红色（甾核的反应）。

【合成】 由 6-甲氧萘满酮与 2-甲基戊二酮-1,3 加成，环合及氢化后得到雌酮，经硼氢化钾还原后得本产品。

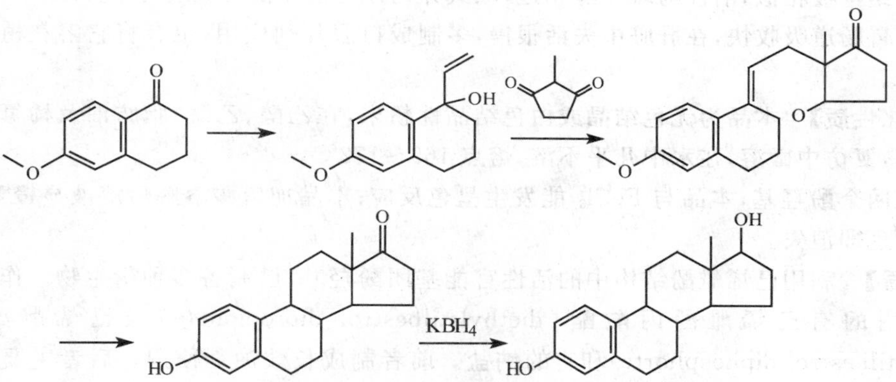

【体内代谢】 雌二醇可以通过皮肤、肌肉和胃肠道等多种途径吸收，口服在肝及胃肠道中迅速被破坏，作用时间短，口服无效。在体内经羟化或氧化代谢后，与硫酸酯或葡萄糖醛酸形成水溶性物质经肾脏从尿中排出。

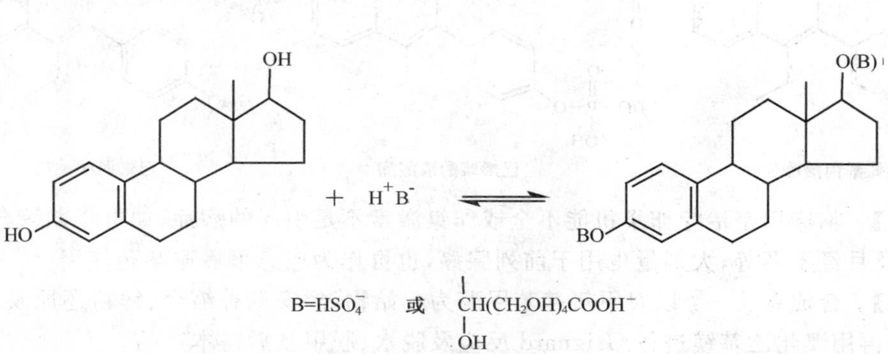

$$B=HSO_4^- \quad 或 \quad CH(CH_2OH)_4COOH^-$$
$$\qquad\qquad\qquad\quad OH$$

雌二醇成酯或成醚的结构改造产物,需在体内重新代谢为羟基后再发挥作用。

【应用】 用于治疗卵巢功能不全引起的症状,如更年期障碍、子宫发育不全及月经不调等。

### 2. 非甾体雌激素及选择性雌激素受体调节剂

非甾体雌激素主要是以己烯雌酚(diethylstilbestrol)为代表的全合成反式二苯乙烯类化合物,选择性雌激素受体调节剂主要是三苯乙烯类化合物。

**己烯雌酚(diethylstilbestrol)**

【化学名】 (E)-4,4′-(1,2-二乙基-1,2-亚乙烯基)双苯酚(4,4′[(1E)-1,2-diethyl-1,2-ethenediyl](jbisphenol)。

人工合成的非甾体雌性激素,结构中有双键,反式异构体供药用。反式己烯雌酚与天然雌激素空间结构极相似,活性与雌二醇相近,顺式异构体的活性仅为反式的十分之一。

口服胃肠道吸收快,在肝脏中失活很慢,多制成口服片剂应用,也有将它溶在植物油中制成油针剂。

【理化性质】 本品为无色结晶或白色结晶性粉末,在乙醇、乙醚、脂肪油及稀氢氧化钠溶液中溶解,氯仿中微溶,在水中几乎不溶;熔点 169～172℃。

含有两个酚羟基,本品与 $FeCl_3$ 能发生呈色反应;本品加硫酸溶解后溶液显橙黄色;加水稀释后颜色即消失。

【发展】 利用己烯雌酚结构中的活性官能基团酚羟基,已制备多种衍生物。作为上市产品最常用的有己烯雌酚丙酸酯(diethylstilbestrol dipropionate)及己烯雌酚磷酸酯(diethylstilbestrol diphosphorte)和它的钠盐。前者制成长效油剂使用。后者主要用于前列腺癌,考虑到癌细胞有较高的磷酸酯酶的活性,药物进入体内后在癌细胞中更容易被水解而释放出更多的己烯雌酚,提高该药物对癌细胞的选择性。钠盐可制成静脉注射剂。

己烯雌酚丙酸酯                                     己烯雌酚磷酸酯                                     己烯雌酚钠盐

【应用】 临床用于治疗卵巢机能不全或卵巢激素不足引起的病症,如更年期综合征、子宫发育不全及月经不调等,大剂量也用于前列腺癌,也可作为应急事后避孕药使用。

【合成】 合成方法一:以对甲氧基苯甲醛为起始物,经安息香缩合、锌粉还原及乙基化后得中间体,再用溴化乙基镁进行 Grignard 反应及脱水、脱甲基后得本产品。

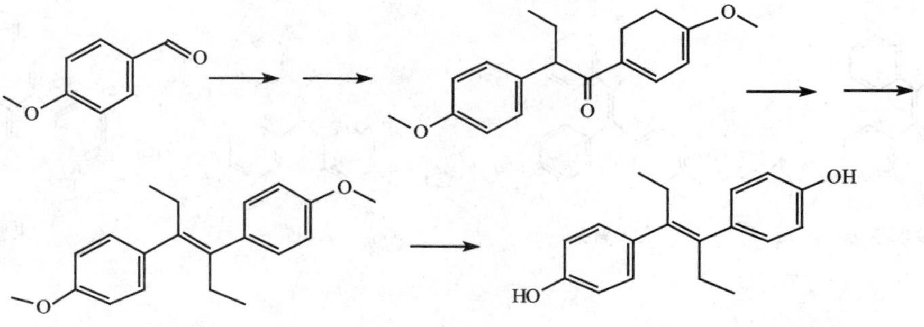

合成方法二：以苯酚为起始原料，以多聚磷酸（PPAO）为催化剂，和正丙酸经多步反应制得。

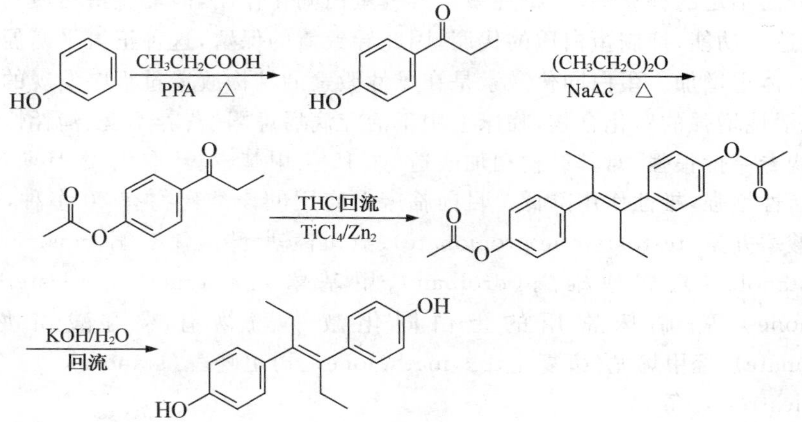

选择性雌激素受体调节剂是指能在乳腺或子宫阻断雌激素作用的物质，又能作为雌激素样分子保持骨密度，降低血浆胆固醇水平，即呈现组织特异性地活化雌激素受体和抑制雌激素受体双重活性的一类化合物。目前发现的主要是三苯乙烯类化合物。如 1958 年发现的雌激素作用的抑制剂 MER-25、氯米芬（clomifene）和他莫昔芬（tamoxifen）等，MER-25 因其毒性和低的活性终被淘汰；氯米芬是三苯乙烯衍生物类药物的先驱，在这一类药物中他莫昔芬因不良反应少而被广泛应用于不育症和乳腺癌的治疗。

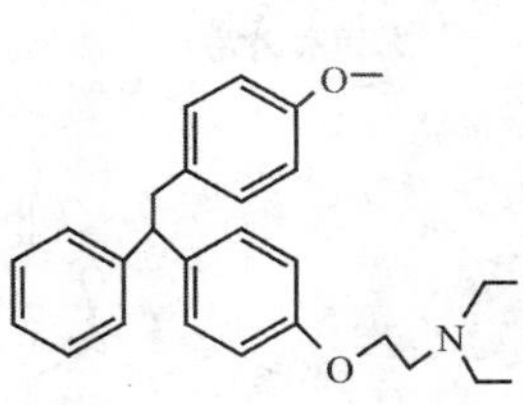

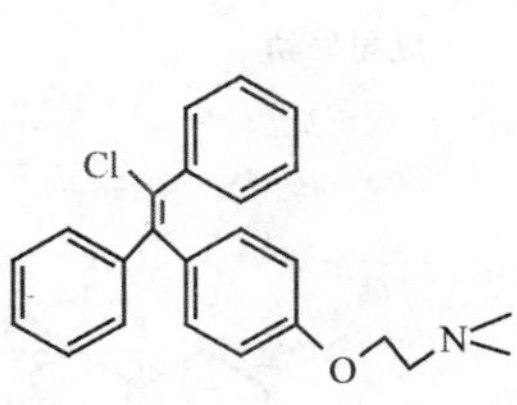

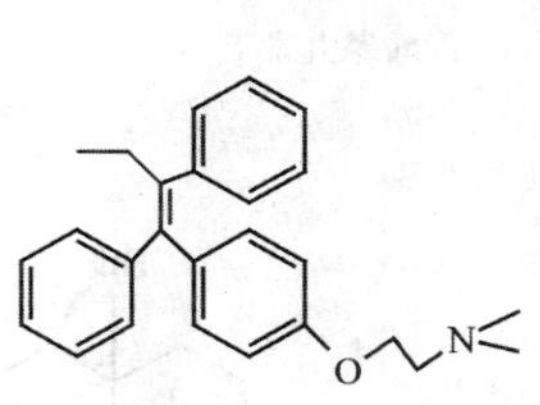

此外，托瑞米芬（toremifene）、艾多昔芬（idoxifene）、米普昔芬（mipoxifene）和去洛昔芬（droloxifene）等，它们与他莫昔芬作用相似，用于乳腺癌和骨质疏松。

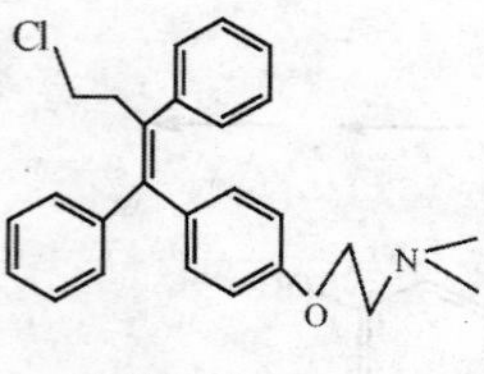

| 托瑞米芬 | 艾多昔芬 | 去洛昔芬 | 米普昔芬 |

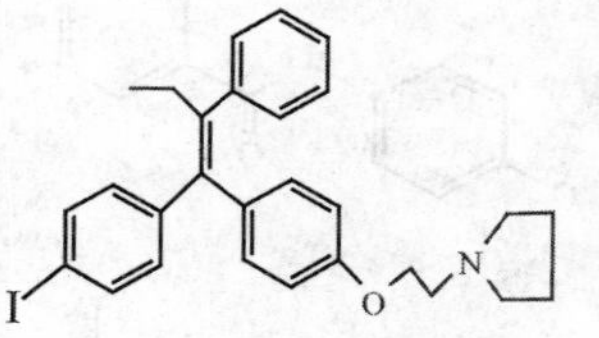

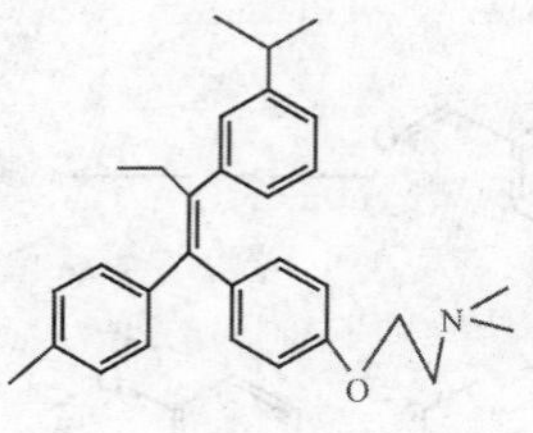

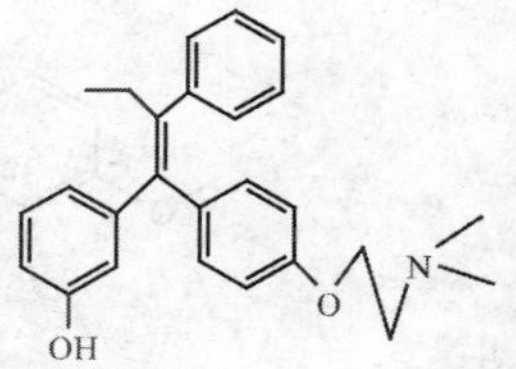

## 12.3.2 雄性激素和蛋白同化激素

雄性激素是由睾丸产生,具有维持雄性生殖器及副性征的发育、成熟的活性,临床上用于内源性激素分泌不足的补充治疗;雄性激素具有蛋白同化作用,能促进蛋白质的合成和骨质形成,刺激骨髓造血功能,抑制蛋白质的代谢,因此导致氮的保留,这种正氮平衡促使雄性肌肉增长,骨骼粗壮,体重增加。蛋白同化激素是在雄性激素的结构改造过程中发现的一类雄性活性弱、蛋白同化活性增强的新化合物,临床上用于治疗病后虚弱、营养不良、消耗性疾病等。由于雄性激素结构专一性很强,对其结构稍加改造(如 19 去甲基、A 环取代、A 环骈环等修饰)就可使蛋白同化活性增强,雄性作用降低。目前临床上应用的该类药物有 20 多种,常用的雄性激素药物有丙酸睾丸素(testosterone propionate)、氯司替勃(醋酸氯睾酮,clostebol)、雄诺龙(氢睾酮,androstanolone)、屈他雄酮(drolban)、甲基睾丸素(methyltestosterone)、美雄酮(methandienone)等;临床常用的蛋白同化激素药物有苯丙酸诺龙(nandrolone phenylpropionate)、羟甲烯龙(康复龙,oxymetholone)、司坦唑醇(stanozolol)、乙雌烯醇(去氧乙诺酮,ethylestrenol)等。

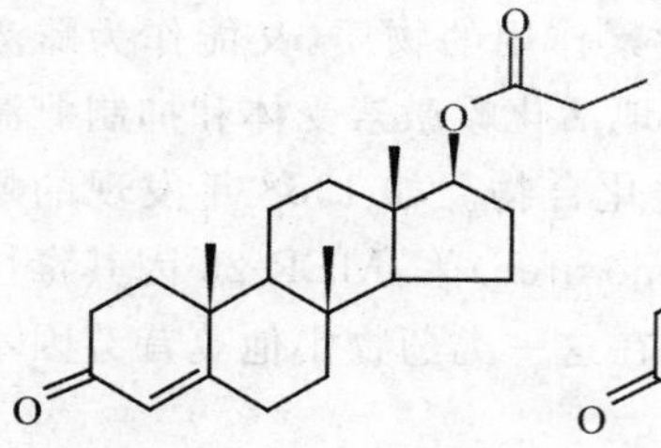

| 丙酸睾丸素 | 氯司替勃 | 苯丙酸诺龙 |

| 羟甲烯龙 | 美雄酮 | 屈他雄酮 |

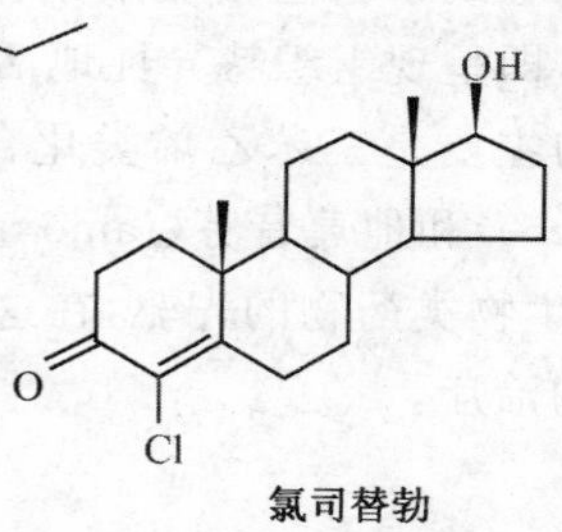

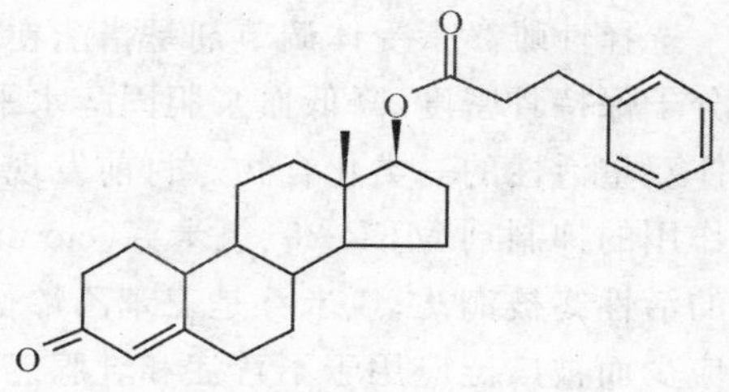

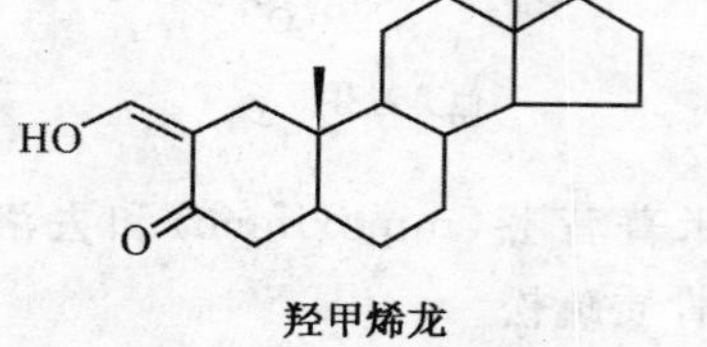

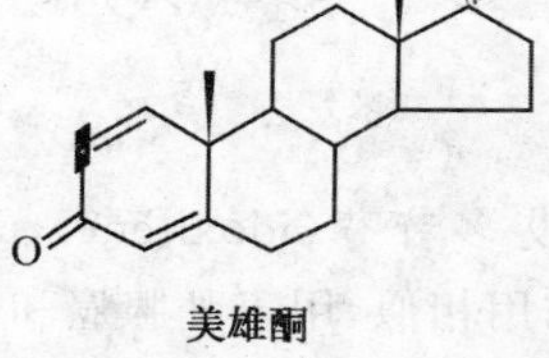

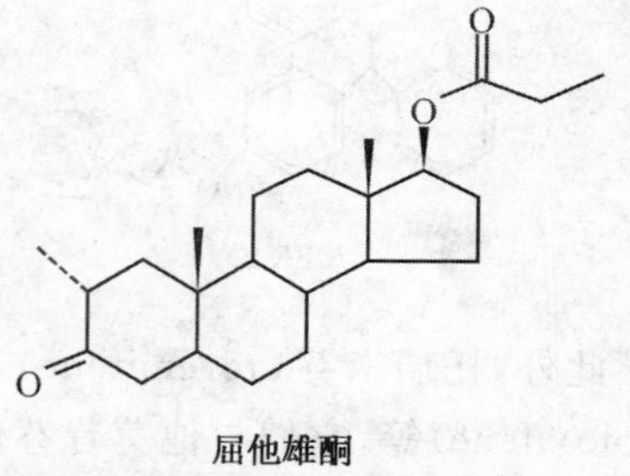

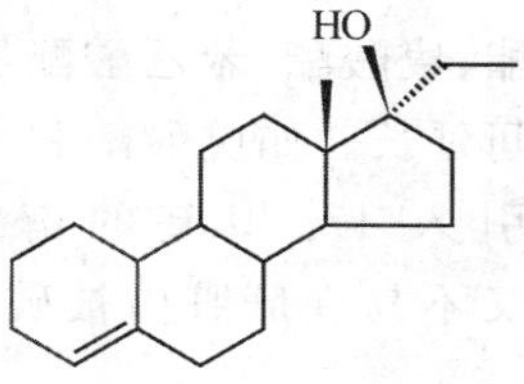

乙雌烯醇 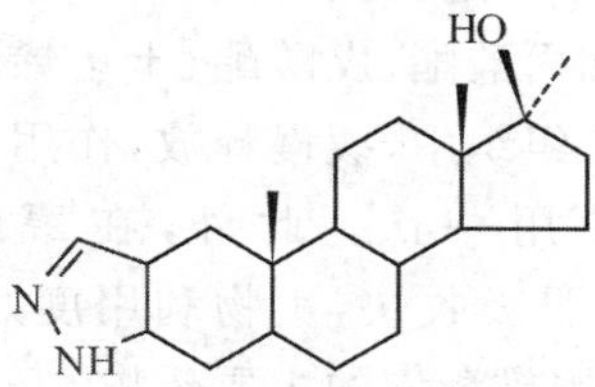          司坦唑醇

### 丙酸睾酮（testosterone propionate）

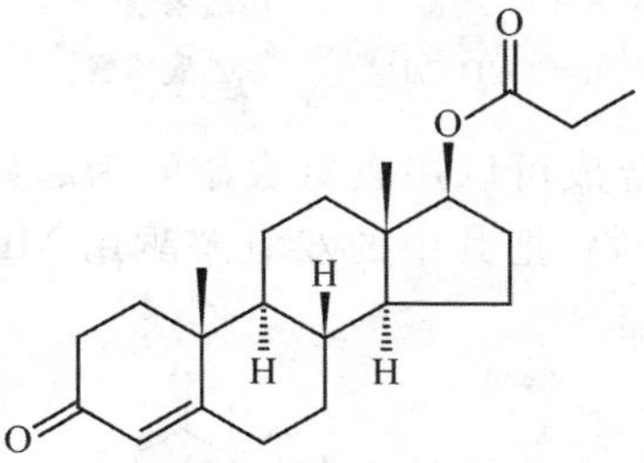

【化学名】 17β-羟基雄甾-4-烯-3-酮丙酸酯(17β-hydroxyandrost-4-en-3-on propionate)，又名丙酸睾丸素。

【理化性质】 本品为白色或类白色结晶性粉末，无臭；在氯仿中极易溶解，乙醇或乙醚中易溶，在植物油中略溶，在水中不溶；熔点 118～123℃。因为有 $\Delta^4$-3-酮的不饱和酮的结构存在，具紫外吸收。

睾酮为天然雄性激素，1935 年从雄性仔牛的睾丸中提取。结构研究证明为雄甾烷衍生物。在其母核上有 $\Delta^4$-3-酮及 17β-羟基的结构。本品是睾酮的丙酸酯化产物，加热、光照均不易分解，性质相对较稳定，长期密闭存放也不易分解。

【体内代谢】 由于睾酮口服给药后在胃肠道内几乎不被吸收，将睾酮制成丙酸酯前药，制成油溶液肌肉注射，进入体内后逐渐水解放出睾酮而起作用，并有长效作用。在体内按下述方式进行生物转化。

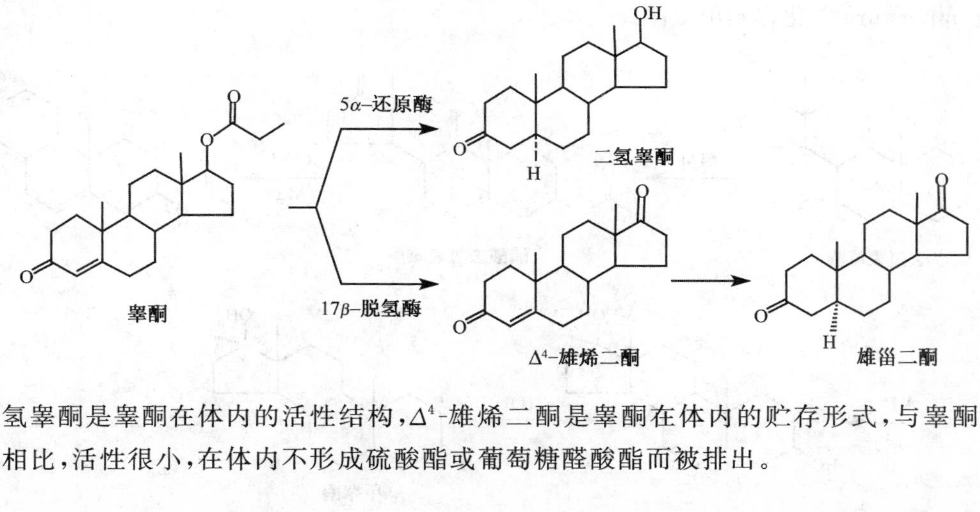

5α-还原酶    二氢睾酮

睾酮        17β-脱氢酶    $\Delta^4$-雄烯二酮      雄甾二酮

二氢睾酮是睾酮在体内的活性结构，$\Delta^4$-雄烯二酮是睾酮在体内的贮存形式，与睾酮和二氢睾酮相比，活性很小，在体内不形成硫酸酯或葡萄糖醛酸酯而被排出。

【发展】　对天然雄性激素睾酮进行结构修饰的目的是为了使用方便和长效,通常是利用前药原理与长链脂肪酸成酯,如丙酸酯、戊酸酯、十一烯酸酯、庚酸酯、苯乙酸酯等。由于脂溶性增大,注射后可被贮存在脂肪组织中,缓慢释放,作用时间延长。如戊酸酯和十一烯酸酯均为长效药物,每周或每月使用一次。此外,在睾酮引入 17α-甲基的衍生物甲睾酮(methyltestosterone)表现出口服吸收快,生物利用度好,又不易在肝脏内被破坏,可口服用药。甲睾酮现为临床常用的口服雄激素的主要药物。

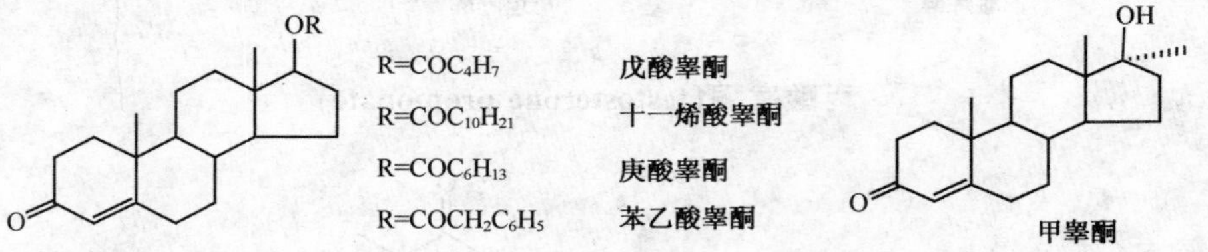

R=COC₄H₇　　　戊酸睾酮
R=COC₁₀H₂₁　　十一烯酸睾酮
R=COC₆H₁₃　　　庚酸睾酮
R=COCH₂C₆H₅　　苯乙酸睾酮

甲睾酮

【合成】　睾酮酯类药物的合成可以用去氢表雄酮为起始原料,Oppenaure 氧化和 KBH₄还原,制得睾酮和双氢睾酮混合物,把其中的双氢睾酮用 MnO₂ 氧化转化成睾酮。再用相应的酰氯或者酰酐酯化得到睾酮酯。

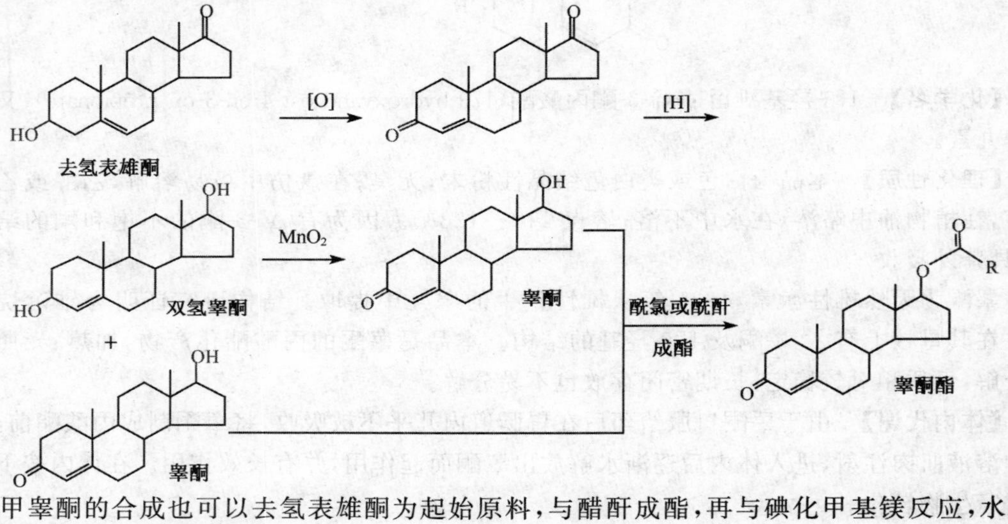

去氢表雄酮　[O]　　　[H]

双氢睾酮　MnO₂　　睾酮　酰氯或酰酐 成酯　睾酮酯

+

睾酮

甲睾酮的合成也可以去氢表雄酮为起始原料,与醋酐成酯,再与碘化甲基镁反应,水解产物经 oppenaure 氧化得到甲睾酮。

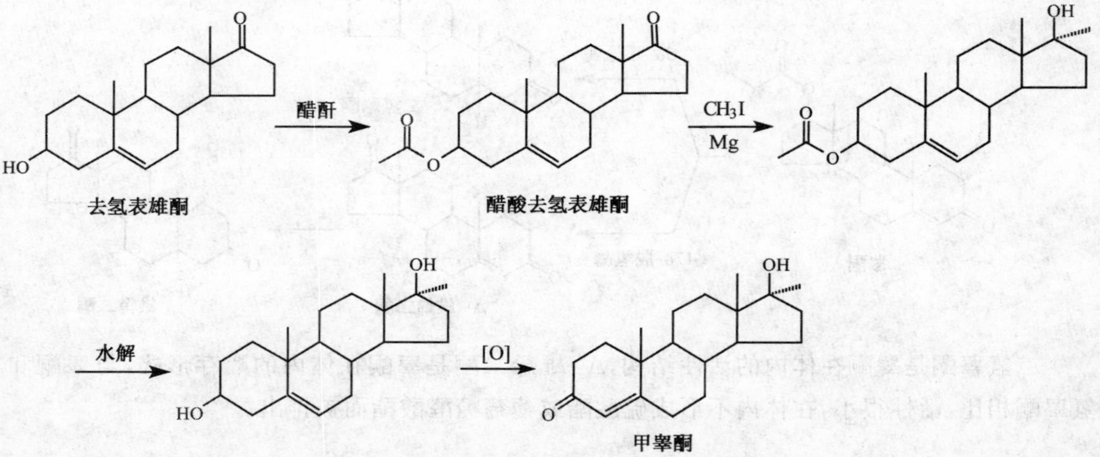

去氢表雄酮　醋酐　醋酸去氢表雄酮　CH₃I/Mg

水解　　[O]　甲睾酮

【应用】　临床用于男性性腺机能减退症、无睾症和隐睾症、妇科子宫肌瘤、子宫内膜异位症等。

### 苯丙酸诺龙(nadrolone phenylpropionate)

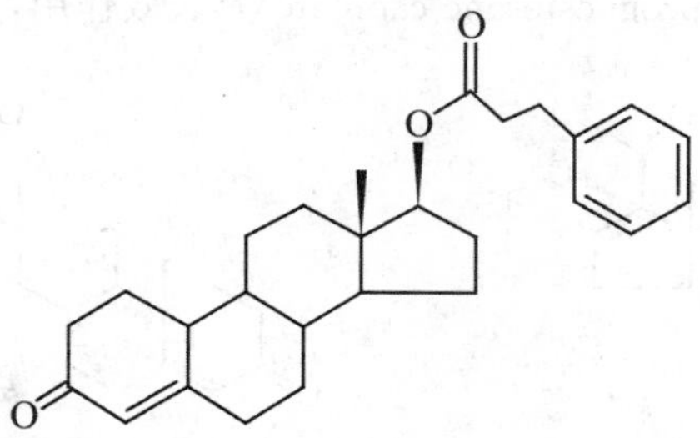

【化学名】　17β-羟基-雌甾-4-烯-3-酮苯丙酸酯。

【理化性质】　本品为白色或类白色结晶性粉末,有特殊臭;在乙醇中溶解,在植物油中略溶,在水中几乎不溶;熔点 93～99℃。

本品的甲醇溶液与盐酸氨基脲缩合,生成缩氨脲衍生物,熔点为 182℃,熔融时水解,该反应可用于鉴别。

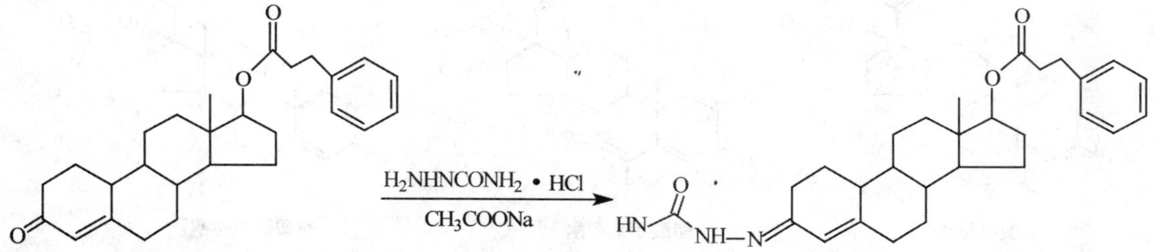

$$\xrightarrow[\text{CH}_3\text{COONa}]{\text{H}_2\text{NHNCONH}_2 \cdot \text{HCl}}$$

【应用】　苯丙酸诺龙是最早使用的蛋白同化激素,是 19 位去甲基的雄性激素类药物,因为 19 位失去甲基,雄性活性降低,蛋白同化作用保留,可促进体内蛋白质的合成及骨钙积蓄,临床用于慢性消耗性疾病、严重灼伤、手术前后、骨折不易愈合、发育不良等。主要的副作用是男性化及肝脏毒性。

### 12.3.3　孕激素

孕激素是雌性动物卵泡排卵后形成的黄体所分泌出的激素,主要有黄体酮(progesterone)。天然来源的孕激素有黄体酮和 17α-羟基黄体酮(17α-progesterone),主要作用是与雌激素共同维持女性的生殖周期及女性的生理特征。临床上孕激素主要是与雌激素配伍用作口服避孕药。

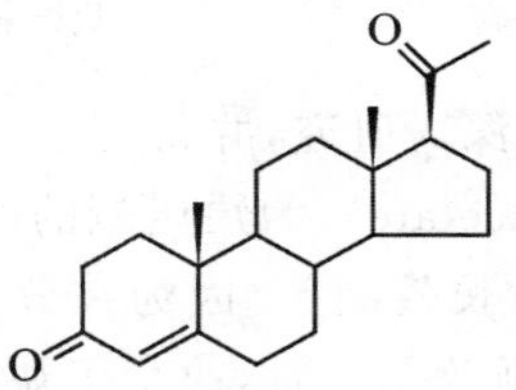

黄体酮 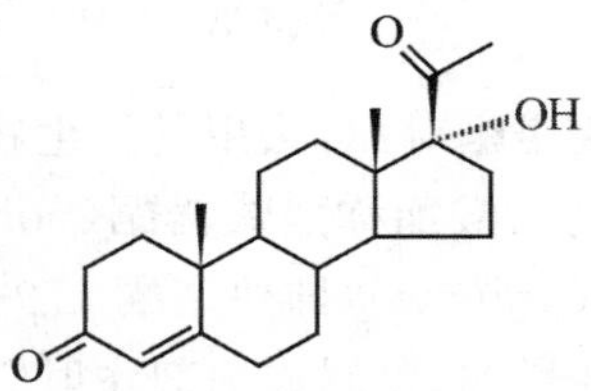　　　　　　　　　　　　　　　　17α- 羟基黄体酮

由于黄体酮口服易被代谢失活,为获得口服并长效孕激素,科学家进行了大量的研究工作,发现并合成了许多孕激素类药物。

在对 17α-羟基黄体酮研究中发现该药物口服无活性,羟基乙酰化产物乙酸羟孕酮口服后活性增加,由此开辟了一条研究开发黄体酮类口服孕激素药物途径,并在随后的结构改造中取得成功,如己酸羟孕酮(17α-hydroxyproguesterone caproate)具长效作用,其油剂注射一次一个月有效。

乙酸羟孕酮                                               已酸羟孕酮

继续在乙酸羟孕酮 6 位引入烷基、双键、卤素等,均使活性增强,如醋酸甲羟孕酮(medroxyprogesterone acetate)、醋酸甲地孕酮(megestrol acetate)、醋酸氯地孕酮(chlormadinone acetate)等,是可口服、长效、强效的临床常用的孕激素药物。

醋酸甲羟孕酮                                醋酸甲地孕酮                                醋酸氯地孕酮

此外,在睾酮的 17α 位引入乙炔基得到炔孕酮(ethisteronel),雄性激素活性减弱而显示出孕激素活性,且口服时孕激素活性比黄体酮强 15 倍。炔孕酮 $C_{19}$ 去甲基,得到活性更强的炔诺酮(norethisterone),并由此推动了去甲睾酮类化合物的广泛研究,合成出新一代高效、可口服的孕激素,如异炔诺酮(norethynodrel)、左炔诺孕酮(levonorgestrel)等。

炔孕酮                        炔诺酮                        异炔诺酮                        左炔诺孕酮

科学家围绕炔诺酮对 $C_{19}$ 去甲基衍生物进行广泛而深入研究,并得到了一些孕激素药物,如炔诺酮 17β-羟基乙酸酯称醋炔诺酮(norethisterone acetate),为炔诺酮的前药;庚酸炔诺酮(norethisterone heptanate),即炔诺酮 17β-羟基庚酸酯,长效制剂,因为在分子中引入了长链脂肪酸使其脂溶性增加,可制成油剂注射应用,一针可延效一个月,改变了炔诺酮必须每日口服的缺点。

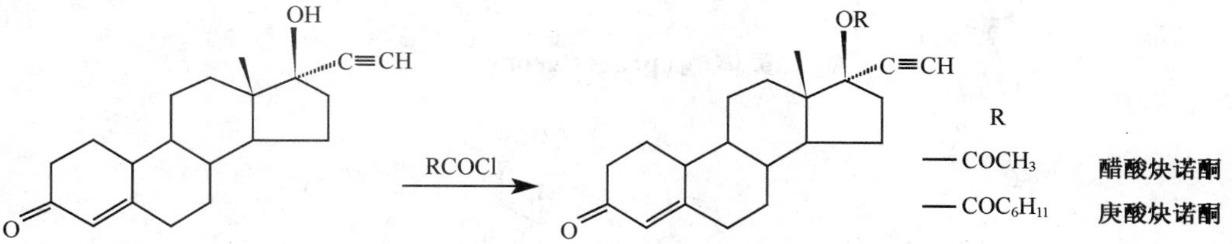

把醋酸炔诺酮的 3 位酮基还原为醇,然后再用醋肝酯化,得到双醋炔诺醇(etynodiol diacetate,HSP),因为分子中无雄性激素的 $\Delta^4$-3-酮特征基元结构,故雄性活性更低。在 PTS 催化下,醋酸炔诺酮与环戊醇反应得到醋炔醚,在体内缓慢地分解出 $\Delta^4$-3-酮,是长效且可口服的避孕药。

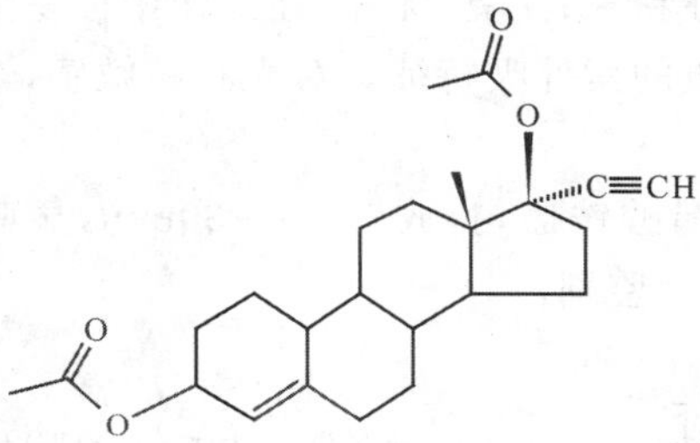

双醋炔诺醇 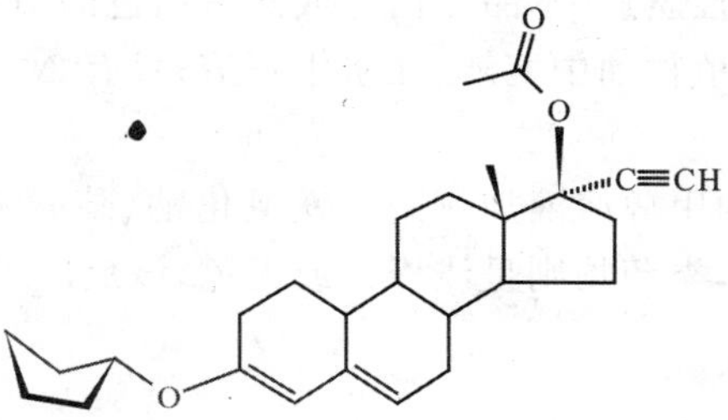 醋炔醚

虽然上述孕激素类药物疗效确定,并在临床广泛应用,但因对受体的选择性不专一,除有孕激素活性外,还与其他的甾体激素受体结合,表现出雄性激素、糖皮质激素等活性,在临床上产生较多的不良反应。如具有雄性活性的孕激素部分逆转雌激素而降低低密度脂蛋白(LDL)、升高高密度脂蛋白(HDL),减弱雌激素对血管的保护作用,导致脂代谢异常和体重增加。

因此,为寻找受体选择性更好、专一性更强、安全性更高的孕激素成为近年研究的热点。目前国外已开发的新一代孕激素药物有地诺孕素(dienogest)、屈螺酮(drospirenone)、烯诺孕酮(nestorne)、诺美孕酮(nomegestrol)和曲美孕酮(trimegestone)。这类孕激素对黄体酮受体的选择性更好,不与其他甾体激素受体结合,无雄性激素、雌激素和糖皮质激素的活性,对脂代谢无影响,作用更接近天然黄体酮。

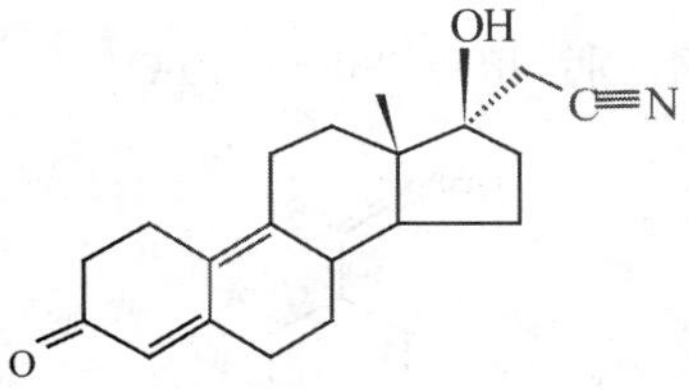

地诺孕素 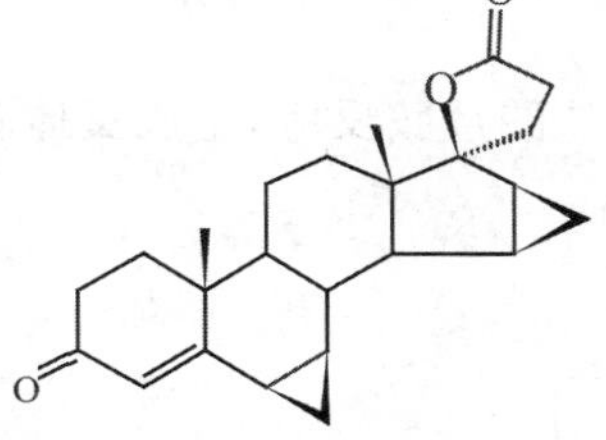 屈螺酮 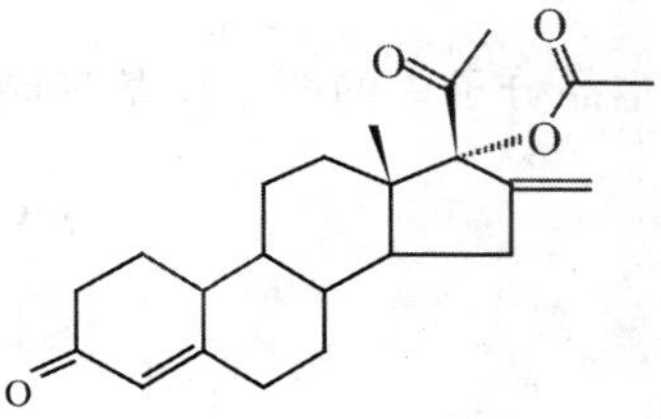 烯诺孕酮

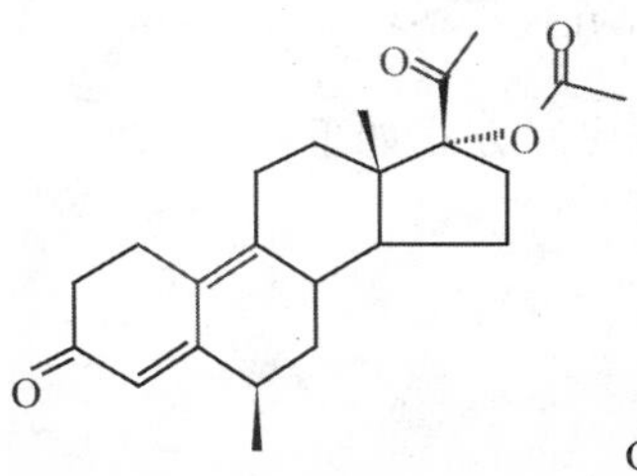

诺美孕酮 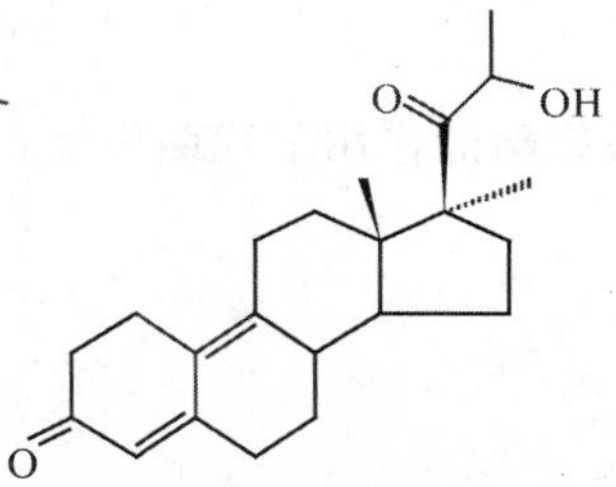 曲美孕酮

## 黄体酮(progesterone)

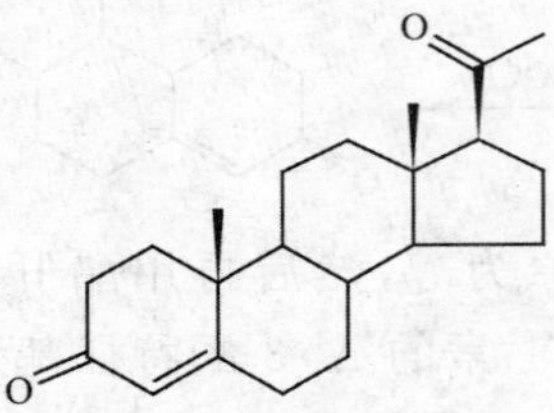

**【化学名】** 孕甾-4-烯-3,20-酮(pregn-4-ene-3,20-diole)。

**【理化性质】** 本品为白色或几乎白色的结晶性粉末;无臭、无味;在氯仿中极易溶解,在乙醇、乙醚或植物油中溶解,在水中不溶;具有 $\Delta^4$-3-酮的紫外吸特征。对光和碱敏感,遮光、密闭保存。

本品的甲醇溶液加亚硝基铁氰化钠、碳酸钠、醋酸铵摇匀,放置 10～30min,显蓝紫色,常用其他甾体类药物则呈浅橙色或无色,该反应可用于鉴别。

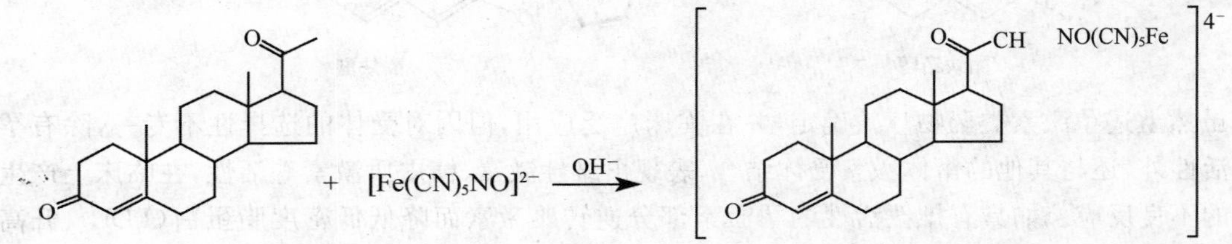

本品与异烟肼的甲醇溶液,在稀盐酸作用下,生成黄色的异烟腙类物质,可用于该药物的鉴别。

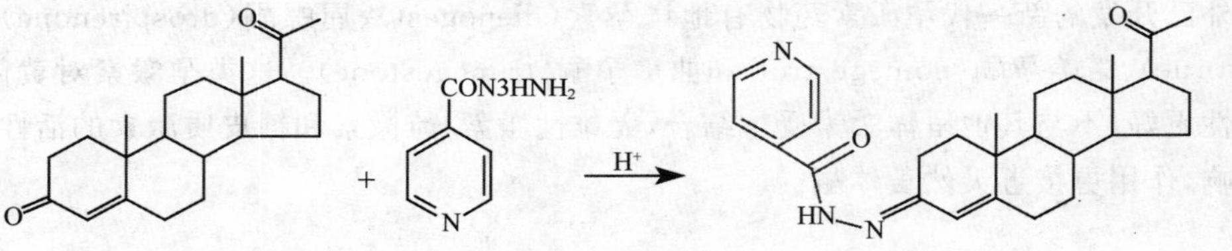

本品分子中的两个羰基都能与盐酸羟胺反应,生成黄体酮二肟,熔点 238～240℃。

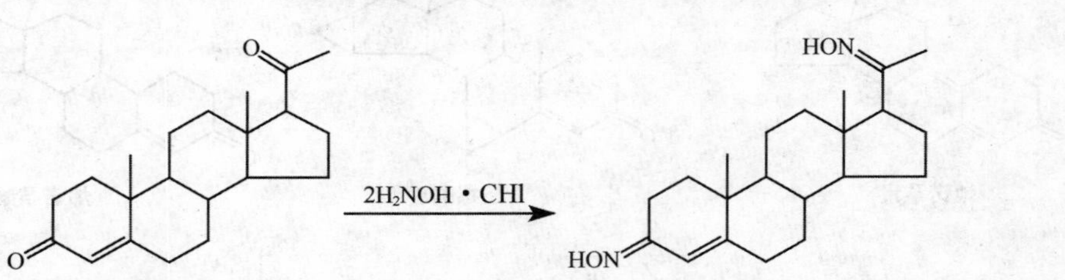

**【体内代谢】** 在体内还原酶的作用下代谢失活,代谢方式如下:

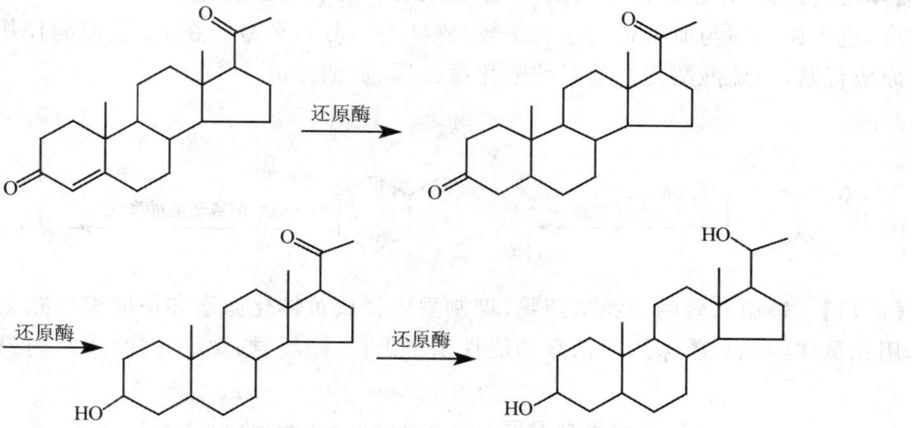

**【临床应用】**　孕激素类药物,常用于先兆性流产和习惯性流产;与雌激素类药物合用,能抑制排卵,临床用于避孕。

## 炔诺酮(norethisterone)

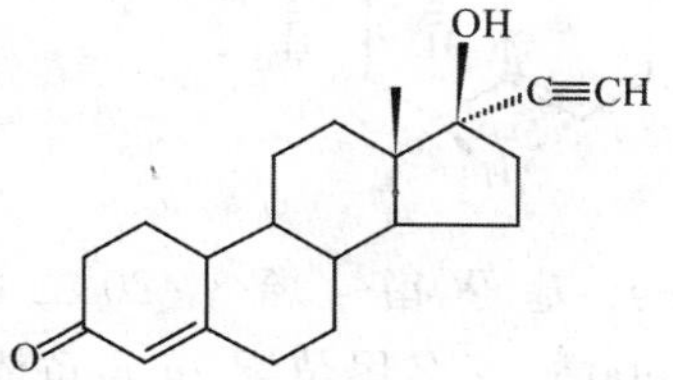

**【化学名】**　17β-羟基-19-去甲-17α-孕甾-4 烯-20-炔-3 酮((17α)-17β-hydroxy-19-norpregn-4-en-20-yn-3-one)。

**【理化性质】**　本品为白色或类白色的结晶性粉末;无臭,味微苦。在氯仿中溶解,在乙醇中微溶,在丙酮中略溶,在水中不溶。对光、热均很稳定,熔点 202～208℃。

本品的乙醇液遇硝酸银试液即生成白色沉淀,可用于鉴别。

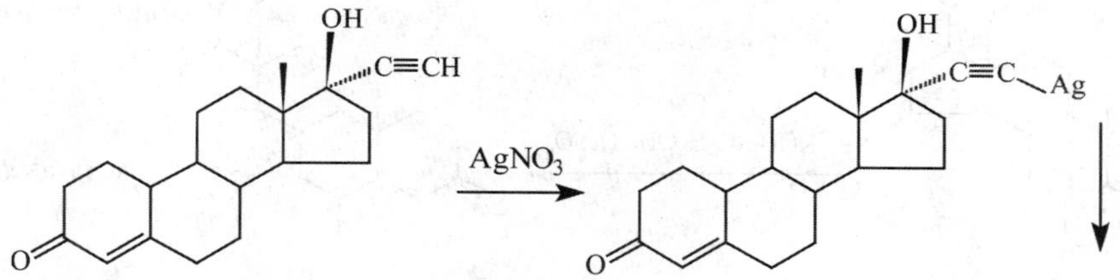

本品与盐酸羟胺和醋酸钠共热,生成炔诺酮肟,熔点 115℃。

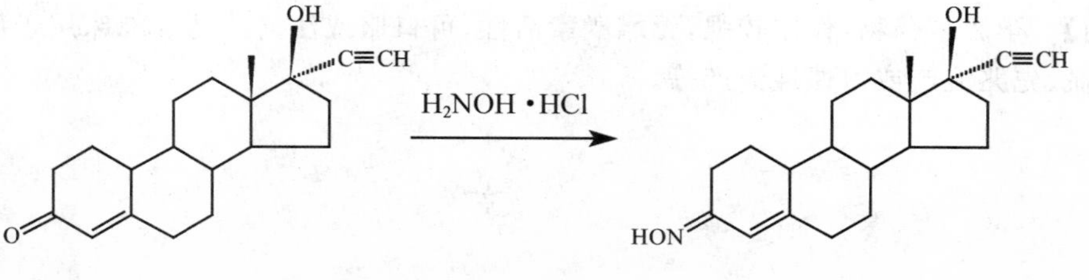

【体内代谢】 口服短效孕激素,口服吸收后生物利用度较好(70%),0.5~4h 达到最高血药浓度,进入体内后与血浆蛋白结合率较高(80%),分布全身。在 3α-还原酶作用下,3 位酮基被还原成羟基,与硫酸酯化或葡醛酸酯化后经尿、粪便排泄。

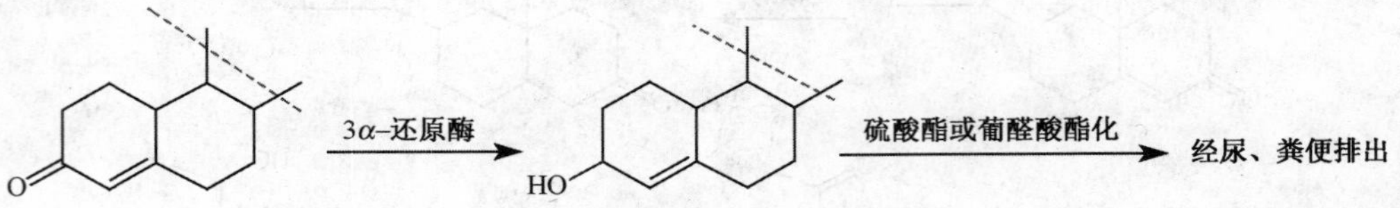

【应用】 口服有效的孕激素药物,抑制垂体释放黄体化激素和促卵泡成熟激素,抑制排卵的作用比黄体酮强。临床用于治疗功能性子宫出血、痛经、妇女不育症、子宫内膜异位等。

## 醋酸甲羟孕酮(medroxyprogesterone acetate)

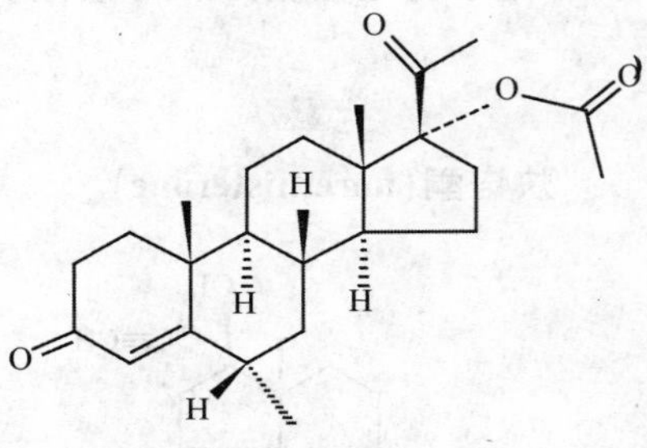

【化学名】 6α-甲基-17α-羟基孕甾-4-烯-3,20-二酮醋酸酯(6α)-17-hydroxy-6-methylpregn-4-ene-3,20-dione acetate,又名甲孕酮、安宫黄体酮。

【理化性质】 本品为白色或类白色结晶性粉末,无臭;在氯仿中极易溶解,在丙酮中溶解,在乙酸乙酯中略溶,在无水乙醇中微溶,在水中不溶;熔点 202~208℃。

本品加乙醇-氢氧化钾试液水浴加热 5min,放冷,加硫酸缓慢煮沸,即产生乙酸乙酯的香气。

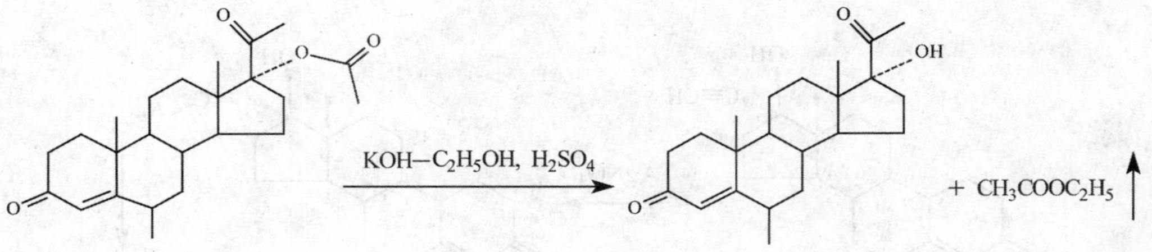

【体内代谢】 由于 6 位甲基取代,在体内不易被 6-羟基化而失去活性,作用强,且口服有效。最终代谢物从尿中排出。

【应用】 孕激素药物,作用较强,无雌激素活性,可口服或注射给药。临床用于痛经、功能性子宫出血、先兆流产或习惯性流产等。

### 12.3.4　肾上腺皮质激素

肾上腺髓质分泌儿茶酚胺,肾上腺皮质合成肾上腺皮质激素。肾上腺皮质分泌的激素减少,会使人体极度虚弱、贫血、食欲不振、恶心、低血压和精神压抑等。

早在 1855 年,Addison 就认识到腺皮质在生理上的重要性,1927 年 Rogoff 和 Stewart 用肾上腺体的提取物静脉注射,用来治疗疾病。到目前已从肾上腺皮质分离出近 50 种化合物,其中 7 种有较高的生物活性,主要是可的松(cortisone)、氢化可的松(hydrocortisone),皮质醇(cortisol)、皮质酮(corticosterone)、11-脱氢皮质酮(11-dehydrocorticosterone)及 17α-羟基-11-脱氧皮质酮(17α-hydroxy-11-deoxycorticosterone)、醛固酮(aldosterone)等,统称为天然皮质激素。它们均为甾体化合物,具孕甾烷母核、含有 $\Delta^4$-3,20-二酮、21-羟基等功能基团。

可的松　　　　　　　　氢化可的松　　　　　　　皮质酮

11-脱氢皮质酮　　　　17α-羟基-11-脱氧皮质酮　　　　醛固酮

肾上腺皮质激素按其生理作用分为盐皮质激素(mineralcorticoids)及糖皮质激素(glucocorticoids)两大类。化学结构上就存在明显的不同:糖皮质激素通常同时具有 17α 羟基和 11-氧(羟基或氧代);盐皮质激素不同时具有 17α 羟基和 11-氧(羟基或氧代)。盐皮质激素主要有醛固酮和去氧皮质酮,对维持机体正常的水、电解质代谢起着重要作用。糖皮质激素包括大多数皮质激素,作用广泛而复杂,且随剂量不同而变化。主要与糖、脂肪、蛋白质等正常物质代谢和生长发育等有关,大剂量时产生抗炎、免疫抑制和抗休克等作用,也称为抗炎皮质激素,是临床广泛应用的一类重要药物。水钠潴留是盐皮质激素的主要副作用,此外长期大剂量使用还会引起一些并发症,出现肾上腺皮质功能亢进综合征、消化系统并发症、心血管并发症等,还引起骨质疏松、肌肉萎缩、精神症状等。因而,几十年来糖皮质激素化学结构修饰的主要目的集中在如何将糖、盐两种活性分开,以减少副作用。

20 世纪 60—70 年代,糖皮质激素类药物的结构改造成为当时最热门的研究课题之一,几乎在甾环上可以进行化学修饰的位置都进行了取代基的引入。并结合构效关系研究,创制出了一些专一性好,副作用尽可能小的药物,取得较好的结果。

在可的松、氢化可的松结构的 C-1、2 位引入双键，得到泼尼松和泼尼松龙，抗炎作用大幅度增加而副作用减少。

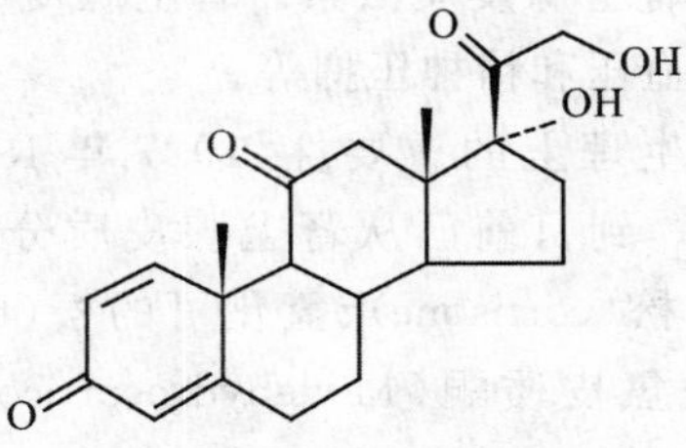

泼尼松 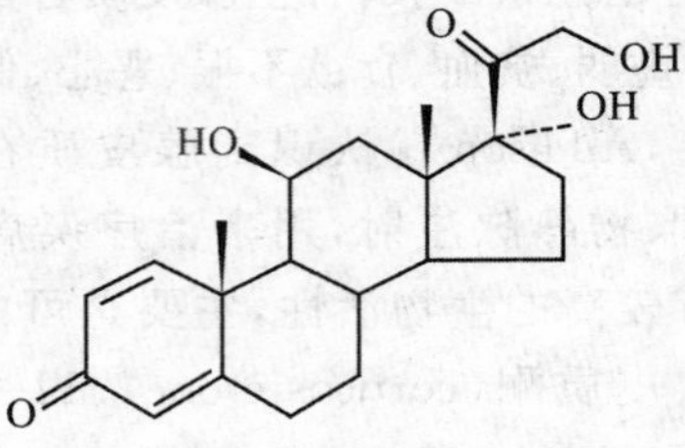                                                                        泼尼松龙

在泼尼松龙的 C-6α 位引入甲基或卤素，阻滞 C-6 位氧化失活，使抗炎作用增强，钠潴留副作用减轻，如 6α-甲基泼尼松龙和 6α-氟泼尼松龙，作用较泼尼松龙增强 3～4 倍，无钠潴留，可长期使用。

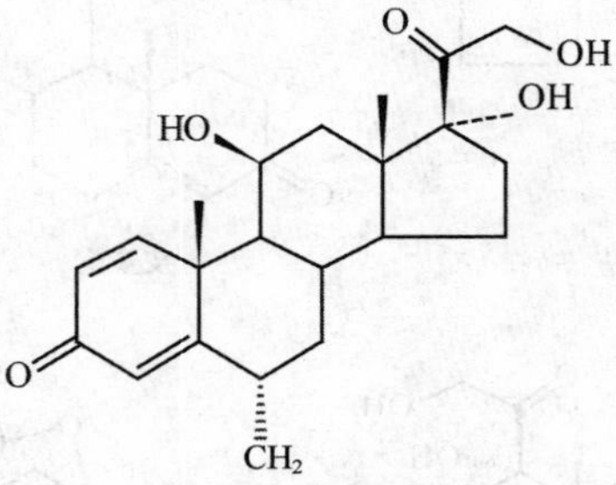

6α-甲基泼尼松龙 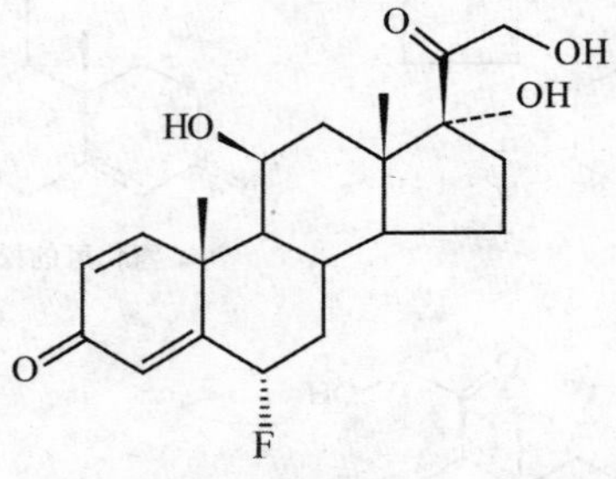                                                          6α-氟泼尼松龙

在 C-9α 位引入卤素，其中以 9α-氟化物作用最强，抗炎活性和糖原沉积活性比皮质醇大 10 倍。由于钠潴留作用增加更多(50 倍)，最终未能有 9α-氟代化合物成为内用药物，只能作为外用皮肤病治疗药，因此鼓励人们去寻找只增加抗炎活性而不增加钠潴留作用的新药。

后来的研究发现：在 C-9 引入氟的同时，在 C-16 上引入基团可消除钠潴留的作用。因而对 C-9 氟甾体中引入甲基进行了研究。代谢研究发现，C-16 甲基的引入使 17α-羟基及 C-20 羰基在血浆中的稳定性增加，其抗炎活性比氢化可的松大 20 倍、抗风湿性大 30 倍。如地塞米松和倍他米松，糖皮质激素作用强，盐皮质激素作用弱；曲安奈德的抗炎作用较泼尼松、氢化可的松强，水钠潴留较轻；氟轻松为 C-9、C-6 同时引入氟原子，抗炎及钠潴留活性均大幅增加，只能外用，是治疗各类皮炎优良的外用药。

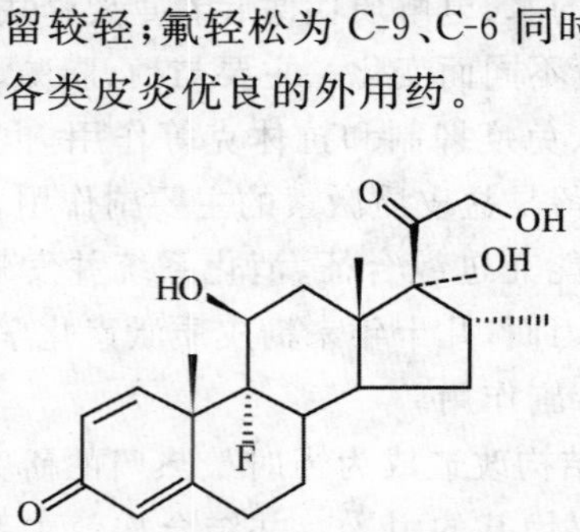

地塞米松 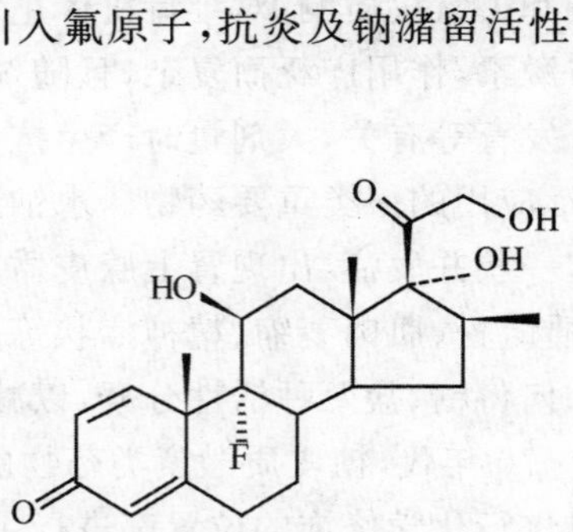                                                                      倍他米松

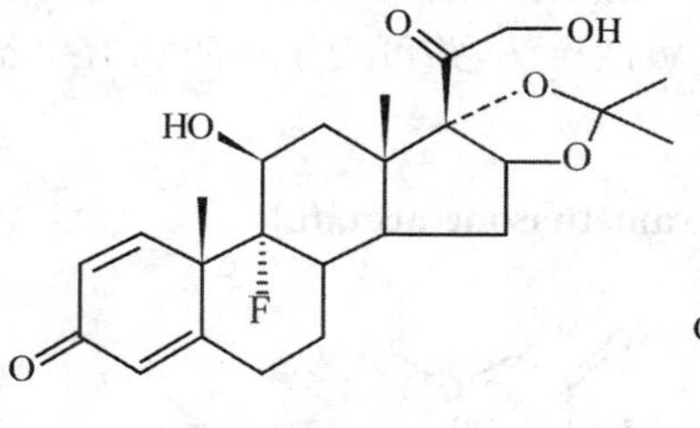

曲安奈德 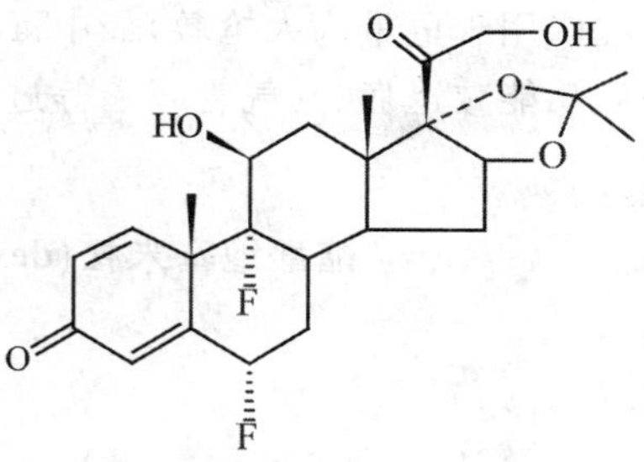　　　　　　　　　　　　　　氟轻松

C-21 位的羟基的修饰：大多数的糖皮质激素的 C-21 羟基都可用酸酐或酰氯酯化得到前药，一系列酯化衍生物的问世也成功验证了这一点。如醋酸氢化可的松，稳定性增加，作用时间延长。以长链脂肪酸成酯得到的药物作用时间延长，水溶性小，可口服或局部给药。以二元有机酸形成的单酯钠盐或者磷酸单酯钠盐，可制成水溶液供注射用，如氢化可的松琥珀酸钠、氢化可的松磷酸酯钠盐，水溶性好，急救时静注或肌注给药。

## 氢化可的松 (hydrocortisone)

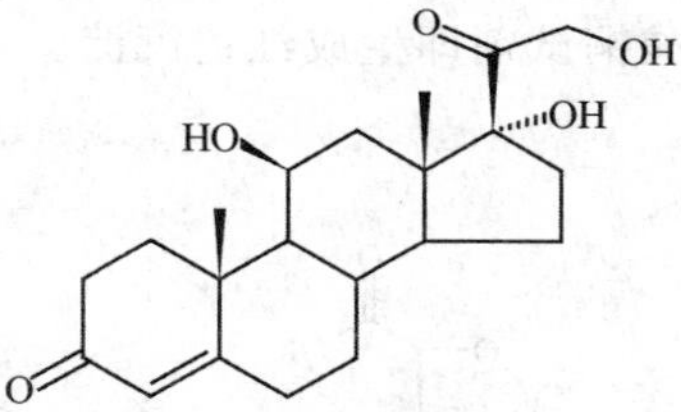

【化学名】　11β,17α,21-三羟基孕甾-4-烯-3,20-二酮(11β,17α,21-trihydroxypregn-4-ene-3,20-dione)。

【理化性质】　本品为白色或几乎白色的结晶性粉末；无臭，初无味，随后有持续的苦味；遇光渐变质；在丙酮、乙醇中略溶，在氯仿中微溶，在水中不溶。

氢化可的松是皮质激素类药物的基本活性结构，内源性氢化可的松由胆固醇经 17α-羟基黄体酮在酶的作用下形成。

【体内代谢】　氢化可的松注射、口服均可吸收。口服后 1～2h 血药浓度达高峰，在肝脏、肌肉及红细胞中代谢转化。首先在 5β 或 5α 还原酶的作用下使 4,5 位的双键加氢还原，随之在 3α 或 3β 酮基还原酶的作用下 3-酮被还原成羟基，进而羟基与经葡萄糖醛酸或单硫酸酯化结合成水溶化合物后从尿及胆汁中排出。

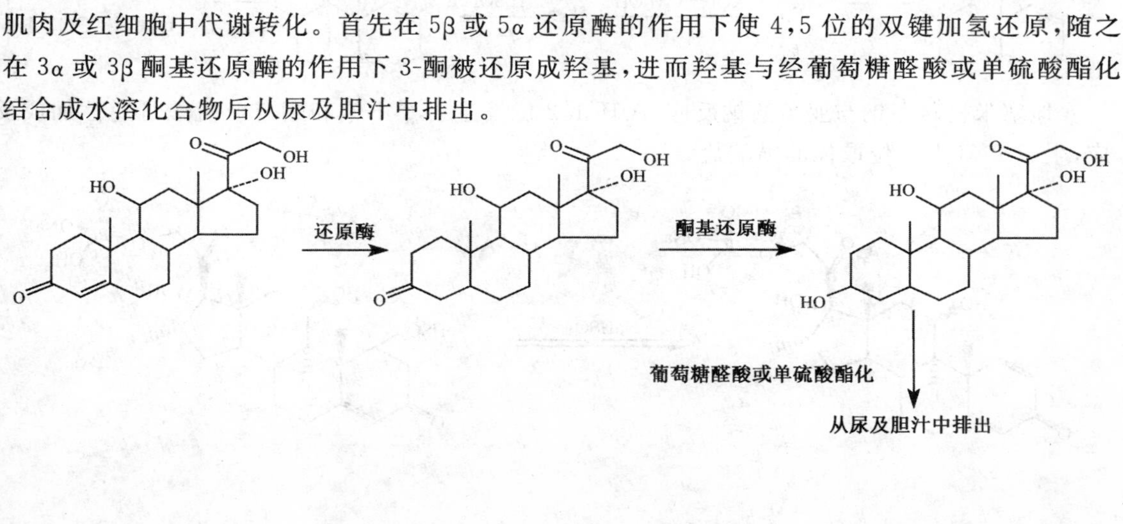

葡萄糖醛酸或单硫酸酯化

从尿及胆汁中排出

【应用】　临床用于危重病人抢救,如中毒性感染(胸膜炎、结核性脑膜炎等)、过敏性休克、严重肾上腺皮质功能减退症、支气管哮喘等过敏性疾病,并可用于预防和治疗器官移植急性排斥反应。

### 醋酸地塞米松(dexamethasone acetate)

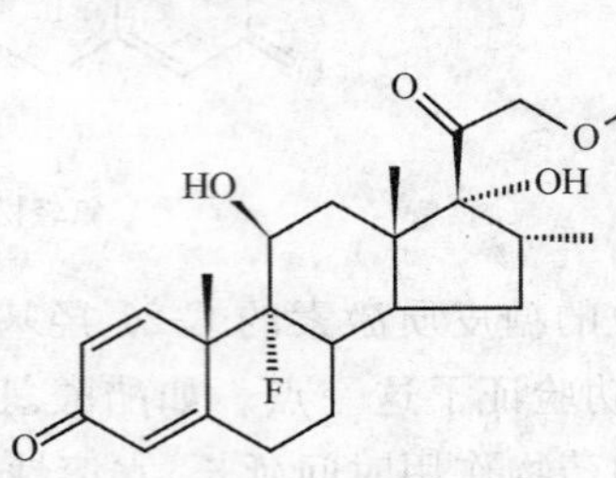

【化学名】　16α-甲基-11β,17α,21-三羟基-9α-氟孕甾-1,4-二烯-3,20-二酮-21-醋酸酯((11β,16α)9-Fluoro-11,17,21-trihydroxy-16-methylpregna-1,4-diene-3,20-dione-21-acetate)。

【理化性质】　本品为白色或类白色结晶或结晶性粉末,无臭,味微苦;在丙酮中易溶,在甲醇或无水乙醇中溶解,在乙醇或三氯甲烷中略溶,在水中不溶;熔点 223～233℃,熔融时同时分解。

本品的甲醇液,加碱性酒石酸铜试剂即生成红色沉淀。

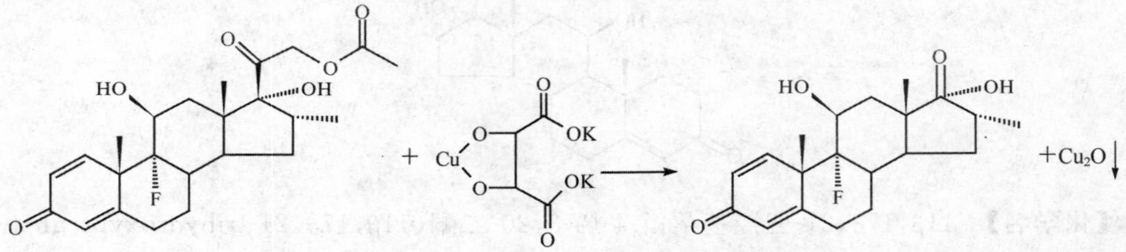

本品少量在以 0.01 mol/L 氢氧化钠溶液为吸收液的氧瓶中燃烧后,显氟化物鉴别反应。

本品与乙醇-氢氧化钾试剂水浴加热,放冷,加硫酸缓慢煮沸,即产生乙酸乙酯香气。

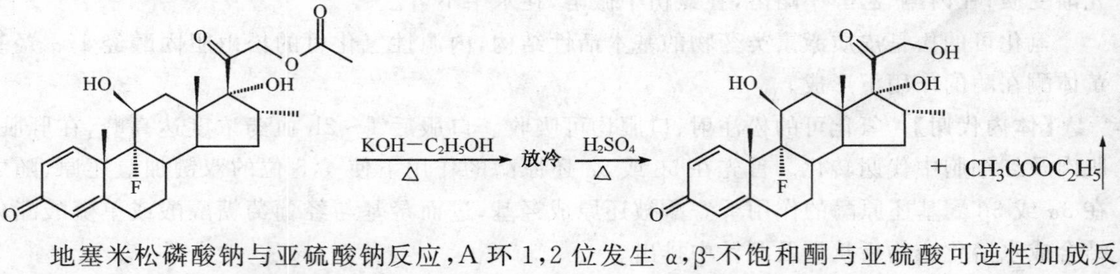

地塞米松磷酸钠与亚硫酸钠反应,A 环 1,2 位发生 α,β-不饱和酮与亚硫酸可逆性加成反应,生成 A 环上 1 位取代的磺酸盐。

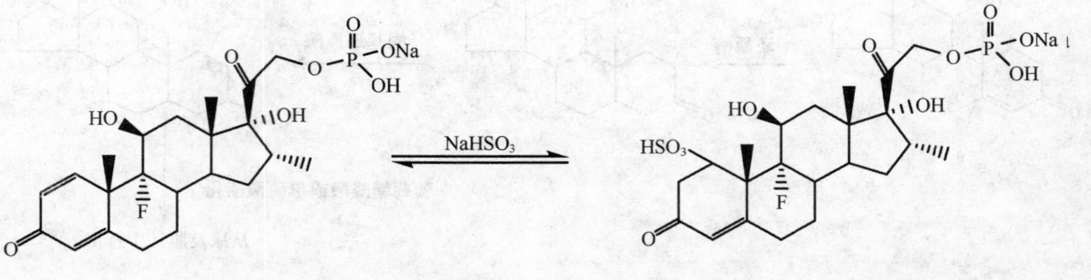

【体内代谢】 醋酸地塞米松口服 4h 内 15％自尿中排泄,其中 50％以葡糖醛酸结合物的形式排出,50％以非结合形式排出。

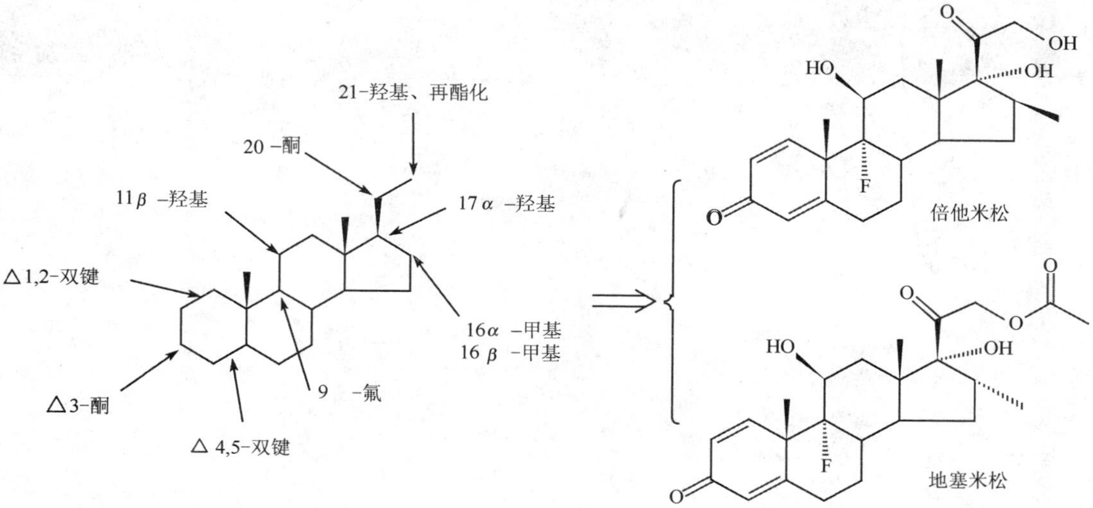

孕甾烷母核结构修饰

【应用】 临床用于风湿及类风湿性关节炎、全身性红斑狼疮、多发性皮炎、支气管哮喘等。一般采用综合疗法,不宜单用,以免引起不良反应。

## 本章小结

### 1. 药物的分类

激素药物、甾体激素、雌激素类药物、肾上腺皮质激素。

### 2. 药物的结构特点

(1) 雌甾烷类、雄甾烷类及孕甾烷类结构特点。

(2) 雌性甾体激素的结构特点与化学结构修饰。

(3) 雄性甾体激素的结构特点与化学结构修饰。

(4) 肾上腺皮质激素的结构特点。

### 3. 代表药物及性质

雌二醇、己烯雌酚、丙酸睾酮、苯丙酸诺龙、黄体酮、炔诺酮、醋酸甲羟孕酮、氢化可的松、醋酸地塞米松。

### 4. 化学合成

雌二醇。

【思考与练习】

1. 写出甾类化合物的基本结构,标示出环上的编号。

2. 写出丙酸睾酮的化学结构式,并说明与睾酮的化学结构有何不同? 对生物活性有何影响?

3. 在氢化可的松结构中，可以进行化学修饰的部位有哪些？哪些部位进行改造可使抗炎作用增强？

（王航宇）

# 第 13 章

# 维 生 素
# Vitamin

➡ **本章要点**

　　本章主要介绍了维生素类药物,包括水溶性维生素和脂溶性维生素。掌握维生素类药物的分类、维生素缺乏导致的常见疾病,重点掌握维生素 C、维生素 $B_1$、$B_2$、$B_6$、$B_{12}$、维生素 A、维生素 D、维生素 E 等典型药物的化学结构、理化性质、用途、代谢等。

　　维生素(vitamin)是维持人体正常代谢功能所必需的微量营养物质,主要作用于机体的能量转移和代谢调节,人体内不能合成或合成量很少,必须由食物中供给。

　　维生素不是机体细胞的构成成分,也不能供给机体能量,但缺乏维生素,就会导致维生素缺乏症。如缺乏维生素 A,就会患夜盲症、干眼症等;缺乏维生素 D,导致佝偻病、骨软化症或老年骨质疏松等。而人体自身不能生物合成维生素,通常情况下,从五谷杂粮和蔬菜水果中摄取的维生素可以满足人体需要,并在体内保持一定的平衡。相比之下,脂溶性维生素排泄较慢,长期大量摄入会导致体内蓄积而引起中毒,产生维生素 A、K、E 或 D 等过多症。

　　维生素的种类多,化学结构差异大,理化性质和生理作用也各不相同,20 世纪 70 年代中期国际会议中确认把 13 种维生素分为两大类,即:水溶性和脂溶性维生素。

## 13.1　水溶性维生素
## (Water Soluble Vitamins)

　　水溶性维生素有维生素 C 和 B 族维生素,B 组维生素包括 $B_1$(硫胺)、$B_2$(核黄素)、$B_6$(吡多辛)、$B_{12}$(氰钴胺)、烟酸及烟酰胺、生物素、叶酸等。

## 维生素 C(vitamin C)

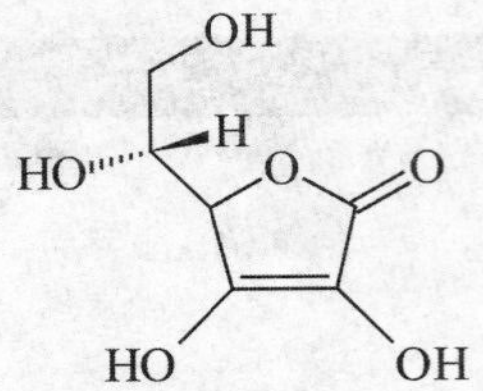

**【化学名】** $l$(+)-苏糖型-2,3,4,5,6-五羟基-2-己烯酸-4-内酯，又名抗坏血酸（ascorbic acid）。

**【理化性质】** 本品为白色结晶或结晶性粉末；无臭，味酸；本品在水中易溶，在乙醇中略溶，在氯仿或乙醚中不溶。熔点 190～192℃，熔融时分解。

具烯二醇结构及多个羟基，水溶液显酸性反应；干燥固体较稳定，遇光、湿气及久置色渐变微黄，故应避光、密闭保存。

维生素 C 分子中有两个手性碳原子，有四个光学异构体。其中以 $l$-(+)抗坏血酸的活性最高，$d$-(−)-异抗坏血酸的活性仅为 $l$-(+)抗坏血酸活性的 1/20，$d$-(−)-抗坏血酸和 $l$-(+)-异抗坏血酸几乎无效。

$l$(+)-抗坏血酸　　$d$(−)-抗坏血酸　　$d$(−)-异抗坏血酸　　$l$(+)-异抗坏血酸

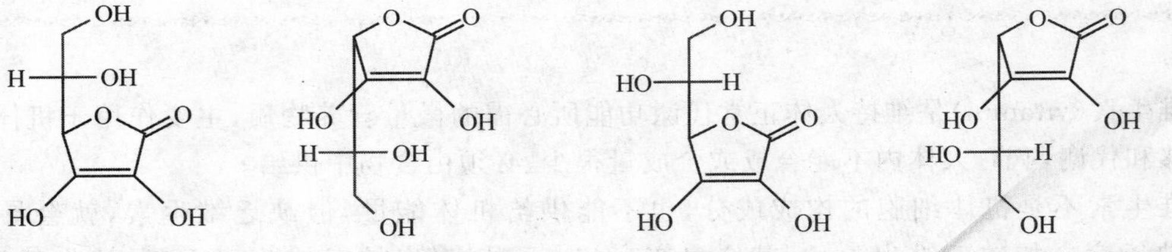

分子中具有连二烯醇的结构，羟基易游离释放出 $H^+$，故水溶液显酸性。由于 $C_2$-羟基可以与 $C_1$-氧形成分子内氢键，相比之下 $C_3$ 的酸性大于 $C_2$，所以碳酸氢钠或稀氢氧化钠液能与 $C_3$ 羟基反应形成钠盐。

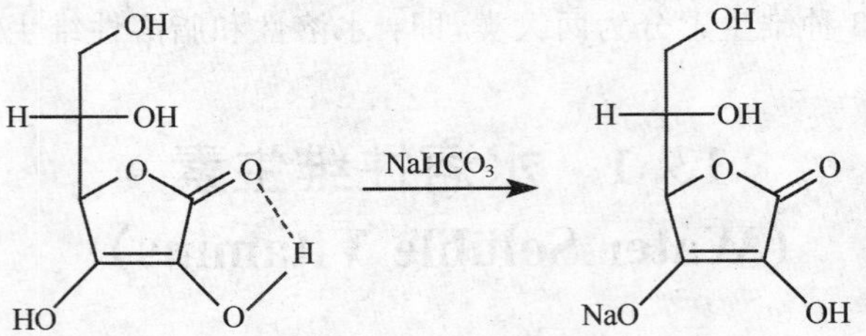

由于分子中含有烯醇结构，易释放出氢原子而显强还原性。维生素 C 水溶液很容易被空气中的氧所氧化，生成去氢抗坏血酸。故维生素 C 有氧化型和还原型两种形式，两者可以相互转化，有相同的生物学活性。当维生素 C 氧化成去氢抗坏血酸，分子中的共轭体系被破坏，

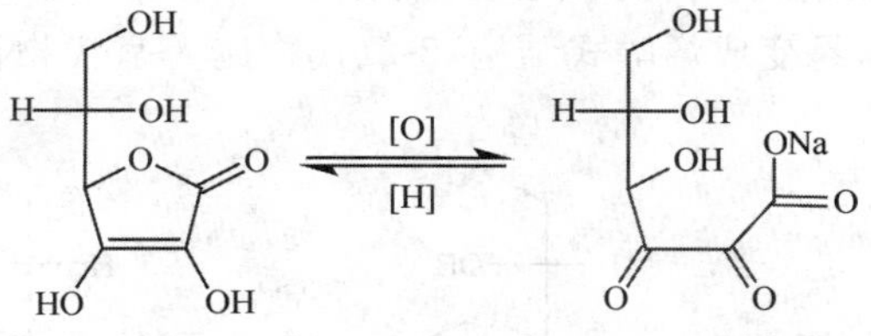

去氢抗坏血酸

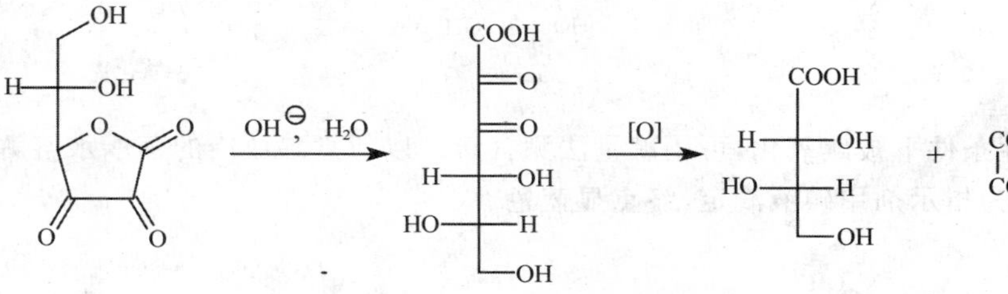

2，3-二酮古龙糖酸　　　　苏阿糖酸　　　草酸

更容易水解。去氢抗坏血酸继续水解为 2,3-二酮古龙糖酸,并可以进一步氧化为苏阿糖酸和草酸而失活。

去氢抗坏血酸在无氧环境下易发生脱水和水解反应。在酸性介质中受质子催化,速度比在碱性下快,然后脱羧生成呋喃甲醛,而呋喃甲醛易聚合而呈现黄色斑点。空气、光线、热及金属离子加速该反应的进行。这也是维生素 C 在贮存过程中变色的主要原因,所以本品要密闭避光贮存,用二氧化碳饱和注射用水配制注射液,控制 pH 5.0~6.0 之间,并加 EDTA 和焦磷酸钠或半胱氨酸等作为稳定剂。为提高维生素 C 的稳定性,一般制成磷酸酯以利于贮存和制剂。

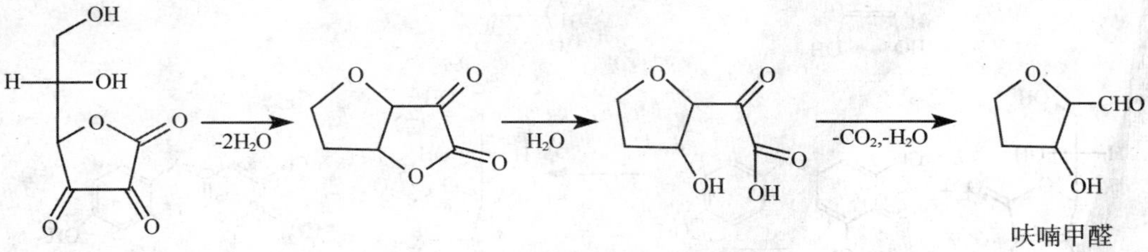

呋喃甲醛

本品分子结构中虽然存在可以解离出 $H^+$ 的酸性基团,但在强碱性条件下(如浓氢氧化钠溶液中),内酯环被水解开环,生成酮酸钠盐。

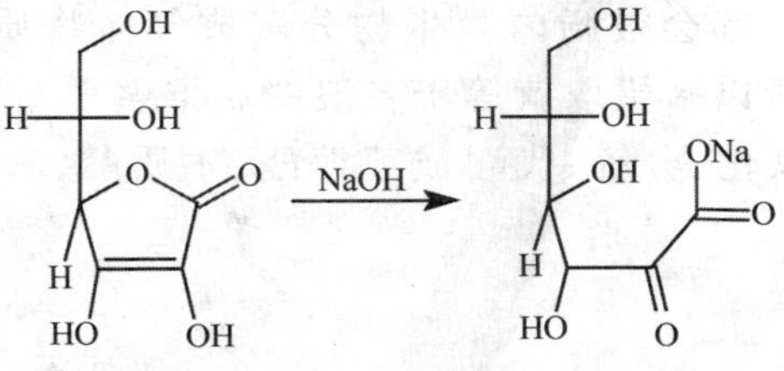

同时在本品水溶液中存在酮式和烯醇式互变异构，以烯醇式为主，酮式较少。在两种酮式异构体中，3-氧代物极不稳定，易变成烯醇式结构，2-氧代物比 3-氧代物稳定，能分离出来。

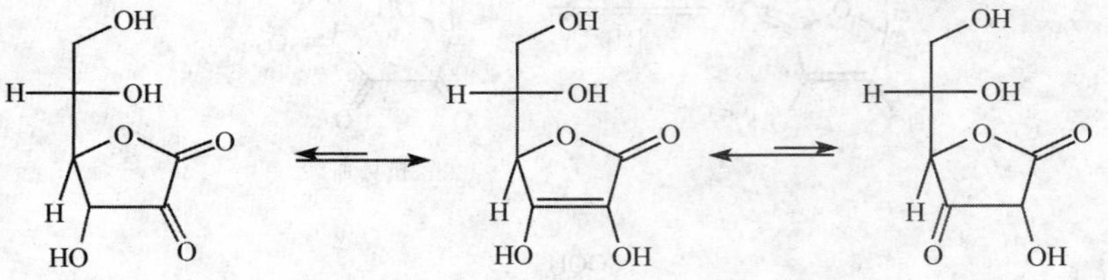

2-氧化物                        烯醇式                        3-氧化物

本品在酸性条件下被碘氧化，可用碘量法测含量。以新煮沸放冷的蒸馏水溶解，在醋酸的环境下，以淀粉为指示剂用碘液滴定，终点显蓝色。

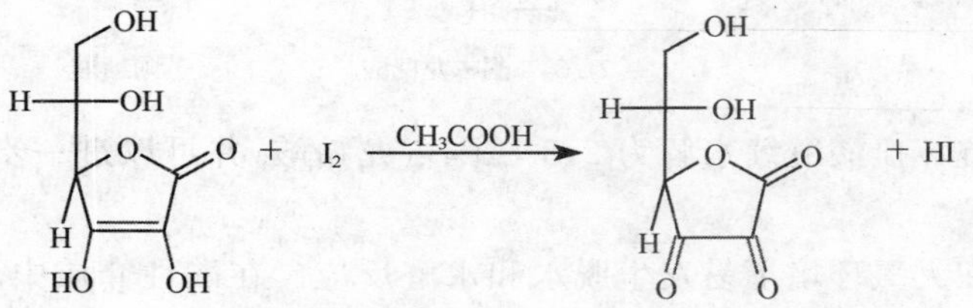

本品水溶液加入硝酸银试液，即产生黑色沉淀；若加入少许 2,6-二氯靛酚试剂，溶液的颜色由红色变为无色。这两个反应可用来鉴别维生素 C。

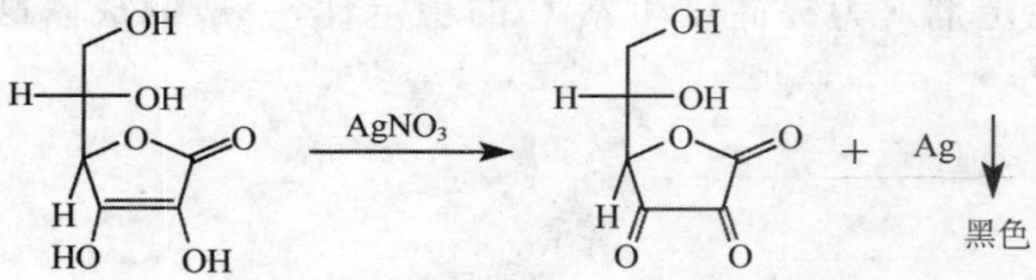

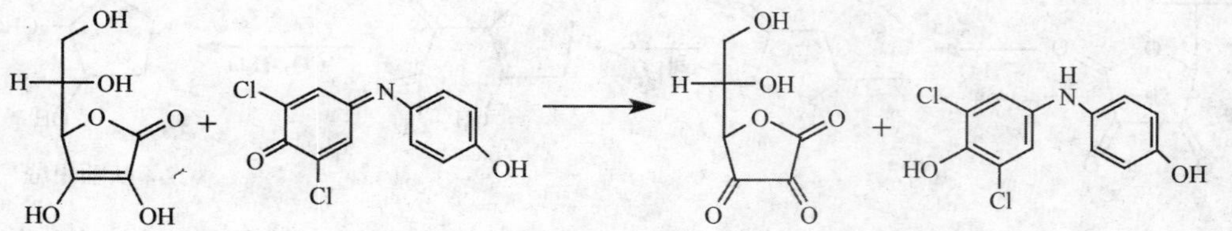

【体内代谢】 通常在小肠上方（十二指肠和空肠上部）被吸收，而仅有少量被胃吸收，同时口中的黏膜也吸收少许。未吸收的维生素 C 会直接转送到大肠中，无论转送到大肠中的维生素 C 的量有多少，都会被肠内微生物分解成气体物质，无任何作用。身体对维生素 C 有固定的吸收率，所以多摄取就等于多浪费。维生素 C 在体内首先被氧化成 2,3-二酮古龙糖酸，再进一步氧化、分解、代谢成苏糖醛、木质酸、l-木糖、l-苏阿糖酸和草酸等多种产物。

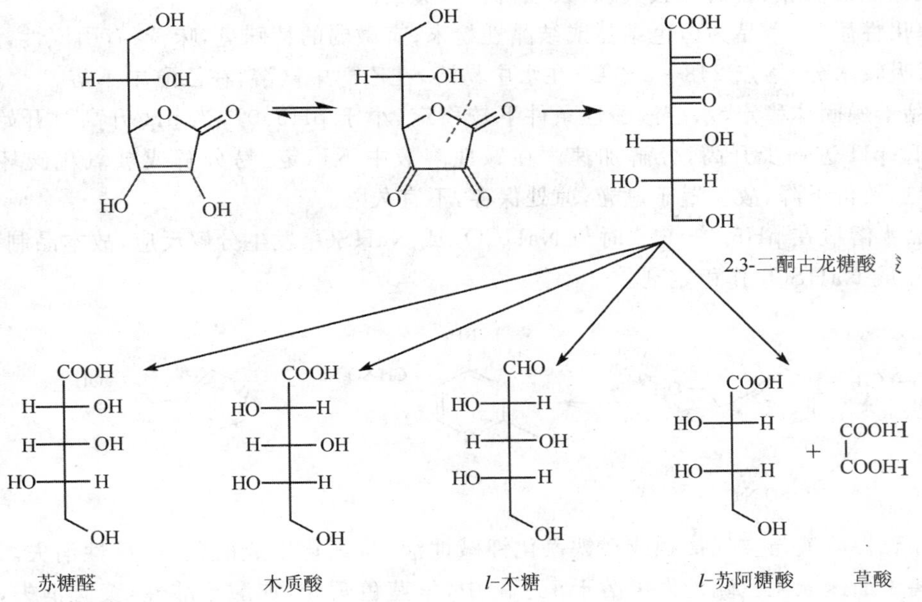
2.3-二酮古龙糖酸
苏糖醛
木质酸
l-木糖
l-苏阿糖酸
草酸

**【合成】** 1932 年分离出纯结晶，1933 年确定其结构并合成。工业生产采用生物发酵法：以 D-山梨醇为原料，经黑醋酸菌生物氧化，生成 *l*-山梨糖；再经假单胞菌生物氧化，生成 2-酮-*l*-古罗糖酸；烯醇化及内酯化，即得。

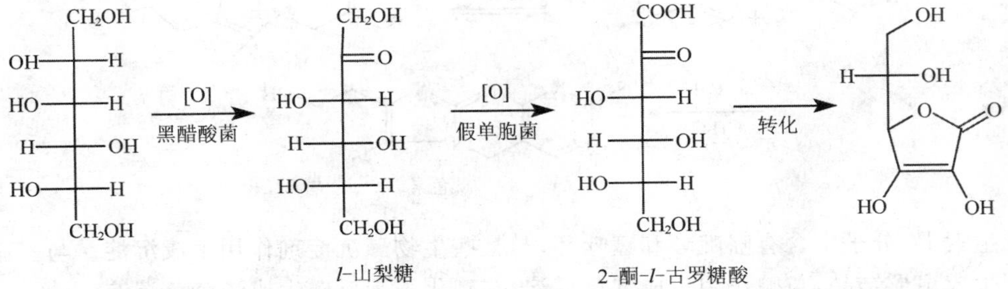
[O]
黑醋酸菌
[O]
假单胞菌
转化
l-山梨糖
2-酮-l-古罗糖酸

**【应用】** 临床用于预防和治疗维生素 C 缺乏症，也用于尿的酸化、高铁血红蛋白症和其他疾患。维生素 C 还可用作抗氧剂和添加剂，广泛用于食品、饮料、养殖及饲料添加剂等领域。

## 维生素 $B_1$ (vitamin $B_1$)

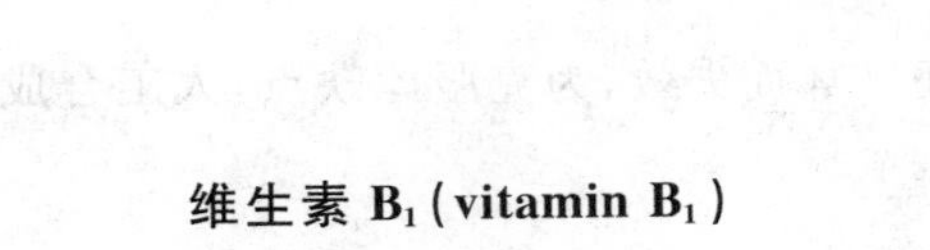

**【化学名】** 氯化 4-甲基-3-〔(2-甲基-4-氨基-5-嘧啶基)甲基〕-5-2-(2-羟基乙基)噻唑鎓盐

酸盐,又称盐酸硫胺、盐酸噻胺、硫胺素或抗神经炎素。

**【理化性质】** 本品为白色结晶或结晶性粉末;有微弱的特殊臭,味苦;有引湿性,露置在空气中,易吸收水分;熔点 $248\sim250$℃;在水中易溶,在乙醇中微溶,在乙醚中不溶。

本品干燥固体稳定,水溶液酸性条件下较稳定(小于 pH5.0),当 pH 升高时开始分解,稳定性降低;pH 进一步升高,分解加速。在碱性溶液中不稳定,易分解或被氧化破坏而失效。遇光和热,效价下降,故应置于遮光,凉处保存,不宜久贮。

本品水溶液在 pH5.0~6.0 时与 $NaHCO_3$ 或 $NaHSO_3$ 发生分解反应,故本品制剂不能用 $NaHCO_3$ 或 $NaHSO_3$ 作稳定剂。

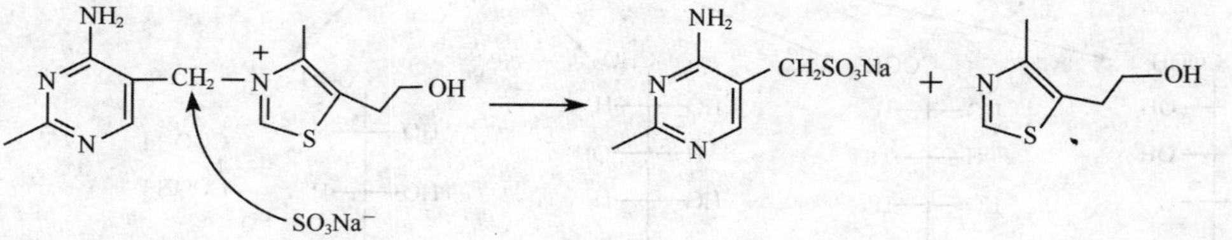

本品碱性溶液与空气接触或在铁氰化钾碱性液中,氧化生成硫色素,活性消失。光、热和重金属离子加速氧化。硫色素可溶于正丁醇中,呈蓝色荧光,加酸至酸性,荧光消失,再加碱,又呈荧光。

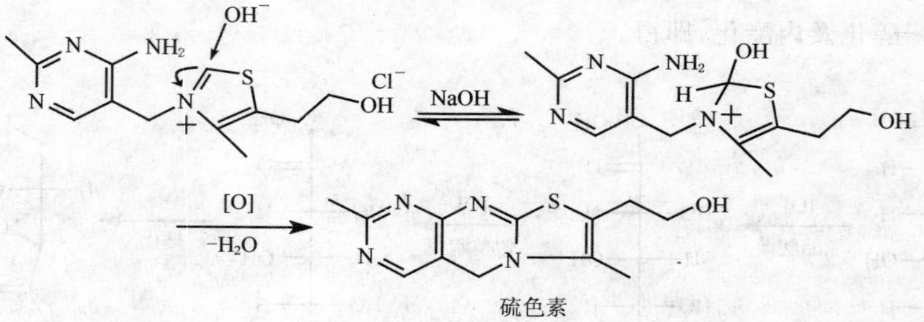

硫色素

维生素 $B_1$ 分子中含有嘧啶环和噻唑环,与某些生物碱沉淀剂作用生成沉淀。与三硝基苯酚作用生成扇形结晶,与碘作用生成红色沉淀,与碘化汞钾反应生成淡黄色沉淀。

**【体内代谢】** 本品经口服给药,在胃肠道主要是十二指肠吸收。但口服吸收慢,肌肉注射吸收迅速。吸收后可分布于机体各组织中,也可进入乳汁,体内不贮存。血浆半衰期约为 0.35h。肝内代谢,经肾排泄。

本品在体内易被硫胺酶破坏而失效,为克服此缺点,人工合成了一些硫胺类衍生物,临床应用的有伏硫胺、呋喃硫胺。

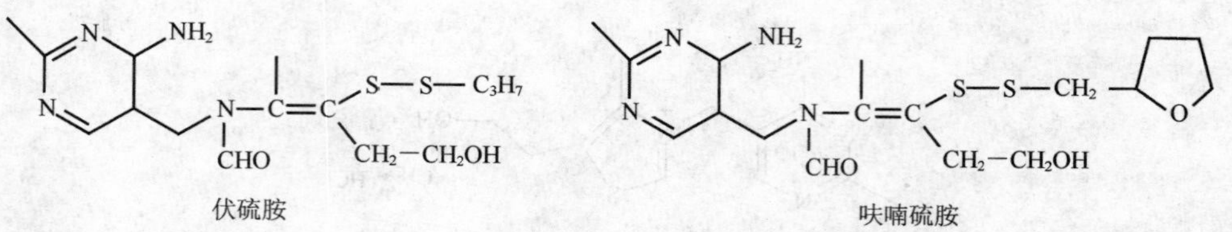

伏硫胺　　　　　　　　　　　呋喃硫胺

**【应用】** 维生素 $B_1$ 主要存在于种子的外皮和胚芽中,如米糠和麸皮中含量很丰富,在酵母菌中含量也极丰富。目前所用的维生素 $B_1$ 都是化学合成的产品。在体内,维生素 $B_1$ 以辅酶形式参与糖的分解代谢,有保护神经系统的作用,还能促进肠胃蠕动,增加食欲。维生素 $B_1$ 缺乏所引起的多发性神经炎,患者的周围神经末梢有发炎和退化现象,并伴有四肢麻木、肌肉萎缩、心力衰竭、下肢水肿等症状。维生素 $B_1$ 制剂治疗脚气病、多种神经炎症有显著疗效,也可用于治疗胃肠道疾病。

### 维生素 $B_2$（vitamin $B_2$）

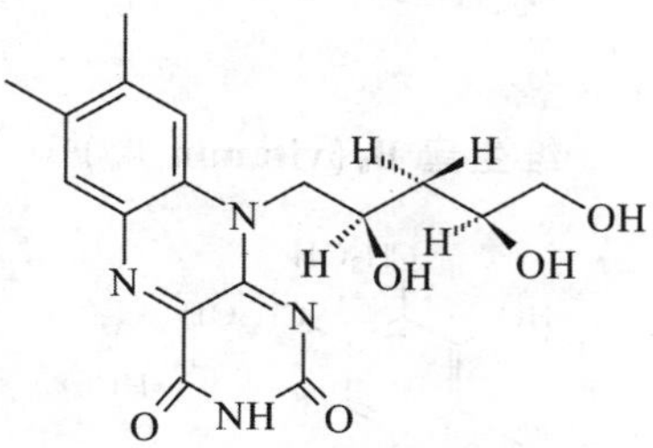

**【化学名】**　7,8-二甲基-10[2S,3S,4R]-2,3,4,5-四羟基戊基-3,10-二氢苯并蝶啶-2,4-二酮,又名核黄素(riboflavine)。

**【理化性质】**　本品为橙黄色结晶性粉末,微臭,味微苦,熔点为 280℃,熔融时同时分解。水、乙醇、氯仿或乙醚中几乎不溶,在稀氢氧化钠溶液中溶解。溶液易变质,在碱性溶液中遇光变质更快。

分子中含叔胺和酰亚胺结构,显两性,为两性化合物,可溶于酸和碱。

对一般氧化剂稳定,遇强氧化剂如高锰酸钾和铬酸则被氧化;由于异咯嗪母核中 $N_1$ 和 $N_5$ 间有共轭双键,遇还原剂连二亚硫酸钠、维生素 C 等被还原成无荧光的二氢核黄素而析出。露置空气中二氢核黄素又可被氧化成核黄素,又呈荧光。

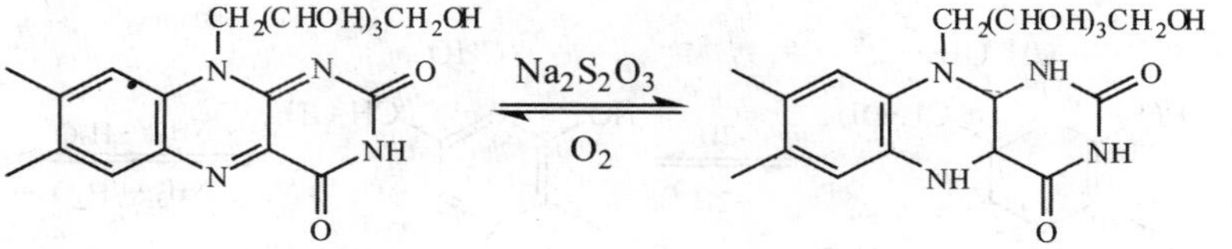

二氢核黄素

烟酰胺能增大本品的溶解度,故在制剂中,常将其用作维生素 $B_2$ 的助溶剂。

**【体内代谢】**　本品口服后被小肠迅速吸收,在体内经磷酸化生成黄素单核苷酸和黄素腺嘌呤二核苷酸才具生物活性,以辅酶形式参与细胞的氧化还原过程,维持人体正常代谢。

由于本品作用时间短,必须磷酸化后才具活性,所以人们利用其伯醇基与脂肪酸成酯制备成前药,在体内缓慢释放出游离游离型核黄素,发挥长效作用。如核黄素月桂酸酯,一次肌注可维持有效浓度 60～90d。

**【应用】**　本品主要用于治疗由于核黄素缺乏引起的口腔、唇、皮肤及生殖器的炎症、脂溢性皮炎等。

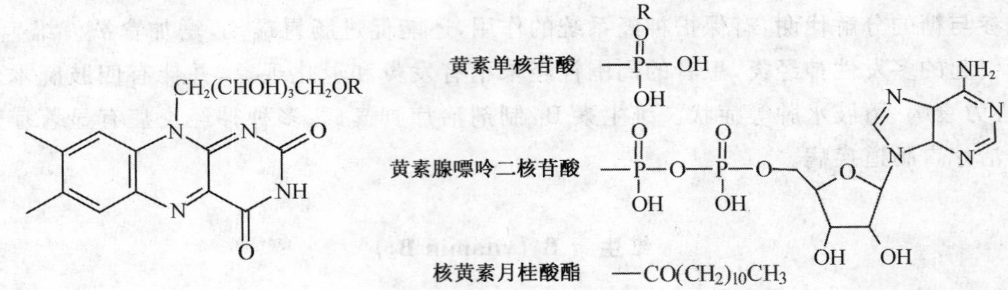

黄素单核苷酸 

黄素腺嘌呤二核苷酸 

核黄素月桂酸酯 ——CO(CH₂)₁₀CH₃

$CH_2(CHOH)_3CH_2OR$

## 维生素 B₆（vitamin B₆）

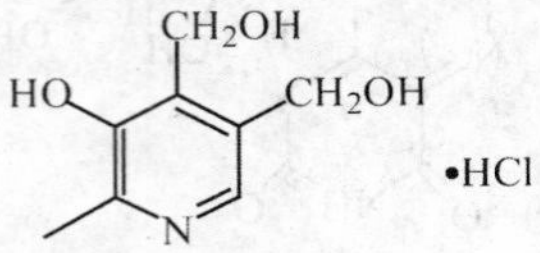

•HCl

【化学名】 5-羟基-6-3,4-吡啶二甲醇盐酸盐，又名盐酸吡多辛。

维生素 B₆ 包括吡多辛（pyridoxine）、吡哆醛（pyridoxal）、吡哆胺（pyridoxamine），通常以最初分离出来的吡多辛作为维生素 B₆ 的代表。

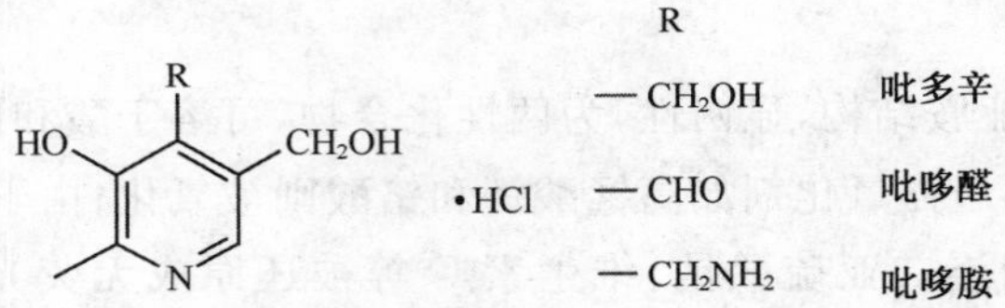

| R | |
|---|---|
| —CH₂OH | 吡多辛 |
| —CHO | 吡哆醛 |
| —CH₂NH₂ | 吡哆胺 |

•HCl

自然界中存在的吡多辛、吡哆醛、吡哆胺，在体内可相互转化。

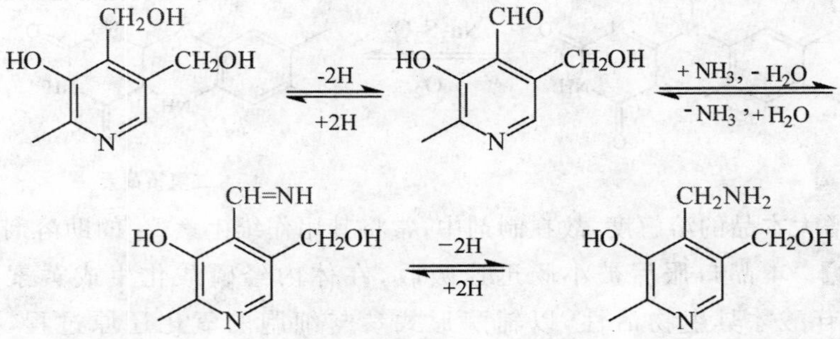

【理化性质】 本品为白色或类白色的结晶或结晶性粉末，无臭，微酸苦。熔点 205～209℃，熔融时同时分解，有升华性。易溶于水，微溶于乙醇，不溶于三氯甲烷或乙醚。

本品的干燥品对空气和光稳定，水溶液易被空气氧化变色，随 pH 升高，氧化加速。酸性溶液中较稳定，中性或碱性溶液中见光颜色变黄失效。

中性水溶液加热至120℃，发生聚合反应而失去活性。

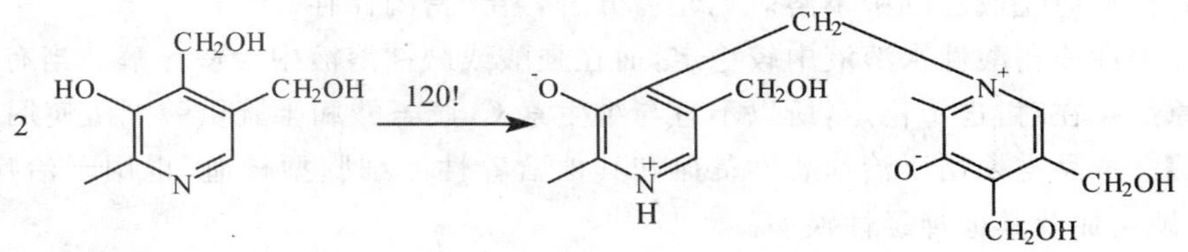

本品遇 FeCl₃ 试液呈红色,所以在生产注射液时,不能用含微量铁盐的砂芯漏斗过滤。
与 2,6-二氯对苯醌氯亚胺试液作用生成蓝色化合物,几分钟后蓝色消失变为红色。

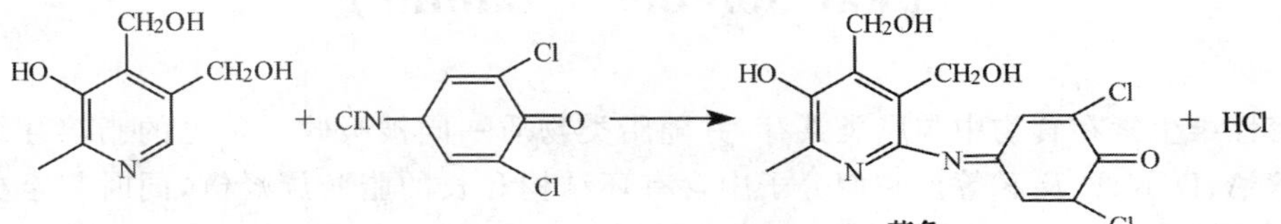

**【体内代谢】** 本品在体内与 ATP 经酶的作用,生成具有生物活性的 5′-磷酸吡哆醛和 5′-磷酸吡哆胺。它们是转氨酶氨基酸脱羧的辅酶,参与体内氨基酸和神经递质的代谢。

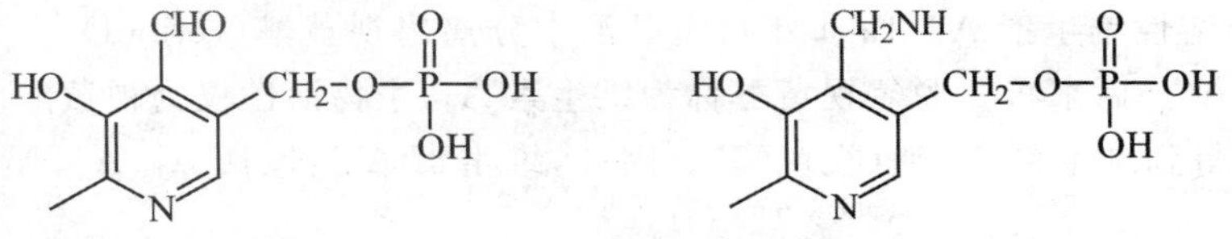

5′-磷酸吡哆醛　　　　　　5′-磷酸吡哆胺

**【应用】** 临床用于治疗妊娠呕吐、放射病呕吐、异烟肼中毒、脂溢性皮炎和糙皮病等。

## 维生素 B₁₂ (vitamin B₁₂)

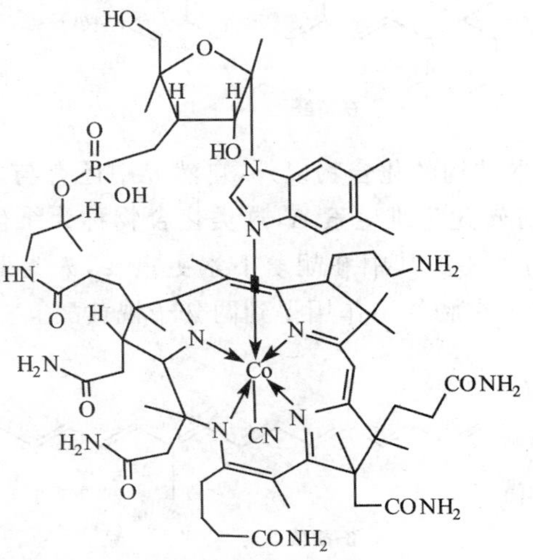

**【化学名】** Coα-[α-(5,6-二甲基苯并咪唑基)]-Coβ-氰钴酰胺,又名氰钴胺。

**【理化性质】** 本品为深红色结晶或结晶性粉末,无臭,无味;吸湿性强。在水或乙醇中略溶，在丙酮、三氯甲烷或乙醚中不溶。见光易分解，避光密闭保存。

　　本品在中性或弱酸性水溶液中较稳定，而在强酸或碱性溶液中缓慢分解。当有重金属、氧化剂或还原剂存在时，也不稳定，所以不宜与维生素 C、胱氨酸和半胱氨酸配伍使用。

　　【作用】　本品主要用于治疗恶性贫血和其他营养性巨细胞型贫血，也用于治疗三叉神经痛、多发性硬化症及其他神经性疾病。

# 13. 2　脂溶性维生素
## （Fat Soluble Vitamins）

　　脂溶性维生素在食物中与脂类共存，并随脂类物质一同被吸收。常见的脂溶性维生素包括维生素 A、D、K、E 及 F 等。它们分子中含有环结构和长的脂肪族烃链，同时都至少有一个高度疏水的极性基团。

## 13. 2. 1　维生素 A 类

　　1913 年，两组美国学者同时提出在脂溶性食物如鱼肝油、蛋黄和黄油中，存在一种营养必需品，命名为脂溶性维生素 A。1931 年从鱼肝油中分离出视黄醇（retinol），并确定了结构，命名其为维生素 $A_1$。后来将 3-脱氢视黄醇称为维生素 $A_2$，生物活性仅为视黄醇的 30％～40％。1935 年又分离得到维生素 $A_1$ 醛（视黄醛）。因此，维生素 A 类包括 $A_1$、$A_2$、$A_1$ 醛以及它们的几何异构体。

视黄醇　　　　3-脱氢视黄醇　　　　视黄醛

　　除了具有维生素 A 基本结构的化合物以外，自然界中还有与之相关的存在于植物中的胡萝卜素（carotene），在体内可转化为维生素 A，这类化合物称为维生素 A 原，其中胡萝卜素 α、β、γ 和玉米黄素等 4 种最为重要。其中 β-胡萝卜素更重要，人类营养中的 2/3 左右的维生素 A 来自 β-胡萝卜素，它可以被小肠的酶作用得到两分子视黄醇。

β-胡萝卜素

　　研究还表明：维生素 A 酸类物质是一类天然的或合成的具有维生素 A 活性的衍生物，此类化合物在防癌与抗癌方面有较好的作用。最先用于临床的，有维生素 A 酸及其异构体 13-

顺式维生素 A 酸。我国采用维生素 A 酸在临床上治疗早幼粒细胞白血病取得良好效果。该药作为一种诱导分化剂是目前诱导急性早幼粒细胞白血病的首选药物。

13-顺式维生素A酸

目前,用于临床的维生素 A 酸类似物还有依曲替酯(etrestinate)和依曲替酸(etretin)。

依曲替酯　　　　　　　　　　　　　　　　　　　　依曲替酸

此外,我国学者合成的维生素 A 酸衍生物维胺酯(retinamidoester)和维胺酸[N-(4-hdroxycarbophenyl)-retinamide],对宫颈、口腔、食管等癌前病变有很好的预防效果。

维胺酯　　　　　　　　　　　　　　　　　　　　维胺酸

构效关系研究发现,维生素 A 类药物的结构有高度特异性。构效关系如下:① 1-环己烯基为必需基团,增加环上双键数量,活性下降;② 结构中的环己烯双键与侧链的键必须共轭,否则活性消失;③ 侧链增长、缩短或双键氧化,活性降低或消失;④ 全反式构型活性最好;⑤ 侧链酯化或氧化为醛基,活性不变,换为羧基,活性仅为维生素 A 的 1/10。

由于维生素 $A_1$ 不稳定,易被氧化成维生素 $A_1$ 醛,再进一步氧化成维生素 A 酸,故生产时多制成稳定性较高的维生素 $A_1$ 醋酸酯。

## 维生素 A 醋酸酯(vitamin A acetata)

【化学名】　(全-E 型)-3,7-二甲基-9-(2,6,6-三甲基-1-环己-1-烯基)-2,4,6,8-壬四烯-1-醇醋酸酯。

【理化性质】　本品为淡黄色油溶液或结晶与油的混合物(加热至 60℃应为澄明溶液),与三氯甲烷、乙醚、环己烷或石油醚任意混合,在乙醇中微溶,在水中、空气中易氧化,遇光易变质。

本品为酯类化合物,在酸或碱的作用下,易发生水解反应,生成维生素 A 和醋酸。维生素

A 中因含有烯丙醇结构,对酸不稳定,遇 Lewis 酸或无水氯化氢乙醇液,可发生脱水反应,生成脱水维生素 A,活性仅为维生素 A 的 0.4%。

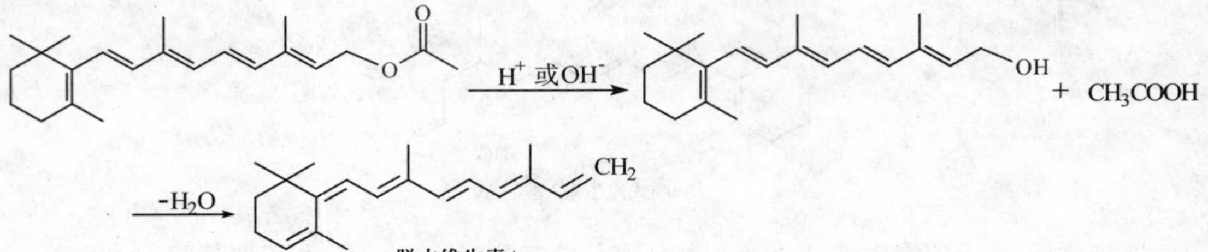

**脱水维生素A**

由于维生素 A 结构中含有 β-紫罗兰酮环和共轭多烯醇的侧链,性质不稳定,在空气中易氧化,遇光(尤其紫外光)易变质;加热或有金属离子存在加速氧化,氧化成环氧化物,环氧化物在酸性条件下发生重排,生成无活性的呋喃氧化物。所以生产时应充氮气密封置阴凉干燥处保存,或加入抗氧剂维生素 E。

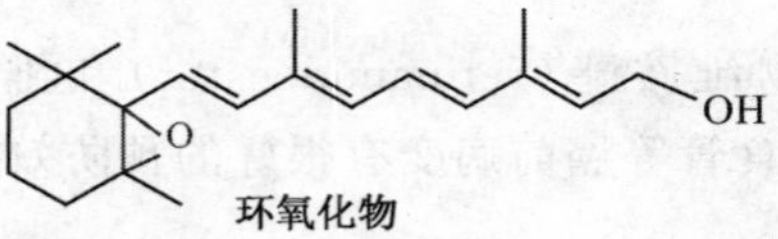

**环氧化物** 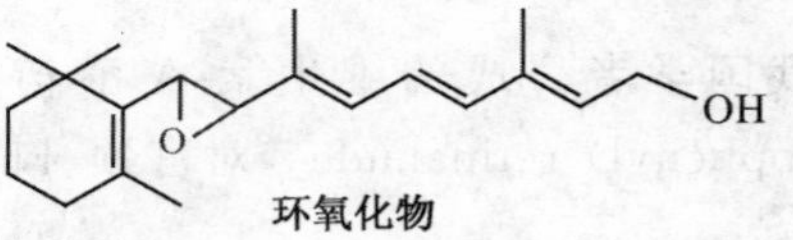 **环氧化物**

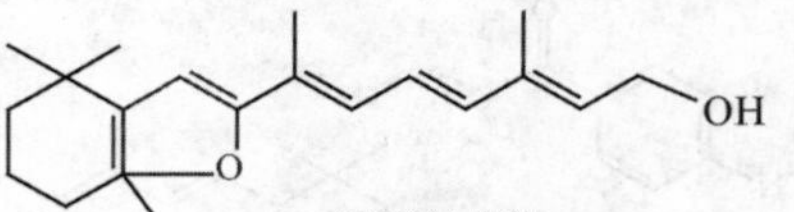

**呋喃氧化物**

本品的三氯甲烷溶液与三氯化锑反应呈深蓝色,逐渐变为紫红色。

**【合成】** 合成方法一:以 β-紫罗兰酮(β-ionone)为起始原料,经多步反应制得本品。

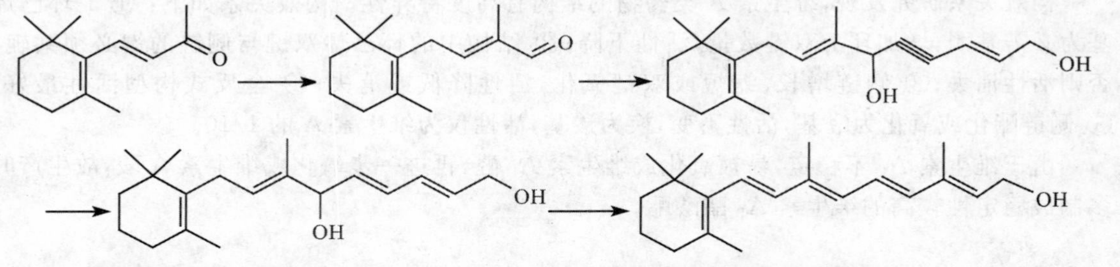

合成方法二:以 β-紫罗兰酮(β-ionone)为起始原料,经多步反应制得本品。

M=Li 或 MgCl

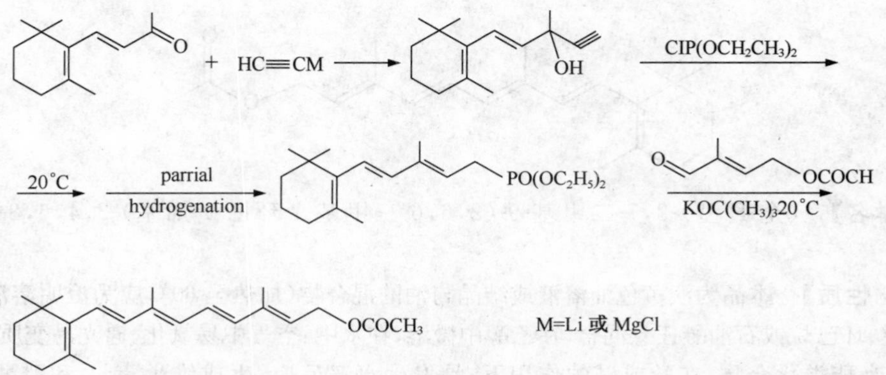

【体内代谢】　本品在体内被酶催化水解生成维生素 A,进而氧化成视黄醛(retinal),视黄醛可进一步氧化为视黄酸(retinoic acid,vitamin A 酸)。在此过程中,视黄醛可以互变异构成 11Z 型视黄醛。视黄酸在体内不储存,而是作为维生素 A 的代谢产物,在肝中与葡萄糖醛酸结合或氧化成其他代谢物,随胆汁或尿液排出体外。

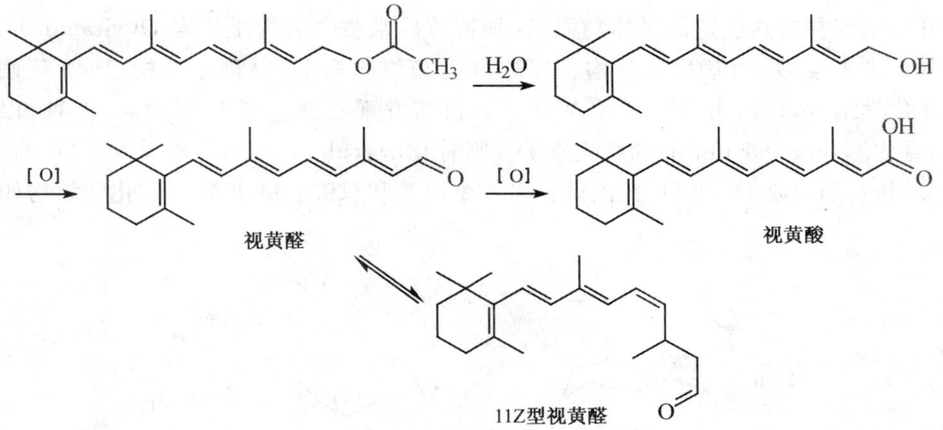

维生素 A 代谢物 11Z 型视黄醛是构成视觉细胞的感光物质,参与视觉的形成。视黄酸是维生素 A 的活性代谢产物,具有与维生素 A 相似的药理作用,主要影响骨的生长和上皮代谢。维生素 A 在视网膜转变为视黄醛,后者与视蛋白结合成视紫红质,以维持弱光中人的视觉。维生素 A 缺乏时,视紫红质合成受阻,出现夜盲症。维生素 A 具有诱导控制上皮组织的分化和生长的作用,为维持其正常功能和结构所必需,缺乏时上皮组织表面干燥、变厚、屏障性能降低,出现干眼症、牙周溢脓等。维生素 A 为骨骼生长、维持睾丸和卵巢的功能、胚胎的发育所必需。此外还具有抗氧化作用。若长期过量使用,可造成维生素 A 过多症,表现为疲劳、烦躁、精神抑制、呕吐、低热、高血钙、骨和关节痛等。

【作用】　主要用于防止维生素 A 缺乏症病,如角膜软化病、干眼病、夜盲症及皮肤粗糙、干燥等。

## 13.2.2　维生素 D 类

目前已知的维生素 D 至少有 10 种,它们都是甾醇衍生物,其中最重要的是 $D_2$、$D_3$,临床上主要用于抗佝偻病。

### 维生素 $D_3$ (vitamin $D_3$)

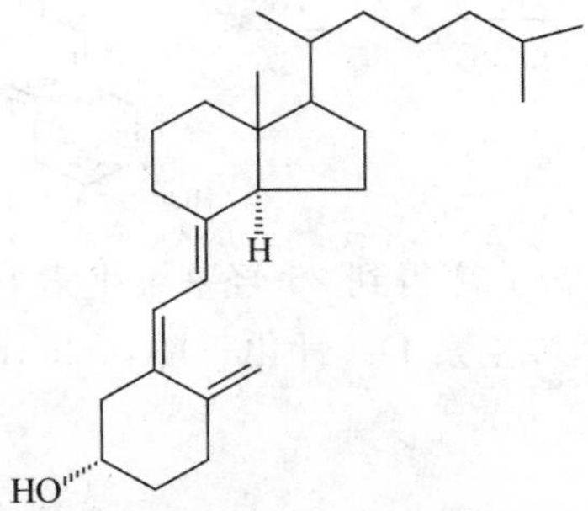

**【化学名】** 9,10-开环胆甾-5,7,10(19)-三烯-3β-醇(9,10-seco-cholesta-5,7,10(19)-trien-3β-ol),又名胆骨化醇(colecalciferol)。

**【理化性质】** 本品为无色针状结晶或白色结晶性粉末;无臭,无味;遇光或空气均易变质,在三氯甲烷中极易溶解,在植物油中略溶,在水中不溶。

**【发现与发展】** 早在 1900 年人们就知道儿童佝偻病与光线照射有关,直到 1922 年发现了在鱼肝油中存在对热稳定的甾体物质,这种物质后来被命名为维生素 D(vitamin D)。1930 年成功分离维生素 $D_2$,并确定其结构。1932 年分离维生素 $D_3$ 并确定结构,1948 年确定了它们的立体化学结构,1960 年人工全合成成功。目前发现的维生素 D 至少有 10 种,以维生素 $D_2$(麦角骨化醇,ergocalciferol)和维生素 $D_3$(胆骨化醇,colecalciferol)最重要。$D_2$、$D_3$ 的结构十分相似,其差别只是 $D_2$ 比 $D_3$ 在侧链上多一个甲基和双键。维生素 D 的化学结构如下:

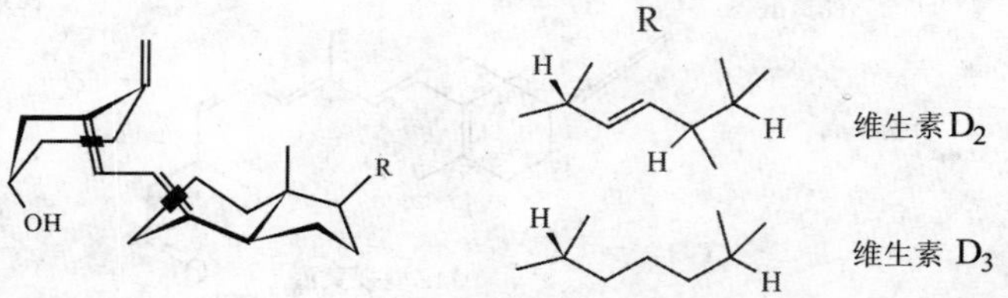

$D_3$ 在鱼肝油中含量最丰富,另外肝、奶、蛋黄中也有。体内可由胆甾醇转变成 7-脱氢胆甾醇,并储存于皮下,在日光或紫外线的照射下,后者 B 环裂开可转变为 $D_3$,故称 7-脱氢胆固醇为 $D_3$ 原。所以多晒太阳是预防维生素 $D_3$ 缺乏的主要方法。

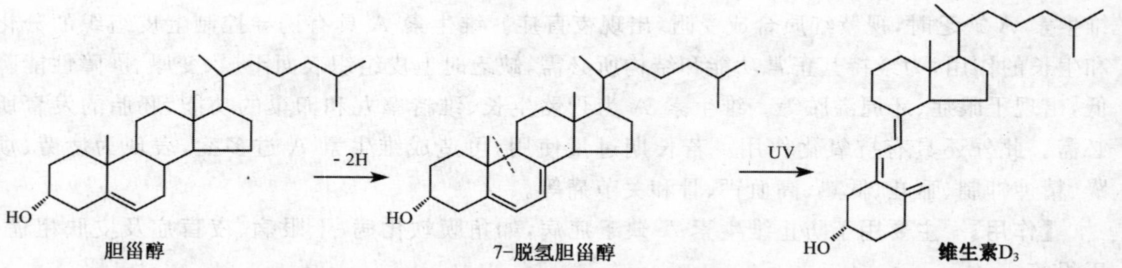

胆甾醇          7-脱氢胆甾醇          维生素 $D_3$

植物油和酵母中含有不被人体吸收的麦角甾醇,在日光和紫外线照射下,B 环裂开转变为可被人体吸收的维生素 $D_2$,因此称麦角甾醇为维生素 $D_2$ 原。维生素 $D_2$、$D_3$ 对人体有相同的生理功能,体内代谢方式也十分相似,但在人体内起作用的是 $1\alpha,25\text{-}(OH)_2 VitD_2/D_3$。

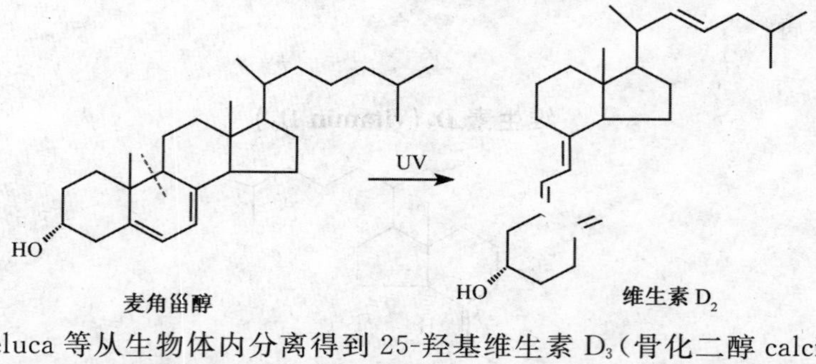

麦角甾醇                          维生素 $D_2$

1968 年,Deluca 等从生物体内分离得到 25-羟基维生素 $D_3$(骨化二醇 calcifediol),1971 年又进一步分离得到 $1\alpha,25$-二羟基维生素 $D_3$(骨化三醇,calcitriol),经代谢研究阐明维生素 $D_3$

在体内本身并无活性,进入人体后必须先在肝内质网上经维生素 $D_{25}$-羟化酶作用氧化生成 25-羟基维生素 $D_3$,它是维生素 $D_3$ 在肝脏中的贮存和循环形式,也是血液中的转运形式,然后再经过肾脏近侧小管上皮细胞线粒体维生素 D 的 1α-羟化酶催化作用,形成真正起作用的“活性维生素 $D_3$”——1α,25-二羟基维生素 $D_3$,现在认为 25-羟基维生素 $D_3$ 是肾脏分泌的一种激素,维生素 $D_3$ 则是激素原。

科学家们根据维生素 $D_3$ 在体内生物转化的研究,引发了新药开发一种新的思路。科学家们会自然地想到直接用 1α,25-二羟基维生素 $D_3$ 作为药物使用,事实上这一点很快地做到了。药典中除收载维生素 $D_3$ 外,还收载了 1α,25-二羟基维生素 $D_3$。但在合成过程中引入 1α,25-羟基还是很困难的。而且进一步研究发现,在儿童和成人肝、肾中 1α-羟化酶的活性是足够用于把维生素 $D_3$ 转化为 1α,25-二羟基维生素 $D_3$ 的,然而在老年人肾脏中的 1α-羟化酶活性几近丧失,使用维生素 $D_3$ 作用甚微。1973 年 Bortou 等率先用人工合成的方法制备阿法骨化醇(alfacalcidol),1975 年福岛文等通过肝脏灌流的方法得到 1α,25-二羟基维生素 $D_3$,1981 年成功开发 1α,25-二羟基维生素 $D_3$ 并应用于临床。

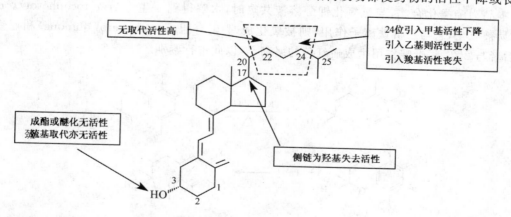

阿法骨化醇

**【构效关系】**　虽然维生素 $D_2$ 和 $D_3$ 有相同的生理功能,体内代谢方式也十分相似,但在人体内起作用的是 1α,25-二羟基维生素 $D_2$ 和 $D_3$。通过对维生素 $D_3$ 的构效关系研究,人们发现:除了在 1 位引入羟基及其在 3 位引入羟基外,其他部位的结构改动都使药物的活性下降或丧失。

**【应用】**　维生素 D 缺乏时儿童得佝偻病,出现骨骼畸形、骨质疏松、多汗等;成人骨软化,骨骼含有过量未钙化的基质,出现骨骼疼痛,软弱乏力等症状。维生素 D 能促进小肠黏膜和肾小管对钙磷的吸收,促进骨代谢,从而维持血钙、血磷的平衡。临床上常用防治佝偻病、骨软化症及老年性骨质疏松症等。

## 13.2.3  维生素 E 类

维生素 E 是一类与生育有关的维生素的总称,已知的维生素 E 有 8 钟,及 α、β、γ、δ、ε、ξ₁、ξ₂ 和 η 生育酚,分别显示不同的生理活性。

| $R_1$ | $R_2$ | |
|---|---|---|
| $CH_3$ | $CH_3$ | α-生育酚 |
| $CH_3$ | H | β-生育酚 |
| H | $CH_3$ | γ-生育酚 |

| $R_1$ | $R_2$ | |
|---|---|---|
| $CH_3$ | $CH_3$ | α-生育酚三烯酚 |
| $CH_3$ | H | β-生育酚三烯酚 |
| H | $CH_3$ | γ-生育酚三烯酚 |
| H | H | δ-生育酚三烯酚 |

**维生素 E 醋酸酯(vitamin E acetate)**

【化学名】  (±)3,4-二氢-2,5,7,8-四甲基-(4,8,12-三甲基十三烷基)-2H-1-苯并吡喃-6-醇醋酸酯,又名 α-生育酚醋酸酯(α-tocopherol acetate)。中国药典称本品为维生素 E。

【理化性质】  本品为微黄色至黄色或黄绿色澄清的黏稠液体;几乎无臭,遇光色渐变深。在无水乙醇、丙酮、乙醚或植物油中易溶,在水中不溶。

本品为酯类化合物,与氢氧化钾醇溶液共热时,水解得到 α-生育酚(α-tocopherol)。α-生育酚易被氧化,它与三价铁离子作用,则被氧化成对-生育醌(α-tocopherol quinone)和亚铁离子,后者与 2,2′-联吡啶作用生成血红色的络离子,以此进行鉴别。

维生素 E 侧链上的叔碳原子(C-4′,C-8′,C-12′)易发自动氧化,生成相应的羟基化合物。本品的乙醇溶液与硝酸共热,则生成生育红,溶液显橙红色。

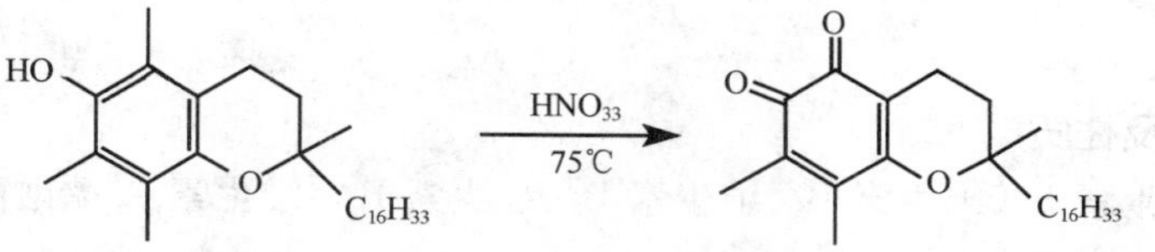

生育红（橙红色）

维生素 E 对氧十分敏感,在无氧条件下维生素 E 对热非常稳定,加热至 200℃也不被破坏,但遇光、空气可被氧化。部分氧化产物为 α-生育醌(α-tocopherol quinone)及 α-维生素 E 二聚体。其醋酸酯相对较稳定,但如果在酸或碱性条件下回流,则被水解为生育酚,有氧存在的条件下亦被氧化为醌。

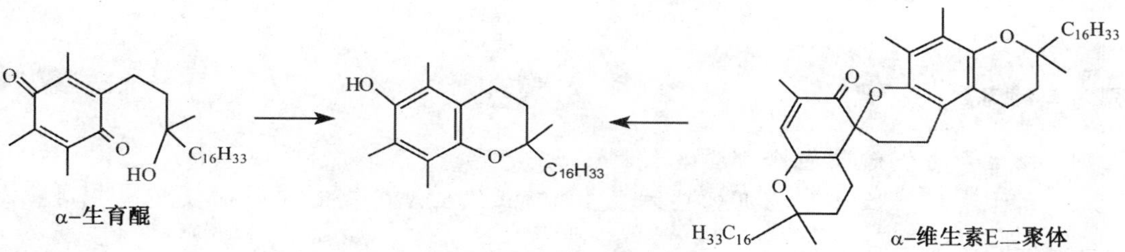

α-生育醌　　　　　　　　　　　　　　　　　　　α-维生素E二聚体

**【体内代谢】**　在体内 α-生育酚醋酸酯迅速被水解为游离 α-生育酚,α-生育酚进一步代谢为 α-生育醌和 α-生育酚二聚物,α-生育醌还可被还原为 α-生育氢醌或进一步氧化为 α-生育酸,最终与葡萄糖结合,经胆汁和肾脏排出体外。

**【构效关系】**　① 分子中羟基为活性基团,且必须与杂环氧原子成对位;② 苯环上甲基数目减少和位置改变,均导致活性降低;③ 缩短或除去分子中侧链,活性降低或丧失;④ 右旋体活性较强,左旋体活性仅为右旋体的 42%。

**【合成】**　本品的合成是由三甲基氢醌与消旋异植醇或植醇缩合得消旋 α-生育酚,然后成酯而得本品。

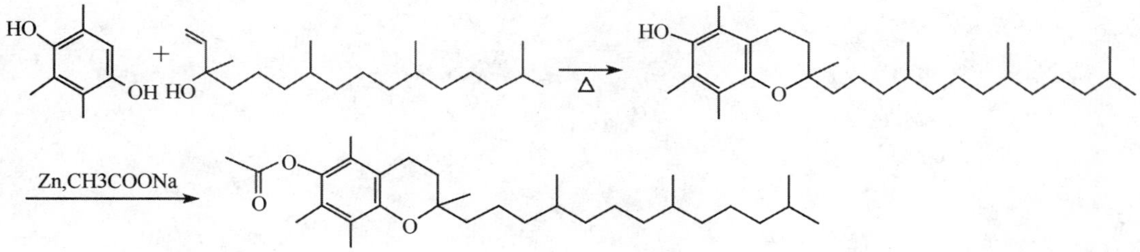

**【应用】**　维生素 E 与生殖功能有关,具有抗不育的作用。维生素 E 的氧化作用、对生物膜的保护与稳定作用及调控作用,综合为抗衰老作用。临床用于习惯性流产、不孕症及更年期障碍、进行性肌营养不良、间歇性跛行及动脉粥样硬化等的防治。

**→ 本章小结**

**1. 药物的分类**

维生素的分类。

**2. 代表药物及性质**

维生素 C、维生素 $B_1$、维生素 $B_2$、维生素 $B_6$、维生素 $B_{12}$、维生素 A 醋酸酯、维生素 D。

**3. 维生素 E 醋酸酯**

**4. 结构特点与构效关系**

（1）维生素 $D_3$ 构效关系。

（2）维生素 E 构效关系。

**5. 化学合成**

维生素 A、维生素 E。

**【思考与练习】**

　　1. 维生素的分类,各包含哪些维生素药物?

　　2. 维生素 C 活性很高,采用哪些方法可以防止维生素 C 氧化?

（王航宇）